肿瘤疾病诊疗护理与防控

主 编 位玲霞 张 磊 刘淑伟
颜 瑞 李海霞 刘伟娟

U0312367

四川科学技术出版社

图书在版编目(CIP)数据

肿瘤疾病诊疗护理与防控/位玲霞等主编. —成都：
四川科学技术出版社，2021.8
ISBN 978 - 7 - 5727 - 0231 - 0

Ⅰ. ①肿… Ⅱ. ①位… Ⅲ. ①肿瘤—防治②肿瘤—护
理 Ⅳ. ①R73②R473.73

中国版本图书馆 CIP 数据核字(2021)第 163511 号

肿瘤疾病诊疗护理与防控

ZHONGLIU JIBING ZHENLIAO HULI YU FANGKONG

主　　编	位玲霞　张　磊　刘淑伟　颜　瑞　李海霞　刘伟娟
出 品 人	程佳月
责任编辑	李迎军
封面设计	刘　蕊
责任出版	欧晓春
出版发行	四川科学技术出版社
	成都市槐树街 2 号　邮政编码 610031
	官方微博:http://e. weibo. com/sckjcbs
	官方微信公众号：sckjcbs
	传真：028 - 87734039
成品尺寸	185mm×260mm
印　　张	17.5　字数 410 千
印　　刷	四川机投印务有限公司
版　　次	2021 年 8 月第 1 版
印　　次	2021 年 8 月第 1 次印刷
定　　价	68.00 元

ISBN 978 - 7 - 5727 - 0231 - 0

本书编委会

主　编　位玲霞　张　磊　刘淑伟　颜　瑞　李海霞　刘伟娟
副主编　（排名不分先后）
　　　　　马祝霞　毕远志　周　芳　郭瑞奉
编　委　（排名不分先后）
　　　　　马祝霞　滨州市滨城区三河湖卫生院
　　　　　刘伟娟　山东省公共卫生临床中心
　　　　　刘淑伟　聊城市茌平区中医医院
　　　　　毕远志　威海市立医院
　　　　　李海霞　滨州医学院烟台附属医院
　　　　　位玲霞　济宁医学院临床学院
　　　　　张　磊　肥城矿业集团大封社区医院
　　　　　周　芳　威海市立医院
　　　　　郭瑞奉　菏泽市传染病医院
　　　　　颜　瑞　枣庄市台儿庄区人民医院

前　言

　　肿瘤，特别是恶性肿瘤是一类严重危害人类健康的疾病，该类疾病发病隐匿、进展迅速，待出现临床症状就诊时已多为晚期，治疗效果不佳，故病因预防、及早发现、及早治疗是降低恶性肿瘤死亡率最有效的方法。目前治疗恶性肿瘤的方法主要有三种：手术治疗、放射治疗和化学治疗，同时发展起来的还有生物调节治疗和试验性治疗等，但临床上更常用的治疗方法是上述手段的综合治疗。为了反映当前肿瘤病学诊断与治疗的最新研究成果，更好地为临床工作服务，我们组织了部分专家、学者，在繁忙的工作之余，广泛收集国内外近期文献，认真总结自身经验，编写成本书。

　　本书共分 12 章，旨在介绍国内外肿瘤领域的基础研究和临床诊治护理的新进展、新技术、新知识和新理论。为满足临床、科研和教学等不同层次医务人员的需要，从肿瘤病因学、病理学与免疫学等基础研究入手，以临床常见肿瘤的临床诊断和治疗为主线，对当今国内外对肿瘤诊治研究的新进展、新技术作一综述，不但详细描述对肿瘤诊断的见解，而且包括放疗、化疗、介入、生物治疗等综合治疗方案，尽可能提供大量的基础研究资料和丰富的临床实践经验，涵盖相关疾病的鉴别诊断问题。期望本书能够反映当代肿瘤疾病的研究、诊断及治疗护理水平，成为广大医务人员、医学院校研究生和医学生临床工作的重要参考书。

　　由于编者经验不足，加之时间仓促，不足之处在所难免，恳请各位同仁批评指正，提出宝贵意见。

编　者

2021 年 3 月

目　录

第一章　肿瘤病因学

第一节　化学致癌因素

在 18 世纪和 19 世纪时就已提出化学物质与人类癌症有关,长期职业接触煤烟、煤焦油、沥青、页岩和石油的人,皮肤癌、肺癌和其他癌症的发病率显著增加。20 世纪初,研究证实上述有机物中主要的致癌成分为多环芳烃类,直接涂抹这些致癌物可诱发啮齿类动物皮肤癌。在这个时期,还发现另一类化合物即芳香胺类也具有致癌性。当时这类化合物正作为合成染料的中间体和橡胶及润滑油的抗氧化剂被广泛使用。1895 年,德国医生 Ludwig Rehn 提出职业接触芳香胺可发生膀胱癌。他对芳香胺诱发膀胱癌的机制提出很有见地的设想。1938 年已证明芳香胺类可诱发狗的膀胱肿瘤。20 世纪人们通过动物实验和已知的人类暴露资料,又发现一些化合物也具有致癌性。目前认为,对人类总的癌症风险而言,最重要的化学致癌物是香烟中的许多致癌成分。其他的化学致癌物主要是燃烧和有机合成产物、某些食物成分、微生物污染产物或食品制备过程产生的物质。此外,人体本身的某些生理和病理过程如炎症、氧化应激反应、营养和激素失衡以及反复的组织损伤等,也可产生致癌的化学物质如氧自由基等。

据估计,80% 的人类癌症是各种环境因素引起的,其中化学因素占主要地位。但是,与其说大多数人类癌症归因于外源性化学物质,不如说环境中那些具有与 DNA 相互作用能力的,以及那些对细胞增殖和功能有影响的化学物质,都可能对癌症的发生具有重要作用。

一、化学致癌物的分类

1. 根据化学致癌物的作用方式可将其分为直接致癌物、间接致癌物、促癌物三大类。

(1)直接致癌物:直接致癌物是指这类化学物质进入体内后能与体内细胞直接作用,不需代谢就能诱导正常细胞癌变的化学致癌物。这类化学致癌物的致癌力较强、致癌作用快速,常用于体外细胞的恶性转化研究,如各种致癌性烷化剂、亚硝酸胺类致癌物等。

(2)间接致癌物:间接致癌物是指这类化学物质进入体内后需经体内微粒体混合功能氧化酶活化,变成化学性质活泼的形式方具有致癌作用的化学致癌物。这类化学致癌物广泛存在于外环境,常见的有致癌性多环芳烃、芳香胺类、亚硝胺及黄曲霉毒素等。

(3)促癌物:促癌物又称为肿瘤促进剂。促癌物单独作用于机体内无致癌作用,但能促进其他致癌物诱发肿瘤形成。常见的促癌物有巴豆油(佛波醇二酯)、糖精及苯巴比妥等。

2. 根据化学致癌物与人类肿瘤的关系又可将化学致癌物分为肯定致癌物、可疑致癌物以及潜在致癌物。

（1）肯定致癌物：肯定致癌物是指经流行病学调查确定并且临床医师和科学工作者都承认对人和动物有致癌作用，其致癌作用具有剂量反应关系的化学致癌物。

（2）可疑致癌物：可疑致癌物具有体外转化能力，而且接触时间与发癌率相关，动物致癌实验阳性，但结果不恒定；此外，这类致癌物缺乏流行病学方面的证据。

（3）潜在致癌物：潜在致癌物一般在动物实验中可获某些阳性结果，但在人群中尚无资料证明对人具有致癌性。

二、常见的化学致癌物

目前已知环境中的化学致癌物质已有 2 000 余种，它们的化学性质千差万别，作用机制常不相同，致癌作用的强度异常悬殊，按照它们的化学性质，主要包括下列一些种类的物质：

1. 烷化剂　芥子气、环氧乙烷、氯乙烯、苯、烷化抗癌药物等。
2. 多环芳烃　苯并芘、甲基胆蒽、沥青、煤焦油等。
3. 芳香胺　联苯胺、硝基联苯、乙萘胺等。
4. 亚硝胺　二乙基亚硝胺、甲基辛基亚硝胺等。
5. 金属元素　镍、铬等。
6. 矿物类　某些石棉纤维等。
7. 药物　某些激素、某些抗癌药物等。
8. 生活嗜好物　香烟、槟榔等。

环境中致癌物质的来源甚广，有的来自自然界，也有来自人工合成。自然界存在的致癌物质可来自植物（如苏铁苷、黄樟素）、细菌（如大肠埃希菌可合成乙硫氨酸、肠道菌群在某些条件下可合成亚硝胺类化合物）、真菌（如黄曲霉毒素、镰刀菌素）等。但更有许多是来自人工合成（如多环芳烃、胺类化合物、抗癌药物等）、工业产物（如某些化工原料、染料、农药、药物等）或日常生活环境（如香烟烟雾、食品烹调的热裂解产物中都含有多种致癌物质）。

化学致癌物引起人体肿瘤的作用机制很复杂。环境中只有少数种类的致癌物质在进入人体后可以直接诱发肿瘤，这种物质称为直接致癌物；而大多数化学致癌物进入人体后，需要经过体内代谢活化或生物转化，成为具有致癌活性的最终致癌物，方可引起肿瘤发生，这种物质称为间接致癌物。

由于机体对致癌物质代谢活化的差别很大，所以有些化学物质对某种动物是致癌的而对人类或另一种动物则没有致癌性。即使都是致癌物质，它们的致癌能力亦非常悬殊。例如用 10 μg/d 浓度的黄曲霉毒素 B_1 经口两周已经容易成功地诱发大鼠肝癌［或每日饲料中含 0. 001 ~ 0. 015/100 万（0. 001 ~ 0. 015 ppm）］，混入饲料中喂 6 个月后，肝癌诱发率达 80% ，而用黄樟素饲料则需用 2500 ~ 10 000/100 万（2 500 ~ 10 000 ppm）的浓度方可诱发成功，两者相差达数十万倍之多。化学致癌物的作用强度如此悬殊，对于估计它们的现实危害性有很大的实际意义。例如已经明确糖精是一种很弱的膀胱促癌物,据估计美国约有 5 000 万人口应用糖精,推算出每年可能引起 50 例膀胱癌患者;但若禁用糖精,人们将转而大量应用食糖,则因糖尿病恶化、心血管疾病、肥胖症等所引起的死亡总数要比 50 例膀胱癌严重许多倍,所以美国并未严格禁用糖精。

环境中的化学致癌物进入人体的途径很多,其中主要是通过消化道、呼吸道和皮肤接触。许多间接致癌物可在细胞色素 P450 混合功能氧化酶、各种还原酶或水解酶的参与下,经过氧化、还原、水解等化学反应,激活成为最终致癌物。

(张磊)

第二节　物理致癌因素

人类对某些物理因素致癌的认识也已有近百年的历史。例如,在发现 X 线 6 年后,就有人提出辐射可致皮肤癌。到目前为止,已经肯定的物理致癌因素主要有电离辐射、紫外线辐射和一些矿物纤维。这些物质天然而普遍地存在于环境中,原本对人类是无害的,因为人类在进化过程中已经适应了它们的存在。这些物质之所以成为与人类癌症有关的危险因素,常常是由于人们的生活和生产活动所造成的。例如电离辐射,地球上的生物普遍暴露于而且适应于宇宙射线和地球本身放射性的辐射,但核工业和核医学等人为的使用核素却大大增加了辐射强度。一些矿物纤维如石棉之所以成为致癌物,更是与它们被开采和商业化使用密不可分。

目前一般认为,物理致癌因素主要与某些职业性癌症关系密切,对于人类肿瘤的总负荷而言,其重要性可能远远小于与生活方式有关的致癌因素如化学因素。然而,作为一类已经被肯定的致癌因素,临床医生必须对其有所了解。

电离辐射是最主要的物理性致癌因素,主要包括以短波和高频为特征的电磁波的辐射以及电子、质子、中子、α 粒子等的辐射。长期接触镭、铀、氡、钴、锶等放射性同位素可引起恶性肿瘤。长期暴露于放射性钴、氡或其他放射性粉尘的矿工,肺癌发生率明显增高;原子弹爆炸后幸存的居民,白血病的发病率很高;用 ^{131}I 治疗甲状腺癌可引起患者发生白血病,所以电离辐射也是引起医源性肿瘤的重要因素。

此外,紫外线(UV)照射引起的皮肤癌,与 DNA 中形成嘧啶二聚体有关。在正常情况下,细胞内有正常的 DNA 修复系统可以清除这种嘧啶二聚体,但在着色性干皮病患者由于缺乏切除嘧啶二聚体的修复酶类,从而无法有效地清除这种二聚体,导致基因结构改变、DNA 复制错误。紫外线诱导的皮肤肿瘤的形成和发生是一个复杂而连续的生物学行为,由不同波长的 UV 对 DNA 的影响机制是不一样的:中波紫外线(UVB)能直接被 DNA 吸收,直接损伤 DNA;长波紫外线(UVA)能产生氧活性物质而引起 DNA 的继发性损伤。另外,UV 照射后引起的直接 DNA 的损伤可引起 IL-10,TNF-α 水平的上调,导致局部及系统性免疫抑制,形成 UV 照射相关性肿瘤。

紫外线与黑色素瘤也有关系,有资料认为白人的黑色素细胞受紫外线作用而易致恶变,而黑人的黑色皮肤保护了黑色素细胞免受紫外线照射,因而减少其发病。有人还报道黑色素瘤的发生率与所在地球纬度有关,居住在赤道较近人群的发病率明显高于距赤道较远人群。

（张磊）

第三节　致瘤病毒

对人类癌症而言,病毒可能是生物致癌因素中最主要的因素。据估计,在全世界范围内约有 1/7 的人类癌症是因感染病毒所致,其中 80% 是由于感染乙型肝炎病毒(与肝细胞癌相关)和人乳头瘤病毒(与宫颈癌相关)。病毒与肿瘤关系的研究发现,不但对肿瘤病因学有很大的贡献,而且为现代分子生物学的重要发展奠定了基础。例如,反转录酶的发现、DNA 重组技术的发展、mRNA 剪接以及癌基因的发现都直接来自病毒肿瘤学的研究成果。

对病毒致癌作用的研究始于 20 世纪初。1908 年 Ellermann 和 Bang 首先证明白血病鸡的无细胞滤液可使健康鸡诱发白血病,为病毒致癌的试验性研究奠定了基础。1911 年,Rous 用滤液成功地诱发了鸡的肉瘤。1933 年 Shope 将病毒所致的野兔乳头状瘤进行皮下移植实验,发生浸润性鳞癌;随后 1934 年 Luck'e 观察到可以通过冻干的无细胞提取物传播蛙肾癌;两年后 Bittner 首次证明含有致瘤病毒的乳汁可将鼠乳腺癌传给子代。到 20 世纪 50 年代,科学家已发现鼠白血病是由病毒引起的,60 年代初在电子显微镜下证实了这种病毒的形态。1962 年 Burkitt 发现病毒可以引起淋巴瘤。1964 年 Epstein 和 Barr 在 Burkitt 淋巴瘤细胞培养液中发现该病毒,命名为 EB 病毒,后证实该病毒与鼻咽癌密切相关,这是最早发现的与人肿瘤存在明显病因学关系的病毒。随着 20 世纪分子生物学的蓬勃发展,病毒瘤基因相继被克隆,功能被阐明。在此基础上,从信号转录与细胞周期的角度进一步探索致瘤病毒导致肿瘤发生的分子机制,已获得了环境因素如何与宿主基因相互作用的一些实验依据,这些进展极大地丰富了人们对病毒致瘤分子机制的认识。

综上所述,致瘤性病毒感染肯定与某些人类肿瘤发病有关,但是似乎单独病毒感染还不足以引起肿瘤,还需要其他一些因素参与,如细胞类型特异的丝裂原刺激,免疫抑制以及遗传因素等,还包括某些化学因素的协同作用。

（张磊）

第四节　癌发生的机体因素

长期生活、工作在同一环境,受到可能的相同刺激的群体中只有少数人患肿瘤,即使在某种恶性肿瘤的高发地区,该肿瘤的发病率也仅 0.1% ~ 0.2%。可见在肿瘤的形成过程中,宿主起着重要的作用。这种作用包括个体水平的遗传、免疫、年龄、性别、饮食营养等因素。所有这些因素都有一定的分子基础。

一、遗传因素

恶性肿瘤的种族分布差异、癌的家族聚集现象、遗传性缺陷易致肿瘤形成都提示遗传因素在肿瘤发生中起重要作用,而肿瘤流行病学调查、家系分析、细胞遗传学与分子遗传学研究进展为人们了解肿瘤的遗传机制提供了新的证据,特别是 20 世纪 80 年代以来,癌基因及抑癌基因的相继发现,使肿瘤发生的遗传机制从染色体水平进入分子水平。例如在中国人中,广东的鼻咽癌发生率最高。在新加坡的中国人、马来西亚人和印度人,其鼻咽癌的发病率之比为 13.3∶3.2∶0.4。又如日本人的松果体癌比其他民族高 11～12 倍,提示遗传背景有区别。胃癌、膀胱癌、肝癌、乳腺癌、白血病和霍奇金病有家族聚集现象,法国报告一家系中连续 5 代 24 个女性成员中有 10 人患乳腺癌。尽管遗传易感性有着不少客观资料,但符合孟德尔遗传规律的单基因肿瘤(视网膜母细胞瘤、Wilms 瘤和神经母细胞瘤等)或肿瘤综合征(家族性结肠息肉、Gardner 综合征等),毕竟是少见。90% 以上的肿瘤估计是环境与遗传两种因素相互作用的结果。

二、免疫因素

许多实验和临床研究表明,恶性肿瘤的发生、发展及转归均与机体免疫反应状态的好坏有关。当免疫功能降低时肿瘤的发生增加,发展加快,甚至病情急剧恶化而死亡。当免疫功能改善和提高时病情逐渐好转,乃至肿瘤消退。

三、精神因素

国内国外均有报道,当高级中枢神经系统遭到破坏时,肿瘤发病率明显增加。临床也可以观察到一些肿瘤患者起病前常有严重的精神创伤,这点在动物实验中也获得证明。

四、内分泌因素

内分泌功能的紊乱,可能引起某种肿瘤。例如激素失调与内分泌系统和副性腺器官(如甲状腺、前列腺、子宫、乳房)肿瘤的发生和发展有一定的关系。而这些器官患肿瘤时,用相应的激素或去势(即切除睾丸或卵巢)治疗亦有效。

五、年龄因素

据目前临床资料统计,癌瘤大多数发生在中老年人,这可能与抗病能力和环境因素致癌有关。

六、生活习惯因素

全球 60 多亿人口生活在 200 多个国家和地区,受地域、习俗、宗教、政治、经济和文化不同影响,生活习惯相差甚大,因此与生活习惯有关的恶性肿瘤死亡率存在很大差异。

（张磊）

第二章　肿瘤的诊断与防治策略

第一节　肿瘤的临床诊断

恶性肿瘤是进行性发展的疾病，一旦发病，患者的状况往往每况愈下。病期越晚，治疗越困难，预后也越差，故早期诊断、早期治疗极为重要。对肿瘤作出明确的诊断和分期是判断预后和制订正确的治疗计划的前提和基础。在对患者进行诊断时，临床医师应该详细询问病史，仔细进行体格检查，合理应用各种辅助检查方法，对全部资料进行综合分析然后作出正确诊断。

一、询问病史

肿瘤病史要求全面、准确、客观。还应特别注意年龄、性别、生活习惯、婚育史、家族史和既往史。不同的肿瘤有不同的好发年龄。上皮来源的癌常发生在中老年人群，肉瘤的发病年龄则较轻，而急性淋巴细胞白血病和一些胚胎性肿瘤的发病高峰多在出生后到 10 岁。职业暴露是一些恶性肿瘤发病率增加的因素。例如矿工的肺癌、石棉工人的胸膜间皮瘤和肺癌，苯胺印染工人的膀胱癌、长期接触苯人群的白血病的发病率都较一般人群明显增高。生活习惯与肿瘤的关系密切。吸烟与肺癌、高脂饮食与结肠癌和乳腺癌、咀嚼槟榔和烟草与口腔癌的关系都已得到证实。女性患者的婚育史是重要的。分娩次数、是否哺乳对乳腺癌、宫颈癌的发病有影响，妊娠流产史可为滋养叶细胞恶性肿瘤提供可能的线索。有些肿瘤有家族聚集倾向，甚至符合孟德尔遗传定律。有视网膜母细胞瘤、多发性内分泌腺肿瘤、先天性家族性结直肠多发性息肉、一级家属有双侧乳腺癌特别是绝经前发病的家族史的患者，特别要警惕恶性肿瘤发生的可能。肿瘤患者的既往史是重要的。例如有宫颈癌局部放疗史的患者诉有腹泻血便时应除外放射性直肠炎，而原发的直肠以及宫颈癌复发浸润侵犯肠道。幼年时胸部接受过量放射线者成年后乳腺癌发病增加；儿童时期颈部或胸腺部位做过放疗的患者，可能引起甲状腺癌。经大剂量化疗或（和）大面积放疗后长期生存的霍奇金病患者可有非霍奇金淋巴瘤和白血病等第二个原发恶性肿瘤的发生。总之，详细的病史可为我们提供疾病的重要线索，特别是在一些较为疑难的病例，例如原发灶不明的肿瘤中更是如此。

有如下 10 项症状者高度提示有肿瘤可能：

（1）40 岁以上男性吸烟患者，突然咳嗽，痰中带血丝。

（2）进食梗阻，胸痛，上腹饱胀，黑便。

（3）有肝病史,经治疗不能改变的上腹疼痛,食欲下降,体重明显减轻。

（4）绝经期后妇女发生不规则阴道流血。

（5）反复发生的黏液血便。

（6）无痛性血尿。

（7）进行性、局限性骨疼痛,肿胀。

（8）无痛性、进行性体表肿块。

（9）乳房肿块或乳头溢血。

（10）黑痣迅速增大,破溃。

追问肿瘤病史时应注意患者年龄、性别、职业、籍贯、个人生活习惯、家族肿瘤特征等。

对过去有肿瘤病史者应重点询问以往肿瘤的诊断依据,临床或手术分期,治疗方式,时间,疗效及并发症和重要副作用,为今后治疗方案确立提供可靠证据。

二、体格检查

在体格检查中,除一般内科检查外,应特别注意皮肤、深浅部肿块和全身浅表淋巴结情况。有时皮下结节可为胃肠道恶性肿瘤、肺癌、乳腺癌或女性内生殖器癌肿的初发体征。各种类型的红斑特别是多形性红斑、皮肌炎、多发性栓塞性静脉炎、坏死性脉管炎和肥大性骨关节病变等可为内脏肿瘤的早期表现。乳腺癌、肺癌、甲状腺癌、肾癌或前列腺癌可最早表现为骨转移。任何部位的溶骨性病变应排除多发性骨髓瘤。原因不明的声音嘶哑、霍纳综合征、胸腔积液或上腔静脉压迫征可为支气管癌或纵隔肿瘤的初发症状。锁骨上淋巴结肿大或脐部硬结往往提示原发病灶在胸、腹腔。任何腹部肿块都应进一步深入检查。单侧肢体肿胀或阴囊水肿大多说明局部淋巴管阻塞。微小"黑痣"、舌部慢性溃疡或肛门溃疡性结节可分别为黑色素瘤、舌癌或肛门癌肿的表现。隐睾的发现往往有助于精原细胞瘤的诊断。严格来说,特别对高危人群应常规进行间接喉镜检查、直肠指检和妇科检查,有怀疑时应做男性外生殖器或神经系统检查。

肿瘤的诊断应该通过病理学、影像学和生物化学几方面来明确。并应了解肿瘤累及的组织或脏器的范围、生物学特性以及其他与肿瘤相关的预后因素。近年来由于科学技术的进步,特别是计算机技术的应用,肿瘤的诊断水平有了新的飞跃,内脏中 0.5~1 cm 大小肿瘤的检出也已有可能。肿瘤的诊断从细胞水平发展到分子水平。

（张磊）

第二节 肿瘤的实验室检查

一、肿瘤的常规实验室检查

目前常规化验检查对恶性肿瘤的诊断尽管有一定限度,但各种化验结果,对肿瘤的鉴别诊断和确诊仍有相当大的帮助,因此,临床上凡准备做治疗者,均应进行血、尿的常规化验和肝、肾功能等检查,以发现那些在临床查体中未被检出的疾患。其检查项目不宜太繁杂,应根据实际需要和条件可能选择,也不能图省事而过于简化,以免造成漏诊。另外,临床医生须注意不能仅凭一两项常规检查即下结论,应结合病情,将各种化验结果进行综合分析,对有互相矛盾之处,应考虑到其技术差异和可靠程度,认真进行复查核对,防止误诊。

(一)尿液检查 肉眼血尿多见于尿路肿瘤、肾肿瘤及出血性疾病如白血病等。镜检尿红细胞增多见于泌尿系肿瘤、前列腺肿瘤、子宫癌等,也可见于白血病;白细胞增多多见于肾肿瘤;亮氨酸结晶、酪氨酸结晶可见于白血病,胆红素结晶可见于肝癌。绒毛膜促性腺激素阳性多见于绒毛膜上皮癌、睾丸畸胎瘤、葡萄胎、恶性葡萄胎。尿检测本周蛋白为阳性,对多发性骨髓瘤的诊断有重要参考意义。尿淀粉酶增高多见于胰腺。做尿黑色素试验若为阳性,可帮助对黑色瘤患者确诊。

(二)粪便检查 外观呈脓血便常见结肠或直肠癌,尤其细条状便,说明有直肠狭窄,多见于直肠癌;粪便呈灰白色且伴有皮肤黄疸者,可能为胆管癌或胰头癌造成,如做粪胆素试验阴性可帮助确诊。镜检大量红细胞提示肠道有各型良性或恶性肿瘤(如息肉、腺癌等)。粪便潜血试验阳性多见于消化道出血、消化道肿瘤。消化道癌肿潜血阳性率可达95%,且呈持续阳性,故粪便潜血检查已被用作消化道恶性肿瘤的诊断筛选指标。

(三)血液检查

1. 红细胞计数及血红蛋白减低 轻中度减低多见于多发性骨髓瘤,消化道癌症如食管癌、贲门癌、结肠癌、直肠癌。重度减低多见于癌症晚期,血液病如白血病、恶性淋巴瘤。

2. 红细胞计数增高 多见于肾癌、肝癌,也可见于肺癌、前列腺癌、子宫肌瘤。

3. 白细胞计数减低 多见于白血病如白细胞减少性白血病,癌症晚期。

4. 白细胞计数增高 多见于急慢性白血病、红白血病、淋巴瘤、骨肉瘤、未分化网状细胞肉瘤,部分癌症晚期如胃癌、胰腺癌、乳腺癌等。

5. 血小板计数减低 可见于急性白血病、再生障碍性贫血,肿瘤放疗、化疗后。

6. 血小板计数增高 可见于慢性粒细胞白血病、多发性骨髓瘤,部分肿瘤早期。

(四)痰液检查 正常痰液为无色或灰白色少量泡沫或黏液样,无特殊气味。外观红色或棕红色多见于肺癌。血性痰液呈血腥味多见于肺癌、肺结核,呈恶臭味多见于晚期恶性肺肿瘤。镜检有弹力纤维多见于肺组织破坏性病变如肺癌。痰液涂片染色做脱落细胞学检查,对肺癌的诊断有重要的实用价值。

(五)胸、腹水检查 血性胸、腹水是肺癌、肝癌、胃癌、肠癌及卵巢癌等有胸腹腔转移时最常见的征象,涂片镜检有癌细胞可帮助确诊。

(六)脑脊液检查 潘氏试验阳性多见于脊髓腔肿瘤。镜检淋巴细胞增多,多见于脑肿瘤。糖含量轻度减少见于肉样瘤病,高度减少见于脑膜肉瘤病及脑膜白血病。

(七)胃、十二指肠液检查 正常胃液肉眼观为无色,含有少量鲜血时呈浅红色。当食管癌、贲门癌和胃癌出血量较大或血在胃内停留较久时,胃液可呈咖啡色。镜检胃液嗜乳酸杆菌增加多见于胃癌,发现癌细胞即可确诊。基础胃酸排出量若大于 5 mmol/h,则对胃泌素瘤有诊断价值。游离酸和总酸度测定减低多见于胃癌。正常十二指肠液及胆汁外观为清晰透明,若外观带血多为肿瘤所致。胰腺癌时十二指肠液中常见血液,胆管乳头状癌时,胆汁中常有血液。

(八)精液检查 外观呈鲜红或暗红色时,多见于生殖系统肿瘤。镜检红细胞增加常见于睾丸肿瘤、前列腺癌。

二、肿瘤标志物检查

肿瘤标志物是指体内肿瘤存在并反映其一定的生物学特性的生化物质。从临床应用角度出发,是指在肿瘤发生和增生的过程中,由肿瘤细胞合成、释放,或者是宿主对肿瘤反应性产生的一类物质,这类物质在血液、体液及组织中可以定量或定性检测到,以此作为辨认和追踪肿瘤存在和发展的标志。所以肿瘤标志物实际上是指在肿瘤组织中含量异常的一类物质。因此,同一肿瘤可以含有多种肿瘤标志物,不同肿瘤也可能有共同的标志物。

目前肿瘤标志物尚无统一的分类和命名,根据肿瘤标志物的来源和分布将其分为以下几类。

(一)根据肿瘤标志物的来源分类

1. 原位性肿瘤相关物质　此类物质在同类正常细胞内含量甚微,但当细胞发生癌变时迅速增加,如本周蛋白、各种细胞内的酶。随着测定方法灵敏度的提高,此类物质对肿瘤诊断的意义和作用更加明显,但由于正常组织和肿瘤组织均有一定的含量,其特异性不强。

2. 异位性肿瘤相关物质　此类物质由恶变的肿瘤细胞产生,不是同类正常细胞的组分,这类物质表达特异性较强。如异位性激素,在小细胞肺癌时促肾上腺皮质激素(ACTH)异常升高,又如神经元特异性烯醇化酶(NSE)主要分布在神经内分泌细胞,在小细胞肺癌时也明显增加。

3. 胎盘和胎儿性肿瘤相关物质　癌细胞的特点是无限增生,并向周围组织浸润和转移,类似于胎盘绒毛细胞和胎儿组织细胞,随着胎儿的成长,一些胎儿性物质不断消失,至成人后一般检测不出这些胎儿性物质。但在成人组织发生恶变时这类胎儿性或胚胎性物质又大量合成。

4. 病毒性肿瘤相关产物　凡能在人或动物引起肿瘤或细胞恶性转化的病毒,统称为肿瘤病毒。肿瘤病毒分 RNA 和 DNA 肿瘤病毒,它们在与细胞的相互作用方面表现不同,与人类肿瘤有关的病毒有与人 T 淋巴细胞白血病有关的 1 型嗜人 T 淋巴细胞病毒(HTLV-1)、与 Burkitt 淋巴瘤有关的 EB 病毒、与宫颈癌有关的人乳头状瘤病毒(HPV)、与皮肤癌有关的疱疹病毒(HSV)、与肝癌有关的肝炎病毒等。

5. 癌基因和抗癌基因及其产物　癌是基因型疾病,基因突变和调控异常可促使癌变,在癌变中首先是多种致癌因素诱发癌基因激活或抗癌基因的失活及其产物的异常表达,这些变化是肿瘤发生的重要标志。

(二)根据肿瘤标志物的分布分类

1. 细胞表面肿瘤标志物　由于肿瘤细胞是由正常细胞恶变所致,故细胞膜表面、细胞质内和细胞核内可能存在着与正常相比在质或量上明显异常的物质,这些物质可以成为抗原,因而可以用特异性单抗通过免疫组织化学或免疫细胞化学反应检测到。如 B 淋巴细胞的独特型免疫球蛋白(Ig)、T 淋巴细胞受体(TCR)、β_2-微球蛋白(β_2-M)、癌胚抗原(CEA)、雌激素受体、甲状腺球蛋白等。

2. 血清学标志 肿瘤的血清学标志物一般是指肿瘤细胞产生的、分泌到血清或体液中的、可用生化或免疫化学方法定量测定的物质,它们的存在与恶性肿瘤的出现或进展有关。如果肿瘤起源的组织可以分泌某些物质或激素,在恶变后这些组织大多仍有分泌的功能,一些是生理性的物质,只是在量上发生显著的变化,如各种激素、酶或免疫球蛋白等,一些则是新产生的或已经关闭的基因重新开放合成的物质,如 AFP、CEA 等。

3. 癌基因标志 癌基因,也称肿瘤基因,是具有高度进化的基因序列,能控制细胞生长、增生和分化。癌基因的结构改变会引起细胞行为和生物学特性的改变,这种细胞遗传学改变积累到一定程度就会导致细胞生长失控,最后产生肿瘤。这些基因编码关键性调控蛋白,如生长因子、生长因子受体、酪氨酸激酶受体和转录调控因子等。它们在正常情况下处于静止状态,可因基因结构的改变,如点突变、基因扩增、重排和插入或各种调节因素的异常而活化。特定起源的肿瘤常常与某种特定的癌基因有直接的关系。因此,可通过分子生物学技术和单克隆抗体对肿瘤基因及其产物加以检测,对于诊断、鉴别诊断、判断预后和治疗都有重要意义。

(三)常见肿瘤标志物

1. 甲种胎儿球蛋白检测 甲胎蛋白(AFP)是胎儿发育早期由肝脏和卵黄囊合成的一种血清糖蛋白,电泳时位于白蛋白和 α_1 球蛋白之间,正常情况下主要在胎儿组织中存在。AFP 的编码基因定位于第 4 号染色体 4q11～q22 区域,和白蛋白、维生素 D 结合蛋白属同一基因家族,故这三种蛋白质在氨基酸顺序和理化性质上有极大的相似性。在胎儿发育过程中,胎肝是合成 AFP 的主要场所,其次是卵黄囊,来自内胚层的胃肠道黏膜也能少量合成。妊娠 6 周开始合成,12～14 周时合成达高峰,血清浓度可达 3 g/L,以后逐渐降低,出生时脐带血中含量为 10～100 mg/L。新生儿血中 AFP 增高提示新生儿肝炎、先天性胆道闭锁或患有能分泌 AFP 的胚胎性恶性肿瘤。出生后 1 年,血清 AFP 应降至正常成人水平。AFP 具有亚型或异质体。检测 AFP 异质体的植物凝集素有多种,常用的有刀豆素 A(ConA)、扁豆凝集素(LCA)、豌豆凝集素(PSA)、蓖麻凝集素、芸豆凝集素 E(PHA－E)。AFP 异质体的命名方式则根据植物凝集素予以分类:采用 ConA,则为 AFP－C1、C2;采用 LCA,则按 AFP－L1、L2、L3 区分;采用 PHA－E,则为 AFP－P1、P2、P3、P4、P5 等。不同的凝集素与相应的 AFP 异质体的结合位点不同,已知 AFP－L3 与 LCA 结合的位点是门冬酰胺连接的岩藻糖化的 N－乙酰葡萄糖胺。不同植物凝集素可用于鉴别不同组织来源的 AFP。

(1)测定方法:目前常用的方法有酶联免疫吸附法(ELISA)、放射免疫分析法(RIA)、荧光偏振法、电化学发光和纸条快速酶免疫测定法。

(2)正常参考值:血清 <25 μg/L(RIA);妊娠期妇女血清中含量在不同时期升高程度不一,妊娠 35 周为(236±155) μg/L。羊水中含量在 13～14 周达 16 780 μg/L,以后逐渐下降。

(3)临床意义:AFP 是原发性肝细胞性肝癌的最灵敏、最特异的肿瘤标志物,在原发性肝癌患者中 AFP 的阳性率在 80% 以上。AFP 可用于原发性肝癌的鉴别诊断,当 AFP >200 μg/L,持续 8 周,ALT 正常,排除妊娠、生殖细胞恶性肿瘤,则临床诊断为原发性肝癌。少数肝硬化病例亦有 AFP 增高,但都为"一过性"升高,持续时间大多不超过 2 个月。睾丸、卵巢、腹膜后恶性畸胎瘤,消化道肿瘤,如胃癌,尤其是伴有肝转移,AFP 亦有增高。卵巢内胚窦癌的 AFP 也明显升高。手术切除或介入治疗后,有效者 AFP 下降;若降低不多,提示手术切除不彻底;若降低后复又上升,提示手术后肿瘤复发或发生转移。因此,AFP 不仅用于诊断,还用于疗效观察和预后判断。AFP 还可用于鉴别绒癌与妊娠,前者不增高,先兆流产降低,预后不良的稽留流产,AFP 值偏高。

近年研究表明,AFP 存在异质体,其分子结构大部分相同,但碳水化合物链不同,在原发性肝癌、转移性肝癌、胚胎细胞肿瘤和活动性肝病中增高的多种 AFP 异质体中,其糖链结构也有所不同。由于各种 AFP 中糖基可对植物凝集素出现不同的亲和性,故可用不同的植物凝集素来鉴别诊断,目前常用的有刀豆素 A(ConA)和扁豆凝集素 A(LCA)。用 ConA 亲和型和不亲和型鉴别原发性肝癌和胚胎肿瘤:原发性肝癌的 ConA 亲和型 AFP > 80%,胚胎细胞肿瘤的 ConA 亲和型 AFP < 50%;鉴别原发性肝癌和转移性肝癌:原发性肝癌 ConA 不亲和型 AFP < 20%,转移性肝癌 > 26%;作为化疗指标:原发性肝癌增生的癌细胞可产生 ConA 亲和型 AFP,若化疗后 ConA 亲和型比例明显下降,提示癌细胞杀灭。LCA 亲和型和不亲和型 AFP 可用于鉴别原发性肝癌与良性活动性肝病:原发性肝癌 LCA 不亲和型 AFP 明显低于良性活动性肝病,可将 LCA 不亲和型 AFP < 75% 定为原发性肝癌诊断的界限,其阳性率为 87.2%,特异性为 97.5%;有利于检测原发性小肝癌(癌灶直径 ≤3 cm)和 AFP 低浓度(AFP < 400 ng/L)的原发性肝癌:原发性小肝癌和低浓度 AFP 增高的原发性肝癌,其 LCA 亲和型比例明显高于良性肝病;对慢性肝病定期检测 LCA 亲和型 AFP,有助于早期发现肝硬化癌变病例:肝硬化癌变时 LCA 亲和型 AFP 百分比明显升高。

2. 癌胚抗原检测 癌胚抗原(CEA)最初发现于结肠癌及胎儿肠组织中,是一种富含多糖的蛋白复合物,分子量约为 20 万,早期胎儿胃肠管及某些组织细胞均有合成 CEA 的能力,孕 6 个月以后,CEA 含量逐渐减少,出生后血中含量极低,成人血清中含量 < 5 μg/L。在不少恶性肿瘤患者血清中可发现 CEA 含量有异常升高,认为是结肠癌的标志物(60% ~90% 患者升高),目前发现,CEA 升高也见于其他肿瘤如胰腺癌(80%)、胃癌(60%)、肺癌(75%)和乳腺癌(60%),所以 CEA 不能作为检出恶性肿瘤的特异手段,但对某些癌症,特别是消化道肿瘤患者的预后判断、疗效评价、病情监测具有重要的临床意义。

1)测定方法:与 AFP 相同,尤以荧光偏振法和光化学法稳定、可靠。

2)参考值:为血清 CEA < 15 μg/L(ELISA、RIA)。

3)临床意义

(1)由内胚层分化来的恶性肿瘤,尤其是消化道腺体的肿瘤有较高的阳性检出率。对乳腺癌、肺癌、胃癌、结肠癌、直肠癌等有一定的检出率。病期较晚和肝转移的肿瘤,测得其浓度可逐渐升高。

(2)某些良性肿瘤,如直肠息肉等,CEA 可轻度增高,且呈现一过性,会随病情好转而下降。

(3)判断恶性肿瘤的预后:在肺、乳腺、生殖系统恶性肿瘤时,当 CEA > 20 μg/L 时,应做进一步检查。术后或化疗后 CEA 复又升高,提示有转移可能。术前 CEA 浓度越低说明病程属较早期,则手术效果好,存活期长。

（4）其他体液中 CEA 测定的临床意义:正常情况下,良性胸腹水中 CEA 含量低于血清;当有恶性肿瘤时,CEA 分泌明显增高,并可先于血清出现高值。胃癌患者血清 CEA 升高比结肠癌患者少,但许多早期胃癌胃液 CEA 异常升高,有人认为胃液 CEA 浓度升高可作为胃癌的特异指标。

3. 癌抗原 15 - 3 测定　癌抗原 15 - 3(CA15 - 3)是一种乳腺癌相关抗原,属糖蛋白,用一对单克隆抗体进行双抗体夹心法来识别,对乳腺癌的诊断和术后随访监测有一定的价值。

（1）参考值:血清 CA15 - 3 < 25 000 U/L(CLIA、RIA、ELISA)。

（2）临床意义:CA15 - 3 与人类乳腺相关的抗原。在正常人血清中表达水平极低,当乳腺、卵巢、子宫内膜等发生癌变时,血清中 CA15 - 3 呈现增高。乳腺患者有 30% ~60% 血清中的 CA15 - 3 显著增高,但对于早期乳腺癌患者 CA15 - 3 检测敏感较低。Ⅰ期和Ⅱ期的乳腺癌患者仅有 20% ~30% 血清 CA15 - 3 增高,对转移性乳腺癌检出阳性率可为 60% ~80%。70% 的Ⅳ期乳腺癌血清 CA15 - 3 明显增高。CA15 - 3 是乳腺癌病情复发监测的最佳指标,如果治疗后 CA15 - 3 值下降,提示有效。如果在复发时,CA15 - 3 的浓度增高可先于临床症状之前。对已确诊的乳腺癌患者,当 CA15 - 3 的结果 > 100 U/ml 时,提示已有转移。所以 CA15 - 3 测定用于乳腺癌患者随诊有一定的临床意义。

CA15 - 3 在其他部位的恶性肿瘤也可检出,但阳性率都不高,如:肺癌、结肠癌、胰腺癌、卵巢癌、原发性肝癌、子宫癌等。

4. 癌抗原 125 测定　癌抗原 125(CA125)是很重要的卵巢癌相关抗原,是一种大分子多聚糖蛋白。其存在于上皮性卵巢癌组织和患者的血清中,主要用于辅助诊断恶性浆液性卵巢癌、上皮性卵巢癌,同时也是卵巢癌手术和化疗后疗效观察的指标,有较大的临床价值。

（1）参考值:血清 CA125 < 35 000 U/L(CLIA、RIA、ELISA)。

（2）临床意义:CA125 是上皮性卵巢癌和子宫内膜癌的标志物,约 80% 的患者出现升高。此外,透明细胞癌、未分化卵巢癌等均可升高。

一般临床将 CA125 用于高危人群的卵巢肿瘤的早期诊断及肿瘤复发的监测,在癌症复发早期,CA125 值的增高会先于临床症状几个月出现,CA125 对卵巢癌治疗监测有重要价值,可依据 CA125 的浓度变化选用化疗药剂的疗程。因此,监测血清 CA125 水平有助于肿瘤复发、转移的监测。

CA125 也是一种较广谱的肿瘤标志物,约 50% 胰腺癌、40% 肺癌等可出现升高。其他恶性肿瘤:乳腺癌、肝癌、胃癌、胆管癌、子宫内膜癌、直肠癌等也可见血清 CA125 增高。在乳腺癌、肺癌的恶性渗出液中也可检出。尤其是浆液性腺癌的检出阳性率可达 80% 及以上。但特异性也不理想,对黏液性的卵巢癌 CA125 血清检测则不升高。

CA125 在非卵巢恶性肿瘤中也有一定的阳性率,轻度升高可见于健康妇女、3% ~6% 良性卵巢疾病或非肿瘤患者,如行经期等。早期妊娠妇女(3 个月内)、子宫内膜异位症、盆腔炎、卵巢囊肿、肝硬化、胰腺炎等,都可见血清 CA125 浓度有不同增高。

CA125 除了在血清中出现,在许多良性、恶性胸腹水中 CA125 也升高。羊水中也有较高的水平。故要结合细胞学检测和相关检测综合判断。

5. 糖链抗原 19－9 测定   糖链抗原 19－9(CA19－9)是一种与胰腺癌、胆囊癌、结肠癌和胃癌相关的肿瘤标志物,又称胃肠癌相关抗原(GICA)。胚胎期间胎儿的胰腺、胆囊、肝、肠等组织也存在这种抗原,但正常人体组织中含量甚微。目前认为检测血清 CA19－9 可作为胰腺癌、胆囊癌等恶性肿瘤的辅助诊断指标,对监测病情变化和复发有很大价值。

(1)参考值:血清 CA19－9 < 37 000 U/L(CLIA、RIA、ELISA)。

(2)临床意义:CA19－9 被认为是诊断胰腺癌的重要指标。一组 97 例胰腺癌资料显示 CA19－9 的敏感性为 91.7%,特异性达 87.5%,诊断正确率达 90%。少数假阳性可见于肝硬化、胆石症者。在消化系统外的恶性肿瘤,CA19－9 超过正常上限为 6.0% ～16.7%,其他一些良性疾患 CA19－9 超过正常上限为 1.3% ～10%。CA19－9 诊断胰腺癌的灵敏度、特异性和阳性预测值分别为 69% ～89%、75% ～88% 和 54% ～75%。其中对胰腺癌和肝胆系癌的检出率均高于 CEA,对结肠、直肠癌的阳性率则低于 CEA,对胰腺癌的特异性和 CEA 相仿或略高。值得一提的是有 5% ～9% 的胰腺炎患者,血清 CA19－9 也有中等度的升高,一般 < 100 kU/L,当急性炎症得到控制,血清 CA19－9 含量也迅速恢复正常。血清 CA19－9 轻度增加还可见于一些其他肝、胆系统和肺部良性疾病,但不超过 120 kU/L,必须予以严格鉴别。有人报道仅约 1/3 的 Ⅰ 期胰腺癌患者可见血清 CA19－9 上升,故 CA19－9 在胰腺癌早期诊断中的价值尚未肯定。

目前认为 CA19－9 是胰腺癌病情追踪的重要标志物之一,因为血清 CA19－9 含量与肿瘤大小常有着密切的正相关。胰腺癌患者 85% ～95% 为阳性,肿瘤切除后 CA19－9 浓度如逐渐下降,表示手术效果较好,或者未发生远处转移;若重新上升往往是肿瘤复发的先兆,临床上应尽快寻找其他肿瘤复发的指征。由于晚期结肠癌、胆囊癌、胆管癌、肝癌和胃癌的血清 CA19－9 也可升高,故必须联合检测血清癌胚抗原和甲胎蛋白,提高阳性检测率。总之,CA19－9 虽不能对胰腺癌进行早期诊断,但作为预后和病情跟踪则是较理想的指标。

6. 糖链抗原 72－4 测定   糖链抗原 72－4(CA72－4)是一种被两种单克隆抗体(CC49 和 B72.3)所定义的肿瘤相关糖蛋白(TAG－72),第一种单克隆抗体 CC49 是抗高纯度的 TAG72,第二种单克隆抗体 B72.3 是抗人转移乳腺癌细胞膜的。CA72－4 是胃肠道肿瘤和卵巢癌的标志物。

1)参考值:血清 CA72－4 < 4 000 U/L(CLIA、RIA、ELISA)。

2)临床意义

(1)CA72－4 对胃癌的检测特异性明显优于 CA19－9 和 CEA 测定。卵巢癌时 CA72－4 含量也明显增加,且有助于监测病情,因此,为了提高卵巢癌的检出率,应考虑 CA72－4 和 CA125 组合应用。

(2)结肠癌、胰腺癌和非小细胞性肺癌,CA72－4 含量也可见增高。

7. 糖类抗原 242(CA242)   糖类抗原 242 是在人结肠直肠细胞系 Colo205 单克隆抗体中发现的,是一种唾液酸化的鞘糖脂抗原。其抗原决定簇的表达在黏蛋白上,并与 CA50 共同表达。研究者发现在人胰腺边缘顶端的细胞和结肠黏膜上皮及 goblet 细胞中的 CA242 存在的位置与 CA19－9 和 CA50 相同,但在恶性肿瘤中 CA242 抗原决定簇的表达更具有特异性。作为胰腺、结直肠的标志物,对良、恶性肿瘤的鉴别诊断有重要的临床意义。

(1)参考值　实验室正常参考范围是 <20 U/ml(ELISA)。

(2)临床意义:临床上多用于胰腺癌及直肠癌的分析。文献报道的阳性检出率为胰腺癌68% ~79%、结肠癌55% ~85%、胃癌44%,卵巢癌、子宫癌、肺癌等阳性率也可见轻度增高。与其他肿瘤标志物(CEA、CA19 -9)联合检测可提高25% ~40%检出的敏感性。Ozkan 等比较了血清 CA242 和 CA19 -9 对胰腺癌的诊断作用,认为 CA242 的敏感性与CA19 -9 相似,但特异性高于 CA19 -9。血清中 CA242 可在临床症状前10 周或约1 年提示癌肿的复发。

单凭血清肿瘤标志物对鉴别胰腺和消化道良、恶性肿瘤一直是很困难的问题,但CA242 的假阳性的比率很低。在良性肝外胆汁瘀积患者中,CA242 升高的比率明显低于CA19 -9,表明了 CA242 在鉴别诊断中的优越性。

8. 鳞状细胞癌抗原测定　鳞状细胞癌抗原(SCC)是一种糖蛋白,它是从子宫颈鳞状细胞癌组织中分离出来的,属于肿瘤相关抗原 TA -4 的亚段,存在于鳞状细胞癌的胞质内,是一种较好的鳞癌肿瘤标志物。

(1)参考值:血清 SCC <1.5 μg/L(RIA、ELISA)。

(2)临床意义:SCC 由妇女生殖道上皮以及不同器官的鳞状上皮癌分泌,在正常的鳞状上皮细胞中抑制细胞凋亡和参与鳞状上皮层的分化,在肿瘤细胞中参与肿瘤的生长,随着鳞状上皮细胞的增生(恶性)而释放入血。SCC 主要存在于子宫体、子宫颈等鳞状上皮细胞的胞质中,特别是高分化型大细胞中含量丰富,敏感性强。作为鳞状上皮癌的肿瘤标志物,该标志物具有较高的特异性,能比较明显地区别正常人群和良性肿瘤。

SCC 是一种组织特异性较好,最早用于诊断鳞状上皮癌的肿瘤标志物。

对宫颈癌的检出阳性率为55%。尤其在子宫颈部鳞状上皮癌和肺鳞状上皮癌中晚期时血清中 SCC 水平明显增高,血清增高的值可大于 100 ng/ml。其含量的高低与恶性肿瘤侵犯组织程度及转移相关。对宫颈癌手术治疗及化疗后的疗效监测有重要意义,并能对指导治疗方案的设定和监测复发有较好的实用价值。50% 患者的 SCC 浓度升高先于临床诊断复发2 ~5 个月,它可以作为独立风险因子加以应用。

对肺鳞癌的检出敏感性为33% ~51%。对食管癌的敏感性为63.5%,比 CEA 对其检测的敏感性高。膀胱恶性肿瘤循环血中 SCC 也增高。血清中 SCC 升高,除了宫颈癌、肺癌、头颈部癌等恶性肿瘤以外,肝炎、肝硬化、肺炎、肾衰竭、结核等疾病,SCC 也有一定程度的升高。

9. 组织多肽抗原测定　组织多肽抗原(TPA)是一种非特异性肿瘤标志物。目前认为 TPA 属于细胞骨架蛋白类,与细胞内的中间丝状体、细胞分裂素具同源性。在体外实验中,抗 TPA 抗体可与细胞分裂素8,18 和 19 起抗原抗体反应。体外培养时有丝分裂期间的增生细胞 TPA 分泌活跃,因此血液内 TPA 水平与细胞分裂增生程度密切相关,恶性肿瘤细胞分裂,增生活跃,所以血清中 TPA 水平增高,临床上常用于辅助诊断迅速增生的恶性肿瘤,特别是已知肿瘤的疗效监测。

1)参考值:血清 TPA <80 U/L(RIA、ELISA)。

2）临床意义

（1）许多肿瘤都可见到血清 TPA 升高，但主要见于膀胱癌、前列腺癌、乳腺癌、卵巢癌和消化道恶性肿瘤。特别是对膀胱转移细胞癌的诊断敏感性高。TPA 在循环血液中的半衰期为 7 天，肿瘤切除后 3～4 周降至正常水平。由于 TPA 的水平与肿瘤细胞的增生分化相关，如果 TPA 水平降至正常，说明肿瘤治疗有效，是监测肿瘤是否复发的良好指标。

（2）急性肝炎、胰腺炎、肺炎和胃肠道疾患也可见到血清中 TPA 升高。

（3）妊娠的最后 3 个月可见 TPA 升高。

10. 前列腺特异性抗原测定　前列腺特异性抗原（PSA）是由前列腺腺管上皮细胞分泌，为细胞内单链糖蛋白。1971 年由 Hara 等人首先发现，1979 年 Wang 从前列腺组织和精浆中分离出。PSA 在前列腺导管上皮细胞合成并分泌到精液里，是精浆的主要成分之一。正常时 PSA 只存在于前列腺上皮细胞的胞质、导管上皮及黏液内，具有糜蛋白酶样和胰蛋白酶的活性。

1）参考值：PSA≤4.0 μg/L（RIA、CLIA）。

2）临床意义：目前，临床上已用于前列腺癌的辅助诊断，也可作为监测前列腺癌病情变化和疗效判断的指标。

（1）前列腺癌患者可见血清 PSA 升高。以血清 PSA >4.0 μg/L 判断为阳性，其阳性率在 50%～80%，PSA 的血清浓度和阳性率随病程的进展而增高。前列腺癌手术后，PSA 浓度可逐渐降至正常，若手术后 PSA 浓度不降或下降后再次升高，应考虑肿瘤转移或复发，因此 PSA 测定可作为监测前列腺癌病情变化和疗效的重要指标。

（2）前列腺肥大、前列腺炎、肾脏和泌尿生殖系统的疾病，也可见血清 PSA 水平升高，必须结合其他检查进行鉴别。

（3）约有 5% 的前列腺癌患者，前列腺酸性磷酸酶（PAP）升高，但 PSA 在正常水平，因此两者同时测定，可提高前列腺癌的阳性检出率。

11. 前列腺酸性磷酸酶测定　前列腺酸性磷酸酶糖蛋白，在酸性环境中活性最强。PAP 是前列腺分泌的一种酶，能水解有机磷酸酶。PAP 和 PSA 一样是诊断前列腺癌、监测前列腺癌疗效以及前列腺癌术后是否复发转移的辅助指标。以前常用生化方法测定 PAP，但灵敏度低，现在可用 RIA、ELISA 进行测定。

1）参考值：血清 PAP <4 U/L（RIA、ELISA）。

2）临床意义

（1）前列腺癌时可见血清 PAP 浓度升高，特别是在前列腺癌第 3、4 期时。PAP 测定诊断前列腺癌的特异度比 PSA 高，可达 96%，但灵敏度较 PSA 低，约为 57%。因此，为提高前列腺癌诊断的阳性率，两者可联合检测。

（2）前列腺肥大、前列腺炎和泌尿生殖系统疾病，也可见到 PAP 升高。

（3）某些肾脏和前列腺检查可导致血清 PAP 升高，在判断测定结果时要予以考虑。

12. α-L-岩藻糖苷酶测定　α-L-岩藻糖苷酶（AFU）是一种溶酶体酸性水解酶，广泛分布于人体各种细胞的溶酶体内以及血液和体液中。AFU 参与体内糖蛋白、糖脂和寡糖的代谢，以往主要用于遗传性 AFU 缺乏引起的岩藻糖贮积病的诊断。Deugnier 等于 1984 年首先发现原发性肝癌患者血清中 AFU 活性升高。多年来的研究表明，血清 AFU

测定有助于原发性肝癌的辅助诊断、疗效观察、术后随访,可作为原发性肝癌的标志物。

1)参考值:比色法,血清 AFU3~11 U/L。

2)临床意义

(1)原发性肝癌患者血清中 AFU 活性明显升高,AFP 阴性的肝癌患者中 AFU 也可见升高,特别是小肝癌患者,AFU 阳性率显著高于 AFP,说明 AFU 活性与 AFP 浓度无相关性。

(2)其他恶性肿瘤,如肺癌、结肠癌、乳腺癌等也有部分病例 AFU 升高。

(3)慢性肝炎、肝硬化患者中部分病例 AFU 升高,随病情好转 AFU 下降,动态监测有助于与肝癌的鉴别。

(4)妊娠期间,AFU 升高,分娩后迅速下降。

13. 神经元特异性烯醇化酶测定 神经元特异性烯醇化酶(NSE)是烯醇化酶的一种同工酶,目前认为它是小细胞肺癌和神经母细胞瘤的肿瘤标志物。烯醇化酶同工酶根据 $\alpha,\beta,\gamma3$ 个亚基的不同,可分为 $\alpha\alpha,\beta\beta,\alpha\beta$ 和 $\alpha\gamma5$ 种二聚体同工酶。α 亚基主要存在于肝、肾等组织;β 亚基主要存在于骨骼肌和心肌;γ 亚基主要存在于神经组织。$\gamma\gamma$ 亚基组成的同工酶属神经元和神经内分泌细胞特有,故命名为神经元特异性烯醇化酶,此酶在正常人脑组织中含量最高,起源于神经内分泌细胞的肿瘤组织也有异常表达。研究发现 SCLC 也是一种能分泌 NSE 的神经内分泌性质肿瘤。NSE 是一种酸性蛋白酶,参与糖酵解,主要作用是催化 2-磷酸甘油变成烯醇式磷酸丙酮酸。癌肿组织糖酵解作用加强,细胞增生周期加快,细胞内的 NSE 释放进入血液增多,导致此酶在血清内含量增高。

(1)参考值:血清 NSE <15 $\mu g/L$(ELISA)。

(2)临床意义:NSE 是神经母细胞瘤和小细胞肺癌的特异性诊断标志物。对神经内分泌系统肿瘤、黑色素瘤和甲状腺髓样癌等也有重要的诊断价值。神经母细胞瘤是见于 14 岁以下的儿童的肿瘤,一般发病率在 8%~10%。神经母细胞瘤的患者不仅血清中 NSE 增高,而且患者尿液中也可检测到增高的 NSE,治疗后 NSE 的水平可降至正常。血清 NSE 的浓度变化对于疗效监测有重要的参考意义。

在小细胞肺癌的诊断治疗中,NSE 是公认的高特异性、高敏感性的标志物。小细胞肺癌是一种高恶性的神经内分泌肿瘤,发病率占原发性肺癌的 25%~30%。其表现神经内分泌细胞的特性,NSE 呈高表达。大多数的患者血清 NSE 水平明显增高,血清 NSE 的水平与小细胞肺癌的临床进程相关,但与转移的部位无关。NSE 用于小细胞与非小细胞的鉴别诊断,也可用于肺部良性疾病与小细胞肺癌的鉴别。文献报道 91.8% 左右的小细胞肺癌患者 NSE 呈阳性,非小细胞肺癌仅有 12.4% 呈阳性。肺部良性疾病有 3.3% 呈阳性。

NSE 作为临床治疗的监测具有很高的价值。可以预示肿瘤复发,复发患者中有 86% 的人血清中的 NSE 浓度升高早于临床症状出现前 4~12 周。CEA+NSE 联合检测可提高诊断的灵敏性,用于监测治疗后追踪复发的患者更佳。

(四)肿瘤标志物的合理应用 肿瘤标志物随着实验室检测技术的发展,方法学的不断进步,在临床得到较广泛的应用。能否有效合理地应用,越来越受到人们的关注。在当今的肿瘤标志物里没有绝对的百分百特异的指标。因此,首先应该清楚地认识到肿瘤标志物是临床诊治恶性肿瘤的辅助手段之一。

1. 用于肿瘤的早期诊断 针对亚健康及高危无症状人群进行筛查。多年来的研究显示,降低肿瘤的死亡率的关键在于对恶性肿瘤的早期发现、早期诊断、早期治疗。美国的研究资料显示:在过去的 30 年间,肿瘤患者的 5 年生存率从 50% 提高到 63%,提高的 13% 全是因为早期发现的结果。当今世界上发达国家已将 PSA 作为每年 50 岁以上的男性前列腺癌的早期普查项目;AFP 作为肝癌高危人群的普查项目;CAl25 作为 40 岁以上女性卵巢癌的普查项目;HPV 的检测已成为早期宫颈癌的筛查指标。如果能在癌变早期准确预报,肿瘤的防治就会有新的突破。

原发性肝癌是我国常见的恶性肿瘤之一,年死亡率为 20.37/10 万,江苏启东等高发区肝癌死亡率 40/10 万,在恶性肿瘤死亡顺位中占第 2 位。肝炎和肝硬化人群是我国原发性肝癌的高危人群,对这部分高危人群进行监测可以早期诊断,建立有效的肝癌预警机制尤其重要。AFP 是当前在高危人群中进行检测肝细胞癌的最有价值标志物,较其影像学发现肿瘤肿块之前就升高。发达国家 30% ~ 40% 的 HCC 患者被早期诊断,得到有效治疗。这是应用检测血清 AFP 和超声对肝硬化患者筛查的结果。

宫颈癌(简称宫颈癌),是妇女最常见的恶性肿瘤,也是妇科恶性肿瘤之首。宫颈癌的病死率仅次于胃癌。20 世纪 50 年代开展宫颈癌普查以来到 90 年代初,宫颈癌发病率和死亡率均显著下降,已从妇女癌症死亡原因中第二位降到第六位。

宫颈癌的发生发展与 HPV 有关,HPV 感染是宫颈癌发生的主要原因。目前实验室里用检查宫颈癌高危型 HPV 的方法筛查宫颈癌,HPV 作为宫颈癌的肿瘤标志物,高危型 HPV 检测显示 99.7% 的宫颈癌中都能发现高危型 HPV 感染。高危型 HPV 感染是预测宫颈病变恶化的可靠指标,只有持续 HPV 感染才会引致 CINⅢ,40% 的妇女持续感染 HPV,并且合并宫颈低度病变妇女会发展成 CINⅢ 或癌。高危型 HPV 持续感染,使患宫颈癌的风险增加 250 倍。因此 HPV 检测辅助细胞学检查,有利于早期发现宫颈癌前病变,使患者得到早期治疗,降低死亡率。

2. 对恶性肿瘤临床阶段进行分析、评估治疗方案 恶性肿瘤患者在治疗前血清肿瘤标志物水平升高,治疗后逐渐下降,意味着治疗有效性。

血清 CA19 - 9 的检测对胰腺癌手术切除疗效有指导价值,血清 CA19 - 9 < 1 000 U/ml 的胰腺癌患者有 55% 可手术切除,而 CA19 - 9 > 1 000 U/ml 大多数手术切除效果不佳。

治疗后下降的患者生存期长。术后随诊血清 CA19 - 9 再次持续升高时,预示肿瘤的复发。

AFP 对 HCC 治疗监测显示:术后 AFP 持续升高,意味肿瘤残余或严重肝脏损坏。HCC 患者有效的联合化疗后,AFP 可明显下降或正常,如果 AFP 持续升高并在 6.5 ~ 112 天翻倍的患者,显示疾病在发展。

前列腺癌是最常见的内脏器官恶性肿瘤。PSA 是临床上应用最重要的肿瘤标志物,检测血清 PSA 是监测治疗反应的有效手段。血清中 PSA 的浓度变化,有助于确定肿瘤是被控制还是发生了进展。

3. 追踪肿瘤的复发,监测亚临床肿瘤的转移 肿瘤标志物对恶性肿瘤早期筛查、诊断、治疗评价外,更重要的作用是对肿瘤复发的监测。实验室的检测已经成为临床医生诊治肿瘤中不可缺少的指标。尤其是对于肿瘤治疗后的随访,更是不可缺少的手段之一。目前肿瘤治疗后的随访方式是选用各种不同的影像检查和检测循环血中的肿瘤标志物。而许多肿瘤标志物的再次高表达,都往往出现在临床症状及影像检查之前。如:前列腺癌根治术后,应用 PSA 随访;胃肠系统恶性肿瘤治疗后,应用 CEA 随访;膀胱癌术后应用尿脱落细胞和检测尿核基质蛋白进行随访等。

三、常见恶性肿瘤的实验诊断

恶性肿瘤的诊断依赖于临床诊断、实验诊断、影像学诊断、内镜检查和病理诊断等手段的综合应用。实验诊断时,既要学会应用肿瘤标志物,合理地选择合适的肿瘤标志物将其应用于适当的环节,又要学会应用常规的实验室检验项目,为肿瘤的诊断和治疗提供帮助。

(一)肝癌 肝癌即肝脏恶性肿瘤,是死亡率仅次于胃癌、食管癌的第三大常见恶性肿瘤,初期症状并不明显,晚期主要表现为肝痛、乏力、消瘦、黄疸、腹水等症状。临床上一般采取西医的手术、放化疗与中医中药结合疗法,但晚期患者因癌细胞扩散而治愈率较低,因此要做到肝癌的早期发现、早期诊断、早期治疗。

肝癌可分为原发性和继发性两大类。原发性肝癌起源于肝脏的上皮或间叶组织,前者称为原发性肝癌,是我国高发的、危害极大的恶性肿瘤,原发性肝癌根据组织学分类可以分为"肝细胞型""胆管细胞型"和"混合型";后者称为肉瘤,与原发性肝癌相比较为少见。肿瘤浸润到肝脏,通常称为某某肉瘤肝脏浸润,不包括在继发性肝癌之中。继发性或称转移性肝癌系指全身多个器官起源的恶性肿瘤侵犯至肝脏。一般多见于胃、胆道、胰腺、结直肠、卵巢、子宫、肺、乳腺等器官恶性肿瘤的肝转移。

我国每年约 11 万人死于肝癌,占全世界肝癌死亡人数的 45%。由于依靠血清 AFP 检测结合超声显像对高危人群的监测,使肝癌在亚临床阶段即可给出诊断,早期切除的远期效果尤为显著。加之积极综合治疗,已使肝癌的五年生存率有了显著提高。

流行病学调查显示,中国肝癌发病率以东南沿海最高,其中江苏启东市年均发病率高达 55.63/10 万人,死亡率为 47.93/10 万人。广西扶绥、广东顺德、湖南、四川等地肝癌死亡率亦居恶性肿瘤死因的首位。我国肝癌的地区分布为沿海岛屿和江河海口地区比沿海其他地区高,沿海地区高于内地,东南部高于西南、西北和华北地区,其地理分布呈现出明显的规律性。全国肝癌高死亡水平的省、市和自治区是上海、江苏、浙江、福建、广东和广西。

世界各地肝癌发病率以非洲撒哈拉沙漠以南和亚洲沿海地区发病率较高,欧、美则较低。大于 5/10 万人者有莫桑比克、南非、尼日利亚、新加坡、乌干达;3.1 ~ 5/10 万人者有日本、丹麦;小于 3/10 万人者有欧、美、澳、印度北部等地区。该病可发生于 2 个月婴儿至 80 岁老人,发病的年龄为 40 ~ 49 岁,一般为 35 岁以上的人。调查资料表明肝癌发病率高的地区,青壮年的肝癌发病率较高,而肝癌发病率低的地区,60 岁以上年龄的老人发病率较高,即高发区肝癌多发生于青壮年,低发区肝癌多发生于中老年。男性多发,男女之比为(2 ~ 6):1,肝癌高发区男女患者比例高于 7:1。

1. 肝癌的常规实验室检验　肝细胞发生癌变时可见生化指标的异常。乙型肝炎或丙型肝炎基础上发展成的肝癌患者，血清 HBsAg、抗 HCV 可阳性。其他如血清铁蛋白、α_1-酸性糖蛋白、β_2-微球蛋白等浓度在肝癌时均可升高。

2. 肝癌的肿瘤标志物检验　①AFP：常用作肝细胞癌的检测和肝癌高危人群的监测，70%~90% 的原发性肝癌患者 AFP 升高，约 60% 的肝癌患者血清 AFP 增高（特异性为75%）；②对于 AFP 阴性的肝癌患者，γ-GT、ALP 等常规生化指标的检测具有一定的参考价值；③一般以 AFP≥400 ng/ml 为原发性肝癌的诊断临界值，但部分原发性肝癌患者 AFP 浓度也可正常；④转移性肝癌 AFP 浓度亦可见升高；⑤检测 GGT 同工酶和 ALP 同工酶对于肝癌的诊断有一定的帮助。

3. 肿瘤基因及其表达产物检测　肝癌时 N-ras 癌基因过量表达并具有转化活性，抑癌基因 p53 可丢失。

（二）大肠癌　大肠癌是常见的消化道恶性肿瘤，发病率居我国恶性肿瘤的第八位，占胃肠道肿瘤的第二位，临床上以腹痛、腹泻、腹部包块、排便习惯和粪便性状的改变为主要特点。

大肠癌可发生于自盲肠至直肠的任何部位，我国以左半结肠发病率为高，但也有报道高发区女性右半结肠癌的发病率较高。据我国大肠癌病理研究协作组（NCG）对 3 147 例结肠癌发生部位的统计资料，脾曲及脾曲以下的左半结肠癌占全部结肠癌的 82.0%，其中直肠癌的发病率最高，占 66.9%，明显高于欧美及日本等国，后者直肠癌仅占结肠癌的35%~48%。其他肠段的大肠癌依次为乙状结肠（10.8%）、盲肠（6.5%）、升结肠（5.4%）、横结肠（3.5%）、降结肠（3.4%）、肝曲（2.7%）、脾曲（0.9%）。但近年来国内外的资料均提示右半结肠的发病似有增高的趋势，这一倾向可能与饮食习惯等变化有关。根据全国肿瘤防治研究办公室近期资料，上海市大肠癌发生率有明显提高，结肠癌比直肠癌多。在过去 30 多年的时间里，包括我国在内的多数国家或地区结肠癌发病率呈上升趋势。在我国，因大肠癌死亡者，男性居恶性肿瘤死亡的第 5 位，女性居第 6 位。从流行病学的观点看，大肠癌的发病与社会环境、生活方式（尤其是饮食习惯、缺乏体力活动）、遗传因素有关。

我国大肠癌粗病死率为 4.01/10 万（男性 4.35/10 万，女性 3.65/10 万），大肠癌病死率性别比例为 1.35:1，男性高于女性。发病多在 40 岁以后，男女之比为 2:1，现发病年龄逐渐老龄化，目前以 40~65 岁发病率最高。

1. 大肠癌的常规实验室检验　①粪便隐血试验对大肠癌的发现有重要意义，应对高危人群定期进行检验；②大肠癌时，肠黏膜发生不同程度的渗血和出血，致失血性贫血，血红蛋白、铁蛋白、铁浓度均降低；③血清 ALP、LDH 活性升高可能是大肠癌肝转移的第一指征。

2. 大肠癌的肿瘤标志物检验　①CEA 升高常见于大肠癌的中晚期，用于肿瘤的疗效判断、预后判断、监测复发与转移；②CA19-9 常与 CEA 联合用于监测大肠癌的复发。

3. 肿瘤基因及其表达产物检测　有遗传倾向的患者应进行 APC 和 DCC 基因检测；p53 基因突变可发生在良性腺瘤转变为癌的阶段，检测 p53 基因可了解腺瘤的癌变倾向，有助于早期发现大肠癌。

（三）胰腺癌　胰腺癌是常见的胰腺肿瘤，是一种恶性程度很高，诊断和治疗都很困难的消化道恶性肿瘤，主要表现为腹痛、黄疸和消化道症状。

胰腺癌最早由 Mondiare 及 Battersdy 叙述。1888 年 Bard 和 Pis 在文献上做了临床报告。1935 年，美国著名外科学家 Whipple 首先报告胰、十二指肠切除术成功，从而确立了手术治疗胰、十二指肠和壶腹部恶性肿瘤的方式。1943 年，Rockeg 首先实行了全胰切除术。国内余文光于 1954 年首先报告胰头十二指肠切除的病例。20 世纪 70 年代与 60 年代相比，加拿大、丹麦和波兰的标化发病率增加了 50% 以上。在我国，胰腺癌已成为人口死亡的十大恶性肿瘤之一。近年来，发病率在国内外均呈明显的上升趋势。胰腺癌半数以上位于胰头，约 90% 是起源于腺管上皮的管腺癌。

本病发病率男性高于女性，男女之比为（1.5～2）∶1，男性患者远较绝经前的妇女多见，绝经后妇女的发病率与男性相仿，而且据北京地区 7 家医院 354 例病例分析，患者中41～70 岁者占 80%。

1. 胰腺癌的常规实验室检验　①黄疸是胰头癌的最主要临床表现，大部分患者出现黄疸时已属中晚期，血清胆红素升高，以结合胆红素为主，重度黄疸者尿胆红素阳性，尿胆原阴性，粪便为灰白色。②胰腺癌时胰腺组织破坏，淀粉酶释放入血，血清淀粉酶可见升高，此外，胰头癌时，肿瘤压迫引起梗阻造成导管内压力增高，淀粉酶释放入血致血清浓度增高，但如果肿瘤引起梗阻的时间过长，腺体组织纤维增生、分泌功能降低亦可使淀粉酶反而降低，胰腺癌时血清脂肪酶浓度亦可见升高。③血清 ALP、γ-GT、LDH 等可升高。

2. 胰腺癌的肿瘤标志物检验　①CA19-9 可用于胰腺癌的诊断、预后及疗效判断，术前 CA19-9 低，提示预后较好。CA19-9 浓度与肿瘤的生长阶段有关。②胰腺癌时CEA 浓度可见升高。

3. 肿瘤基因及其表达产物检测　约 70% 的胰腺癌患者 p53 基因突变，96% 的胰腺癌患者 K-ras 基因突变。p53 蛋白表达可能与胰腺癌进展有关，可作为反映胰腺癌生物学行为和预后的重要标志物。

（四）胃癌　胃癌是我国常见的恶性肿瘤之一，在我国其发病率居各类肿瘤的首位，死亡率高。在胃的恶性肿瘤中，腺癌占 95%，这也是最常见的消化道恶性肿瘤，乃至名列人类所有恶性肿瘤之前茅。早期胃癌多无症状或仅有轻微症状。当临床症状明显时，病变多已属晚期。

胃癌是消化系统最常见的恶性肿瘤之一。男性发病率为 22/10 万，女性为 10.4/10万。在男性肿瘤中，胃癌发病率位于第三位，死亡率位于第二位。女性肿瘤中，胃癌发病率位于第五位，死亡率位于第四位。胃癌可发生于任何年龄，但总的趋势是发病率随着年龄的增长而上升。青年人所患的胃癌，其恶性程度相对于中老年患者往往更为突出，应予以高度重视。由于胃癌在我国极为常见，危害性大，有关研究认为其发病原因与饮食习惯、遗传因素、胃部疾病等有关。

胃癌起源于胃壁最表层的黏膜上皮细胞，可发生于胃的各个部位（胃窦幽门区最多、胃底贲门区次之、胃体部略少），可侵犯胃壁的不同深度和广度。癌灶局限在黏膜内或黏膜下层的称为早期胃癌，侵犯肌层以深或有转移到胃以外区域者称为进展期胃癌。肉眼或胃镜观察胃癌有多种形态，如表浅型、肿块型、溃疡型、浸润型、溃疡型（为慢性胃溃疡癌变)。显微镜放大观察癌细胞有多种类型(组织学分类),如腺癌(约占90%,包括乳头状腺癌、管状腺癌、黏液腺癌、印戒细胞癌)、腺鳞癌、鳞状细胞癌、未分化癌。更细微的癌细胞内部的分子结构也有很多差异,因此,虽都称为胃癌,即使肉眼和显微镜下所见类型是相同的,但个性仍有很大差异,目前并不知晓究竟有多少个性独特的胃癌。

我国的胃癌发病率以西北最高,东北及内蒙古次之,华东及沿海又次之,中南及西南最低,每年约有17万人死于胃癌,几乎接近全部恶性肿瘤死亡人数的1/4,且每年还有2万以上新的胃癌患者产生,胃癌确实是一种严重威胁人民身体健康的疾病。胃癌可发生于任何年龄,但以40~60岁多见,男多于女约为2:1。

中国胃癌死亡率为25.2/10万(男性:32.8/10万,女性:17.0/10万),占全部恶性肿瘤死亡的23.2%,占消化道恶性肿瘤死亡的第一位(男性是女性的1.9倍)。我国胃癌的世界人口调整死亡率,男性:40.8/10万,女性:18.6/10万,分别是欧美发达国家的4.2~7.9倍和3.8~8.0倍。我国胃癌发病有明显的地区差异和城乡差别。全国抽样调查263个点,胃癌调整死亡率在2.5~153.0/10万,城市和农村分别为15.3/10万和24.4/10万,后者是前者的1.6倍。

1. 胃癌的常规实验室检验　①胃癌患者粪便隐血试验可为阳性,约半数患者呈反复阳性,由于本试验方便、快速,临床可作为胃癌的筛查试验,持续阳性者应进一步做肿瘤标志物检查,并结合胃镜、病理活检等检查;②胃癌可致失血性贫血,患者血红蛋白、铁蛋白、铁等可降低,部分患者因维生素 B_{12} 吸收障碍致大细胞贫血,对近期出现原因不明贫血伴粪便隐血试验持续阳性者应进一步检查;③幽门螺杆菌的检测可辅助胃癌的诊断。

2. 胃癌的肿瘤标志物检验　目前常用的肿瘤标志物如 CEA 等对胃癌的诊断价值不高,CA72 – 4 是相对价值较高的标志物,主要用于监测胃癌患者治疗效果。此外,CEA 和 CA19 – 9 亦可用于胃癌治疗效果的监测。

3. 肿瘤基因及其表达产物检测　ras 基因激活,早期胃癌阳性率为11%,晚期可达50%,ras 基因激活还与肿瘤侵犯的深度和淋巴结转移有关;p53 基因可出现丢失、突变现象。

(五)肺癌　肺癌是最常见的肺原发性恶性肿瘤,绝大多数肺癌起源于支气管黏膜上皮,故亦称支气管肺癌。肺癌的分类较多,可从解剖学分类、组织学分类,分类是因为各种肺癌的病理特点、治疗及预后不甚相同。

肺癌是发病率和死亡率增长最快,对人群健康和生命威胁最大的恶性肿瘤之一。近50年来许多国家都报道肺癌的发病率和死亡率均明显增高,男性肺癌发病率和死亡率均占所有恶性肿瘤的第一位,女性发病率和死亡率占第二位。肺癌的病因至今尚不完全明确,大量资料表明,长期大量吸烟与肺癌的发生有非常密切的关系。已有的研究证明:长期大量吸烟者患肺癌的概率是不吸烟者的10~20倍,开始吸烟的年龄越小,患肺癌的概率越高。此外,吸烟不仅直接影响本人的身体健康,还对周围人群的健康产生不良影响,导致被动吸烟者肺癌患病率明显增加。城市居民肺癌的发病率比农村高,这可能与城市大气污染和烟尘中含有致癌物质有关。因此应该提倡不吸烟,并加强城市环境卫生工作。

肺癌是目前对人类健康及生命危害最大的恶性肿瘤之一,在很多国家肺癌已成为肿瘤患者的第一大死因,我国是其中较为突出的国家之一。2002年全世界新增135万肺癌病例,死亡118万,居所有恶性肿瘤的第一位。由于吸烟人群数量庞大、环境污染日趋严重、工业的发展以及人口老龄化,近年来我国肺癌发病率和死亡率均呈明显上升趋势,其中城市肺癌的发病率和死亡率增长最快,在全部恶性肿瘤的排序中已由20世纪70年代的第四位上升到目前的第一位。根据卫生健康委员会(原卫生部)全国肿瘤防治办公室提供的资料显示,在2000~2005年,中国肺癌的患者数增加12万人,其中,男性肺癌患者从2000年的26万人增加到2005年的33万人,同期女性肺癌患者从12万人增加到17万人。目前我国肺癌发病率每年增长26.9%,如不及时采取有效控制措施,预计到2025年,我国肺癌患者将达到100万,成为世界第一肺癌大国。

1. 肺癌的常规实验室检验　包括血液一般检验、血清蛋白质和酶类测定等常规的检验。

2. 肺癌的肿瘤标志物检验　①神经元特异性烯醇化酶是小细胞肺癌的首选肿瘤标志物,大多数小细胞肺癌患者血清NSE明显升高。NSE尤其适合于小细胞肺癌的疗效监测;②细胞角蛋白19片段是非小细胞肺癌的首选指标,尤其适合于其疗效评估;③CEA亦可用于肺癌,尤其是非小细胞肺癌的疗效监测;④SCC可以协助诊断肺鳞癌,阳性率为40%~80%,主要用于疗效监测。

3. 肿瘤基因及其表达产物检测　癌基因和抑癌基因的检测有助于肺癌的诊断,并可从基因水平来判断癌的存在与否、预后和肺癌组织学类型等,也可利用癌基因和抑癌基因检测肺癌高危人群。检测肺癌患者EGFR基因外显子突变,可为靶向药物的疗效判断提供依据。

(六)鼻咽癌　鼻咽癌是指发生于鼻咽黏膜的恶性肿瘤。中国的广东、广西、福建、湖南等地为多发区,男性多于女性。发病年龄大多为中年人,亦有青少年患病者。病因与种族易感性(黄种人较白种人患病多)、遗传因素及EB病毒感染等有关,鼻咽癌恶性程度较高,早期即可出现颈部淋巴结转移。鼻咽癌的组织类型包括鳞状细胞癌、腺癌和未分化癌。

1. 鼻咽癌的常规实验室检验　包括血液一般检验、常规生物化学检验等。

2. 鼻咽癌的肿瘤标志物检验　①EB病毒有许多抗原,主要包括衣壳抗原、早期抗原和核抗原,其中病毒衣壳抗原的IgA类抗体EB-VCA-IgA常见于鼻咽癌患者血清,是鼻咽癌筛查的主要指标。EB-VCA-IgA抗体阳性亦可见于鼻炎、咽炎和淋巴结炎等良性疾病。为了提高EB-VCA-IgA的诊断价值,可以同时检测EB病毒其他抗原的抗体,如早期抗原的IgA类抗体。②SCC作为鳞癌的标志物,可用于鼻咽癌的辅助诊断,可监测肿瘤的疗效及预后。③血清中游离的EB病毒DNA浓度被用作鼻咽癌的疗效监测。

(七)前列腺癌　前列腺癌是男性特有的恶性肿瘤,早期表现为排尿困难、尿潴留、疼痛、血尿或尿失禁,晚期表现为腰痛以及患侧睾丸疼痛等。

前列腺癌在欧美是男性癌死亡的主要原因之一,发病率随年龄增长,80岁以上检查前列腺半数有癌病灶,但实际临床发病者远低于此数,前列腺癌发病有明显的地区和种族差异,据统计中国人最低,欧洲人最高,非洲和以色列居中间,我国及日本等国家为前列腺癌低发地区,因此有人认为东方人癌生长比西方人缓慢,临床病例较少。

前列腺癌发病年龄多在50岁以上,发病率在美国已占男性癌症的第三位,是欧美男性癌主要死亡原因之一,且随年龄的增长而增加。我国前列腺癌发病率随着人民生活水平提高,平均寿命的增长,近年来有所上升。10 年前在 0.005% ~ 0.006%,最近 10 年有明显增长的趋势,最近几年报道在北京、上海的发病率可达 0.02%,值得我们去注意。

1. 前列腺癌的常规实验室检验 ①前列腺液常规检验对前列腺癌的诊断有一定帮助。正常前列腺液为乳白色液体,患前列腺癌时,前列腺液中出现较多红细胞;②其他实验室常规检验如尿液常规检验、血液一般检验和常规生物化学检验也应该进行。

2. 前列腺癌的肿瘤标志物检验 ①患前列腺癌时患者正常腺管结构遭到破坏,血清中 PSA 含量升高。PSA 检验的局限性在于前列腺癌和前列腺良性肥大之间有一个较宽的交叉带,如以 >4 ng/ml 作为前列腺癌阳性诊断临界值,近 30% 的前列腺癌患者 PSA 正常,但却有 20% 的良性前列腺肥大的患者高于此值。现已明确,fPSA/tPSA 比值比单纯的 PSA 诊断价值更大,fPSA/tPSA < 10%,可考虑诊断前列腺癌,fPSA/tPSA > 25% 提示前列腺增生,其特异性达 90%,诊断准确率 > 80%。PSA 及 fPSA 在前列腺癌的诊断、疗效判断、预后判断及是否复发的监测中均具有重要作用。②酸性磷酸酶(ACP)可由前列腺、红细胞、血小板等生成,由前列腺上皮细胞合成的酸性磷酸酶称为前列腺酸性磷酸酶(PAP),前列腺癌患者血清 ACP 活性显著升高,转移性癌患者更是高至正常人的几十倍。PAP 是判断前列腺癌疗效及是否复发的重要监测指标。

(八)宫颈癌 宫颈癌是女性生殖系统中常见的恶性肿瘤之一。发病年龄以 40 ~ 60 岁最多,平均年龄 50 岁。由于防癌工作的开展,很多宫颈癌能在早期被发现,因此晚期癌远较过去为少。五年生存率明显提高。目前对宫颈癌的临床和病理工作也都着重于对早期癌的发现。其研究方向也更着重于对亚临床宫颈癌的诊断。

宫颈癌发病原因目前尚不清楚,早婚、早育、多产及性生活紊乱的妇女有较高的患病率。初期没有任何症状,后期可出现异常阴道流血。不但在女性生殖器官癌瘤中占首位,而且是女性各种恶性肿瘤中最多见的癌瘤,但其发病率有明显的地区差异。目前治疗方案以手术和放射治疗为主,亦可采用中西医综合治疗,但中晚期患者治愈率很低。作为女性要洁身自爱,加强卫生保健,注意按时妇科普查,发现症状苗头,及时就医。

经临床追踪观察显示,从一般的宫颈癌癌前病变发展为宫颈癌大约需要 10 年时间。从这个角度看,宫颈癌并不可怕,它是一种可预防、可治愈的疾病。防治的关键在于:定期进行妇科检查,及时发现和治疗宫颈癌前病变,终止其向宫颈癌的发展。如能落实防治措施,宫颈癌的治愈率很高。

宫颈癌发病率有明显的地区差异。全球发病率最高的是南非,其次在亚洲,中国发病率每年增发病数超过 13 万,占女性生殖系统恶性肿瘤发病率的 73% ~ 93%。死亡率最高的地区是山西,最低的是西藏。总的趋势是农村高于城市、山区高于平原,内地(130/1万)高于沿海(5 ~ 6/10 万)。根据 29 个省、市、自治区回顾调查我国宫颈癌死亡率占总癌症死亡率的第四位,占女性癌的第二位。宫颈癌患者的平均发病年龄,各国、各地报道也有差异,中国发病年龄以 40 ~ 50 岁为最多,60 ~ 70 岁又有一高峰出现,20 岁以前少见。

我国 9.98/10 万人口,占女性癌瘤死亡的 18.39%(仅次于胃、食管、肝癌之后)。在发达国家,其发生率明显下降,在很大程度上归因于对宫颈癌癌前病变的早期诊断和治疗。在发展中国家,由于宫颈癌筛查工作不完善,女性对宫颈疾病的忽视,致使我国宫颈癌的发生率是发达国家的 6 倍。

1. 宫颈癌的常规实验室检验 ①阴道分泌物俗称"白带",宫颈癌时可出现血腥白带,有特殊臭味。②人乳头瘤病毒(HPV)根据同源性可分为 60 型,其中 HPV 16、18 型与宫颈癌的发生高度相关,被称为"高危型"HPV,高危型 HPV 感染使患宫颈癌的风险增加 250 倍,99% 以上的宫颈癌患者可出现高危型 HPV,而在一般正常妇女中,HPV 感染者低于 4%。

2. 宫颈癌的肿瘤标志物检验 SCC 对宫颈癌有较高的诊断价值,可用于宫颈癌的疗效判断、监测复发。已经明确,SCC 可以在早期监测到宫颈癌的复发病灶,SCC 首次升高时间较临床上发现复发病灶的时间提前 6 个月。

3. 肿瘤基因及其表达产物检测 检测宫颈标本的 Her－2 癌基因,发现其阳性表达率随病情发展、病理分级、临床期别的增高而上升,正常宫颈为阴性。Her－2 阳性者对放射治疗(简称放疗)敏感。

(九)卵巢癌 卵巢癌又称卵巢恶性肿瘤,是女性生殖器官常见的肿瘤之一,发病率仅次于宫颈癌和子宫体癌(简称宫体癌)而列居第三位。但因卵巢癌致死者,却占各类妇科肿瘤的首位,对妇女生命造成严重威胁。卵巢癌的病因尚不清楚,其发病可能与年龄、生育、血型、精神因素及环境等有关。

近几年来,由于对宫颈癌及宫体癌的防治,取得了一定的成效,而有关卵巢癌的防治方面收效相对较小。所以在妇女生殖系统癌瘤中,卵巢癌是造成死亡原因最高的一种肿瘤。由于卵巢癌生长部位隐蔽,无法直接看到,早期卵巢症状不明显,仍缺乏简便实用的诊断方法,造成其病死率居高不下。

1. 卵巢癌的常规实验室检验 卵巢癌患者可进行血液一般检验、常规生物化学检验等。

2. 卵巢癌的肿瘤标志物检验 ①CA125 诊断卵巢癌的灵敏度不高,尤其是早期的卵巢癌患者。但是,CA125 可用于卵巢癌的筛查、诊断、预后及疗效判断、复发监测等各个方面,故其检测意义重大。②CA72－4 可与 CA125 联合用于监测卵巢癌的疗效和预后。③CEA 对上皮性肿瘤较敏感,尤其是卵巢黏液性囊腺癌,其血清水平与卵巢肿瘤的分期、分级、类型及预后有关。

3. 肿瘤基因及其表达产物检测 卵巢癌与 p53 基因突变和过度表达有明显相关性。

(十)乳腺癌 乳腺癌即乳腺恶性肿瘤,是女性常见的恶性肿瘤之一,且发病率随着年龄的增长而呈上升势态。遗传、不育、生活方式不健康和精神压力过大是引发乳腺癌的几种常见因素。

乳腺癌是乳腺上皮细胞在多种致癌因子作用下,发生了基因突变,致使细胞增生失控之后发生的。由于癌细胞的生物行为发生了改变,呈现出无序、无限制的恶性增生。它的组织学表现形式是大量的幼稚化的癌细胞无限增殖和无序状地拥挤成团,挤压并侵蚀破坏周围的正常组织,破坏乳房的正常组织结构。

乳腺细胞发生突变后便丧失了正常细胞的特性,组织结构紊乱,细胞连接松散,癌细胞很容易脱落游离,随血液或淋巴液等播散全身,形成早期的远端转移,给乳腺癌的临床治愈增加了很大困难。

1. 乳腺癌的常规实验室检验 ①与乳腺癌有关的女性激素有人胎盘催乳素,此激素在正常男性和未妊娠的女性循环血中不存在,乳腺癌患者循环血中可以检测到人胎盘催乳素。②常规的血液一般检验和生物化学检验对于乳腺癌患者也是必需的。

2. 乳腺癌的肿瘤标志物检验 ①CA15-3是乳腺癌的重要标志物,主要用于乳腺癌的疗效监测,治疗后CA15-3浓度下降,提示治疗有效;CA15-3亦可以用于乳腺癌的复发监测。②CEA与CA15-3联用监测乳腺癌的疗效价值更大。

3. 肿瘤基因及其表达产物检测 Her-2/neu过度表达是预后不良的标志,其基因及蛋白的检测在乳腺癌预后判断、随访监测、治疗效果监测等方面有重要作用。检测BRCA1和BRCA2基因对于遗传性乳腺癌的诊断十分重要,亦可评估患者亲属的患癌风险。p53基因是乳腺癌预后的可靠指标,40%的乳腺癌患者p53基因突变。

(十一)慢性髓细胞白血病 慢性髓细胞白血病(CML)是一种原发于骨髓的多能造血干细胞异常的骨髓增殖性肿瘤,并与定位于Ph染色体上BCR-ABL1融合基因密切相关。

CML按自然病程可分为两期或三期,早期为慢性期(CP);晚期可急性变,转化为急性白血病,称为原始细胞期(BP)或急变期;从CP向BP转化的过程称为加速期(AP)。CML的三个时期的血液学特点完全不同,并伴有一定的临床表现。

1. 慢性髓细胞白血病——慢性期

(1)血象:①WBC显著增高,不同患者变异较大,可在$(12 \sim 1\,000) \times 10^9/L$。血涂片中粒系细胞百分率明显增高,以中性中幼粒细胞以下各阶段细胞为主,原粒细胞通常<2%,伴嗜碱性和(或)嗜酸性粒细胞持续增多;单核细胞绝对计数可增多,但分类计数<3%。粒系细胞形态类似正常,易见退行性变、核变性及胞核与胞质发育不平行等形态学改变。②RBC、Hb多不减少。③PLT可明显增高,甚至可达$1\,000 \times 10^9/L$。血涂片上血小板大小不均,可见巨大血小板、畸形血小板和小巨核细胞。

(2)骨髓象:①骨髓增生极度活跃,粒系细胞明显增生,以中性中幼粒细胞以下各阶段细胞为主,原粒细胞及早幼粒细胞轻度增多,原粒细胞通常<5%。②嗜碱性粒细胞和(或)嗜酸性粒细胞常明显增多,嗜碱性粒细胞有时可高达15%及以上。细胞形态学变化与外周血类似。③幼红细胞变化不明显,但红系造血岛通常减少。④M:E比值明显增高。⑤40%～50%患者巨核细胞增多,以成熟巨核细胞为主,体积比正常小,易见微小巨核细胞,血小板增多。⑥可见类戈谢细胞和类海蓝组织细胞,80%以上病例载铁巨噬细胞减少或缺乏。

(3)细胞化学:中性粒细胞碱性磷酸酶(NAP)染色阳性率显著降低甚至为零,治疗缓解或合并感染时此酶活性可增高。

(4)染色体与基因检查:90%～95%的病例在诊断时可检出Ph染色体,即t(9;22)(q34;q11.2)。分子生物学技术证实Ph染色体是由于正常定位在9号染色体长臂上的ABL1基因发生断裂并易位于22号染色体BCR基因,在断点处形成BCR-ABL1融合基因,并编码一种异常的融合蛋白(p210)。有5%～10%的病例,由于变异易位,无Ph染色体,但能通过FISH、RT-PCR或印迹杂交查到BCR-ABL1融合基因。

2. 慢性髓细胞白血病——加速期 加速期的诊断标准如下:①持续性或白细胞增高

（$>10\times10^9$/L）或持续性治疗无反应性脾大。②治疗无法控制的持续性血小板增高（$>1000\times10^9$/L）。③与治疗无关的持续性血小板减少（$<100\times10^9$/L）。④出现与初始诊断时核型不同，克隆性细胞遗传学异常。⑤外周血嗜碱性粒细胞≥20% 。⑥外周血或骨髓原粒细胞10% ~19% 。标准①~④更有可能与从 CP 转化为 AP 相关，而标准⑤和⑥表明 AP 向 BP 转化。

3. 慢性髓细胞白血病——原始细胞期或急变期　原始细胞期诊断标准如下：①外周血白细胞或骨髓有核细胞中原始细胞≥20% 。②出现一个另外的原始细胞群增生；约70%的病例原始细胞系列是髓系。20% ~30% 的病例，原始细胞是原淋巴系细胞。原始细胞的形态特点明显，但常常较为早期或异质性，系列的确定仍需结合细胞化学和免疫表型分析。

（十二）JAK2 基因突变相关的骨髓增殖性肿瘤　　JAK2 是一种细胞内非受体酪氨酸激酶，基因位于染色体9p24。获得性体细胞 JAK2 基因突变在一些 BCR – ABL1 阴性骨髓增殖性肿瘤（MPN）的发病中起着关键作用，最常见的是 JAK2 V617F 突变，即 JAK2 蛋白的第617位缬氨酸被苯丙氨酸替代（JAK2 V617F），从而导致了骨髓对一些细胞因子的异常反应，例如对红细胞生成素（EPO）的过度敏感，诱导异常造血细胞克隆生成，引起发病。与 JAK2 基因突变相关的 MPN 主要包括真性红细胞增多症（PV）、原发性骨髓纤维化（PMF）和原发性血小板增多症（ET）。最新研究显示 JAK2 V617F 突变几乎见于所有的 PV，约50%的 IMF 和 ET 患者也存在这种独特的基因突变。在一些 PV 患者缺乏 JAK2 V617F 突变，但 JAK2 exon12 突变可被查到。在一小部分 PMF 和 ET 病例，MPLW515L 或 W515K 突变（MPLW515K/L）可检测到。JAK2 基因突变已列入2008年 WHO 修订的 MPN 分子诊断主要的标准之一，但 JAK2 基因突变并非对 MPN 特异，也可见于一些 MDS/MPD 或少数 AML。

1. 真性红细胞增多症（PV）　真性红细胞增多症简称真红，是一种克隆性的以红细胞异常增殖为主的慢性骨髓增生性疾病。其外周血总容量绝对增多，血液黏滞度增高，常伴白细胞和血小板升高，脾大，病程中可出现出血、血栓形成等并发症。临床特征有皮肤黏膜红紫、肝脾大及血管性与神经性症状，起病隐匿，病程进展缓慢。发病高峰年龄集中在50~60岁，因此是一种中老年疾病。男性患病稍多于女性。

（1）PV 诊断的主要标准：①男性，Hb > 185 g/L；女性，Hb > 165 g/L 或其他红细胞容积增加的证据（Hb 或 Hct 大于当地居民相同性别、年龄的方法特异参考范围上限99%；或者男性 Hb > 170 g/L、女性 Hb > 150 g/L，但 Hb 应在原来基础上至少升高20 g/L，而且与缺铁的矫正无关；或者红细胞容积增加大于平均正常预测值的25%）。②存在 JAK2 V617F 突变或其他功能相似的突变，例如 JAK2 exon12 突变。

（2）PV 诊断的次要标准：①骨髓活检有与年龄相关的红系、粒细胞和巨核细胞三系明显增生；②血清 EPO 低于参考范围；③体外内源性红系克隆生长。

WHO 诊断 PV 的标准：符合上述两条主要标准和一条次要标准，或一条主要标准加两条次要标准。

2. 特发性骨髓纤维化（PMF）　是一种克隆性 MPN，骨髓巨核细胞和粒细胞显著增生、反应性纤维结缔组织沉积伴髓外造血（EMH）。PMF 从最初的纤维化前期发展至纤维化期,骨髓从增生明显活跃伴无或很少的网状纤维转化为明显的网状纤维或胶原纤维化,而且常有骨硬化症。在纤维化期,外周血可见幼粒细胞、幼红细胞增多伴泪滴形红细胞增多,EMH 导致肝、脾肿大。

(1)PMF 诊断的主要标准:①存在巨核细胞增生和不典型巨核细胞,通常伴网状纤维和(或)胶原纤维化;或如果缺乏明显的网状纤维化,巨核细胞改变必须伴随骨髓增生活跃,粒系增生,常有红系造血减低(纤维化前期)。②不符合 WHO 诊断 PV、BCR－ABL1$^+$ CML、MDS 和其他髓系肿瘤的标准。③存在 JAK2 V617F 突变或其他克隆性标志物(例如 MPL W515K/L);或不存在克隆性标志物时,应没有继发性骨髓纤维化的证据。

(2)PMF 诊断的次要标准:①幼红、幼粒细胞增多。②血清乳酸脱氢酶水平增高。③贫血。④脾大。

WHO 诊断 PMF 的标准:符合上述三条主要标准和两条次要标准。

3. 原发性血小板增多症(ET)　亦称特发性血小板增多症、出血性血小板增多症,为多能干细胞克隆性疾病。其特征是血小板水平显著持续性增多而功能异常,有出血及血栓形成倾向,常有脾大为其特征。

本病是起源于多能干细胞的克隆性疾病,巨核细胞—血小板占优势增殖的机制还不清楚。可能是因为异常克隆对调节因子的优先反应,使得其能够分化成为巨核细胞—血小板系列,还伴随着异常 CFU－MEG 克隆细胞核的核内复制。促血小板生成素(TPO)作用于多能干细胞分化为巨核细胞及产生血小板的全过程,其血浆中的浓度受血小板数量的反向调节;其他细胞因子(例如 IL－3、IL－6、IL－11)也在不同的阶段起协同作用,原发性血小板增多症患者促血小板生成素正常或增加,可能是因内源性促血小板生成素过多所致。

其出血是由于血小板有功能缺陷,如血小板黏附及聚集功能减退、释放功能异常、血小板第三因子活性降低、5－羟色胺减少等;部分患者有凝血功能异常,可能是由于凝血因子消耗过多引起纤维蛋白原、凝血酶原、因子 V、因子Ⅷ减少;由于本病大部分发生在老年患者,可能合并血管退行性改变,易形成血栓,梗死区破溃出血。因血小板过多,活化的血小板产生血栓素,引起血小板强烈的聚集释放反应,易形成血栓。晚期原发性血小板增多症可有肝脏和其他脏器的髓外造血。

已经证实 ET 患者存在着多种与血小板及其他细胞系相关的异常。但是与 PV 中 EPO 水平下降相反的是,ET 患者体内的促血小板生成素水平是升高的或者正常的。TPO 水平升高可能与 ET 患者体内异常血小板或者巨核细胞的异常 TFO 受体(MPL)有关。在正常情况下,TPO 与 MPL 受体结合以便刺激巨核细胞的生成和分化。推测在 ET 中,由于 MPL 受体表达的缺失或者减少使得 TPO 不能与之正常结合,从而导致血浆中游离 TPO 的增加。但是,在 ET 中并没有鉴定到 MPL 受体的 DNA 结构异常或者突变,并且其骨髓细胞的 MPL mRNA 增多,因此推测可能是其 mRNA 翻译异常或者翻译后事件造成 MPL 表达的异常。与巨核细胞的异常生长和增殖相关的另一个发现是 ET 患者的内源性巨核细胞集落形成并不依赖于 TPO。

ET 患者的血小板同样显示出了功能异常,主要表现在胶原、ADP 或肾上腺素诱发的血小板聚集率的下降。ET 的血小板也含有更少的颗粒以及更少的致密体,还可以看到

ET 患者的血小板内 vWF 和纤维蛋白原的缺乏。而反应性血小板增多症患者有着正常的血小板聚集率。

（1）ET 诊断的主要标准：①持续性血小板计数≥450×10^9/L。骨髓活检标本显示主要增生为巨核系细胞，大的、成熟巨核细胞增多。②没有明显的粒系细胞或红系细胞增生或左移。③不符合 WHO 诊断 PV、PMF、BCR - ABL1$^+$CML、MDS 和其他髓系肿瘤的标准。④存在 JAK2 V617F 突变或其他克隆性标志物；或不存在克隆性标志物时，应没有反应性血小板增多的证据。

（2）WHO 诊断 ET 的标准：符合全部上述四条主要标准。

（十三）骨髓增生异常综合征 骨髓增生异常综合征（MDS）是一组克隆性造血干细胞疾病，其特征为一种或多种血细胞减少伴病态造血、无效造血和凋亡增强，而导致 MDS 患者血细胞减少。作为 MDS 风险分层的血细胞减少阈值是 Hb < 100 g/L、中性粒细胞计数 < 1.8×10^9/L、PLT < 100×10^9/L；但在这些阈值之上时，如果有形态异常和（或）细胞遗传学异常存在，也不能除外 MDS 的诊断。病态造血可能伴外周血和骨髓原粒细胞增多，但原粒细胞数量 < 20%。当 MDS 患者原始细胞≥20% 时，表明已转化为急性白血病。部分 MDS 病例可有细胞或分子遗传学异常，虽其中多数未被证实具有特异性，但具有一定的临床意义，特别是 5q - 对 MDS 的诊断有价值并提示其预后较好，7q - 者较易转化为白血病。

1. MDS 各型外周血和骨髓细胞形态学异常特点 关于 MDS 原始细胞计数：外周血中原始细胞小于全部白细胞的 20%（WBC）；骨髓中原始细胞应小于骨髓全部有核细胞（ANC）的 20% 或小于骨髓非红系细胞（NEC）的 20%。至于应该用 ANC 还是 NEC 计数原始细胞，目前还没有达成一致意见，WHO 分类委员会大多数成员推荐 MDS 分类计数原始细胞百分率使用 ANC。

2. MDS 的病态造血特征 MDS 的病态造血主要指红系、粒系和巨核系有核细胞的异常造血，一系或多系病态造血的血细胞≥10%，对于 MDS 诊断有重要意义，但这些 MDS 的形态学变化相对于特异的细胞遗传学异常（例如 5q - 综合征）是相对的。

（1）红系细胞病态造血：①细胞核改变，见核出芽、核内桥接、核碎裂、双核或多核和类巨幼样改变。②细胞质改变，见环形铁粒幼细胞、空泡变性和 PAS 染色阳性。

（2）粒系细胞病态造血：①细胞大小。胞体小或异常增大。②细胞核。核分叶不良或不规则分叶过多。③细胞质。胞质中颗粒减少甚至缺乏，或出现粗大颗粒。原始或幼稚细胞质中出现棒状小体。

（3）巨核细胞病态造血：核分叶减少的微小巨核细胞，各种大小的巨核细胞中出现一个或多个分离的无分叶细胞核（圆形核）。骨髓活检切片比涂片中更容易观察到巨核细胞病态造血。

3. MDS 实验诊断的原则

（1）血象：不同程度的贫血和（或）白细胞、血小板较少伴一系或多系血细胞病态造血。

（2）骨髓象：骨髓增生活跃或明显活跃，原始细胞可增多，一系或多系血细胞病态造血。

（3）骨髓活检:细胞增生程度不一,在 RAEB 型可见原始细胞聚集(3~5 个原始细胞)或 >5 个的原始细胞群,又称为未成熟早期细胞异常定位,并有助于观察微小巨核细胞增多和骨髓网状纤维增加,对诊断低增生性 MDS 和除外转移性肿瘤有价值。

（4）细胞化学:铁染色可见外铁和内铁增多,铁粒红细胞、铁粒幼红细胞和环形铁粒幼红细胞增多,主要见于 RARS 型。

（5）免疫表型:免疫组织化学染色有助于准确计数 CD34 阳性细胞或巨核细胞(CIM1/61),观察原始细胞聚集与分布,骨髓纤维化或脂肪化程度。流式细胞免疫表型分析可准确了解原始细胞群的表型。流式细胞计数 CD34 阳性原始细胞数量与常规涂片形态学或免疫组织化学染色计数的原始细胞百分率有良好的相关性。然而,由于骨髓纤维化或骨髓标本稀释,流式细胞计数 CD34 阳性原始细胞还不能替代涂片形态学或免疫组织化学染色。

（6）细胞或分子遗传学:主要用于评价 MDS 患者的预后,测定其克隆性,观察细胞遗传学与形态学和临床相关性。约有 50% 的 MDS 患者有克隆性细胞遗传学异常。例如,MDS 伴 5q - 的患者,主要发生在妇女,巨核细胞核不分叶或分叶减少。

（十四）有重现性遗传学异常的急性髓系白血病 这一组 AML 具有预后意义,每一种 AML 结构染色体重排后产生一种融合基因,编码一种融合蛋白,并可能对白血病发病产生影响。这一组 AML 中的一些类型具有特征性形态学表现和免疫表型特点。

1. 急性髓系白血病伴 t(8;21)(q22;q22);RUNX - RUNX1T1 此型 AML 通常表现为中性粒细胞系的分化成熟,此型相当于原 FAB 分型的 AML - M2。

（1）形态学:血液或骨髓中原粒细胞显著增多,≥20%。原始细胞体较大,但大小不一;细胞核核周清晰,核凹陷处淡染,核仁 1~2 个;细胞质丰富,嗜碱性强;胞质中常见 Auer 小体和大量细小密集的嗜天青颗粒,少数原始细胞含有粗大颗粒。早、中、晚幼粒细胞和成熟粒细胞有不同程度异常增生,成熟粒细胞可有核分叶不良和(或)胞质染色异常(如中性粒细胞胞质呈均质性粉红色)。其他可见早期嗜酸性粒细胞增加,嗜碱性粒细胞或肥大细胞有时增多,单核细胞通常减少或缺乏,红系、巨核系细胞形态正常。有少数病例骨髓原粒细胞 <20%,但根据形态学、染色体和(或)基因突变特点,仍应诊断为 AML。

（2）免疫表型:大多数伴有 t(8;21)(q22;q22)的 AML 病例的原始细胞表达 CD34 和 MPO、HLA - DR、CD13、CD33 相对弱表达,而且伴有粒系细胞分化成熟抗原,如 CD15 和(或)CD65 表达,一些原始细胞可共表达 CD34 和 CD15。

2. 急性髓系白血病伴 inv(16)(p13.1;q22)或 t(16;6)(p13.1;q22);CBFB - MYH11 此型 AML 通常表现为单核细胞和粒细胞的分化并伴有骨髓异常嗜酸性粒细胞增多,此型相当于原 FAB 分型的 AML - M4EO。

（1）形态学:除了具有通常的 AML 的形态学特征外,骨髓中各阶段的异常嗜酸性粒细胞增多(一般 >5%),异常细胞中含有不成熟的嗜酸性颗粒,与正常的不成熟嗜酸性粒细胞相比,这些嗜酸性颗粒通常更粗大,颜色深紫,有的细胞中颗粒非常密集甚至看不清细胞的形态;有的成熟嗜酸性粒细胞可出现细胞核分叶不良。在原粒细胞中可见 Auer 小体。骨髓中主要以单核系细胞和嗜酸性粒细胞为主,而粒细胞数量减低,并且成熟中性粒细胞明显减少。外周血改变与其他 AML 没有明显区别,嗜酸性粒细胞通常不增多。此型患者即使骨髓中原始细胞小于 20% 也应诊断为 AML。

(2)细胞化学:正常嗜酸性粒细胞的 NASD - CE 染色为阴性,但异常嗜酸性粒细胞的特点是 NASD - CE 呈弱阳性。至少 3% 的原始细胞 MPO 染色阳性。原单核细胞和幼单核细胞非 NSE 染色多为阳性。

(3)免疫表型:多数病例的白血病细胞免疫表型复杂,原始细胞高表达 CD34 和 CD117 以及粒细胞分化抗原(CD13、CD33、CD15、CD65,MPO 阳性)和单核系细胞抗原(CD14、CD4、CD11b、CD11c、CD64、CD36)。

3. 急性早幼粒细胞白血病(APL)伴 t(15;17)(q22;q12);PML - RARA 此型白血病属于 AML 的一种,异常早幼粒细胞增多,包括颗粒增多的典型 APL(粗颗粒型)和细颗粒型 APL。此型相当于原 FAB 分型的 AML - M3。

(1)形态学:大多数病例为粗颗粒型,异常早幼粒细胞胞质中充满密集的甚至融合的粗大嗜天青颗粒,染成鲜艳的粉红色、红色或紫色。细胞核大小和形状多不规则,常常呈肾形或者双叶形;细胞核与细胞质的边界不清,有的胞质可见内外浆边界。部分病例 APL 细胞胞质中有柴捆状 Auer 小体,称为柴捆细胞。在外周血中可见异常早幼粒细胞。细颗粒(颗粒减少)型:APL 细胞胞质中充满尘埃样颗粒,或颗粒明显减少甚至在光学显微镜下难以分辨。

(2)细胞化学:APL 细胞 MPO 反应均为强阳性,阳性产物可覆盖整个细胞质和细胞核。大约 25% 的病例非特异性酯酶染色为弱阳性。

(3)免疫表型:低表达或不表达 HLA - DR、CD34,均一性高表达 CD33,不均一性表达 CD13。多数病例可表达 CD117,但有时低表达。粒细胞分化标志 CD15 和 CD65 为阴性或弱表达,常见表达 CD64。

(十五)不另作特殊分类的急性髓系白血病 这一组 AML 没有统一分类标准,一些亚型的临床意义也有待阐明。虽然没有确定的细胞遗传学或基因异常,但结合细胞遗传学或基因检查有助于提供比单纯形态学更多的预后意义。这一组 AML 各亚型分类主要依赖于白血病细胞的形态学、细胞化学和免疫表型特征确定白血病细胞的主要系列和分化成熟程度。有关这一组 AML 各亚型的流行病学调查数据主要来源于先前的 FAB 分类方案,但并非可以直接用于 WHO 的分类系统。

1. 微分化型急性髓系白血病 微分化型急性髓系白血病(AML - md)的分类标准是形态学和光学显微镜细胞化学不能提供髓系分化证据,但通过免疫表型和(或)超微结构检查(包括超微结构细胞化学)可以证实原始细胞髓系特征的 AML。免疫表型分析对于所有 AML - md 与 ALL 鉴别是必需的。此型相当于原 FAB 分型的 AML - M0。

(1)形态学:血液或骨髓涂片中原始细胞≥20%,通常中等大小,胞质量较少、嗜碱性强、无颗粒;细胞核圆形或轻微不规则、细胞核染色质弥散、有一个或多个核仁。也可见类似原淋巴细胞的原始细胞,细胞较小,核染色质聚集,核仁不明显。在少数 AML - md 病例中可有一定数量残留的成熟中性粒细胞,类似于成熟型 AML,但是与之区别的是微分化型 AML 的原始细胞 MPO 和苏丹黑(SBB)染色阴性并且没有 Auer 小体。

(2)细胞化学:原始细胞 MPO、SBB 阴性(阳性原始细胞 <3%)。α - NAE 和 α - NBE 阴性,或非特异的弱阳性或灶性反应。在超微结构中可见小颗粒、内质网、高尔基体和

(或)核膜上 MPO 和 NASD　CAE 阳性。

（3）免疫表型：原始细胞通常表达早期造血细胞相关抗原（如 CD34、CD38 和 HLA - DR）和 CD13 和（或）CD117，大约 60% 病例 CD33 阳性，缺乏髓系和单核系细胞成熟相关抗原表达，如 CD11b、CD15、CD14、CD64 和 CD65，T 和 B 细胞相关胞质淋巴系标志如 cCD3、cCD79a 和 cCD22 阴性。流式细胞术或免疫组化染色可有部分原始细胞 MPO 阳性。在大约 50% 病例 TdT 阳性。部分病例表达 CD7，其他淋巴系相关免疫标志表达少见。

2. 未成熟型急性髓系白血病　未成熟型急性髓系白血病（AML - wom）的分类标准是骨髓中原始细胞百分率大于或等于非红系细胞（NEC）的 90%，但缺乏向中性粒细胞分化成熟的显著标志，原始细胞的髓系性质可通过 MPO 或 SBB 细胞化学染色（阳性率≥3%）阳性或有 Auer 小体确认。此型相当于原 FAB 分型的 AML - M1。

（1）形态学：血液或骨髓中原始细胞有明显的原粒细胞特征，可含有嗜天青颗粒和（或）有明显的 Auer 小体，但部分病例中原始细胞不含嗜天青颗粒，形态类似于原淋巴细胞。

（2）免疫表型：原始细胞表达一个或更多的髓系相关抗原如 CD13、CD33、CD117、CD34 和 HLA - DR，一般不表达成熟粒系标志如 CD15 和 CD65 或单核系标志如 CD14 和 CD64，一部分病例可表达 CD11b，最重要的标志是一部分原始细胞 MPO 阳性。原始细胞不表达 B 和 T 相关胞质淋巴系特异标志。约 1/3 病例 CD7 阳性，少数病例可表达淋巴系相关标志。

3. 成熟型急性髓系白血病　成熟型急性髓系白血病（AML - wm）的分类标准是骨髓或外周血原始细胞百分率≥20%，并有中性粒细胞系成熟特征（≥10% 成熟中性粒细胞），但骨髓单核系细胞 <20%。此型相当于原 FAB 分型的 AML - M2。

（1）形态学：血液或骨髓中原粒细胞增多，包括无或有嗜天青颗粒的原始细胞两类，Auer 小体常见。幼稚与成熟粒细胞占骨髓细胞总数的 10% 以上并伴有不同程度病态造血，可见嗜酸性粒细胞、嗜碱性粒细胞和（或）肥大细胞增多。MPO 和 NASD - CAE 阳性。

（2）免疫表型：部分原始细胞常表达 CD34 和（或）CD117、HLA - DR。大多数原始细胞表达髓系相关抗原 CD13、CD33 伴成熟粒细胞标志抗原，例如 CD11b、CD15 和 CD65；一般不表达单核系标志如 CD14 和 CD64。

4. 急性粒—单核细胞白血病　急性粒—单核细胞白血病（AMML）的分类标准是同时有中性粒细胞系和单核系早期细胞增生，外周血或骨髓中原始细胞百分率≥20%（包括幼单核细胞），骨髓涂片中中性粒细胞及其早期细胞之和与单核细胞及其早期细胞之和分别 ≥20%，外周血单核细胞数量通常 ≥5 × 10^9/L。此型相当于原 FAB 分型的 AML - M4。

（1）形态学：原单核细胞胞体较大可伴有伪足形成；胞质嗜碱性强，可有散在的嗜天青颗粒和（或）空泡；细胞核通常圆形、染色质细致、有一个或多个大而明显的核仁。幼单核细胞核更不规则，核形明显扭曲或折叠；胞质嗜碱性较弱，有时颗粒更大而明显，可见空泡。粒系和单核系细胞中可见 Auer 小体。

（2）细胞化学：一般≥3% 的原始细胞 MPO 阳性，原粒细胞比原单核细胞活性更强，但二者也可为阴性。单核系细胞都呈现典型的 NSE 阳性,有时也可能弱阳性或阴性;如果符合单核细胞形态学特点,即使 NSE 阴性也不排除诊断。通过行 NSE 和 SE 或 MPO 双染色可显示双阳性细胞。

(3)免疫表型:表型较为复杂,可有几个原始细胞群,早期原始细胞表达 CD34 和(或)CD117,大多数情况下 HLA - DR 阳性,大约 30% 表达 CD7;髓系原始细胞表达如 CD13、CD33、CD65 和 CD15;单核系细胞表达 CD4、CD11b、CD11c、CD14、CD36 和 CD64,可表达巨噬细胞限制性的 CD68 和 CD163,共表达 CD15 和高表达 CD64 是单核细胞分化的特异性免疫标志。

5. 急性原单核细胞和单核细胞白血病　急性原单核细胞和单核细胞白血病(AMOL)的分类标准是骨髓或血液涂片中白血病性原单核细胞、幼单核细胞和单核细胞之和≥80%,中性粒细胞系细胞<20%。AMOL 包括急性原单核细胞白血病和急性单核细胞白血病两个亚型,前者白血病性单核系细胞中原单核细胞≥80%,常见于年轻患者;后者白血病性单核系细胞中主要为幼单核细胞,常见于成年患者。此型相当于原 FAB 分型的 AML - M5。

(1)形态学:在血液或骨髓涂片中与 AMML 的单核系细胞形态基本相同。在 AMOL 的原单核细胞中,Auer 小体较少见。

(2)细胞化学:在大多数病例中原始单核细胞和幼稚单核细胞 NSE 强阳性,但高达 10% ~20%,原单核细胞白血病 NSE 可呈阴性或弱阳性。NSE 阳性伴氟化钠抑制试验阳性和 α - 丁酸酯酶染色阳性更有助于确定单核系细胞。原单核细胞 MPO 多为阴性,幼单核细胞 MPO 呈弥散阳性。

(3)免疫表型:白血病性原、幼细胞可表达造血细胞早期抗原 CD34 和 CD117,几乎所有病例 HLA - DR 阳性;同时可表达髓系标志,如 CD13、CD15 和 CD65,高表达 CD33;一般至少表达两种单核系分化的标志,如 CD4、CD11b、CD11c、CD14、CD36、CD64 和 CD68。通常原单核细胞白血病很少表达 MPO,而单核细胞白血病 MPO 可阳性。NSE 阴性的 AMOL 可通过免疫表型分析确认单核系细胞。

6. 急性红白血病　急性红白血病(AEL)的骨髓涂片中有明显的红系细胞异常,根据是否存在显著的髓系细胞(粒系细胞)可分为两个亚类,红白血病(EL)和纯红血病(PEL)。EL 是指骨髓涂片中红系早期细胞占骨髓全部有核细胞(ANC)的 50% 以上,原粒细胞占骨髓非红系细胞(NEC)的 20% 以上。PEL 是指骨髓细胞中红系早期细胞呈肿瘤性增生(≥80%),但原粒细胞没有明显增多。此型相当于原 FAB 分型的 AML - M6。

(1)形态学:①红白血病(红系和髓系异常)可见各阶段红系细胞,原红和早幼红细胞比例增高并有病态造血现象,细胞质中易见边界不清、大小不等的空泡;细胞核呈类巨幼样变和(或)双核或多核,可见大的多核红系细胞。原粒细胞胞质偶见 Auer 小体,形态与未成熟型 AML 的原粒细胞相似。常见成熟中性粒细胞和巨核细胞病态造血现象。②纯红白血病是以中到大的有核红细胞出现为特征,原红细胞胞质呈强嗜碱性,常含有分界不清的空泡;细胞核圆形,染色质细致,有一个或多个核仁。

(2)细胞化学:红系早期细胞 PAS 染色可以呈球形、粗颗粒状、大块状强阳性或散在点状阳性。原粒细胞 MPO、SE 和 SBB 染色呈阳性。

（3）免疫表型：红系细胞表达血型糖蛋白（Gly A）和血红蛋白 A，早期细胞血型糖蛋白阴性，或仅在一小部分细胞中弱表达。原始细胞 HLA - DR 和 CD34 多为阴性，但 CD117 可阳性。红系早期细胞 CD36 阳性。髓系细胞的免疫表型通常与未分化型或微分化型 AML 一致。

7. 急性巨核细胞白血病　急性巨核细胞白血病（AMegL）是一种骨髓原始细胞百分率≥20% 的 AML，在这些原始细胞中至少 50% 为巨核系细胞。此型相当于原 FAB 分型的 AML - M7。

（1）形态学：外周血涂片中可见微小巨核细胞、巨核细胞碎片、异常的大血小板和颗粒增多的中性粒细胞。在骨髓涂片中，原巨核细胞通常中等至较大（12～18 μm），细胞质嗜碱性，通常无颗粒，可有明显的空泡或伪足样形成。细胞核呈圆形，轻微不规则形，染色质呈细网状或较粗糙，核仁 1～3 个。在一些病例中，可见微小巨核细胞，但不应被计数为原始细胞。

（2）骨髓活检：在部分病例中，由于广泛的骨髓纤维化可造成"干抽"，此时骨髓原始细胞百分数需根据骨髓活检估计，可见分化较差的均一性或混合性原始细胞群，有病态造血的成熟巨核细胞混合分布，可有不同程度的网状纤维化。

（3）细胞化学：原巨核细胞 PAS 和酸性磷酸酶可以阳性，非特异性酯酶呈点状或块状阳性，SBB、NASD - CE 和 MPO 阴性。

（4）免疫表型：巨核细胞表达一种或多种血小板糖蛋白，包括 CD41 和（或）CD61，CD36 和 vWF，胞质比膜表面 CD41 或 CD61 更加特异和敏感。更成熟的血小板相关抗原 CD42 较少表达。髓系相关抗原 CD13 和 CD33 可阳性。原始细胞 CD34、CD45 和 HLA - DR 通常阴性，尤其在儿童中。CD36 为特异性阳性，AIPp 阴性。

（十六）混合表型急性白血病

1. 混合表型急性白血病（MPAL）的概念　MPAL 是指原始细胞（≥20%，ANC）表达一种系列以上抗原的急性白血病，通常是白血病性原始细胞表达淋巴系列（T/B 细胞系）和髓系特异性抗原，包括 B 系和髓系（B/MY）、T 系和髓系（T/MY）MPAL。

2. MPAL 系列特异性免疫标志标准　①髓细胞系：MPO 为特异性标志；CD13、CD33 和 CD117 不特异；或者单核系分化抗原：NSE、CD11c、CD14、CD64，至少两项阳性。②T 细胞系：CD3ε 链单克隆抗体检测胞质 CD3（cCD3）阳性，免疫组化染色结合 CD3 多克隆抗体，但 CD3 ζ 链抗体不是 T 细胞特异；或者膜 CD3（mCD3）阳性。③B 细胞系：需要多种抗原确认。分为两种情况：CD19 高表达伴至少 CD79a、cCD22 和 CD10 一项高表达；CD19 低表达伴至少 CD79a、cCD22 和 CD10 两项高表达。

3. MPAL 的主要类型　包括伴有或不伴遗传学异常的混合表型 B/髓系急性白血病和混合表型 T/髓系急性白血病，大多数病例形态学特征不明显，类似于 ALL；或是可见两种形态的原始细胞，一群类似原淋巴细胞，另一群类似原粒细胞。原始细胞符合 B/髓系或 T/髓系的 MPAL 诊断标准。

（十七）前体淋巴细胞肿瘤

1. B 原淋巴细胞白血病/淋巴瘤，不另作特殊分类（B - ALL/LBL，NOS）　B - ALL/LBL 属于前体 B - 原淋巴细胞肿瘤，当肿瘤细胞浸润骨髓和外周血，骨髓中原淋巴细胞 >

25%时,称为B-急性原淋巴细胞白血病(B-ALL);当肿瘤损害仅涉及淋巴结或节外组织,或者骨髓和外周血仅有少量原淋巴细胞时,称为B-淋巴母细胞淋巴瘤(B-LBL)。

(1)形态学:在血涂片中,B-ALL/LBL的原淋巴细胞形态变化多样,可以为有极少量胞质的小原始细胞,核染色质致密,核仁不清晰;也可以是有中等量亮蓝色到灰蓝色胞质的大原始细胞,偶见空泡,核染色质弥散,多个核仁、大小不一。细胞核圆形、不规则形或有折叠。

(2)细胞化学:原淋巴细胞PMO阴性。PAS染色原淋巴细胞可呈粗颗粒状阳性。

(3)免疫表型:在B-ALL/LBL中,原淋巴细胞几乎都表达B淋巴细胞标志,CD19、cCD79a、CD22;这些标志没有一个是特异的,但均呈阳性或高强度表达,则支持B系列。大多数ALL病例,原淋巴细胞CD10阳性,表达mCD22、CD24和TdT。CD20和CD34的表达变异较大。CD45可能缺乏。

2. 伴有重现性遗传学异常的B原淋巴细胞白血病/淋巴瘤　此型原淋巴细胞白血病/淋巴瘤是B细胞肿瘤伴有重现性遗传学异常,包括t(9;22)(q34;q11.2);BCR-ABL1、t(v;11q23);MLL重排、t(12;21)(p13;q22);TEL-AML1(ETV6-RUNX1)、超二倍体、亚二倍体、t(5;14)(q31;q32);IL3-IGH、t(1;19)(q23;p13.3);E2A-PBX1(TCF3-PBX1)。伴重现性遗传学异常B-ALL和临床或免疫表型特征相关,并有重要的预后意义。与无重现性遗传学异常的B-ALL相比较,形态学没有独特的表现。

3. 原淋巴细胞白血病/淋巴瘤　T-原淋巴细胞白血病/淋巴瘤(T-ALL/LBL)属于前体T-原淋巴细胞肿瘤,当肿瘤细胞浸润骨髓和外周血,骨髓中原淋巴细胞>25%时,称为T-ALL;当肿瘤损害仅涉及胸腺、淋巴结或节外组织,或者骨髓和外周血仅有少量原淋巴细胞时,称为T-淋巴母细胞淋巴瘤(T-LBL)。

(1)形态学:T-ALL/LBL在形态学上很难与B-ALL/LBL区分。在血涂片中,原始细胞中等大小,核浆比高。也可以是小原始细胞,核染色质致密,核仁不明显或是大细胞,染色质弥散,核仁相对清晰;核圆形或不规则带有折叠;细胞质中可见空泡。

(2)免疫表型:原始细胞通常表达TdT,不同程度表达CD1a、CD2、CD3、CD4、CD5、CD7和CD8,其中CD7和CD3常表达,但只有CD3具有系列特异性。CD4和CD8在原始细胞中常常共表达,CD10可阳性,但对于T-ALL并不特异。

(十八)成熟淋巴细胞肿瘤　B-慢性淋巴细胞白血病/小淋巴细胞淋巴瘤(B-CLL/SLL)发病绝大多数是老年人,在西欧和北美各国发病率较高,亚洲较少见。

1. 形态学　B-CLL/SLL以外周血、骨髓、脾脏和淋巴结中形态均一、圆形或轻度不规则形B淋巴细胞增多为特征的成熟淋巴细胞肿瘤。

(1)血象:①RBC和Hb早期多为正常,晚期可见减低。②WBC增高,常为$(30\sim100)\times10^9$/L;淋巴细胞计数持续增高。如果没有髓外组织浸润,外周血CLL表型的单克隆性淋巴细胞必须≥5×10^9/L。血涂片白细胞分类时可见以分化较好的白血病性淋巴细胞为主,常>50%,可达90%;其形态类似正常淋巴细胞,但可见细胞核形不规则、核深切迹或核裂隙、核染色质不规则聚集、胞质中可见空泡等异常改变,破碎细胞(篮状细胞)多见;可见少量幼淋巴细胞,通常<2%。③晚期可见血小板减少。

(2)骨髓象:骨髓增生极度或明显活跃,淋巴系细胞显著增生,以分化较好的白血病性淋巴细胞为主，>40%甚至高达90%及以上。细胞形态特点同外周血。幼淋巴细胞数目增多与疾病进展相关。当幼淋巴细胞大于55%时，可诊断为B幼淋巴细胞白血病（B-PLL）。粒系细胞、红系细胞及巨核细胞三系明显减少。

2. 细胞化学　PAS染色淋巴细胞阳性率及积分值常显著增高，并呈粗大颗粒状阳性反应。

3. 免疫表型　B-CLL主要表达CD19、CD20、CD79a、CD23、CD43、CD11c和Smlg，并且常共表达CD5，此为CLL的特异性免疫表型异常；一般不表达CD10。ZAP-70和CD38表达与预后负相关。

（十九）浆细胞骨髓瘤　浆细胞骨髓瘤（PCM）是源于骨髓并与血清和（或）尿液M-蛋白相关的多灶性浆细胞肿瘤，又称为多发性骨髓瘤（MM），主要见于中老年患者。由于骨髓克隆性浆细胞恶性增殖和广泛浸润，并分泌大量单克隆免疫球蛋白（M-蛋白），从而引起广泛性溶骨性骨质破坏、出现骨痛甚至病理性骨折和高钙血症、反复感染、不同程度贫血、血小板减少等，患者常可见皮肤黏膜甚至组织器官出血。高异常免疫球蛋白导致高黏滞综合征和肾脏损害等临床表现。

多发性骨髓瘤的病因迄今尚未完全明确。临床观察、流行病学调查和动物实验提示，电离辐射、慢性抗原刺激、遗传因素、病毒感染、基因突变可能与多发性骨髓瘤的发病有关。多发性骨髓瘤在遭受原子弹爆炸影响的人群和在职业性接受或治疗性接受放射线人群的发病率显著高于正常，而且接受射线剂量愈高，发病率也愈高，提示电离辐射可诱发本病，其潜伏期较长，有时长达15年及以上。据报告，化学物质如石棉、砷、杀虫剂、石油化学产品、塑料及橡胶类的长期接触可能诱发本病，但此类报告大都比较零散，尚缺乏足够令人信服的证据。临床观察到患有慢性骨髓炎、胆囊炎、脓皮病等慢性炎症的患者较易发生多发性骨髓瘤。动物试验（向小鼠腹腔注射矿物油或包埋塑料）证明慢性炎症刺激可诱发腹腔浆细胞瘤。多发性骨髓瘤在某些种族（如黑色人种）的发病率高于其他种族，居住在同一地区的不同种族的发病率也有不同，以及某些家族的发病率显著高于正常人群，这些均提示多发性骨髓瘤的发病可能与遗传因素有关。病毒与MM发病有关已在多种动物试验中得到证实，早先有报告EB病毒与人多发性骨髓瘤发病有关，近年来又报道HumanHerpesVirus-8（HHV-8）与多发性骨髓瘤发病有关。但是究竟是偶合抑或是病毒确与多发性骨髓瘤发病有关，尚待进一步研究澄清。多发性骨髓瘤可能有多种染色体畸变及癌基因激活，但未发现特异的标志性的染色体异常。染色体畸变是否是多发性骨髓瘤发病的始动因素，尚待研究证实。恶性肿瘤是多因素、多基因、多步骤改变导致的疾病，多发性骨髓瘤也不例外。

在骨髓瘤患者培养的树突状细胞中，发现了与卡波西肉瘤相关的疱疹病毒，这提示两者存在一定的联系，该病毒编码的白介素-6（IL-6）的同系物，人类IL-6可促进骨髓瘤生长，同时刺激骨的重吸收，此种特殊的细胞来源尚不明了，通过免疫球蛋白的基因序列和细胞表面标志分析提示为后生发中心细胞恶性变而来，对实验动物进行结合电离辐射有时能提高浆细胞瘤的发病率，小鼠生活于无菌环境中浆细胞瘤的自然发生率减少、在纯种小鼠腹腔内注射矿物油或种植固体塑料导致肉芽肿样炎性反应后多数动物发生能产生单克隆免疫球蛋白的腹腔内浆细胞瘤；但同样方法在非纯系小鼠则很难引起浆细胞瘤的发生,因此,遗传因素、电离辐射、慢性抗原刺激等均可能与本病的发生有关。

1. 血象 ①RBC、Hb 多有不同程度的减少,多为正细胞正色素性贫血,但由于红细胞自身电荷及血浆中的异常单克隆球蛋白增多而常可见红细胞缗钱状形成。②WBC 正常或轻度增高,也可见降低者。血涂片白细胞分类时常可见淋巴细胞百分率相对增加,可见少数骨髓瘤细胞,一般 <5%;若骨髓瘤细胞 >20%,或外周血浆细胞大于 2.0×10^9/L,则视为浆细胞白血病。③血小板数可降低,也可见正常者。

2. 骨髓象 ①骨髓增生活跃或明显活跃;②骨髓瘤细胞的数目不等,一般 >10%,高者可达 90% 或更高。骨髓瘤细胞大小悬殊,常成群簇集;胞核常呈不规则形,可见双核或多核者;核染色质呈粗网状或不规则排列,易见核仁,核旁初浆区多消失;胞质嗜碱性增强,呈深蓝色。IgA 型骨髓瘤时由于其胞质中充满富含糖原的异常 IgA、胞质可染成红色,称之为"火焰细胞"。另外,骨髓瘤细胞胞质中可见病理性球蛋白形成的樱桃红色的球形包涵体、葡萄状排列的蓝色空泡(Mott 细胞)等。

MM 必须经过骨髓检查才可作出诊断。由于骨髓瘤细胞常呈灶性分布,有时某一部位穿刺结果不足以说明问题,有时需多次、多部位穿刺检查才可诊断。

(二十)淋巴瘤细胞白血病 淋巴瘤是原发于淋巴结或淋巴组织的恶性肿瘤,临床以无痛性、进行性淋巴结肿大为主要表现。

恶性淋巴瘤是具有相当异质性的一大类肿瘤,虽然好发于淋巴结,但是由于淋巴系统的分布特点,使得淋巴瘤属于全身性疾病,几乎可以侵犯到全身任何组织和器官。因此,恶性淋巴瘤的临床表现既具有一定的共同特点,同时按照不同的病理类型、受侵部位和范围又存在着很大的差异。一般认为,可能和基因突变,以及病毒及其他病原体感染、放射线、化学药物,合并自身免疫性疾病等有关。

本病可发生于任何年龄,但发病年龄高峰在 31~40 岁,其中非霍奇金淋巴瘤高峰略往前移。男女之比为(2~3):1。

人类淋巴瘤的发病原因尚不明确。在动物中,有多种病毒可引起淋巴瘤的发生,例如 Rous 肉瘤病毒能引起家禽的淋巴瘤。但在人类只有两种病毒很明确与淋巴瘤有关,即 EB 病毒和人类 T 细胞淋巴瘤/白血病病毒(HTLV-1)。EB 病毒已发现与非洲儿童的 Burkitt 淋巴瘤有密切的病因关系,EB 病毒 DNA 已从 Burkitt 淋巴瘤的细胞核中提取出来。但发生于非洲以外地区的同类型淋巴瘤则未发现与 EB 病毒有关。1980 年从皮肤 T 细胞淋巴瘤患者的瘤细胞株中分离出一种独特反转录病毒(C 型 RNA 病毒),命名为人类 T 细胞淋巴瘤/白血病病毒,与 1976 年日本所发现的成人 T 淋巴细胞白血病病毒(ATLV)是同一种病毒。以上这些说明病毒在人类淋巴瘤病因学中占有的重要地位。这些现象表明淋巴瘤发生的可能机理:在遗传性或获得性免疫障碍的情况下,淋巴细胞长期受到外源性或内源性抗原的刺激,导致增殖反应,由于 T 抑制细胞的缺失或功能障碍,淋巴细胞对抗原刺激的增殖,反应失去正常的反馈控制,因而出现无限制的增殖,最后导致淋巴瘤的发生。

成熟淋巴细胞淋巴瘤并发白血病时的血象可见贫血、白细胞数增多,血小板减少,淋巴瘤细胞常≥20%。骨髓中有大量淋巴瘤细胞浸润,其他各系造血细胞可见减少。

Burkitt 淋巴瘤(BL)是一种侵袭性 B 细胞肿瘤,临床上多以淋巴结外发病,少数可以急性淋巴细胞白血病起病。血液或骨髓中典型的 BL 细胞为中到大的原淋巴细胞,大小较一致并易见成堆分布,细胞质强嗜碱性并含有大量脂质空泡;细胞核多为圆形,核染色质呈细颗粒状,有一个或多个明显的核仁。以前 FAB 分类曾将 BL 细胞白血病分为 ALL－L3 型,此型白血病常发生中枢神经系统转移,对化疗的快速敏感性易导致急性肿瘤溶解综合征。

(张磊)

第三节 中国恶性肿瘤的流行病学

一、恶性肿瘤发病情况

1. 总发病情况 据中国国家癌症登记中心统计,2014 年统计报告有 3 804 000 例新发恶性肿瘤病例被确诊,包括男性 2 114 000 例和女性 1 690 000 例。原始发病率为 278.07/10 万(男性 301.67/10 万,女性 253.29/10 万)。世界标准人口结构下的年龄标准化发病率(ASIRW)是 186.53/10 万(男性 208.33/10 万,女性 166.44/10 万)。其中肺癌是男性中发病率最高的病种,乳腺癌是女性中发病率最高的病种。

2. 城乡差异 经分析统计所有报告数据发现,恶性肿瘤综合的年龄标准化发病率城镇地区高于乡村地区(191.6/10 万 vs 179.2/10 万)。结直肠癌、乳腺癌、前列腺癌、肾癌、膀胱癌、淋巴瘤和白血病的年龄标准化发病率城镇地区高于乡村地区。食管癌、胃癌、肝癌和宫颈癌的年龄标准化发病率乡村地区高于城镇地区。肺癌的年龄标准化发病率城镇地区和乡村地区相近。中国南部的恶性肿瘤发病率最高(200.6/10 万),紧接着是中国东北部(190.2/10 万)。中国西南(165.8/10 万)的恶性肿瘤发病率最低。肺癌是除西北地区以外最普遍恶性肿瘤类型,西北地区最常见的恶性肿瘤类型是胃癌。

3. 年龄组差异 统计中表现 40 岁之前的分年龄发病率相对较低,之后快速增长,在 80~84 岁达到峰值,之后轻微下降。20 岁以前或 54 岁以后的恶性肿瘤发病率男性高于女性。男性和女性的新发恶性肿瘤数同在 60~64 岁的达到峰值。

二、恶性肿瘤死亡情况

1. 总死亡情况 据中国国家恶性肿瘤登记中心统计,2014 年有 2 296 000 例恶性肿瘤死亡,包括男性 1 452 000 人和女性 844 000 人。原始死亡率是 167.89/10 万(男性 207.24/10 万,女性 126.54/10 万)。世界标准人口结构下的年龄标准化死亡率(ASMRW)是 106.09/10 万(男性 138.34/10 万,女性 75.15/10 万)。肺癌是导致男性和女性恶性肿瘤死亡的最普遍原因。

2. 城乡死亡情况 经分析统计所有报告数据发现,恶性肿瘤综合的年龄标准化死亡率乡村地区高于城镇地区(110.3/10 万 vs 102.5/10 万)。结直肠癌、乳腺癌、前列腺癌、肾癌、膀胱癌和淋巴瘤的年龄标准化死亡率城镇地区高于乡村地区。食管癌、胃癌、肝癌、肺癌、宫颈癌及白血病的年龄标准化死亡率乡村地区高于城镇地区。中国东部的恶性肿瘤死亡率(109.5/10 万)最高,紧接着是中国东北部(108.5/10 万)。中国中部(96.7/10 万)的恶性肿瘤死亡率最低。肺癌是所有地区导致死亡的首要恶性肿瘤类型。

3. 死亡年龄组情况 经分析,所有年龄组中的恶性肿瘤死亡率男性一贯高于女性。男性死亡数字在 65～69 岁达到峰值,女性死亡数字在 75～79 岁达到峰值。20～54 岁的恶性肿瘤发病率女性高于男性。同对于男性和女性,45 岁以前分年龄死亡率较低,之后快速增加,在 85 岁以后达到峰值。

4. 性别死亡情况 男性中,五个最常见的恶性肿瘤类型是肺癌、胃癌、肝癌、结直肠癌和食管癌。女性中,五个最常见的恶性肿瘤类型是乳腺癌、肺癌、结直肠癌、甲状腺癌和胃癌。不同年龄组之间的常见恶性肿瘤类型有所差异。0～14 岁的五种常见恶性肿瘤类型男性与女性相同,它们是白血病、脑癌、淋巴瘤、骨癌和肾癌。男性 15～44 岁间的排名第二新发恶性肿瘤病例是甲状腺癌。男性 15～80 岁年龄段的主要恶性肿瘤类型是肺癌、肝癌、胃癌、结直肠癌和食管癌。女性 15～59 岁的新发恶性肿瘤病例乳腺癌和甲状腺癌都很高。女性中,肺癌新发病例随着年龄急速增长,并在 60 岁以后成为最普遍的恶性肿瘤类型。女性 60 岁以后结直肠癌、胃癌、肝癌和食管癌仍旧是最常见的恶性肿瘤。

三、恶性肿瘤流行情况

恶性肿瘤是世界范围内的首要死亡原因和主要公共健康问题。GLOBOCAN 估计,至 2025 年预计将有大约两千万新发恶性肿瘤病例。最新的恶性肿瘤统计报告显示,2018 年美国预计将有 170 万恶性肿瘤新发病例和 60 万恶性肿瘤死亡病例。值得注意的是,美国过去几年中的恶性肿瘤发病率和恶性肿瘤死亡率在持续降低,这标志着医疗实践和行为的变化对恶性肿瘤预防和控制十分有效。在中国,恶性肿瘤是首要致死原因且恶性肿瘤负担在持续上升。因此,要求我们在中国优先发展有针对性的全国恶性肿瘤预防和控制工程并评估其有效性。

统计分析发现中国地区间恶性肿瘤负担和恶性肿瘤谱系并不相同,反映了生活习惯和卫生保健水平的地理差异。城镇地区常见的恶性肿瘤类型同世界发达地区相近,这些地区恶性肿瘤发病率和肥胖以及西方化的生活方式高度相关,包括结直肠癌、前列腺癌、肾癌和膀胱癌。然而,乡村地区和世界欠发达地区也很相近,这些地区恶性肿瘤和贫穷以及慢性感染更加普遍相关,包括食管癌、胃癌、肺癌和宫颈癌。乡村地区恶性肿瘤死亡率更高,显示出由于确诊晚和不充足的医疗条件导致不良的恶性肿瘤预后。地区间截然不同的疾病模式加重了对能精确匹配不同地理区域的恶性肿瘤预防和控制项目的迫切需要。比如,在中国食管癌和胃癌高风险区域启动内镜筛查项目和幽门螺杆菌根除项目以达到对恶性肿瘤控制产生积极影响。然而,处于非高危地区的上消化道恶性肿瘤筛查项目目标人群应该被准确确定并且谨慎评估这类项目的成本效用。

(马祝霞)

第四节 恶性肿瘤防控策略

一、加强卫生法制和体制建设

目前我国卫生行政主管部门对肿瘤控制工作仍缺乏强有力的管理,防治工作缺乏法律法规支持,影响防治工作执行力。中央及地方政府应制定相关法律法规,强化肿瘤控制工作的政府行为,将肿瘤的预防与控制工作纳入社会发展规划和卫生保健规划中,保障肿瘤防治工作顺利开展。组建一个由多部门参加组成的肿瘤防治领导机构,明确政府各部门参与肿瘤防治体系的相应责任,建立综合管理的肿瘤防治组织管理体系,定期组织检查、督导。加强国家、省、市、县级肿瘤防治领导机构和基层预防保健组织建设,强化医疗卫生机构对于肿瘤预防控制的责任。

二、增加公共卫生资金投入

恶性肿瘤的预防控制离不开经费的保障,在目前政府财政有限的情况下,可以采用调整卫生投入结构的办法,使政府的公共卫生投入占卫生事业费的比例有所提高。同时还应多渠道筹资,争取社会资金、基金的支持。基本公共卫生服务的投入,如恶性肿瘤等重大疾病的预防控制等基本保健项目由中央财政支付保证贫困地区和富裕地区的每个人都能享受到,体现其公平性。其他的公共卫生投入,可以根据地方财政的实际情况实施适当配套政策。这样一方面可保证社会的公平性,发挥了财政转移支付的作用,另一方面又充分发挥分级财政的职能,体现因地制宜的原则性。

三、完善癌症管理控制体系与肿瘤登记系统

不断完善与市场经济相适应的预防医学与公共卫生工作管理体系及运作机制,已成为新世纪预防医学与公共卫生事业发展的一个重要内容,也是肿瘤防治事业适应社会经济发展的客观需要。应该加强肿瘤防治队伍的建设,建设一支具有创造能力和团队精神的肿瘤防治队伍,为推动我国癌症预防控制工作健康地向前发展提供人力保障。肿瘤登记工作是预防控制工作的基础,是预防控制工作策略制订与调整的依据。因此,应当建立健全全国肿瘤登记系统,扩大覆盖面,加强能力培训,提高数据质量,确保数据的可利用性,这些举措对于制定国家卫生发展规划、恶性肿瘤预防与控制计划,评价恶性肿瘤防治效果等具有重要意义。

四、治理环境污染、保障食品卫生安全

研究表明,70%~80%的肿瘤与环境因素有关,环境污染是肿瘤发生的一个极其重要原因。环境中的化学、生物、物理因素以及其相互交织引起肿瘤的发生。与肿瘤有关的环境因素有职业接触、环境污染、食品污染、电磁辐射、不良生活方式、慢性感染等。积极采取有效的措施,依靠全社会的力量,治理环境污染,减少各种有害环境因素,坚持可持续发展的战略,同时倡导健康的生活方式,是癌症综合预防措施的重要组成部分。

五、建立以社区预防为中心的三级肿瘤防治体系模式

基于信息协作平台的社区医院和二、三级医院组成的肿瘤三级防治网络,是由社区医院负责健康教育,肿瘤早期筛查;二、三级医院进行技术指导,并开通诊断和治疗的绿色通道。充分利用社区医院的优势开展肿瘤防治,以社区医院为重点,二、三级医院协同的肿瘤三级防治网络,普及肿瘤科普知识、进行社区高危人群筛查,必然会得到居民的配合和

支持,使居民不出社区,即可获得肿瘤防治知识和预防手段,实现了肿瘤防治的重心前移。调动社区医院各方面的有利因素,积极推进慢性病防治工作,建立有效的合作机制,探索出社区慢性病防治结合的新模式。国外也强调社区和医院示范项目的重要性。

六、积极开展肿瘤早诊早治

肿瘤的早期诊断、早期治疗对于提高患者的生活质量和生命安全具有重要的意义。因此,应将早发现、早诊断及早治疗作为提高患者五年生存率及降低死亡率的主要策略之一,逐步扭转以治疗中晚期患者为主的状况,提高肿瘤预防,控制资源的利用效率。应积极推进重点肿瘤早诊早治项目,完善技术方案,探索有效的运行机制,同时注重基层社区医生的培训,逐步提高基层医疗机构癌症早期诊断水平。

七、加强健康教育

加强健康教育和肿瘤防治知识宣传,普及防治知识是有效预防肿瘤发病的重要措施。近年来随着健康教育理念的不断更新,对疾病的防控知识的重要作用也逐渐得到了肯定。通过健康教育,使群众对肿瘤的预防和控制的知识有了新的认识,一旦全社会对肿瘤病因、肿瘤早期症状有了一定的了解,认识到肿瘤是可以预防和治愈的,可能会改变公众一些不良生活方式,减少肿瘤的发生风险。

总之,恶性肿瘤防治是一项艰难而复杂的工程,但我们相信,在以政府为主体,决策层高度重视,完善的政策和充足的资金支持下,通过进一步完善肿瘤防治体系、提高肿瘤防治技术,整合全社会各方面的力量,综合开展肿瘤防治工作,就一定能降低肿瘤的发病率和死亡率,控制恶性肿瘤上升趋势。

(马祝霞)

第五节　肿瘤的预防措施

一、肿瘤的三级预防

(一)病因预防,又称一级预防　消除危险因素和病因,提高防癌能力,防患于未然。对已知的危险因素如吸烟、酗酒、不必要的放射线照射、职业暴露等要采取相应措施加以控制和消除。如不在公共场所吸烟,禁止青少年吸烟,规定纸烟中烟焦油要降为每支 15 mg 以下等,香烟的烟雾中有多种致癌物质,如苯并芘、二甲基亚硝胺,放射性元素及酚类化合物等,严重有害物质还有尼古丁、一氧化碳和焦油等,我国肺癌患者中有 70% ~80% 是因长期吸烟引起的;另外还要提高机体抗癌能力,进行预防接种或化学预防。如肝癌高发区中新生儿要进行乙肝疫苗接种。改善饮食和营养,提倡科学的膳食结构亦是病因预防的主要内容之一。例如高脂肪膳食可能与乳腺癌、结肠癌、前列腺癌有关,所以要求人们膳食中由脂肪来的热量不得超过总热量的 30%。为防止食管癌、胃癌的发生,应减少盐腌、烟熏和硝制食品。要提倡多吃水果、蔬菜、富含维生素 A 和 C 及富含纤维的食品。避免或减少职业性致癌因素,由于某些工种和车间具有较高致癌剂水平,由此引起癌症的发病率较高,目前已证明煤油、焦油、沥青、菌类、石棉、芥子气、铬及砷化物、放射性物质苯、联苯胺、羰基镍等有致癌性,必须加强职业病的预防。在开展一级预防措施时,常遇到一些病因不明确,但是有证据认为是危险因素,亦可先开展预防措施,以观察预防的效应,同时进行实验室研究,找出发病原因。

(二)早期发现、早期诊断和早期治疗,亦称为二级预防　这是一条防患于开端的措施,即肿瘤刚开始发生时,尽早筛检出来予以治疗,以收到事半功倍的作用。实际包括两方面的内容:一是早期发现,即医务工作者深入到人群中去,用有效的筛检手段发现早期癌症患者;二是对筛检发现的可疑患者,医生尽可能及时、准确地给予确诊和治疗。对二级预防比较有效果的癌症是宫颈癌和乳腺癌。其他肿瘤凡是对人群健康威胁较大,病史比较明确,早期诊断基本过关,早期治疗效果较好,对受检者不造成损伤,花费不大的都可以筛检。

(三)康复预防,亦称三级预防　对肿瘤患者经各种方法治疗后进行康复工作,使其减少并发症,防止致残,提高生存率和生存质量。对晚期患者施行止痛和临终关怀。总之对癌症患者应该从生理、心理等各方面予以关怀。现各地先后成立了俱乐部、抗癌协会、学校等组织,邀请医务人员对治疗后患者进行定期随访、复查,指导他们的饮食、卫生、劳动、生活,劝阻吸烟、酗酒,纠正不良生活饮食习惯,对他们的各方面的问题给予咨询,及时给予必要的治疗,以提高他们的生存质量,延长生存时间。

二、肿瘤的预防措施

肿瘤预防措施具体包括:

(一)重视防控,改善环境　1971年美国颁布《癌症法案》,并开始对癌症防治研究投入大量资金,30年后见到回报:美国的癌症发病率和死亡率开始下降。癌症预防必须全国人民和政府大力参与才能取得成绩。需要采取一定强制措施保护环境、严格食品安全卫生管理。

(二)重视全民健康教育　针对不同年龄的人群,采用不同的教育方式。重视儿童的健康教育。例如在小学教育孩子们要注意健康生活和增强体质;在中学开展"健康生活—防控肿瘤"课程。到了高中就应当进行洁身自爱,告诉他们不正常的性行为会传播HPV、HIV等严重疾病。成人的肿瘤预防教育包括癌症风险因素教育、具体预防方法的教育以及定期体检争取早期诊断方面的教育。

(三)不吃发霉食物　在发霉的花生、玉米及谷类中含有对人类有致癌作用的霉菌毒素即黄曲霉毒素,可诱发肝癌。黄曲霉毒素也可存在于腐烂变质或被污染的其他食品中,故不吃发霉食物是防癌的一个重要方面。

(四)不吸烟或戒烟　吸烟对人体健康的危害已是不争的事实,烟草的烟雾中所含有的多种化学物质如挥发性亚硝胺、多环芳烃化合物苯并芘等具有致癌作用,可引起肺癌、喉癌、食管癌及宫颈癌等。吸烟不仅危害吸烟者本人,而且可累及其周围的人,即成为被动吸烟者。因此提倡不吸烟,吸烟者应逐步戒烟。

(五)保持身心健康　肿瘤的发生与发展过程中,精神与情绪因素可以起一定的影响作用,过度的忧伤和绝望情绪可使人体免疫功能及康复力下降。温馨提示:除了上面为大家介绍的这些方法外,我们也要因人而异地经常适量运动,可以慢跑、游泳、散步及打太极拳等,不仅能增强体质提高免疫力,而且有助于舒缓精神上或工作上的压力及焦虑情绪。

（六）合理化饮食

1. 应以新鲜、易消化,富含优质蛋白质、维生素、矿物质的食物为主,新鲜蔬菜、水果每餐必备。

2. 多吃有一定防癌抗癌的食物,如菜花、卷心菜、西兰花、芦笋、豆类、蘑菇类等。

3. 选用具有软坚散结作用的食物:紫菜、淡菜、海带、赤豆、萝卜、荠菜、荸荠、香菇等。但此类食品性滞腻,易伤脾胃,食欲差和发热时要少吃。

4. 不同体质选用不同食物。脾胃虚弱、中气不足可食用大枣、桂圆肉、生姜、鲜菇等;肝肾阴虚可用黑豆、核桃、鲍肉等;血虚可食菠菜,豆制品等。

5. 不同病种选用不同食物。肺癌患者可酌情选用百合、白木耳等;体虚舌质红时可选用黑白木耳、鳗鱼、淡菜;痰多咳喘者可用雪里蕻、竹笋、萝卜、枇杷等;黄脓痰多时可用生梨、柿子。胃癌患者脾胃虚湿热时可食用薏苡仁、莲子、豇豆、大枣等;脾胃虚寒时可用羊肉、龙眼肉、干姜等;上腹饱胀、消化不好时可食用生姜、枇杷、佛手。肝癌患者有黄疸时可食用苜蓿等;腹水时可选食冬瓜、莴苣、赤豆、西瓜等;食管癌可选用韭菜汁、蘹菜等。

（七）预防感染 宫颈癌、肝癌、鼻咽癌、淋巴瘤以及胃癌等的发生与感染因素有关。可以通过接种乙肝疫苗、HPV 疫苗、洁身自好避免多个性伙伴、远离毒品,预防乙型肝炎病毒、HPV、HIV 感染。实行分餐制有助于预防 Hp 感染。避免不必要的输血和使用血制品可以减少病毒感染的风险。

（八）母乳喂养 母乳喂养有助于母亲预防乳腺癌的发生。

（九）限制饮酒 为了肿瘤预防,尽量不要饮酒。如果饮酒,则应该限制每日的饮酒量,男士每天不应多于 2 杯,女士不应多于 1 杯。

（十）定期进行体检 通过定期体检,发现身体存在的异常以及癌症危险因素,通过及时调整、治疗,降低患恶性肿瘤的风险。另一方面,定期体检可以实现早发现、早诊断、早治疗,即二级预防。

（十一）治疗癌前病变 例如:结肠息肉是结肠癌的癌前病变,通过切除结肠息肉能够达到预防结肠癌的目的。这可能是降低发病率的一个最重要措施和研究切入点。

（马祝霞）

第三章　肿瘤的中药治疗

在祖国医药宝库里，几千年来就有许多关于癌瘤的记载和论述。中医经典《黄帝内经》描述了肿瘤的病因、症状、诊断、治疗和预防。在长期医疗实践中，中国医药学积累了丰富的临床治疗经验，形成了独特的理论体系。

近50年来，我国应用中医药和中西医结合治疗恶性肿瘤的方法，越来越被广大学者和患者所接受，已成为常规的治疗方法，成为恶性肿瘤综合治疗的有效手段之一。

一、中药治疗肿瘤的常用法则

（一）扶正培本法　扶正培本法又称扶正固本，是扶助正气，培植本源的治疗法则。中医非常重视人体的正气。气血是人体生命活动的物质基础。扶正培本法治疗肿瘤是用补益中药扶植正气，调节阴阳气血、脏腑功能，增强机体免疫功能，提高抗癌能力，间接地抑制癌细胞的生长，以达到治疗肿瘤的目的。

肿瘤治疗中常用的几种扶正培本法。

1. 益气健脾法　该法是治疗气虚的基本方法。恶性肿瘤患者，或做过化疗的患者，常有脾胃功能的损害，表现为食欲缺乏、恶心、呕吐、乏力、大便溏泻、舌淡胖、苔薄白、脉细无力等，治宜益气健脾。常用药物有：黄芪、党参、太子参、白术、茯苓、淮山药、甘草等。

2. 温肾壮阳法　适用于肾阳或脾肾不足之证。如晚期肿瘤患者神疲乏力、形寒肢冷、腰酸冷痛、便溏尿清，舌质淡、体胖嫩，苔白或少，脉沉细，治宜温肾壮阳。常用药物有：附子、肉桂、鹿茸、淫羊藿、仙茅、锁阳、肉苁蓉、巴戟天、补骨脂等。

3. 滋阴生津法　适用于阴虚内热之证。如不少肿瘤患者，或放、化疗后出现午后低热、手足心热、口干少津、咽干、大便干结、尿少、夜寐不安，或腰膝酸软、头晕眼花、咳嗽咯血，舌红少苔或无苔、脉细数，治宜养阴生津。常用药物有：生地黄、麦冬、北沙参、天冬、玄参、石斛、龟板、鳖甲、黄精、天花粉、玉竹、知母等。

4. 补益气血法　适用于气血两虚证。如中晚期恶性肿瘤患者，或化疗后，造血功能受损，出现面色苍白、乏力神疲、心慌气短、动则汗出、少寐多梦，舌边有齿印、苔薄白，脉沉细，治宜益气补血。常用药物有：熟地黄、当归、阿胶、白芍、龟板胶、制何首乌、女贞子、枸杞子、龙眼肉、紫河车、红枣、花生衣、鸡血藤等。

（二）以毒攻毒法　此法作用直接，见效快，是中医治疗肿瘤的主要方法之一。它是用有一定毒性，能够攻坚蚀瘤、破瘀散结、消除肿块、杀灭肿瘤细胞的治疗方法。但以毒攻毒之品容易直伤正气，造成正邪俱伤，因此临床上应用此法时应注意：正确掌握适应证，准确掌握剂量及使用时间、方法，密切注意药物的毒副反应，及时予以处置。并以标本兼顾，因症而异,用好用活此法。

(三)清热解毒法 该法主要适用于肿瘤症属热毒内结,或兼有热象者。主要用味苦寒,具有解毒清热、消肿散结作用的药物进行治疗。

(四)活血化瘀法 《医林改错》说"肚腹结块,必有形之血"。由于肿瘤形成后压迫周围组织,使之血流不畅,影响药物及免疫活性物质的进入,成为肿瘤发生与发展的重要因素。

应用活血化瘀、消肿散结作用的药物以消散瘤块,提高药物疗效。此法适用于肿瘤兼有瘀血征象者。由于瘀血成因有多种,如因寒热,因气滞,因热结,因积聚之分,使用此法必须辨别因证,配以温寒散凝、理气导滞、益气扶正等药同用,以取得良好效果。

(五)化痰祛湿法 中医认为"痰之为物,随气升降,无处不到,凡人身上、中、下有块者,多是痰"。由于痰的物质基础是湿,所以痰湿并论。此法主要适用于肿块平漫兼有胸腹胀满,四肢困胀,或有胸水腹水之肿瘤患者。

痰湿之性粘腻,容易缠邪,故常与瘀血证夹杂,与热毒相结,须辨证配合活血化瘀、清热解毒之药物使用。

(六)软坚散结法 该法就是使用有效的中药促使坚硬的肿块软化,使结聚的癌瘤消散的方法。即"坚者削之,结者散之"。软坚是前提,散结是目的。由于肿块结聚原因很多,必须辨证施治。本法适用于痰热结聚者。常用中药如牡蛎、瓦楞子等软坚功能之药物。

二、中医药治疗肿瘤的机制

(一)提高机体免疫功能 随着肿瘤瘤体血管生成,大量肿瘤细胞进入血液循环,然而大部分肿瘤细胞在血液循环中死亡,只有0.01%的肿瘤细胞能够在血液循环中生存并可能形成继发的转移灶。宿主的免疫系统对循环中的肿瘤细胞的杀伤是不可低估的。黄芪提取物 AME 对人外周血免疫细胞的功能具有调节作用,可提高其产生 TNF 和 IL-6 的能力,对 T、B 细胞和单核细胞都有免疫增强作用。香菇多糖能增加人体外周单核细胞抗体的产生,裂褶菌多糖能促进患者脾脏形成抗体的细胞增加。云芝多糖能使抗体下降的患者产生抗体,使其免疫能力恢复到正常水平。

(二)抑制肿瘤新生血管生成 肿瘤组织在长到2 mm 以上时,需要生成新生血管才能继续增殖。肿瘤新生血管在肿瘤转移过程中占重要地位;原发瘤的增殖需要形成新生血管;原发肿瘤的新生血管的血管壁和基底膜发育不完全,肿瘤细胞易进入血液循环;血管新生实质上就是内皮细胞的侵袭过程;转移灶的增殖也依赖于新生血管的生成。血管生成抑制剂兼有抗肿瘤增殖和抗肿瘤转移的双重作用,已日益受到人们重视。中药在这方面的研究也取得一定进展,如人参提取物 Rg3 抗肿瘤新生血管方面已被国内外学者认可。姜黄素可抑制肿瘤的增殖和扩散,其不但能抑制新生血管的形成,还可使形成的微血管崩解。薏苡仁通过抑制血管内皮细胞分裂和增殖、肿瘤细胞释放血管生成正向调控因子、干扰内皮细胞分化等作用抑制肿瘤新生血管生成。

(三)抑制肿瘤细胞的侵袭 肿瘤的转移与肿瘤细胞的侵袭作用是密切相关的。侵袭和转移实质上是一个过程中的两个阶段,即侵袭是转移的前奏,转移是侵袭的结果。黏附、水解酶的分泌、运动是肿瘤细胞侵袭的三个基本环节。通过阻断肿瘤细胞与基质成分的黏附、抑制蛋白水解酶活性、抑制肿瘤细胞的运动能力可能有抗侵袭和转移的作用。中药三参冲剂(由苦参、沙参、人参等组成)对肿瘤细胞与内皮细胞的黏附具有明显的抑制作用,并可明显抑制 CD44、CD49、CD31 等黏附分子的表达,减轻内皮细胞的通透性,减少肿瘤转移。金荞麦提取物可抑制 HT-1080 细胞胶原酶而抑制其转移。三参冲剂可抑制肺癌患者黏附分子和循环内皮细胞的表达,减轻内皮细胞的通透性,阻断了肿瘤细胞的黏附,从而减少了转移的形成。

(四)逆转肿瘤多药耐药性(MDR)　肿瘤多药耐药性是现代研究的一个热点。耐药原因多认为细胞膜蛋白异常:多药耐药基因编码的 P-糖蛋白(P-gp)高表达是产生 MDR 最主要的原因。此外,酶表达异常及细胞凋亡相关基因如 bel-2、c-myc、突变 p53 等均与耐药性的发生有一定关系。中药 R3(补骨脂抽提剂)对 MCF27/ADR 细胞具有耐药逆转作用。机制就是通过抑制 P-gp 的功能。植物多酚类化合物如槲皮素、小檗碱、黄芩苷、芦丁、牛蒡子苷等的体外试验表明。槲皮素可对抗 ADM 对 MCF27/ADR 细胞 P-gp 的诱导作用并持续下调其表达。此外榄香烯、汉防己甲素、苦参碱、冬凌草甲素等中药逆转肿瘤多药耐药性也有明显的作用。

(五)细胞毒作用　许多中药及其提取物有直接抗肿瘤、抑癌的作用。如从长春花中提取的长春碱和长春新碱对霍奇金病、绒毛膜上皮癌、恶性淋巴瘤、急性淋巴性白血病等均有直接治疗作用,其机制为抑制微蛋白生成,麻痹纺锤丝,从而使细胞有丝分裂中止于分裂中期,丧失其合成 DNA 的能力,影响蛋白质的生成。喜树碱、三尖杉碱对白血病 P388、L1210 有良好的抑制作用。秋水仙碱能抑制癌细胞的有丝分裂。野百合碱对瓦克癌 256、腺癌 755 具有明显抑制作用。斑蝥素可延长腹水肝癌患者的生存时间,抑制癌细胞的生长和分裂。其衍生物羟基斑蝥胺和斑蝥酸钠可降低斑蝥素的毒性,提高疗效。鸦胆子的提取物有明显的抗癌作用。此外,国内学者还从中医药的抗突变、抑制肿瘤细胞增殖、诱导其分化、诱导肿瘤细胞凋亡等方面,通过实验研究探索中医药抗肿瘤的机制。

三、中药在肿瘤综合治疗中的作用

手术、放疗、化疗仍是目前治疗肿瘤的三大主要方法。但手术会损伤脏腑组织器官,引起创伤出血;放、化疗缺乏选择性,毒副作用大,而且对机体免疫功能有损伤作用。配合中医治疗,可减轻毒副反应,加强抗癌作用,增强免疫功能,防止复发转移,改善生活质量,提高生存率。因此,积极运用中医药与手术、放化疗相结合是十分必要的,也是进一步提高疗效的重要途径。

(一)中药与手术结合

1. 术前中药扶正治疗,可增加手术切除率,减少手术并发症,大多使用补气养血、健脾补肾的药方,如四君子汤、八珍汤、十全大补汤等;术前中药抗癌治疗,目的在于控制癌症发展,如用鸦胆子乳剂、秋水仙酰胺等。

2. 术后中药治疗,是目前常用的治疗方法,有利于术后的康复,尽快地为及时放、化疗创造条件。调理脾胃可予香砂六君汤;益气固表可用玉屏风散;养阴生津可用增液汤;长期中药调理,一般应以扶正与祛邪相结合,根据不同病种及脏腑特性,采用辨证与辨病相结合来遣方用药。

（二）中药与放疗结合

1. 防治毒副反应和后遗症　中医认为放射线为热毒之邪，易伤阴耗气，治疗应以养阴益气、清热解毒、凉补气血为主。放射性口咽炎及鼻腔炎，可用增液汤加银花、菊花、射干、花粉、板蓝根等；放射性肺炎可用清燥救肺汤加鱼腥草、黄芩等；放射性食管炎可用增液汤加蒲公英、半枝莲、青皮等；放射性胃肠道反应可用香砂六君汤；放射性直肠炎可用小蓟饮子合地榆槐角丸；放射性膀胱炎可用八正散合导赤散；放射性肝炎可用茵陈蒿汤；放射性脑反应可用五苓散合六味地黄丸；放射引起骨髓抑制，可用八珍汤或升血调元汤。

2. 中药的放射增敏作用　中药配合治疗，有一定协同增效作用。动物与临床实验证明，从防己中提取的汉防己甲素是一种有效的放射增敏剂，川红注射液（含川芎、红花）及扶正增效方（含黄芪、枸杞、女贞子、太子参、红花、苏木等）通过改善癌细胞的乏氧状态而起增敏作用。

3. 放疗后中药巩固疗效　放疗属局部性疗法，难免有残留的癌细胞。中药是放疗后一种较佳的接力性治疗，坚持长期服用扶正祛邪中药是提高远期疗效，减少肿瘤复发的关键。放疗后多以益气养阴扶正为主，辅以清热解毒散结等祛邪治疗，可提高治疗效果。

（三）中药与化疗结合　化疗药物治疗肿瘤近几年发展很快，疗效亦确切，但化疗所引起的毒副作用亦为众所周知，并在一定程度上限制了化疗药物的使用。而中药与化疗结合，一方面可以增强疗效，减轻化疗药物的不良反应，另一方面可以增强机体的免疫能力，提高癌细胞对化疗的敏感性，增加临床疗效。目前已广泛运用于临床中。

全身化疗引起的消化道反应如化疗期间常有食欲减退、恶心、呕吐、腹痛、腹泻等消化道症状，中医治疗主要以健脾和胃、降逆止呕，常选用旋覆花、代赭石、姜半夏、砂仁、焦三仙等。化疗引起的骨髓抑制，主要表现为血小板及白细胞的下降。临床采用补肾活血之法，疗效甚佳，常选用补骨脂、女贞子、黄精、枸杞子、鸡血藤、当归、山萸肉、桃仁、红花、赤芍等。化疗药物长期刺激的静脉炎可选用金黄膏、龙珠膏等外敷。

（四）中药与生物治疗相结合　中医药与生物治疗均具有调节免疫功能、增强防御能力、诱导宿主反应、促进肿瘤细胞分化、增强宿主对放、化疗的耐受性等作用，二者结合运用，可提高治疗效果。

（五）中药与热疗配合　热疗配合中医药，以热疗为"君"，推进"阳"的运动以促进"阳化气"的过程，抑制"阴成形"的过程，蒸解寒凝，直取肿瘤；以热增效的中药和中药控制肿瘤热耐受因子及有抗癌活性的中药口服或静脉滴注为"臣"，用热疗加快中药反应速度，而发挥中药更大的抗癌效果；用中药增加热疗治癌的敏感性。"君臣"相须相伍，相辅相成。热疗联合中药辨证对改善肿瘤患者免疫力具有叠加作用，对提高肿瘤患者的卡氏评分有协同作用，明显改善了肿瘤患者的生活质量。

（六）晚期肿瘤的单独应用　中医药用在晚期肿瘤的治疗上更有优势。这类患者约占全部癌症患者的1/3。包括治疗后复发、病情发展、延误诊治者，多见于基层医院或为非住院患者，瘤体较大且体质虚衰。现代医学的抗癌或减瘤措施已无法开展。中医药治疗可以明显减轻症状、改善生活质量。随着"带瘤生存、重视生活质量的改善"等肿瘤治疗理念的深入，在晚期肿瘤的治疗中，中医药的运用越来越受到重视。

中药的抗肿瘤作用越来越得到国际社会的承认,它的新进展很多,而且作用机制还有很多有待于去发现、探索。在已发现的抗肿瘤药物中,中药具有作用机制和化学结构独特、时间持久、多靶点、多途径、抗肿瘤谱广、毒副作用轻等优点,是多方向、多途径、交叉发挥抗肿瘤作用等特点,对于提高肿瘤患者的治疗成功率及改善肿瘤病人的生存质量、延长生命方面都有显著疗效。

（马祝霞）

第四章 肿瘤的化学治疗

第一节 抗肿瘤药物的分类

一、传统的分类方法

根据药物的来源、化学结构及作用机理分为6类。

（一）烷化剂　又称生物烷化剂或细胞毒药物，是一类可与多种有机物质的亲核基因（如核酸的磷酸羟基、氨基、巯基等）结合的化合物，以其活泼的烷化基团取代这些基团的氢原子。这类细胞毒药物能与多种细胞成分起作用，当浓度足够大时可杀伤各种类型细胞，尤其是增生较快的细胞。

烷化剂按其结构特征分为如下类型。

1. 氮芥类及其衍生物　主要的药物有环磷酰胺、异环磷酰胺、氮芥、硝卡芥、苯丁酸氮芥、苯丙氨酸氮芥、N－甲酰溶肉瘤素、甲氧芳芥、异芳芥（抗瘤氨酸）、胸腺嘧啶氮芥及甘磷酰芥等。

2. 亚硝脲类　主要的药物有卡莫司汀（卡氮芥）、洛莫司汀（环己亚硝脲）、司莫司汀（甲环亚硝脲）及尼莫司汀（嘧啶亚硝脲）。

3. 乙撑亚胺类　主要有噻替哌及三亚胺嗪。

4. 甲烷磺酸酯类　主要有白消安（马利兰）。

5. 环氧化物类　主要有二溴甘露醇及三溴卫矛醇。

（二）抗代谢药物　主要药物有氟尿嘧啶（5－FU）、替加氟（呋喃氟尿嘧啶、FT207）、双氟啶（FD－1）、优氟啶（UFT）、卡莫氟（HCFU）、去氧氟尿苷（氟铁龙，5－DFUR）、甲氨蝶呤（MTX）、6－巯基嘌呤（6－MP）、阿糖胞苷（Ara－C）、希罗达（Xeloda）。增加5－FU疗效的亚叶酸钙（甲酰四氢叶酸钙，CF）。

（三）抗癌抗生素　放线菌素D（更生霉素、ACTD）、柔红霉素（DNR）、多柔比星（阿霉素、ADM）、表柔比星（表阿霉素、EPI）、吡柔比星（THP）、米托蒽醌（MIT）、博来霉素（BLM）、丝裂霉素（MMC）、平阳霉素（SP）。

（四）抗癌植物类　长春花类植物生物碱，如长春碱（长春花碱、VLD）、长春新碱（VCR）、长春地辛（VDS）。鬼臼毒类的足叶乙苷（VP－16）和替尼泊苷（VM－26）。喜树碱类，包括开普拓（伊立替康、CPT11）和羟喜树碱（HCPT）。新抗肿瘤药紫杉醇类药物紫杉醇、紫杉特尔等。

（五）激素类　包括性激素、黄体激素及肾上腺皮质激素。前者主要是干扰肿瘤发生的体内激素状态；皮质激素则可能通过干扰敏感的淋巴细胞的脂肪代谢，使淋巴细胞溶解、淋巴组织萎缩而发挥治疗作用。

（六）杂类　包括不能分入或尚未分入上述几类的所有药物。比较重要的有 L–门冬酰胺酶，能使某些肿瘤细胞蛋白质合成所必需的外源性 L–门冬酰胺分解，阻止其供应，因而抑制瘤细胞的生长。正常细胞可合成其自身的门冬酰胺，因此不受 L–门冬酰胺的影响，在一定程度上此药具有选择性作用，但很易发生抗药性。另外，还有铂类化合物等。

二、从细胞动力学角度分类

分为细胞周期非特异性药物及细胞周期特异性药物。

（一）细胞周期非特异性药物（CCNSA）　细胞对药物的敏感性与细胞的增生状态无关，可杀伤细胞增生周期中的各期细胞。它们大多在大分子水平上直接破坏 DNA，或与其形成复合物从而影响 RNA 的转录及蛋白质合成。各种烷化剂及抗肿瘤抗生素多属此类。

（二）细胞周期特异性药物（CCSA）　细胞对药物的敏感性与细胞的增生状态有关，主要作用于细胞周期的某一时相。它们多半在小分子水平上发挥作用，或者抑制 DNA 的合成，或者抑制蛋白质及 RNA 的合成。根据其对细胞周期内处于不同时相细胞的作用点不同又分为 M 期特异性及 S 期特异性药物。

1. M 期特异性药物　主要作用于有丝分裂期，植物药长春碱及长春新碱等属于此类。
2. S 期特异性药物　抑制 RNA 及蛋白质的合成，大多数的抗代谢药属于此类，如甲氨蝶呤、5–氟尿嘧啶、巯基嘌呤及硫鸟嘌呤等。

（位玲霞）

第二节　化学治疗的适应证、禁忌证和注意事项

一、适应证

1. 对化学治疗（化疗）敏感的全身性恶性肿瘤，如白血病、多发性骨髓瘤和Ⅲ、Ⅳ期的恶性淋巴瘤等患者为化疗的首选对象。
2. 已无手术和放疗指征的播散性的晚期肿瘤或术后、放疗后复发转移的患者。
3. 对化疗疗效较差的肿瘤，可采用特殊给药途径或特殊的给药方法，以便获得较好疗效，如原发性肝癌采用肝动脉给药介入治疗的方法。
4. 癌性胸、腹腔和心包积液，采用腔内给药或双路化疗的方法。
5. 肿瘤引起上腔静脉压迫、呼吸道压迫、颅内压增高患者，先做化疗，以减轻症状，再进一步采用其他治疗。
6. 有化疗、生物治疗指征的综合治疗患者，手术前后需辅助化疗。

二、禁忌证

1. 白细胞低于 $4.0 \times 10^9/L$ 或血小板低于 $80 \times 10^9/L$ 者。
2. 肝、肾功能异常者。
3. 心脏病心功能障碍者,不选用蒽环类抗癌药。
4. 全身衰竭者。
5. 有严重感染的患者。
6. 精神病患者不能配合治疗者。
7. 食管、胃肠道有穿孔倾向的患者。
8. 妊娠妇女可先做人工流产或引产。
9. 过敏体质患者应慎用,对所用抗癌药过敏者忌用。

三、注意事项

1. 只对已确定诊断的恶性肿瘤并有治疗指征的患者给予治疗;一般不做诊断性治疗,更不应作安慰剂来使用,以免滥用药物而给患者造成不必要的损害。

2. 确定使用药物治疗后,应根据患者的机体状况,肿瘤病理类型、临床分期和发展趋向,药物的作用原理及特点,制订治疗计划。并事先确定剂量、途径、方法和疗程,且不可长期无限制地用药或盲目加大剂量。

3. 治疗前必须熟知药物的毒性,并制订观察的计划,给予一些减少毒性反应的措施。

4. 在化疗过程中,应按期检查血常规变化。一般应每周检查 $1 \sim 2$ 次,如血常规血细胞计数下降应更密切地进行观察。

5. 化疗若出现如下情况应视为停药指征

(1)用药时间超过一般的显效时间或积累剂量已超过可能显效的剂量,继续用药有效的机会不大者。

(2)不能控制的频繁呕吐影响患者进食或电解质紊乱,以及腹泻超过每日 5 次或有血性腹泻时。

(3)血常规血细胞计数下降,如白细胞低于 $3.0 \times 10^9/L$,血小板低于 $80 \times 10^9/L$ 时,有时发现血常规血细胞计数锐降,虽未达此水平也应及时停药观察,以免发生严重的骨髓抑制。

(4)出现严重的肝、肾、心脏及神经系统疾患或其他毒性反应。

(5)患者感染发热,体温超过 38℃(由肿瘤引起的发热不在此列)者。

(位玲霞)

第三节　肿瘤化学治疗的毒副反应的防治

抗癌药物能抑制恶性肿瘤的生长和发育,并在一定程度上杀灭肿瘤细胞。但是,目前使用的抗癌药物在杀灭或抑制肿瘤细胞的同时,对机体的正常细胞也有一定的损伤,特别是对增生旺盛的细胞如骨髓细胞、消化道黏膜上皮细胞、生殖细胞等损伤尤为严重,可直接影响心、肝、肺、肾、神经系统等功能,严重者可危及生命。

一、近期毒性

(一)骨髓抑制 由于抗癌药物对骨髓的抑制,用药 1~14 天可出现白细胞,尤其是粒细胞减少、血小板下降、免疫功能低下等。因此,应注意每周查血常规 1~2 次,如白细胞低于 $3.0 \times 10^9/L$ 则应立即停药,给予提升白细胞的中西医药物。同时应预防感染,加强营养支持。如果化疗引起血小板减少,患者有鼻腔或牙龈出血、皮肤红疹、皮下淤血、尿色发红或大便带血症状时,应及时报告医生,血细胞计数检查证实血小板数量过低时,可考虑输血以补充血小板数量。同时要嘱患者未经医生容许,不要服用任何药物,包括阿司匹林等解热镇痛药,不要饮酒。避免参加有危险性的体育活动,应使用电动刮胡刀刮胡,用柔软的牙刷刷牙等。血小板减少时,一般表现为中医的气阴两虚证或血亏,甚至气不摄血,血虚而热,血热妄动,引起出血诸证,可用中草药及中成药提升,必要时给予小量肾上腺糖皮质激素。有出血倾向时,给维生素 K 防止出血或在中药中加仙鹤草、生地、丹皮等。

(二)胃肠道反应 胃肠道反应是化疗药物引起的最常见不良反应,临床表现为食欲下降、恶心、呕吐、口腔黏膜溃疡,有时腹痛、腹泻或便秘,严重者可因肠黏膜坏死脱落引起便血。顺铂、达卡巴嗪(氮烯咪胺)、放线菌素 D、氮芥类可引起明显的恶心、呕吐;环磷酰胺、亚硝脲、蒽环类、异环磷酰胺、阿糖胞苷等的反应次之;博来霉素、氟尿嘧啶、长春碱和长春新碱等的反应较轻。

呕吐受多种因素的影响:化疗剂量大呕吐重,既往化疗者呕吐重,女患者呕吐重,年轻人呕吐重。5-羟色胺(5-HT3)受体拮抗剂、甲氧氯普胺和地塞米松等均有止呕效果。其中 5-HT3 受体拮抗剂恩丹西酮、格雷司琼、托烷司琼(呕必停)的疗效最好,不良反应最轻。

化疗药物会影响增生活跃的黏膜组织,容易引起口腔炎、唇损害、舌炎、食管炎和口腔溃疡。最常引起黏膜炎的药物包括甲氨蝶呤、放线菌素 D 和氟尿嘧啶等。黏膜炎的治疗以局部对症为主。

(三)肝功能损害 化疗药物可引起轻重程度不同的肝功能损害。阿糖胞苷、羟基脲、亚硝脲类和达卡巴嗪(甲氮咪胺)可引起短暂性转氨酶升高,环磷酰胺、白消安(马利兰)、苯丁氨酸氮芥偶见短暂性肝功能障碍,大剂量巯嘌呤可引起肝坏死。长期应用小剂量甲氨蝶呤,患者中 46% 有肝脂肪变,27% 有肝纤维化,19% 有肝硬化。治疗骨肉瘤时,提倡的大剂量甲氨蝶呤静脉滴注可发生一定程度的肝损害,特别是滴注时间超过 4 小时,即使应用解毒剂四氢叶酸等解救也无法避免肝功能损害。氟尿嘧啶较大剂量,每次超过 750 mg 时,也可引起肝损害。因此,化疗时应严格选择化疗的适应证,尽量少用能引起严重肝功能损伤的化疗药;对过去曾患肝炎、肝功能不正常或过去曾用化疗药已引起肝功能障碍者,应慎用化疗;化疗开始即可配以疏肝利胆、清热利湿的中药,如茵陈、郁金、姜黄、柴胡、丹参、栀子等,以防治中毒性肝炎。如发现转氨酶升高,应即停药,并给予保肝药物治疗。

(四)泌尿系统反应 许多化疗药物可引起泌尿系统反应,一种是肾功能损害,表现为血中氮质增高,主要是尿素氮增高,严重时可见肾小管坏死。顺氯氨铂(顺铂)每天剂量如大于 20 mg 时,几乎所有患者均发生氮质血症,而每日小于 20 mg 者,其发生率将减少一半。用大剂量甲氨蝶呤治疗前后补液和给予碳酸氢钠来减少肾功能损害,比用解救剂四氢叶酸类更为有效。此外,当使用大剂量环磷酰胺时,5% ~ 10% 的患者可引起出血性膀胱炎,出现血尿、尿急、尿频等,可给予大量液体以减轻反应,也可配以中药清热利湿、解毒通淋。

(五)心脏反应 化疗药物中,以柔红霉素、阿霉素和抗癌锑对心脏影响最明显。柔红霉素常用于治疗急性白血病,它对儿童的心脏损害,主要表现为急性心力衰竭,对成年人则多表现为低血压和心脏灌注不足综合征。值得注意的是,约有 70% 的患者心脏损害发生在最后一次给药结束后 3 个月内。阿霉素所引起的心脏损害与治疗前心脏功能的好坏及用药总剂量有关,总剂量越大,发生心脏损害的概率越高。一般患者单用阿霉素的总剂量,不宜超过 450 mg/m²。此外,大剂量环磷酰胺可导致心肌缺血或坏死,大剂量甲氨蝶呤可引起短暂可逆的心电图变化,与阿霉素所引起的反应相同。因此,为减轻心脏反应,应严格掌握用药适应证,特别是原有心脏病的患者,严格掌握化疗药物的总剂量,护士应时刻观察患者的心脏情况,如有反应,应立即停药。此外,化疗时可给予强心利尿剂,如生脉饮及其他中药,以预防和减轻反应。

(六)肺毒性 博来霉素、白消安的长期使用会引起慢性肺纤维化,临床应适当控制总剂量。分子靶新药易瑞沙可引起间质性肺炎,部分可致命,应提高警惕。

(七)神经毒性 VCR、PDD、草酸铂、紫杉醇等可引起周围神经炎,VCR 的单剂量(≤2 mg)和草酸铂总剂量(≤800 mg/m²)应严格控制。为减少草酸铂的神经毒性,使用时避免进冷饮和冷水洗手。

(八)过敏反应 博来霉素、门冬酰胺酶、紫杉醇、泰素帝等可引起寒战、发热、过敏性休克、水肿。为了防止和减少这些反应,博来霉素使用前可口服吲哚美辛,门冬酰胺酶应做过敏试验,紫杉醇使用前先给地塞米松、苯海拉明、西咪替丁(或雷尼替丁),泰素帝治疗前后使用地塞米松 3 ~ 5 天。此外,VM - 26、Ara - C、健择也可能出现类似的反应,亦可采取相应的措施进行防治。

(九)其他 阿霉素类药、紫杉醇、VP - 16、CTX、Act - D、5 - FU 等可引起不同程度的脱发、皮肤色素沉着,一般停药后可自行恢复。5 - FU 的持续灌注,口服希罗达可出现手足综合征,表现为手、足掌疼痛,红斑、肿胀、渗液、脱屑、溃疡等,应及时控制药物的剂量。

(十)局部毒性 大多数抗癌药刺激性大,如 HN₂、ADR、MMC、NVB 等,常引起不同程度的血栓性静脉炎。

1. 临床表现 ①肿胀、烧灼感:输液过程中,穿刺静脉周围常表现出肿胀及急性烧灼样痛。②药物外渗:由于药物刺激,局部血管渗透压的改变,导致外渗液体在注射部位聚集形成硬结,严重者可出现簇集性疱疹及水疱,随后出现溃疡或大斑块,或二者皆有,斑块或溃疡下方常可见广泛组织坏死。③形成溃疡、斑块部位最终出现坚硬的黑色焦痂,焦痂外周的红斑肿胀持续数周。④药物浸润皮下组织:由于皮下组织受累,可出现关节僵硬、活动受限、神经病变及受累部位灼痛。⑤病理表现:溃疡部位之下可见全层表皮及皮下组织坏死;溃疡外侧有明显表皮增生、成纤维细胞及内皮细胞有丝分裂多见,为极度反应的表现,多数表皮细胞发生有丝分裂;炎性反应迹象在新旧损伤中均不常见。⑥"静脉怒张"反应:这一反应的特征是沿前臂静脉通路方向的绒状皮疹,注药的局部可以有红斑、水肿、硬结、瘙痒、触痛、浅表的疱疹和水疱。用药停止48小时内反应消退,且无残留组织损伤。据估计阿霉素应用史3%以上患者出现静脉怒张。⑦延迟的局部反应:见于应用丝裂霉素化疗的患者,在日晒后出现皮肤毒性反应。"回忆反应"见于应用阿霉素、丝裂霉素的患者,比如一侧手臂输药后,当从对侧手臂再次给药时可在上一次化疗给药部位出现局部损伤。

2. 预防 ①化疗药药物鉴别:化疗前应鉴别是发疱性还是非发疱性药物,以适当种类及适当剂量的稀释液溶解药物,以免药物浓度过高。②输液部位的选择,避开手背和肘窝及施行过广泛切除性外科手术的肢体末端,输液的适当部位为前臂近端(未手术)及重要结构上覆盖有大量皮下组织的部位。③合理选择静脉:预期可能有复合输液时,应考虑使用中心静脉;如果患者拒绝经中心静脉输液,应在护理记录中说明,加强输液观察。④安全用药:化疗给药必须由经验丰富的护士执行或指导。输液中加强观察,如发生任何阻塞的迹象均需立即停止输液并检查。根据不同情况给予处理,如怀疑发生药物外渗,应尽快给予稀释溶液,避免局部组织与药物长时间接触,以及药物浓缩造成损伤。⑤注射化疗药物前评估静脉,应检查是否有回血,如果发现外渗明显,应及时另选注射部位,避免使用同一静脉远端。如果同时使用多种药物,应先注入非发疱性药物;如果两种均为发疱性,应先注入稀释量最少的一种,两次给药之间应用生理盐水或5%葡萄糖液冲洗管道。⑥输入化疗药物后处理:应该用生理盐水或5%葡萄糖液充分冲洗管道和针头后再拔针。⑦输液前宣教:在输液前应向患者讲解药物渗出的临床表现,如果出现局部隆起、疼痛或输液不通畅,教会患者关闭输液器水止阀,及时呼叫护士,尽量减少化疗药物渗出量。发生外渗,应及时给予处理,立即停止输液,设法吸出渗出液,通知医生,通过原输液针给予相应解毒剂(若针已穿出血管则通过皮下注射给予解毒剂),拔针,避免不适当的压力;建议抬高病变肢体至少48小时。

二、远期毒性

(一)致癌作用 化疗药除了产生近期毒性外,还可以引起远期毒性。现已证实,很多抗癌药特别是烷化剂和亚硝脲类,有明显的致癌作用。部分会发生第二种恶性肿瘤,主要是急性白血病和某些实体肿瘤。故在给患者,特别是儿童患者选择治疗方案时,应充分考虑此种因素。

(二)不育和致畸形 许多化疗药可影响生殖细胞和内分泌功能,造成不育及致畸胎。环磷酰胺、苯丁酸氮芥、氮芥、丙卡巴肼和亚硝脲类药物可明显地减少睾丸生殖细胞的数量,导致男性不育。特别是联合化疗对精子的影响更显著。很多烷化剂也可使女性患者产生永久性卵巢功能障碍和闭经。

(位玲霞)

第五章 肿瘤的生物治疗

第一节 肿瘤的免疫治疗

恶性肿瘤的免疫治疗已经有近百年的历史,以往许多动物实验和体外试验的研究取得了十分可喜的结果,但在临床试验中却疗效平平,甚至令人失望。自20世纪80年代初期以来,随着细胞生物学、分子生物学及生物工程技术的迅速发展,给恶性肿瘤的免疫治疗带来了新的转机。生物反应调节(BRM)理论的提出,使人们重新认识传统的免疫治疗的理论与实践,并确定为肿瘤的第四大治疗模式即肿瘤的生物治疗。细胞工程技术可大量生产巨噬细胞、细胞毒性、T淋巴细胞、自然杀伤细胞、淋巴因子活化的杀伤细胞等细胞毒活性细胞以及单克隆抗体的杂交瘤细胞。基因工程技术可大量生产白细胞介素、干扰素、肿瘤坏死因子、免疫球蛋白因子及克隆刺激因子等BRM的十多种细胞因子。由于上述的生物技术的进展以及对细胞免疫的深入了解,提供了对人类恶性肿瘤免疫治疗发展的机会。其中比较成功的是白细胞介素-2(IL-2),它是T细胞产生的淋巴因子,对体内的免疫调节有重要作用。临床上白细胞介素-2的单独或与LAK细胞的联合应用,已在肾癌、恶性黑色素瘤、肠癌、非霍奇金淋巴瘤等取得了较好的疗效。

肿瘤免疫治疗主要包括非特异性免疫刺激、细胞因子治疗、单克隆抗体在肿瘤治疗的应用、过继细胞免疫治疗、肿瘤疫苗治疗五大类。

一、非特异性免疫刺激

非特异性免疫治疗是指应用一些免疫调节剂,如微生物及其制剂,通过非特异性地增强机体的免疫功能,激活机体的抗肿瘤免疫应答,以达到治疗肿瘤的目的。目前使用最多的是减毒的结核分枝杆菌(卡介苗)、短小棒状杆菌、酵母多糖、香菇多糖、灵芝多糖、OK432以及一些细胞因子如IL-2等均属于此类。这类制剂可口服,肌内注射、皮下、皮内、瘤内注射使用,也可以腹腔内给药。

(一)BCG　BCG在临床上常被用为结核疫苗。瘤内注射治疗皮肤黑色素瘤转移灶,90%有效,15%的无注射病灶也有缩小。近来发现,膀胱内灌注BCG治疗膀胱癌能明显使肿瘤缩小, 延长无病生存期。在Ta,T₁或Tis期的膀胱癌,70%的患者用BCG灌注达到了完全缓解。5个随机临床试验随诊2~60个月,术后加用BCG灌注70%属高度危险性复发患者仍然无缓解,而对照组只有31%。Meta分析的结果已经证实在膀胱癌膀胱内灌注治疗方面,BCG超过很多化疗药物包括噻替哌、表阿霉素、阿霉素和丝裂霉素等。而且在噻替哌和丝裂霉素治疗失败的患者,仍能取得 50% 以上的 CR 率。BCG 治疗膀胱癌具体的作用机制尚不明显,可能是引导了非特异性炎症反应,导致多种细胞因子的释放。BCG 膀胱内灌注可产生尿频、尿急、血尿和排尿困难等不良反应,多能恢复。其他局部注射的毒性包括局部红斑、硬化、瘙痒症和溃疡等。低热和寒战也常见于反复使用的患者。

其他细菌类免疫制剂虽动物试验有较好抗肿瘤效果,但临床试验未能证实其确切疗效,部分可用于恶性胸、腹水的治疗,但对总的生存期似无改善。

(二)短小棒状杆菌菌苗(CP)　CP 为革兰阳性厌氧杆菌,对人无致病性,可从正常人的骨髓中分离出来。CP 对肿瘤的免疫作用主要表现为:

1. 激活网状内皮系统,因而激活大量的内皮细胞,此可能是抗癌活性的主要效应细胞。

2. 对细胞免疫的作用,表现为抑制 T 淋巴细胞的免疫应答。但实际应用表明 CP 可能有两种抗癌机制,一种是 T 细胞依赖性,而另一种是通过活化巨噬细胞而不依赖 T 细胞。

3. 增强 NK 细胞的活力,NK 细胞对某些肿瘤靶细胞具有特异的细胞毒作用。

4. 是一典型的佐剂,具有促进 B 细胞活性、增强体液免疫的作用。

5. 激发产生大量干扰素。

6. 补体激活等作用　CP 的临床应用有报道在恶性黑色素瘤、恶性淋巴瘤、肺癌等晚期肿瘤有效。如与化疗同用,可增强对化疗的敏感性,并减轻骨髓抑制。

静脉注射常可引起寒战或高热、心率加快,有心血管疾患的患者应慎用。皮下注射 3 ~ 4 mg,每周 2 次,1 个月为一疗程,可有局部肿胀、低热等轻微反应。注意菌苗需保存在 4℃ 的冰箱内。

(三)多糖类　临床常用的有香菇多糖、云芝多糖(PS - K)、多抗甲素,这些制剂都是属于非特异性免疫刺激剂,能刺激单核巨噬细胞的增生,增强 T 细胞和 NK 细胞的活性,临床上主要用于消化道肿瘤的辅助治疗。

(四)多(聚)核苷酸　病毒感染后常常出现双链的 RNA,据此合成了多(聚)腺苷酸—多(聚)尿苷酸。随机临床试验证实,在 300 例早期乳腺癌患者中合用此药能显著改善总生存率,8 年生存率为 71%,而辅助化疗组为 57%。进一步的疗效观察仍在进行中。

(五)免疫组织和细胞提取物　主要有胸腺素、转移因子(TF)和免疫核糖核酸(iRNA),这些制剂来源于免疫组织(胸腺、脾、淋巴结)和外周淋巴细胞,能够促进 T 细胞分化成熟和增强 T 细胞对抗原的应答反应,增强 CTL 和 NK 细胞的活性,对 T 细胞免疫功能低下的患者的免疫功能的恢复,以及协助宿主抗病毒感染和抗肿瘤都有积极的作用。

二、细胞因子的抗肿瘤作用

细胞因子是由免疫细胞(淋巴细胞、单核巨噬细胞等)及其相关细胞合成分泌的一类低分子蛋白或糖蛋白的大家族。生物作用的特点是微量高效,在体内各种细胞因子构成复杂的网络关系,常以自分泌或旁分泌的方式在局部发挥免疫调节作用。临床上常用的抗肿瘤细胞因子有白细胞介素 -2(IL -2)、干扰素(IFN)、肿瘤坏死因子(TNF)以及粒细胞—巨噬细胞集落刺激因子(GM - CSF)等。

(一)干扰素(IFN)　IFN 是一种糖蛋白,首先是由 Isaacs 和 Lindenmann 在 1957 年作

为一种病毒感染的细胞产物来描述的,它可以防止病毒的进一步感染。IFN 的主要作用有:直接抗病毒作用;增强主要组织相容性抗原(MHC)和肿瘤相关抗原(TAA)的表达;增强自然杀伤细胞(NK)的细胞毒作用;增强抗体依赖性细胞的细胞毒作用(ADCC);直接的抗细胞增生作用和抗血管生成作用等。IFN 有三种,即 IFN - α、IFN - β 和 IFN - γ。IFN - α 和 IFN - β 具有相同的受体即 I 型受体,IFN - γ 连接在 II 型受体上。

IFN - α 是第一个用于临床的重组基因细胞因子,可皮下或肌内给药,血浆半衰期为 4 ~ 6 小时,生物活性持续 2 ~ 3 天。于 1981 年开始临床试用,1986 年被 FDA 正式批准。

临床应用在毛细胞白血病、慢性髓细胞性白血病、恶性淋巴瘤、肾癌、多发性骨髓瘤、恶性黑色素瘤的治疗中取得了一定的疗效。

用法:全身用药 3×10^6 U 肌内注射,每周 2 次,剂量可逐渐加到 10^8 U,总量视疗效和不良反应而定。局部用药一般 3×10^6 U 每日或隔日一次,瘤体注射。不良反应有发热、体重下降、脱发、皮疹、注射部位疼痛以及轻度骨髓抑制。

(二)白细胞介素 - 2(IL - 2) IL - 2 是 1976 年 Morgan 等人在 PHA 刺激的淋巴细胞培养液中发现的一种淋巴因子,1979 年国际淋巴因子研究会命名为白细胞介素 - 2。意指该因子是在白细胞(单核细胞、淋巴细胞)间发挥作用。临床前和临床研究发现在感染、自身免疫病、后天性免疫缺陷病、糖尿病、全身性系统性红斑狼疮、AIDS、恶性肿瘤及老年人体内 IL - 2 的产生及活性异常,T 细胞等对 IL - 2 的免疫应答反应降低。因此探讨以 IL - 2 治疗上述疾病特别是治疗恶性肿瘤已引起了人们极大的关注,多方面的研究成果也显示出 IL - 2 有广泛的应用前景。

IL - 2 是单核细胞或 T 细胞系(主要是 T 辅助细胞,TH)在致分裂原植物血凝素(PHA)、刀豆素蛋白 A(ConA)或同种抗原的刺激下产生的。目前已能由基因工程技术大量产生,即基因重组白细胞介素 - 2(rIL - 2)。rIL - 2 与淋巴细胞产生的 IL - 2 在体内外的生物活性无任何差异。

IL - 2 的生物学功能主要有以下几种:促杀伤 T 细胞的增生和分化;活化自然杀伤细胞(NK)细胞;诱导细胞毒性 T 淋巴细胞(CTL)的产生;诱导并激活 T 淋巴细胞转化为淋巴因子激活的杀伤细胞(LAK);刺激 B 细胞使其增生,并与干扰素协同促进 B 细胞分化,进而产生免疫球蛋白;促进外周血淋巴细胞(PBL)产生多种淋巴因子,如淋巴毒素、γ - 干扰素和肿瘤坏死因子等;诱导产生具有识别肿瘤抗原的杀伤细胞(TIL)等非常复杂的功能。

IL - 2 目前仍在临床试验阶段,疗效尚未完全肯定。单独小剂量应用疗效不佳;大剂量或连续投给可取得一定疗效;肿瘤局部应用可取得较好疗效。

IL - 2 较轻的不良反应是发热、寒战、无力、关节疼痛及上消化道症状,可停药或对症处理。较重的不良反应是机制不明的水钠潴留,造成低血压或向心性水肿。停药后大部分可缓解,严重者也有生命危险。

(三)肿瘤坏死因子(TNF) TNF 是具有广泛生物学活性、不带糖基的蛋白质,包括 TNF - α 和 TNF - β,通过与其相应受体(TNF - R)结合产生作用。TNF 抗肿瘤机制:对肿瘤直接溶解和抗增生作用;对毛细血管内皮直接产生细胞毒作用,导致肿瘤组织出血、坏死;增强 NK 细胞和巨噬细胞的细胞毒作用。TNF 全身应用治疗肿瘤效果不佳,毒性反应严重,故以局部应用为主。单独应用 TNF 治疗皮肤恶性肿瘤有效率为 46% ~ 63%,TNF 局部灌注与 IL‐2、INF‐α、Melphalan 和局部热疗联合应用治疗转移性皮肤恶性黑色素瘤,有效率高达 100% ,完全缓解率亦达 70%。

(四)造血生长因子　造血生长因子是一类细胞因子的总称。即它们都可以影响造血细胞,在细胞的生长和分化上起重要的调节作用,在成熟造血细胞的功能激活上也起重要作用。迄今已有 25 种以上的细胞因子被证明对造血活性有影响。目前美国 FDA 批准正式临床使用的只有三种,即粒细胞生长因子(G‐CSF)、粒细胞—巨噬细胞生长因子(GM‐CSF)和促红细胞生成素(EPO)。

三、单克隆抗体在肿瘤治疗的应用

杂交瘤技术问世以来,单克隆抗体(MAb,简称单抗)的制备及其在肿瘤诊断治疗中的应用取得了极大的进展。单抗抗肿瘤作用的机制主要是通过活化补体,构成复合物与细胞膜接触产生补体依赖性细胞毒作用,引起靶细胞的溶解和破坏,以及激活抗体依赖细胞,发挥其抗体依赖性细胞毒作用破坏肿瘤细胞,还有一些抗体通过封闭肿瘤细胞表面的受体,以阻断细胞生长因子与受体结合诱发的促细胞增生作用。

但是单独应用抗体对实体瘤的作用有限,目前更多的是应用单抗与化疗药物、放射性核素、生物毒素和其他生物制剂构成的交联物,利用单抗与肿瘤细胞的特异结合将对肿瘤细胞有更大破坏作用的杀伤性药物导向肿瘤细胞,从而更有效地发挥杀伤效应。

四、过继细胞免疫治疗

自 20 世纪 80 年代初期以来,对 LAK 细胞的特征进行了广泛的研究。这是一群不同于 NK 或 CTL 的溶细胞性群体。它们细胞表面标记特征为非 MHC 限制性杀伤细胞。可以是 CD_3^+ 或 CD_3^- 的非黏附性的并带有 NK 样标记如 CD_{16}^+ 和 CD_{56}^+ 的细胞群体。新鲜肿瘤靶细胞上被 LAK 细胞识别的决定簇性质尚不清楚。这种决定簇广泛表达于新鲜和培养中的肿瘤细胞上和培养的正常细胞上。但新鲜正常细胞上并不具有。LAK 细胞是外周血淋巴细胞在患者开始 IL‐2 治疗几天后反跳性增生时收集的。在体外与 IL‐2 一起培养数天后发展为具高度非特异性细胞毒性细胞后再返输给患者。

迄今,没有令人信服的证据说明加用 LAK 细胞后,疗效比单独使用 IL‐2 要好。再加上治疗的费用和烦琐性,这一疗法基本已被放弃。只有在移植后淋巴细胞增生性病(PTLD)中最近重新试用了 LAK 细胞并取得一定疗效,但要注意不能同时输注 IL‐2,以免刺激淋巴性肿瘤生长。

五、肿瘤疫苗治疗

由于疫苗在预防和治疗感染性疾病上获得了巨大成功,科学家是一直梦想开发有效的肿瘤疫苗。但是一直没有太大进展,直到 20 世纪 80 年代末和 90 年代初以后,肿瘤疫苗才真正开始走向临床研究和应用开发。近年来,研究和开发新型肿瘤疫苗已成为国际上肿瘤免疫治疗的热点。

肿瘤疫苗的基本原理是利用肿瘤抗原,通过主动免疫方式诱导机体产生特异性抗肿瘤效应,激发机体自身的免疫保护机制,达到治疗肿瘤或预防复发的作用。肿瘤疫苗属于主动免疫治疗,根据肿瘤抗原组分和性质的不同,肿瘤疫苗可分为以细胞为载体的肿瘤疫苗、病毒疫苗、蛋白/多肽疫苗、DNA 疫苗、抗独特型疫苗和异种疫苗等。

(位玲霞)

第二节　肿瘤的基因治疗

　　肿瘤基因治疗是指用正常或野生型基因矫正或置换致病基因,或引入有治疗价值的其他来源基因,以达到肿瘤治疗目的的方法。1990 年,Rosenberg 等首次在晚期癌症患者中利用反转录病毒载体做了基因转移术,将转导了编码肿瘤坏死因子的肿瘤浸润淋巴细胞用于治疗晚期癌症。近 10 年来,随着人们对肿瘤免疫、肿瘤病因及分子机制等研究的深入,肿瘤基因治疗获得了突飞猛进的发展,并逐渐走向成熟,批准进入临床试验的基因药物逐年增多。目前开展的免疫基因治疗、转导抑癌基因治疗、反义癌基因治疗,以及靶向化疗等肿瘤基因治疗研究,有些结果令人鼓舞。

　　基因转导大致可分两大类,体外和体内基因治疗。体外基因治疗是基因在离体培养情况下被转移或转导到靶细胞中后再放回到动物或人体中。体内基因治疗是基因在体内直接被转导到靶细胞中。要完成这一任务,涉及 2 个相互独立而又有关联的因素,即治疗性的基因及其运载系统。基因的作用机制、大小、表达的稳定性、预期的效果等均是选择的重要因素。第二个因素决定了能否把一个治疗性的基因有效地运载到靶细胞并进行表达。运载系统也叫载体,是一个微基因盒。由一段能启动靶基因转录的核苷酸或叫启动子的成分和一个多聚腺苷酸信号组成。后者能稳定转录了的 mRNA。这个微基因盒通常位于一大段核苷酸的主链骨架里。这一骨架的序列可以简单到像在噬菌体里的一样,因此可使载体在体外随细菌而增生。也可复杂到像大 DNA 病毒一样。此外,这个微基因盒通常由其他一些大分子所包绕,如蛋白和碳水化合物等。它们在转基因的稳定性、靶向性和表达上执行某些特异性功能。

　　到目前为止,已鉴定的认为可能有治疗价值的基因数量迅速增加。美国 FDA 批准的治疗肿瘤的临床试验项目已有 103 项。其中以 p53 在头颈部肿瘤和非小细胞肺癌做的工作最多,已看到有 PR、CR 和生存期延长的病例。目前这一观察还在继续进行中。然而,能否真正将治疗性基因成功地运用到人体的特定部位中还取决于一个有效的高度选择性的转运系统和高效的基因表达。因此,目前在基因治疗的基础科学研究上更多的精力还是强调发展更好的载体。

(位玲霞)

第六章 头颈部肿瘤

第一节 鼻咽癌

鼻咽癌(NPC)是原发于鼻咽,以颈淋巴结转移和颅神经损害为常见临床特征的恶性肿瘤。我国广东、广西、湖南、福建、江西、海南等地发病率尤高。广东四会和香港地区每年发病率为男性 30/10 万,女性 15/10 万。本病的男女之比为 2.38:1。发病年龄多在 3 ~ 86 岁。

一、病因

目前认为与遗传、病毒及环境因素等有关。

1. 遗传因素　NPC 具有种族及家族聚集现象,广东省的多次病例对照调查研究,发现 8% ~ 10% 的 NPC 具有家族癌史,明显高于对照组。在广东、广西的高发区内主要以操广州方言者的发病率高。侨居国外的中国南方人后代仍保持着较高的 NPC 发病率。

2. EB 病毒　从 Old 等首次(1966)用免疫扩散法在鼻咽癌患者的血清中检测到高滴度抗 EB 病毒抗体以来,经过大量研究,现已基本公认 EB 病毒与鼻咽癌的发生有密切关系。近年应用分子杂交及聚全酶链反应(PCR)技术检测,发现鼻咽癌活检组织中有 EBV DNA 特异性病毒 mRNA 或基因产物表达,证实 EB 病毒在鼻咽癌发展中的重要作用。

3. 环境因素　鼻咽癌高发区的大米和水中微量元素镍含量较低发区高,鼻咽癌患者头发中镍含量亦高。镍能诱发大鼠鼻咽癌,说明镍元素对鼻咽癌的发病有一定作用。

二、病理

鼻咽癌的好发部位以顶部为最常见,侧壁、前壁次之,底部最少。病理学大体形态可分为结节型、菜花型、黏膜下型、浸润型与溃疡型。组织学分为未分化癌、低分化癌、较高分化癌(如鳞癌和腺癌)三类。

三、临床分期

鼻咽癌的分期标准过去一直使用 1978 年长沙会议制订的分期标准。1992 年全国鼻咽癌会议上对鼻咽癌的分期进行了修改,提出了新的分期标准。

1. 原发肿瘤(T)

T_0:未见原发肿瘤。

T_x:原发肿瘤不能确定。

T_1:肿瘤局限于鼻咽腔内。

T_2:肿瘤局部浸润,鼻腔、口咽、茎突前隙、软腭、颈椎前软组织、颈动脉鞘区部分侵犯。

T_3:颈动脉鞘区肿瘤占据,单一前组或后组颅神经损害,颅底、翼突区翼腭窝受侵。

T_4:前后组颅神经同时受侵,鼻窦、海绵窦、颞下窝受侵,直接浸润第一、第二颈椎。

2. 颈部淋巴结(N)

N_0:临床未触到淋巴结。

N_1:上颈淋巴结,直径小于 4 cm,活动。

N_2:下颈淋巴结或肿块直径 4~7 cm,或肿块活动受限。

N_3:锁骨上区淋巴结或肿块直径大于 7 cm 或肿块固定及皮肤受侵。

3. 远处转移(M)

M_0:无远处转移。

M_1:有客观指标证实有远处转移。

4. 临床分期标准

Ⅰ期:$T_1N_0M_0$。

Ⅱ期:$T_2N_{0\sim2}M_0$,$T_{0\sim3}N_2M_0$。

Ⅳ_A 期:$T_4N_{0\sim3}M_0$,$T_{0\sim4}N_3M_0$。

Ⅲ期:$T_3N_{0\sim2}M_0$,$T_{0\sim3}N_2M_0$。

Ⅳ_B 期:任何 T,任何 N、M_1。

四、临床表现

应注意地区、生活习惯和家族史及接触放射物质和空气污染等。

鼻咽部由于位置隐蔽,早期症状轻微,故易被漏诊或误诊。医务人员必须密切关注,重视临床症状,才能早期发现,及时治疗。最常见的症状有:

(一)鼻出血 鼻咽癌早期即有出血倾向,鼻腔分泌物带血丝,最常见者为前鼻孔向鼻咽部抽吸鼻涕吐出涕中带血,或擤出鼻涕带血,以晨起时多见。开始出现少量血丝,时有时无,常被误诊为呼吸道炎症,未予重视,待出血量较多时,病变常已进入晚期。

(二)耳部症状 鼻咽肿瘤侵犯或压迫咽鼓管口,常可引起患侧耳鸣、耳闷塞感及听力下降,或伴有鼓室积液。

(三)鼻部症状 鼻咽部肿瘤逐渐长大,可阻塞后鼻孔,出现鼻塞,多为单侧性,瘤体增大时可能会发生两侧阻塞。

(四)头痛 早期即可有头痛,疼痛呈间歇性,部位不定,常偏于患侧颞、顶或枕部,晚期破坏颅底或向颅内蔓延则为持续性头痛,部位固定。

(五)颈部淋巴结转移 早期即可发生一侧乳突尖下胸锁乳突肌前缘上端颈深淋巴结增大,继之对侧亦有转移,增大之淋巴结无痛、质地较硬,活动度小或固定。

(六)颅神经症状 肿瘤破坏颅底或经破裂孔侵入颅内,常先侵犯Ⅴ及Ⅵ颅神经,故有头痛、患侧面部麻木、眼球不能外展及复视等症状。亦可引起其他颅神经症状。

(七)检查 间接鼻咽镜或光导纤维鼻咽镜检查,于咽隐窝及鼻咽顶后壁可见黏膜溃疡或有菜花状、结节状肿物。鼻咽造影及 CT 检查可显示较小肿瘤。X 线颅底平片可显示颅底骨质情况。

五、实验室及其他检查

（一）鼻咽镜检查　鼻咽镜检查是诊断鼻咽癌的主要方法，在鼻咽镜下观察鼻咽腔内结构左、右是否对称，黏膜有无粗糙、苍白、局部隆起等早期病变。如见新生物，应确定其部位、类型及范围。

（二）电子纤维鼻咽镜或鼻内镜检查　该检查有放大功能，有利发现早期微小病变和适于检查咽反射敏感者。

（三）颈部触诊　颈上深部可触及质硬、活动度差、无痛性肿大淋巴结。

（四）EB 病毒血清学检查　常用的有 EBVCA/IgA、EA/IgA 抗体检测，前者阳性率达93%，比临床症状早 4～46 个月，为鼻咽癌诊断的辅助指标。

（五）影像学检查　颅底 X 线平片、CT 或 MRI 检查有利于了解肿瘤病变范围及颅底破坏程度。

六、诊断和鉴别诊断

（一）诊断　鼻咽癌早期诊出率不高，这可能与早期症状易为患者忽略、患者就诊晚、病变部位较隐蔽、易漏检及病情发展迅速有关。所以，确诊多为较晚期。在临床上凡遇中年患者有回吸涕中带血、一侧顶枕部头痛、颈部淋巴结肿大、一侧中耳积液等临床表现时，应反复进行鼻咽部检查。对可疑者，应进行活组织检查或脱落细胞检查，必要时，要反复检查，直至确诊。X 线平片、鼻咽部造影有助于观察肿瘤大小、侵犯范围、有无骨质破坏；磁共振、CT 检查可观察到鼻咽部软组织微小肿瘤，有利于早期诊断；血清学诊断可检测EB 病毒的各种抗原的抗体，它应用于流行病学调查，亦可作为临床的辅助诊断，并可以帮助判定治疗效果及预后。对颈部肿大的淋巴组织，如怀疑为鼻咽癌转移，应尽量不取活检（除非绝对必要），以免促使肿瘤扩散；可行颈部淋巴结穿刺抽吸做细胞学检查。

（二）鉴别诊断

1. 咽扁桃体增殖　常见于 30 岁以下的年轻人，多位于鼻咽顶部，呈对称性，表面光滑呈纵行嵴状隆起，常因增生而形成结节或因感染而形成肉芽状结节，应注意癌变并存，常需活检鉴别。

2. 炎症　鼻咽黏膜粗糙，分泌物多或有普遍性的淋巴滤泡增殖，需活检鉴别。

3. 结核　鼻咽顶部黏膜糜烂、溃疡和肉芽肿样隆起、表面分泌物多而脏，还常伴颈淋巴结肿大，与鼻咽癌难以鉴别，需活检确诊。

4. 坏死性肉芽肿　病程发展很快，常伴发热或有恶臭，鼻咽顶中央呈肉芽状坏死。其边缘清楚，常累及鼻腔、口咽甚至穿破上腭或鼻旁皮肤形成溃疡。

5. 纤维血管瘤　多见于 15～25 岁的女性，有经常反复鼻出血及鼻塞史，出血量多。病变多发生在鼻咽顶部及后鼻孔，呈圆形或分叶状，表面光滑呈紫红色，触诊实而富有弹性，亦可破坏颅底骨，并引起颅神经症状，应慎重加以鉴别。活检会引起大出血，应禁用。

6. 颈部肿块

（1）淋巴结炎：急性者常有红、肿、热、痛等典型症状，易鉴别。慢性炎症常有龋齿、慢性扁桃体炎和咽喉炎。淋巴结光滑、活动，直径一般在 2 cm 以内。

（2）淋巴结核：多见于青少年，颈深、浅淋巴结常同时受累。并常伴有淋巴结周围炎症与周围组织粘连成团或邻近多处淋巴结融合成多结节状或分叶状。触之质地较软，有轻度痛感。

（3）恶性淋巴瘤：患者多年轻，病程短，病变范围广，常为双侧颈部，可伴有腋下、纵隔和（或）其他区域淋巴结肿大，质地软，有弹性感。

七、治疗

鼻咽癌的治疗包括放射治疗、手术治疗、化学治疗与免疫治疗。首选是放射治疗。

（一）放射治疗（放疗）　选用^{60}Co 或高能 X 线（6~8 MV）和电子束（4~5 MeV）。一般予常规连续放疗，每次 2 Gy，每周 5 次，鼻咽总量 66~70 Gy/6.5~7.0 周。早期病例可选用外照射加后装腔内治疗；中晚期病例无远处转移者，可选用放疗加增敏、超分割或加速超分割放疗；晚期病例有远处转移者，予姑息性放疗。放疗后复发或残存病灶可采用立体定向放射治疗。

（二）化学治疗（化疗）　在鼻咽癌的治疗中，高能放射治疗是公认的主要有效治疗方法。事实上，放射治疗仅用于治疗原发肿瘤及区域淋巴结，而绝大多数鼻咽癌为低分化癌和未分化癌，主要为低分化鳞癌，恶性度高、发展快，除颈部淋巴结转移外还极易出现远处转移。而较晚期的患者，经放射治疗后仍易复发和转移。因此，鼻咽癌除放疗外应用化疗是十分必要的。化疗有全身疗法和动脉插管疗法 2 种，常用的药物有环磷酰胺、顺铂、氟尿嘧啶、阿霉素。

（三）手术治疗　对放射治疗不敏感或放疗后复发残存的肿瘤，进行手术切除和颈部淋巴结清扫术，可提高疗效。但鼻咽癌一般不采取手术治疗。

（四）免疫治疗　当前临床上用于免疫治疗的药物有干扰素、白细胞介素－2、胸腺素等。免疫治疗用于鼻咽癌的研究，仍处于初级阶段，有待进一步研究提高。

八、护理措施

（一）心理护理　加强心理护理，医护人员对患者应持积极治疗态度，工作耐心，消除顾虑，提高患者抗病信心。

（二）生活护理　放疗开始时给予软饭或普通饭，2 周后，如有食欲下降、味觉减退、厌食肉类油腻之物时，可给清淡少油的素菜及蛋类。一旦发生口咽部溃疡应进半流质或流质饮食，以减少对黏膜之刺激，并可避免疼痛。此外宜适当补充牛奶、水果等，且须多饮水。重症摄食不足者应予补液，包括静脉高营养。

加强皮肤、口腔护理。

（三）治疗配合　放射治疗是治疗鼻咽癌的主要手段之一。由于射线对肿瘤细胞的杀灭，以及对正常组织的损伤，毒素的吸收等，患者在照射数小时或 2 天后，常出现全身和局部反应，表现为虚弱、乏力、头晕、头痛、厌食、恶心、呕吐、腹胀、皮肤黏膜反应等。因此护士应对放射治疗有全面的了解,在放射治疗期间应注意以下方面的护理。

1. 放射治疗前护理

(1)向患者讲明放射治疗的重要性及有效性,整个治疗过程需要多长时间及其有关注意事项等。鼻咽癌患者常有心理异常,认为癌为不治之症,有忧郁、恐惧、悲观、绝望等心理交织在一起,个别患者甚至有轻生的念头,护理人员应理解患者的心理,以高度的责任感、同情心和人道主义精神,处处体贴和关心患者,满足患者心理和生活上的需要,解除其恐惧心理,协助患者顺利度过放射治疗期。患者入院时要热情接待,语言亲切,态度和蔼,主动和患者谈心,帮助患者熟悉医院环境,讲明在放射治疗期间会出现的反应以及如何配合治疗等,鼓励其树立战胜疾病的信心。

(2)外照射前,应嘱患者去掉假牙、金耳环、金项链等,照射区皮肤勿涂红汞、碘酒等刺激性药物,也禁贴氧化锌胶布及其他各类治疗性药膏。主要是为防止重金属物产生的第二次射线,从而加重皮肤的损害。

(3)劝告患者戒烟酒,忌食辛辣刺激性食物,以减少对口腔、食管及胃肠道的刺激,鼻咽癌患者戒烟尤为重要,因其与治疗效果及复发密切相关。

(4)对术后患者的伤口,在接受放射治疗前应妥善处置,尤其是接近软骨及骨组织的伤口,须在愈合以后方可实行照射。一般伤口除急需照射外,也应在伤口愈合后接受照射治疗。

(5)对鼻咽癌在放射治疗之前,患者应洁齿,拔除深度龋齿及残根,伤口愈合7天后方可放疗,因照射可破坏龋齿周围的骨组织。鼻咽腔部有如咽炎、鼻炎、鼻窦炎或鼻咽部及口腔肿瘤感染,应先控制感染,消除炎症,这是因为感染灶可降低放射治疗的敏感性。有出血者应先止血。

(6)放射治疗之前应做肝肾功能及血象检查,白细胞在 $4.0 \times 10^9/L$ 以上,血小板在 $100 \times 10^9/L$ 以上,肝肾功能正常方可放射治疗。慢性消耗引起的恶病质应先纠正其恶病质再行放射治疗。

2. 放射治疗中护理

(1)注意口腔卫生,每次饭后用软毛牙刷刷牙,用多贝尔溶液或生理盐水漱口。

(2)保持鼻腔清洁,每天用生理盐水冲洗鼻咽1~2次。

(3)保持放射野皮肤干燥洁净。

干反应:用无刺激性软膏涂搽。湿反应:注意放射区域皮肤清洁干燥,避免衣物摩擦。

(4)耳部勿进脏水、脏物,防止外来感染,以免继发化脓性中耳炎,适当给予抗生素滴耳剂局部滴用。

(5)若鼻腔干燥可滴以无菌液状石蜡湿润,鼻塞可滴用麻黄素。

(6)嘱患者坚持使用木制螺旋张口器练习张口,以免放疗后由于咀嚼肌和下颌关节纤维变导致的张口困难。

(7)放疗中因味觉的改变,口腔无味或有异味感需吃软食或流食,鼓励进食。

3. 放射治疗后护理 放疗后继续注意皮肤反应;嘱患者继续练习张口活动;防止头颈部蜂窝织炎等。

4. 手术前护理

(1)向患者及家属说明手术的重要性,并多给予鼓励,增强其战胜疾病的信心。

(2)给予患者高热量、高蛋白、高维生素的饮食。食物宜为温凉的软食,避免过酸过辣等刺激,以防损伤黏膜。可告之患者使用吸管,以利于吞咽。

(3)手术前用多贝尔溶液或甲硝唑注射液漱口,每日4次,注意口腔卫生。

(4)每日为患者冲洗鼻腔1~2次,保持鼻腔清洁。

5. 手术后护理

(1)患者全麻术后应由专人看护,密切观察患者的面色、呼吸、血压、脉搏和体温,及时发现病情变化,预防出血。

(2)患者涕中有少量鲜血者,局部可用麻黄素、肾上腺素。

(3)从术后第一日起,用1.5%过氧化氢搽拭口腔,生理盐水冲洗,及时用负压吸引抽吸冲洗液,每日4次,防止口腔感染。

6. 鼻咽部出血护理

(1)少量涕中带血时局部可用麻黄素。

(2)中量出血时,局部可用麻黄素或肾上腺素纱条堵塞鼻咽止血,肌内注射止血剂。

(3)大量出血时嘱患者勿将血咽下,保持呼吸道通畅,防止窒息。吸氧,鼻部置冰袋冷敷,凡士林无菌纱布填塞后鼻孔压迫止血。准备好抢救用物,静脉给予止血药。

九、防控

开展防癌普查,对中老年人有一侧颈部淋巴结不明原因的肿大,或反复一侧耳闷堵塞,中耳积液,或一侧鼻塞、鼻涕带血等,应尽快到肿瘤科请医生检查,如发现可疑病灶,进一步做脱落细胞学检查或病理活检以确诊。生活在鼻咽癌高发区的中老年人也应定期到医院做防癌查体和做EB病毒检查。积极治疗鼻咽部慢性炎症和增生溃疡,防止忧思郁怒,加强体育锻炼,不吸烟,少饮酒,患病后更应保持良好的心态,生活有节,并根据本人体质适当进行轻微活动,如打太极拳等。放射治疗期间,口干舌燥时宜多食新鲜蔬菜、水果,如胡萝卜、山楂、柠檬等,保持口腔清洁。鼻咽癌预后较好,放射治疗可使大多数早、中期患者治愈,中医中药对放疗后不良反应防治有一定疗效。

(李海霞)

第二节 喉 癌

喉癌是喉部原发性恶性肿瘤,可由局部向周围扩展,或向区域淋巴结转移,也可转移至远处脏器,是头颈部常见的恶性肿瘤。喉癌占头颈肿瘤的13.9%,占全身恶性肿瘤的2.1%。喉癌的发生有种族和地区的差异,我国华北和东北地区的发病率远高于江南各省。近年来喉癌的发病率有明显增加的趋势。喉癌男性较女性多见,为(7~10):1,以40~60岁发病最多。喉部恶性肿瘤中96%~98%为鳞状细胞癌,其他如腺癌、基底细胞癌、低分化癌、淋巴肉瘤和恶性淋巴瘤等较少见。

一、病因和病理

迄今尚难确定,目前认为喉癌的发病与吸烟、饮酒关系极为密切。在 65 岁以上的患者中,吸烟者患喉癌的风险是非吸烟者的 9 倍,当吸烟与饮酒共同存在时则会发生相加或重叠的致癌作用。此外,接触有害粉尘、口腔卫生欠佳、某些维生素和微量元素缺乏、遗传因素、EB 病毒感染等与喉癌发病均有一定关系。

喉癌以鳞状上皮细胞癌多见,占喉部恶性肿瘤的 70%,腺癌次之,约占 20%,肉瘤罕见。喉癌的发生部位以声门区癌为多见,占 60%;声门上癌占 30%~40%;声门下癌占 4%~6%;原发于声门区癌多为高分化和中分化癌,预后较好,声门上癌和声门下癌常为低分化及未分化癌,预后较差。

二、临床分期

国际抗癌协会公布癌 TNM 分期标准。

(一)喉癌的 TNM 分类

1. 声门上区

T_{is}:原位癌。

T_1:肿瘤局限于原发部位,运动正常。

T_2:声门上区肿瘤累及声门上的邻近部位或向声门侵犯,未固定。

T_3:声门上肿瘤累及声门或声门下,固定并(或)有向深部浸润的其他征象。

T_4:声门上癌向喉外扩散,如下咽或口咽。

T_x:原发癌灶完全无法分级。

2. 声门区

T_{is}:原位癌。

T_1:肿瘤局限于声门区,声带活动正常(T_{1a}:一侧声带受累;T_{1b}:双侧声带受累)。

T_2:声门区肿瘤向声门下或声门上侵犯,声带运动正常或受限,未固定。

T_3:声门肿瘤累及声门上和(或)声门下,一侧或两侧声带固定。

T_4:声门肿瘤向喉外扩散,如穿破软骨支架或累及下咽或穿破皮肤。

T_x:原发癌灶完全无法分级。

3. 声门下区

T_{ia}:原位癌。

T_1:肿瘤局限于声门下,运动正常。

T_2:声门下肿瘤向声门区侵犯,未固定。

T_3:声门下肿瘤累及声门区或声门及声门上区,固定。

T_4:声门下肿瘤向喉外扩散。如穿至下咽部或向气管扩散,或穿破皮肤。

T_x:原发癌灶完全无法分级。

N:淋巴结转移。

N_0:局部淋巴结无明显转移。

N_1:同侧单个淋巴结转移,大小为 3 cm,或小于 3 cm。

N_2:同侧单个淋巴结转移,最大直径超过 3 cm 但小于 6 cm;或同侧有多个淋巴结转移,其中最大直径无超过 6 cm 者;或两侧或对侧淋巴结转移,其中最大直径无超过 6 cm 者。

N_{2a}:同侧单个淋巴结转移,最大直径超过 3 cm,小于 6 cm。

N_{2b}:同侧多个淋巴结转移,其中最大直径无超过 6 cm 者。

N_{2c}:同侧或对侧淋巴结转移,其中最大直径无超过 6 cm 者。

N_3:转移淋巴结之最大直径超过 6 cm。

N_x:局部转移淋巴结完全无法分级。

M:远处转移。

M_0:无明显远处转移。

M_1:有远处转移。

M_x:远处转移无法判断。

(二)喉癌的 TNM 分期

0 期:$T_{is}N_0M_0$。

Ⅰ 期:$T_1N_0M_0$。

Ⅱ 期:$T_2N_0M_0$

Ⅲ 期:$T_3N_0M_0$,$T_{1\sim3}N_1M_0$。

Ⅳ期:$T_4N_{0\sim1}M_0$;T 任何期 $N_{2\sim3}M_0$;T 任何期 N 任何期 M_1。

三、临床表现

根据癌肿发生部位的不同,临床表现不一。

(一)声门上型　原发部位在会厌、室带、喉室等的喉癌。早期无显著症状,只因有肿块存在,仅有咽部不适感或异物感。癌肿向喉咽部发展时,有喉咽部疼痛,并可放射到同侧耳部。若侵犯到梨状窝,可影响吞咽。当癌肿表面溃烂时,有咳嗽和痰中带血,并有臭味。当癌肿向下侵及声带时,才出现声嘶、呼吸困难等。由于该区淋巴管丰富,癌肿易向位于颈总动脉分叉处淋巴结转移。

(二)声门型　早期多发生于声带的前、中 1/3 处,影响声带的闭合和发音,症状为声嘶,时轻时重,随着肿块增大,声嘶逐渐加重,如进一步增大,则阻塞声门,引起呼吸困难。

(三)声门下型　即位于声带以下,环状软骨下缘以上的癌肿。因位置隐蔽,早期无明显症状,肿块增大,可出现呼吸困难,肿瘤溃烂可出现咳嗽和痰中带血,肿瘤向上侵及声带,则出现声嘶。

(四)颈部检查　仔细观察喉体大小是否正常,若喉体膨大则说明癌肿已向喉体外侵犯。并注意舌骨和甲状软骨间是否饱满,如有饱满,则癌肿可能已侵及会厌前间隙。再触摸颈部有无淋巴结肿大,并注意其大小、数量、软硬度和活动度。

四、实验室及其他检查

(一)间接、直接喉镜检查　可见癌瘤部位、大小、形状(乳头状、结节样、菜花样或表面糜烂等),并可做活组织检查。

（二）光导纤维喉镜检查　因镜体柔软可弯曲,检查时患者痛苦小,安全,可适用于老年人,且可在直视下发现隐蔽微小病变,并可摄影及行活组织检查。

（三）显微喉镜检查　由手术显微镜及支撑喉镜两部分组成,可很好地显露喉腔诸结构,发现早期病变,双手操作行显微手术,可以摄影及录像。但设备价值昂贵,且必须在全麻下进行,目前多用于早期声带病变的切除。

（四）X 线检查　喉侧位片,断层摄片,可辅助喉镜检查,观察肿瘤大小、形状等。

（五）CT 检查　可以显示披裂软骨、环状软骨上界、前联合、声门下区等部位是否有病变。为临床选择治疗方案及能否保留发音和吞咽功能提供较为可靠的信息。

（六）B 型超声波检查　该检查方法简单而安全,可显示淋巴转移灶及颈部血管的解剖关系。

五、诊断和鉴别诊断

（一）诊断　根据病史、临床表现及实验室及其他检查所见,诊断不困难,最后确诊取决于病理检查结果。

（二）鉴别诊断

1. 喉结核　主要症状为喉部疼痛和声嘶。发声低弱,甚至失声。喉痛剧烈,常妨碍进食。喉镜检查见喉黏膜苍白水肿,有浅溃疡,上覆黏脓性分泌物,偶见结核瘤呈肿块状。病变多发生于喉的后部。胸部 X 线检查,多患有进行性肺结核。喉部活检可作为鉴别时的重要依据。

2. 喉乳头状瘤　病程较长,可单发或多发,肿瘤呈乳头状突起,病变限于黏膜表层,无声带运动障碍。

3. 喉梅毒　患者声嘶而有力,喉痛轻。喉镜检查病变多见于喉前部,黏膜红肿,常有隆起的梅毒结节和深溃疡,破坏组织较重,愈合后瘢痕收缩粘连,致喉畸形。血清学检查及喉部活检可确诊。

六、治疗

（一）手术治疗　手术治疗为喉癌的主要治疗手段,手术既要彻底切除癌肿组织,又要保留发声功能。手术指征为:确诊为喉癌的Ⅰ期、Ⅱ期及Ⅲ期部分患者;患者愿意接受手术治疗;患者一般状况良好。常用手术方法有以下几种:

1. 喉部分切除术　喉部分切除术是在彻底切除肿瘤的基础上可基本保留喉功能的手术方法。常用的手术方法有如下 3 种:①垂直半喉切除术,适用于 T_1、T_2 的声门癌。②水平半喉切除术,适用于 T_1、T_2 的声门上癌。③水平加垂直喉切除术,主要适用于 T_3、T_4 的部分病例。

2. 喉全切除术　喉全切除术为将整个喉部切除,是治疗晚期喉癌的有效手术方法,主要适用于Ⅲ期、Ⅳ期病变。喉全切除术后,由于患者呼吸改道和丧失发声能力,给生活和工作带来很大的困难和痛苦,故应指导患者建立相应的生活和保健制度,并根据情况解决术后发声说话问题。

3. 颈淋巴结廓清术　颈淋巴结廓清术是治疗喉癌伴有颈部淋巴结转移的有效方法。

若患者全身情况允许,应争取一期手术,即进行喉切除的同时行颈淋巴结廓清术,包括胸锁乳突肌、肩胛舌骨肌、二腹肌、颈内静脉、副神经和颌下腺等组织,与淋巴结一起切除。

(二)放射治疗 目前多采用^{60}Co 或中子加速器照射,适宜于早期声门型、低分化癌;亦适于喉癌晚期不能手术者的姑息治疗。通常情况,放射治疗多是术后应用巩固疗效,或术前应用,以缩小肿瘤范围。

(三)化学治疗 对不适宜手术和放疗的喉癌患者,可选用化疗。常用药有平阳霉素、环磷酰胺、顺铂等。化疗也可作为手术和放疗综合治疗的一部分,可单一用药,也可联合化疗。

七、护理措施

(一)一般护理

1. 患者入院后热情接待,测量血压、脉搏、呼吸、体温每日 2~4 次,并记录,详细介绍病房环境、规章制度。

2. 向患者做好解释工作及应配合事项,注意有无感冒、局部炎症及女患者月经来潮等,如有异常应及时与医生联系。做好鼻、咽、口腔及外耳道卫生。

(二)心理护理 喉癌患者多为老年人,对诊断充满恐惧,对手术缺乏信心,有诸多疑虑。担心手术能否治愈,担心术后不能讲话等。有的患者干脆拒绝手术,手术前这种焦虑与恐惧心理如得不到缓解,将会影响手术效果及术后恢复。此时,护士应做好患者与家属的思想工作,解释手术治疗的必要性,告诉他们喉癌并不可怕,喉癌是头颈肿瘤中治愈率最高的疾病。如早期发现、早期治疗,五年生存率在 90% 以上。说明手术后可以练习发声或利用人工喉,通过语言交流以消除患者对失声的顾虑,使患者保持最佳心理状态。

(三)治疗配合

1. 术前准备

(1)向患者说明手术目的,手术后恢复的过程等,取得合作。教会其术后表达思想的方法。备好笔、纸,以备笔谈。

(2)清洁口腔,多漱口。

(3)备皮自下颌缘至第 3 肋水平,两侧至胸锁乳突肌后缘。患者洗头发,男性剃须。

(4)术晨放鼻饲管。摘下假牙和饰物。

2. 术后护理

1)全麻清醒后,给予半卧位。

2)随时吸引口腔内积存的唾液及血性物。

3)套管护理同气管切开术护理。

4)饮食:鼻饲约 12 天,在此过程中应注意患者的营养状态,并根据病情适当调整饮食。鼻饲后期可练习经口进食,待进食顺利即可拔除鼻饲管。

5)颈部皮肤切口缝线于 6~7 天拆除,造瘘口缝线 7~10 天拆除。

6)术后并发症的护理

(1)出血:手术后 12 小时内伤口出血是由于手术中处理血管不当,常需回手术室打开伤口重新止血。手术后晚期出血(1 周以后)多为伤口感染或咽瘘造成动脉破裂,情况严重,应急诊止血。止血时要保持呼吸道通畅,随时吸出呼吸道分泌物及血液。

(2)感染:颈部伤口感染多源于小的血肿、积液或线头异物。因此,预防的重点除了加强抗生素应用外,还应保持充分的负压引流。有条件时尽量减少丝线的使用,改用各种人造可吸收线。气管切开护理,吸痰要严格遵守无菌操作,加强口腔卫生。

(3)误咽:部分喉切除术后可发生不同程度的误咽。杓状软骨和会厌软骨切除后、喉上神经切除或损伤、声门关闭不良等,均可导致食物误入气管引起呛咳,严重者可导致吸入性肺炎。早期误咽可保守治疗,去除气管套管和鼻胃管,锻炼进软食,有助于尽快恢复吞咽和发音功能,教会患者"三咽法"即深吸气,进食小团软食,分两次吞咽,然后咳嗽后再吞咽。头偏向非手术侧有助于吞咽。软食较液体更容易吞咽,85%～90%的患者经过进食训练能恢复正常进食。

八、防控

1. 加强卫生宣教,不吸烟、不嗜酒、不过量进食刺激性强的食品及过分热烫的饮食,避免发音疲劳,积极治疗咽喉慢性炎症。

2. 注意口腔卫生,积极治疗喉白斑病、喉角化症等喉癌前期病变,以防癌变。

3. 加强对工业生产、生活中烟雾及粉尘作业的管理,防止对环境的污染。

4. 对不明原因的声音嘶哑、咽部不适、异物感、刺激性干咳等症状,经消炎、对症治疗不见好转,应进一步检查。

5. 做好出院指导,锻炼身体,增强体质。忌吸烟和饮酒。教会患者更换气管套管方法及其注意事项。喉部有不适症状随时复查。

(李海霞)

第三节　颅内肿瘤

颅内肿瘤是指颅内正常组织或胚胎残留组织出现无限制的增生而形成的肿瘤组织。可分为源于颅内各种组织的原发性肿瘤和由身体他处转移到颅内的继发性肿瘤两大类。颅内肿瘤有很多种,以胶质细胞瘤最为常见,其次常见的在成人为脑膜瘤、垂体瘤、听神经瘤,在小儿为颅咽管瘤、畸胎瘤。胆脂瘤、脊索瘤虽起源于胚胎残留组织,但于成年后发病者多。颅内的继发性肿瘤或转移性肿瘤主要见于老年。常见的转移性肿瘤为肺癌、乳腺癌、消化道癌、肾癌、黑色素瘤,多位于灰白质交界处,多经血行播散而来,单发和多发各占半数,大部分分布于双侧大脑半球。位于小脑幕以上的肿瘤总称为幕上肿瘤,位于小脑幕以下的肿瘤称为幕下肿瘤。成人的颅内肿瘤以幕上者为多,而12岁以下的儿童以幕下者为多。其发病率为3.2～3.4/(10万人·年)。

一、中枢神经系统肿瘤分类(WHO,1993)

(一)神经上皮性肿瘤

1. 星形细胞的肿瘤

(1)星形细胞瘤,亚型有混合型、纤维型、原浆型、肥胖细胞型4种。

（2）间变性（恶性）星形细胞瘤。

（3）胶质母细胞瘤：亚型有巨细胞胶质母细胞瘤和胶质肉瘤2种。

（4）毛细胞型星形细胞瘤。

（5）多形性黄色星形细胞瘤。

（6）丛状星形细胞瘤：包括亚室管膜下巨细胞星形细胞瘤（结节性硬化型）。

2. 少枝胶质细胞瘤的肿瘤

（1）少枝胶质细胞瘤。

（2）间变性（恶性）少枝胶质细胞瘤。

3. 室管膜的肿瘤

（1）室管膜瘤：亚型有细胞型、乳头型、上皮型、透明型或混合型等。

（2）间变性（恶性）室管膜瘤。

（3）黏液乳头型室管膜瘤。

（4）室管膜下瘤。

4. 混合性胶质瘤

（1）少枝星形细胞瘤。

（2）间变性（恶性）少枝星形细胞瘤。

（3）其他。

5. 脉络丛的肿瘤

（1）脉络丛乳头状瘤。

（2）脉络丛癌。

6. 来源未明的神经上皮肿瘤

（1）星形母细胞瘤。

（2）极形胶质母细胞瘤。

（3）大脑胶质瘤病。

7. 神经元和混合神经元—胶质细胞肿瘤

（1）神经节细胞瘤。

（2）小脑发育不良性神经节细胞瘤也称 Lhermitte – Duclos 病。

（3）促纤维增生性婴（幼）儿神经节细胞瘤。

（4）胚胎发育不良性神经上皮肿瘤。

（5）神经节细胞胶质瘤。

（6）间变性（恶性）神经节细胞胶质瘤。

（7）中枢性神经细胞瘤。

（8）马尾终丝副神经节瘤。

（9）嗅神经母细胞瘤也称感觉神经母细胞瘤：亚型有嗅神经上皮瘤。

8. 松果体实质起源的肿瘤

（1）松果体细胞瘤。

（2）松果体母细胞瘤。

（3）混合性（或）过渡性松果体瘤。

9. 胚胎性肿瘤

（1）髓上皮瘤。

（2）神经母细胞瘤：亚型有神经节细胞神经母细胞瘤。

（3）室管膜母细胞瘤。

（4）视网膜母细胞瘤。

（5）原始神经上皮性肿瘤：髓母细胞瘤,亚型有增生型髓母细胞瘤、髓母肌母细胞瘤、黑色素性髓母细胞瘤;大脑或脊髓的原始神经外胚层肿瘤。

（二）脑神经和脊神经的肿瘤

1. 雪旺细胞瘤也称神经鞘瘤,亚型有:①细胞丰富型。②丛状型。③黑色素细胞型等3种。

2. 神经纤维瘤,亚型有:①局限型:单发。②丛状型。③混合型神经纤维瘤。

3. 恶性周围性神经鞘的肿瘤（MPNST）:也称神经源性肿瘤、间变性神经纤维瘤、恶性雪旺细胞瘤,亚型有:①上皮型;②MPNST并具有趋性间质充质的和（或）上皮性分化型（MPNST）。③黑色素型。

（三）脑膜的肿瘤

1. 脑膜细胞的肿瘤

（1）脑膜瘤亚型有:①脑膜上皮型（合体细胞型）。②纤维型（纤维成细胞型）。③过渡型/混合型。④砂粒型。⑤血管瘤型。⑥微囊型。⑦分泌型。⑧透明细胞型。⑨脊索瘤样型。⑩淋巴浆细胞丰富型。⑪化生型。

（2）非典型性脑膜瘤。

（3）间变性（恶性）脑膜瘤,亚型:①与以上各良性类型对应的间变性脑膜瘤;②乳头状型脑膜瘤。

2. 间充质性非脑膜细胞肿瘤

（1）良性肿瘤有:①骨软骨瘤。②脂肪瘤。③纤维组织细胞瘤。④其他等。

（2）恶性肿瘤有:①血管外皮细胞瘤。②间充质性软骨肉瘤。③恶性纤维组织细胞瘤。④横纹肌肉瘤。⑤脑膜肉瘤。⑥其他。

3. 原发性黑色素细胞病变

（1）弥漫性黑色素病。

（2）黑色素细胞瘤。

（3）恶性黑色素瘤:亚型有脑膜黑色素瘤等。

4. 来源不明的肿瘤

（1）血管外皮细胞瘤。

（2）血管网状细胞瘤（毛细血管母细胞瘤）。

（四）淋巴和造血细胞肿瘤

1. 恶性淋巴瘤。

2. 浆细胞瘤。

3. 颗粒细胞肉瘤。

4. 其他。

（五）生殖细胞肿瘤

1. 胚生殖细胞瘤。

2. 胚胎癌。

3. 卵黄囊肿瘤（内胚窦肿瘤）。

4. 绒毛膜上皮癌。

5. 畸胎瘤包括：①未成熟型。②已成熟型。③畸胎瘤恶性变。

6. 混合性生殖细胞瘤。

（六）囊肿和类肿瘤病变

1. rathke 裂口囊肿。

2. 表皮样囊肿。

3. 皮样囊肿。

4. 第三脑室胶样囊肿。

5. 肠源性囊肿。

6. 神经胶质囊肿。

7. 颗粒细胞肿瘤（迷芽瘤、神经垂体细胞瘤）。

8. 下丘脑神经元错构瘤。

9. 鼻胶质异位。

10. 浆细胞肉芽肿。

（七）鞍区肿瘤

1. 垂体腺瘤。

2. 垂体腺癌。

3. 颅咽管瘤　亚型有：①牙釉质型。②鳞状乳头型等。

（八）肿瘤的局部扩散

1. 副神经节瘤（化学感受器瘤）。

2. 脊索瘤。

3. 软骨瘤、软骨肉瘤。

4. 腺样囊状癌。

（九）转移性肿瘤。

（十）未分类的肿瘤。

二、分期

UICC 恶性肿瘤 TNM 分类 1992 年第 4 版第 2 次修订本脑肿瘤的分类与分期如下。

（一）分类规则

本分类适用于所有脑肿瘤。必须经肿瘤的组织学证实。起源位置分类不适用于脑肿瘤。确定 T 和 M 的分级依靠体格检查和影像学检查。

（二）TM 临床分类

T：原发肿瘤。

T_x：不能确定原发肿瘤。

T_0：无原发肿瘤的证据。

1. 幕上肿瘤

T_1：肿瘤最大径≤5 cm，局限在一侧。

T_2：肿瘤最大径>5 cm，局限在一侧。

T_3：肿瘤侵犯或侵占脑室系统。

T_4：肿瘤超越脑中线，侵犯对侧脑半球或侵犯幕下。

2. 幕下肿瘤

T_1：肿瘤最大径≤3 cm，局限在一侧。

T_2：肿瘤最大径>3 cm，局限在一侧。

T_3：肿瘤侵犯或侵占脑室系统。

T_4：肿瘤越过脑中线，侵犯对侧半球或侵犯幕上。

T：远处转移。

T_X：不能确定远处转移的存在。

M_0：无远处转移。

M_1：远处转移。

（三）G 组织病理学分级

G_X：不能确定分化程度。

G_1：高分化。

G_2：中度分化。

G_3：低分化。

G_4：未分化。

（四）临床分期

I_A：$G_1T_1M_0$。

I_B：$G_1T_{2\sim3}M_0$。

II_A：$G_2T_1M_0$。

II_B：$G_2T_{2\sim3}M_0$。

III_A：$G_3T_1M_0$。

III_B：$G_3T_{2\sim3}M_0$。

IV：$G_{1\sim3}T_4M_0$。

　　G_4 任何 TM_0。

　　任何 G 任何 TM_1。

三、临床表现

（一）症状及体征

1. 颅内压增高症状　颅内压增高的发生取决于以下因素。①肿瘤生长的速度：如肿瘤生长迅速，在很短期内就占领了较大的空间，使生理调节跟不上恶化的形势，症状就很快出现，如恶性肿瘤，或虽为良性肿瘤，但肿瘤内发生了出血或囊变。②肿瘤的部位：后颅凹及中线的肿瘤，很容易引起静脉窦回流障碍和脑脊液循环通路阻塞，造成脑脊液的淤积,会较早出现颅内压增高的症状。③肿瘤的性质:发展迅速的恶性肿瘤,因都伴有明显的脑水肿,故早期常出现颅内压增高的症状。颅内压增高的症状表现为:

1)头痛:开始时为间歇性,以早晨及夜间明显,多在额部、后枕及双颞部,以后头痛逐渐加重,呈持续性。咳嗽、用力等动作可加剧头痛,小儿和老年患者头痛常不明显,只诉头晕。

2)呕吐:剧烈头痛时常伴恶心、呕吐,呈喷射性,幕下肿瘤出现呕吐比幕上早。儿童患者可只有反复发作的呕吐,为其唯一症状。

3)眼底和视力变化:可见双侧视盘水肿,是颅内压增高的最重要体征,幕下及中线部位肿瘤较早出现。幕上良性肿瘤则出现较晚,甚至不出现。视盘水肿早期无视觉障碍,头痛剧烈时可出现一时性黑蒙。晚期因继发性视神经萎缩,可有视力减退,甚至失明。

4)复视和眼球运动障碍:颅内压增高时,因展神经在颅底行程较长,容易受压或牵拉所致。常为双侧展神经麻痹,也可一侧展神经麻痹,导致眼球外展障碍。

5)精神症状:慢性颅内压增高可有反应迟钝、情感淡漠等。急性颅内压增高或脑疝时,意识水平逐渐下降至昏迷,或突然意识丧失。

6)癫痫发作:颅内肿瘤患者可出现部分性或全面性癫痫发作,与肿瘤生长的部位、性质和是否伴颅内高压有关。

7)脑疝:颅内压增高可导致脑组织向压力相对较低的部位移位,形成脑疝,常见者有3种。

(1)小脑幕切迹疝:通常由一侧大脑半球占位性病变所致颞叶海马沟回疝入小脑幕切迹孔,压迫同侧动眼神经,早期为同侧瞳孔扩大,同时伴有进行性意识障碍。

(2)枕骨大孔疝:主要见于后颅窝占位病变,此时小脑扁桃体疝入枕骨大孔,延髓受压,出现突然昏迷、呼吸停止、双瞳孔散大。

(3)大脑镰下疝:多见于大脑半球前部的肿瘤,肿瘤将扣带回从大脑镰下挤入对侧,胼胝体受压向下移位。同侧或双侧大脑前动脉的胼周动脉受压和大脑镰压迫导致循环障碍,表现为一侧或双侧下肢不全瘫。

2. 局灶症状及体征　若颅内肿瘤位于脑重要功能区及其附近,由于压迫或破坏,导致神经功能缺失,这时诊断定位有重要意义。

(1)大脑半球肿瘤:破坏性病灶者出现偏瘫、失语、肢体感觉障碍或精神障碍;刺激性病灶者出现癫痫发作、幻嗅、幻视等症状。非功能区肿瘤通常无上述症状。

(2)小脑半球肿瘤:可引起眼球水平震颤、病侧共济失调、肌张力低下等,小脑蚓部肿瘤可引起躯干性共济失调,小脑半球肿瘤则出现同侧肢体共济失调。

(3)桥小脑角:以听神经瘤最常见。早期为病侧耳鸣和进行性听力减退。逐渐出现同侧第Ⅴ、第Ⅶ颅神经功能障碍和小脑症状。晚期可有舌咽和迷走神经受累。

(4)脑干肿瘤:产生交叉性感觉和(或)运动障碍。即病变侧出现颅神经受损,而病变对侧出现中枢性瘫痪。

(5)第Ⅲ脑室邻近病变:定位体征较少,主要表现是颅内压增高症状。影响下视丘时可出现睡眠障碍、体温异常、尿崩症和肥胖等。

(6)蝶鞍区肿瘤:主要结构为视交叉和垂体,典型表现是视觉和内分泌障碍。有双眼视力下降,双颞侧偏盲直至双目失明,视盘原发性萎缩。嫌色细胞瘤导致肥胖、生殖无能。嗜酸性细胞腺瘤表现为肢端肥大症或巨人症。ACTH 腺瘤可致 ACTH 综合征。

3. 远隔症状　远隔症状是由于肿瘤和颅内压力增高引起脑组织移位,神经受牵拉和压迫而产生的一些局部症状。如展神经受压和牵拉而出现复视;一侧大脑半球肿瘤将脑干推向对侧,使对侧大脑脚受压产生病灶侧偏瘫等。

（二）各类不同性质颅内肿瘤的特点

1. 神经胶质瘤　神经胶质瘤为来源于神经外胚叶及其衍生的各种胶质细胞,是颅内最常见的恶性肿瘤,占颅内肿瘤的 40% ~45%。其中髓母细胞瘤恶性程度最高,好发于儿童后颅窝中线部位,常占据第四脑室,堵塞导水管引发脑积水,对放射治疗敏感;多形性胶质母细胞瘤,亦为极恶性,对放疗、化疗均不敏感;星形细胞瘤恶性程度较低,约占胶质瘤的 40%,生长缓慢,常有囊性变,切除彻底者可望根治;室管膜瘤,约占胶质瘤的 7%,亦有良性、恶性之分,后者时有术后复发。

2. 脑膜瘤　脑膜瘤发生率仅次于脑胶质瘤,约占颅内肿瘤的 20%,好发于中年女性,良性居多,病程长,多见于矢状窦旁和颅底部,瘤体供血丰富,多数颅内颅外双重供血,手术失血一般较多,如能全切,预后良好。

3. 垂体腺瘤　垂体腺瘤为来源于垂体前叶的良性肿瘤,发病率日渐增多,约占颅内肿瘤的 10%,生长缓慢,好发于青壮年。根据瘤细胞分泌功能不同分为催乳素腺瘤、生长素腺瘤、促肾上腺皮质素腺瘤及混合瘤等。瘤体较小限于鞍内者可经鼻—蝶窦入路行显微手术切除,肿瘤大者需经前额底部入路开颅手术切除,大部分患者术后需加放射治疗,术后垂体功能低下者,应给予相应激素的替代治疗,出现尿崩症者需投以适量的抗利尿激素。

4. 听神经瘤　听神经瘤是第Ⅷ脑神经前庭支上所生长的良性脑瘤,一般位于桥小脑角,约占颅内肿瘤的 10%,良性。直径小于 3 cm 者可用 γ - 刀照射治疗,大者需开颅手术。术后应注意面神经功能障碍的保护及后组脑神经的损伤,特别是闭眼与吞咽功能有无障碍。

5. 颅咽管瘤　颅咽管瘤为先天性良性肿瘤,约占颅内肿瘤的 5%,位于鞍区,多见于儿童及青少年,男多于女。常为囊性,与周围重要结构的粘连较紧,难以全切,易复发。

四、实验室及其他检查

（一）X 线检查　常规摄正、侧位 X 线片,必要时摄特殊位头颅片。了解颅骨大小,骨缝有无分离,脑回压迹有无增多和加深,肿瘤内钙化斑点,蝶鞍扩大,以及前后床突的吸收和破坏、钙化,松果体的移位,视神经孔扩大(视神经胶质瘤),内耳孔扩大(颅咽管瘤)等。

（二）脑电图检查　可发现表浅占位的慢波灶,对于中线的、半球深部和幕下占位病变帮助不大。

（三）X 线造影检查　气脑、脑室及脑血管造影术,对患者有一定的痛苦与潜在的危险,应慎重。

（四）CT 和 MRI　可清晰显示脑沟回、脑室系统。MRI 还可见脑血管;因无颅骨伪影,适用于后颅窝和脑干肿瘤。CT 或 MRI 增强检查时,富于血运或使血脑屏障受损的肿瘤影像加强。功能 MRI 可揭示肿瘤与大脑皮质功能间关系。肿瘤 CT 异常密度和 MRI 信号变化、脑室受压和脑组织移位、瘤周脑水肿范围可反映瘤组织及其继发改变如坏死、出血、囊变和钙化等情况，并确定肿瘤部位、大小、数目、血供和与周围重要结构解剖关系，结合增强扫描对绝大部分肿瘤可做出定性诊断。

（五）正电子发射体层摄影（PET） 利用能发射正电子的 ^{11}C、^{13}N、^{15}O 等同位素，测量组织代谢活性蛋白质的合成率以及受体的密度和分布等反映人体代谢和功能的图像，帮助诊断肿瘤和心脑血管疾病。对早期发现肿瘤，研究脑肿瘤恶性程度，原发、转移或复发灶及脑功能有一定价值。

（六）放射性同位素检查 包括扫描、γ 闪烁照相和 ECT。对于脑肿瘤的定位具有较高的价值。

（七）脑脊液检查 测量脑脊液压力及检查脑脊液可充分了解病情变化。如在脑脊液中查到瘤细胞，有助于脑肿瘤的定性。为避免形成脑疝，有颅内压增高时应谨慎。

（八）头颅超声波 头颅中线波的移位以及有时见到的肿瘤波，可提示一侧大脑半球占位性病变存在，其可靠性在 95% 左右。

（九）活检 肿瘤定性困难影响选择治疗方法时，可应用立体定向和导航技术取活检行组织学检查确诊。

五、诊断和鉴别诊断

（一）诊断标准

1. 慢性起病，进行性加重。

2. 有颅内压增高症，如头痛、呕吐、视盘水肿等。

3. 有上述局灶症状及体征。

4. 有上述实验室及特殊检查结果。

（二）鉴别诊断

1. 视神经乳头炎 可误认为视盘水肿而作为脑瘤的根据。视神经炎的充血要比视盘水肿明显，乳头的隆起一般不超过 2 个屈光度，早期就有视力减退。而视盘水肿一般隆起较高，早期视力常无影响。

2. 脑蛛网膜炎 起病较急，病程进展缓慢，常有视力减退、颅内压增高和局灶性脑症状，易与脑肿瘤相混淆。但蛛网膜炎的病程较缓和，可多年保持不变，有条件可做 CT 或 MRI 检查，即可作出鉴别。

3. 良性颅内压增高 患者有头痛和视盘水肿，但除了颅内压增高的体征和放射改变外，神经系统检查无其他阳性发现，各项辅助检查均属正常。

4. 硬膜下血肿 有明显外伤史者鉴别多无困难。患者可有头痛、嗜睡、视盘水肿和轻偏瘫。在没有明确头颅外伤病史，与颅内肿瘤鉴别困难时，可做 CT 检查确诊。

5. 癫痫 脑瘤患者常有癫痫发作，因此常需与功能性癫痫作鉴别。后者多数于 20 岁以前发病，病程长而不出现神经系统异常体征或颅压增高症状。但对于可疑或不典型的病例，应随访观察，必要时做进一步检查。

6. 脑脓肿 具有与脑瘤同样的症状，因此容易与脑肿瘤相混淆。脑脓肿起病急，绝大多数有全身或局部感染史,如慢性胆脂瘤性中耳炎、肺脓肿、化脓性颅骨骨髓炎、败血症、皮肤疮疖等。小儿患者常有发绀性先天性心脏病史。起病时有发热并有明显脑膜刺激症状。周围血常规有白细胞数增多,脑脊液内有炎性细胞。细心诊察多数不难区别。

7. **脑血管疾病**　脑瘤患者常有偏瘫、失语等症状,可能与脑血管病混淆。但脑血管患者年龄较大,有高血压史,起病急,颅压增高不如脑肿瘤明显,如遇困难,可做 CT 检查。

8. **内耳眩晕症**　内耳眩晕症与桥小脑角肿瘤一样可引起耳鸣、耳聋、眩晕,但无其他颅神经症状,内耳孔不扩大,脑脊液蛋白质含量不增加,可鉴别。

9. **先天性脑积水**　小儿脑瘤的继发性脑积水需和先天性脑积水做鉴别。脑瘤很少于 2 岁以前发病,而先天性脑积水自小就有头颅增大,病程较长,并常伴有智力障碍。

10. **散发性脑炎**　少数散发性脑炎患者可出现颅内压增高,但散发性脑炎发病较急,全脑症状突出,脑电图是弥散性高波幅慢波,CT 检查可鉴别。

11. **神经症**　无颅压增高症状及体征,眼底无水肿,可以鉴别。

六、治疗

目前治疗脑肿瘤仍以手术治疗为主,辅以化疗和放疗,有颅内压增高者需同时脱水治疗。

（一）降低颅内压　颅内压增高是脑肿瘤产生临床症状并危及患者生命的重要病理生理环节。降低颅内压在脑肿瘤治疗中处于十分重要的地位。常用的方法主要有:

1. **脱水治疗**　脱水药物按其药理作用可分为渗透性脱水药及利尿性脱水药。前者通过提高血液渗透压使水分由脑组织向血管内转移,达到组织脱水的目的。后者促使水分排出体外,血液浓缩,增加从组织间隙吸收水分的能力。脱水药物的作用时间一般为 4～6 小时。应用脱水药时应注意防止水、电解质紊乱。

2. **脑脊液体外引流**

（1）侧脑室穿刺:通常穿刺右侧脑室额角,排放脑脊液后颅内压下降。但排放脑脊液速度不可过快,以防止颅内压骤降造成脑室塌陷或桥静脉撕裂引起颅内出血。

（2）脑脊液持续外引流:多用于开颅手术前、后暂时解除颅内压增高症状及监视颅内压变化。

3. **综合防治措施**

（1）低温冬眠或亚低温:多用于严重颅脑损伤、高热、躁动并有去脑强直发作的患者。

（2）肾上腺糖皮质激素（激素）的治疗:激素可改善脑血管的通透性,调节血脑屏障,增强机体对伤病的反应能力,可用于防治脑水肿。应用激素时应注意防治感染,预防水、电解质紊乱。持续用药时间不宜过久。

（3）限制水钠输入量:可根据生理需要补充,注意维持内环境稳定,防止水、电解质紊乱和酸碱平衡失调。

（4）保持呼吸道通畅:昏迷患者应及时吸痰。必要时行气管插管或气管切开,以保持呼吸道通畅和保障气体交换。

（5）合理的体位:避免胸腹部受压及颈部扭曲,条件允许时可将床头抬高 15°～30°以利于颅内静脉回流。

（二）手术治疗　手术是治疗脑肿瘤最常用的方法，一旦诊断确立且定位可靠时，应及早手术治疗。良性肿瘤如能切除，可获得治愈。如肿瘤生长在重要部位而不能被全部切除，也应尽可能地多切除肿瘤组织以利于缓解由于肿瘤压迫脑组织而引起的症状，也可减轻其后放疗或化疗所针对的肿瘤负荷。总之，由于多数颅内瘤生长在中枢神经系统，手术难度较大，死亡率和致残率也较高，其手术方式应根据肿瘤部位、性质及术者技术条件来决定。一般包括肿瘤切除、内减压术、外减压术、姑息手术等。

（三）放射治疗　对手术无法彻底切除的胶质瘤，在手术后可以辅以放疗，能延迟复发，延长生存期；对一些不能进行手术的部位的肿瘤，如脑干或重要功能区的肿瘤，放疗成为主要治疗方法；对放射线敏感的肿瘤如髓母细胞瘤放疗效果较手术为佳；垂体瘤、松果体瘤可施以放疗。放射治疗采用的放射线有 X 线、β 射线、γ 射线及高能电子、中子和质子，使用的仪器有 X 线治疗机、^{60}Co 治疗机、感应和直线加速器等。放射剂量取决于肿瘤性质、脑组织耐受量及照射时间等因素。

（四）化学治疗　化学治疗是近年来的新发展。药物品种不少，但许多药物因血脑屏障的关系，进入脑内达不到有效浓度而归于无效。故成熟的经验很少。目前认为对脑肿瘤疗效较好，又能通过血脑屏障的抗癌药物包括亚硝基脲类（BCNU、CCNU）等。如卡莫司汀（BCNU）125 mg 溶入葡萄糖液中静脉滴注，连续 2 ～ 3 天为一疗程。用药后 4 ～ 6 周血常规正常可行第二疗程。单用卡莫司汀有效率为31% ～57%。洛莫司汀（CCNU）与卡莫司汀作用大致相同，但可口服，对造血功能有明显的延迟性抑制作用。口服每次 80 mg，连续服用 2 天为一疗程。近年来，国内第四军医大学采用恶性脑瘤埋化疗囊治疗，先手术切除部分瘤体，然后把化疗囊埋进残瘤腔内，每月向化疗囊中注射一次卡莫司汀，药物转流至瘤体内杀灭瘤细胞，短期内有效药物转流至瘤体内杀灭瘤细胞，近期有效率在90% 以上。此法不产生全身不良反应，患者痛苦小，无须再进行放射治疗。

（五）生物学治疗　近年发现干扰素具有多种生物活性，不仅对病毒，而且对某些脑肿瘤有抑制增殖的效果。

（六）其他治疗

1. 溴隐亭　溴隐亭为多巴胺能药物，该药可降低各种原因引起的泌乳素（PRL）浓度升高，使之恢复正常。国外报道 12 例垂体腺瘤患者，其中 9 例为 PRL 瘤，2 例为生长激素（GH）瘤，1 例激素浓度正常。经口服单次剂量溴隐亭 2.5 mg，8 小时后 PRL 浓度即降至基线水平的 65% ～95%，每日继服 2.5 ～7.5 mg 后，有 7 例 PRL 瘤患者血清 PRL 浓度降至正常范围，且一般情况改善，溴隐亭不仅可降低垂体腺瘤患者的血中 PRL 浓度，而且可使瘤体积缩小。一般报道肿瘤回缩需用药 3 个月，也有治疗 4 ～6 周即见明显效果者。另有人认为，对瘤体超出蝶鞍的 PRL 瘤用溴隐亭治疗效果优于手术。更大的侵犯海绵窦的肿瘤，用该药治疗可完全替代手术，对经手术和放疗失败的肿瘤，溴隐亭就是患者的救星。一般用量 2.5 mg，从每日 1 次开始，渐增至每日 3 次，此后视病情需要而再增大，可达每日 10 ～30 mg。治疗肢端肥大症时，每日可用 10 ～60 mg。常见的不良反应有轻度恶心、呕吐、便秘、眩晕、体位性低血压和排尿性晕厥，多于开始治疗时出现，但很快消失，与食物同服可减少恶心。

2. 赛庚啶　通过拮抗血清素而使 ACTH 分泌减少，皮质醇降至正常，且昼夜节律及地塞米松抑制试验恢复正常,治疗垂体促肾上腺皮质激素瘤(又称 Cushing's 病)可使临床症状改善。国内有人用本药治疗 4 例 Cushing's 病患者(其中 1 例为垂体腺瘤术后),每日用量 12~20 mg,随访 6 个月至 1 年,症状稳定者 3 例,1 例病情加重。

3. 生长抑素(SS) SS 及其类似物可抑制垂体腺瘤分泌 PRL 和 ACTH,并可抑制由促甲状腺素释放激素(TRH)引起的 TSH 分泌和由 Nelson's 综合征、Cushing's 病引起的 ACTH 分泌,临床使用适当剂量的外源性 SS,可有针对性地治疗 GH 瘤、ACTH 瘤、TSH 瘤和 PRL 瘤等。尤其对手术、放疗或溴隐亭治疗失败的垂体腺瘤患者,单用或合用 SS 及促性腺激素释放激素更为适宜。有人治疗的 5 例 GH 瘤患者,均行垂体腺瘤切除术,但术后血 GH 仍明显高于正常,用 SS 后血 GH 全部降至正常水平,且 SS 的不良反应很小。

4. 激素类药物 已有脑膜瘤细胞体外培养试验证实,生理浓度的雌二醇和黄体酮可以刺激肿瘤细胞生长,而黄体酮受体拮抗剂或药理浓度的黄体酮抑制其生长。但已有的临床试用报告尚未得到满意效果,可能与脑膜瘤生长缓慢,临床疗效难以观察,病例未经性激素受体测定筛选等有关。这类药物有:

TAM:用法,10 mg,口服,2 次/天,若 1 月内无效剂量可加倍。

AG:该药为雌激素合成抑制剂。用 TAM 无效者该药仍可能奏效。用法:250 mg,口服,2 次/天,2 周后改为 3~4 次/天,但日剂量不宜超过 1 000 mg,同时服氢化可的松,开始每日 100 mg(早晚各 20 mg,睡前再服 60 mg),2 周后减量至每天 40 mg(早晚各 10 mg,睡前 20 mg)。用 AG 有效者,一般在服药后 10 天左右症状缓解,如果治疗 3 周后症状无改善,则认为无效。

RU486:该药是人工合成的孕激素拮抗剂。实验表明,对抑制体外培养脑膜瘤的生长有明显的作用,在动物体内也有抑制肿瘤作用,但合适的临床用量尚有待探索。

MPA:100 mg,口服 3 次/日,或 500mg,口服,2 次/日。

MA:160 mg,口服,1 次/日。在用黄体酮作临床用药时,应注意在体外试验中黄体酮对脑膜瘤的作用是有争议的。

丙酸睾酮:50~100 mg,肌内注射,隔日 1 次,可用 2~3 个月。

类固醇激素:Gurcay 等在实验性脑瘤、Chen 和 Mealey 在人脑胶质瘤的组织培养中观察到类固醇激素有细胞毒作用。以类固醇激素治疗原发性脑瘤或脑转移瘤,可使症状显著好转。一般认为其治疗效果主要是消除脑水肿。当停用激素时,疗效消失,所以一般需连续应用数天或数周以维持疗效。地塞米松是最常用的类固醇激素,剂量一般为 10~20 mg/d,但有时为获得疗效可采用更大剂量。

七、护理措施

(一)一般护理和治疗配合

1. 心理护理 颅脑手术对生命威胁大,护士应向患者解释手术的目的、意义,消除患者对手术的紧张、恐惧、绝望心理。同时做好家属的安慰工作,克服悲观情绪,以乐观积极的心理状态配合治疗、护理,以利术后康复。

2. 生活护理 戒烟酒,保持大便通畅;有视力、听力障碍的患者,在住院期间服药、进食需给予特殊照顾;加强营养,预防电解质紊乱。

3. 手术前一日准备

（1）根据医嘱配血或自体采血，以备术中用血。

（2）做青霉素及普鲁卡因皮肤试验，以备术中、术后用药。

（3）常规备皮：剃头或剪鼻毛。若要求在手术室剃头者，嘱患者术前一周每日洗头，保持头部清洁。检查头部是否有毛囊炎，头皮是否有损伤。

（4）修剪指趾甲，洗澡，更换清洁衣裤。

（5）嘱患者术前晚 10 点开始禁食、禁水，包括次晨早饭，以免术中因呕吐而误吸。

（6）对于术前晚睡眠差及心理紧张的患者，按医嘱给予适当镇静剂，帮助其入睡。

4. 手术晨准备

（1）测体温、脉搏、呼吸，并绘制于体温单上。如有异常及时通知医生。

（2）剃头完毕后，头部用 0.1% 苯扎溴铵酊溶液消毒头皮，并戴上手术帽。

（3）嘱患者脱去内衣裤，换上干净的病服，除去身上贵重物品，取下假牙，并嘱患者排空膀胱。

（4）若患者发生异常情况，如女患者月经来潮、体温异常（超过 37.5℃），应及时与医生联系。

（5）准备好病历、CT 及 MRI 片等，以便带入手术室。

（6）手术室工人来接患者时和当班护士共同查对床号、姓名以及交接贵重药品。

（二）手术后护理

1. 术后患者应进监护室，进行特别护理。随时观察血压、脉搏、呼吸和体温的动态变化和意识、瞳孔及肢体活动情况，每 1~2 小时测试 1 次并记录。患者麻醉未完全清醒前或病情危重时应取侧卧位或仰卧位，头偏向一侧，避免舌后坠影响呼吸，防止口腔、咽部分泌物和呕吐物误吸入气管，造成窒息和吸入性肺炎。患者清醒、血压正常后可取头高（15°~30°）斜坡位，有助于颅内静脉回流，改善脑供血，缓解脑水肿和脑缺氧，从而减轻面部浮肿。

2. 术后 24 小时内帮助患者翻身时动作应轻柔，避免头颅震动和过度扭动。嘱患者勿用力咳嗽或排便，以免发生术后继发性颅内出血和急性颅内高压。注意勿折压瘤腔内引流管，观察引流液的量和颜色，如引流量过多且呈血性，应警惕颅内出血。出现癫痫发作时，执行癫痫的护理常规。

3. 术后常规静脉应用抗生素和脱水剂，预防感染和对抗脑水肿，有神经功能障碍症状时加用促神经代谢药物，以改善神经细胞代谢和促进神经功能的恢复。

（三）术后并发症的观察和护理

1. 出血 颅内出血是脑手术后最危险的并发症，多发生在术后 24~48 小时。患者往往有意识改变，表现为意识清楚后又逐渐嗜睡、反应迟钝甚至昏迷。大脑半球手术后出血常有幕上血肿表现，或出现颞叶钩回疝征象；颅后窝手术后出血具有幕下血肿特点，常有呼吸抑制甚至枕骨大孔疝表现；脑室内术后出血可有高热、抽搐、昏迷及生命体征紊乱。术后出血的主要原因是术中止血不彻底或电凝止血痂脱落，其他如患者呼吸道不畅、二氧化碳蓄积、躁动不安、用力挣扎等引起颅内压骤然增高也可造成再次出血。故术后应严密观察，避免增高颅内压的因素；一旦发现患者有颅内出血征象，应及时报告医师，并做好再次手术止血的准备。

2. 感染 颅脑手术后常见有切口感染、脑膜脑炎及肺部感染。切口感染多在术后3~5日发生，患者感到切口处再次疼痛，局部有明显的水肿、压痛及皮下积液表现。严重的切口感染可以影响骨膜甚至并发颅骨骨髓炎。脑膜脑炎因切口感染伴脑脊液外漏而导致颅内感染。肺部感染一般多在一周左右，常发生于意识不清的患者。护理中需保持呼吸道通畅，并加强营养及基础护理。

3. 中枢性高热 中枢性高热多于术后48小时内出现，常伴有意识障碍、瞳孔缩小、脉搏快速、呼吸急促等自主神经功能紊乱症状。对于中枢性高热用一般物理降温效果不佳，需及时采用冬眠低温治疗。

4. 尿崩症 术后尿崩症主要发生于鞍上手术后。若累及垂体柄、丘脑下部视上核到垂体后叶的纤维束，影响抗利尿激素的分泌则出现多尿、多饮、口渴，每日尿量在数千毫升，多者甚至可达1万ml，比重通常在1.005以下。对尿崩症患者应准确记录出入量，根据尿量和血液电解质变化调整用药剂量。

5. 胃出血 下丘脑及脑干受损后可引起应激性胃黏膜糜烂、溃疡、出血。患者呕吐大量血性或咖啡色胃内容物，并伴有呃逆、腹胀及黑便等症状，出血量多时可发生休克。可给予雷尼替丁等药物预防，一旦发现胃出血，应立即放置胃管，抽净胃内容物后用小量冰水洗胃、经胃管或全身应用止血药物，必要时输血。

6. 顽固性呃逆 常发生在第三、第四脑室或脑干手术后患者。膈肌痉挛导致的呃逆影响患者呼吸、饮食和睡眠，严重时可引起胃出血。对呃逆患者，应先检查上腹部，若有胃胀气或胃潴留，应安置胃管抽空胃内容物；其次，可通过压迫眼球或眶上神经、捏鼻，刺激患者咳嗽等强烈刺激以遏制呃逆。若效果不佳，可遵医嘱使用复方氯丙嗪（冬眠灵）50 mg或哌甲酯（利他林）10~20 mg肌内注射或静脉注射。

7. 癫痫发作 多发生在术后2~4日脑水肿高峰期，系因术后脑组织缺氧及皮质运动区受激惹所致。当脑水肿消退、脑循环改善后，癫痫常可自愈。对拟做皮质运动区及其附近手术的患者，术前常规给予抗癫痫药物以预防。癫痫发作时，应及时给予抗癫痫药物控制，患者卧床休息，保证睡眠，避免情绪激动；吸氧，注意保护患者，避免意外受伤；观察发作时表现并详细记录。

八、预后

颅内肿瘤的预后，主要取决于肿瘤的性质、部位、患者就诊时全身状态及治疗情况。

良性肿瘤，位于浅表、非功能区，术前患者一般情况较好，如能及时全切，预后往往较好，有可能恢复甚至胜过手术前患者的体力及脑力情况，而且术后不复发；如果肿瘤已经侵犯、包围了重要神经、血管或其他重要结构（如颈内动脉、动眼神经、延髓呼吸中枢）等，虽然肿瘤性质属于良性，但预后不佳，术后往往出现严重后遗症甚至危及生命；如果治疗不及时，则已经失明或接近失明的视力无法恢复。

恶性肿瘤，虽然一般不向颅外转移，但预后不佳，即使给予手术、放疗及化疗，一般仅延长生命。尽管如此，对于恶性肿瘤，近年来主张采用显微手术，尽可能做到"镜下全切"，然后给予放疗及化疗，包括多种药物化疗、营养支持治疗等，可以明显延长生存期，改善患者生存质量。在恶性肿瘤中,小脑星形细胞瘤的预后较大脑半球者好,伴有长期癫痫发作者较无癫痫者好。

九、防控

避免或减少蒽类化合物及亚硝基类化合物的摄入,消除不必要的放射线对人体的照射。注意微量元素的摄入,特别注意对锌的补充。对有颅内肿瘤家族史和男性性欲亢进者,应定期到医院检查和治疗。

(李海霞)

第七章　胸部肿瘤

第一节　食管癌

食管癌是一种常见的恶性肿瘤,全世界每年新发食管癌约 30 万。食管癌的高发区分布在南非、土库曼斯坦、哈萨克斯坦和欧洲的法国等。我国是食管癌的高发区,河南省最高,河南省林州市 35～64 岁男性食管癌发病率为 478.87/10 万,其次为江苏、山西、河北、福建、陕西、安徽、湖南、新疆。本病的男女发病率国外报道相差悬殊,男女之比为(1.1～1.7):1,我国各地普查资料,男女发病率比例为(1.3～2.7):1。发病年龄以高年龄组为主,35 岁以前的构成比很小,35 岁以后随年龄增长而构成比增高,以 60～64 岁组最高,70 岁以后逐渐降低。我国恶性肿瘤的平均死亡年龄为 58.15 岁,食管癌的平均死亡年龄为 63.49 岁,50～69 岁者占全部食管癌死亡者的 60% 以上。食管癌高发地区的发病年龄和死亡年龄均较低发区提前 10 年左右。

一、病因

食管癌病因尚不明确,但下列因素与食管癌发病有关。

1. 亚硝胺　亚硝胺是一种很强的致癌物,广泛分布于人类生活环境中,而且在霉菌的作用下,还可以在人体内合成。现已发现 10 多种亚硝胺可特异地诱发动物食管癌,具有明显的组织亲和性。在食管癌高发区居民胃液中发现了可诱发动物食管癌的亚硝胺类化合物,并发现不同发病地区和不同性别、年龄组人群胃内亚硝胺的暴露水平与食管癌死亡率水平相一致,呈正相关。

2. 真菌感染　在食管癌高发区和低发区的对比研究中发现,食管癌高发区谷物霉菌污染率明显高于低发区。有些真菌能促使亚硝胺及其前体的形成,促进癌肿的发生。

3. 缺乏维生素　缺乏 A 族维生素、维生素 B_2、维生素 C 及动物蛋白、新鲜蔬菜、水果摄入不足,是食管癌高发区的一个共同特点。某些微量元素钼、硒、锌、铜、铁在体内及土壤中的含量的变化与食管癌的发生、发展密切相关。

4. 食管损伤、食管疾病及食物的刺激作用　食管损伤及某些食管疾病可以促发食管癌。在腐蚀性食管灼伤和狭窄、食管贲门失弛缓症、食管憩室或反流性食管炎患者中,食管癌的发病率较一般人群为高。流行病学调查发现,食管癌高发地区的居民有进食烫的饮食、饮烈酒、吃大量胡椒、咀嚼槟榔或烟丝的习惯,这些食管黏膜的慢性理化刺激,均可引起局部上皮细胞增生。动物实验证明,弥散性或局灶性上皮增生可能是食管癌的癌前期病变。

5. 遗传因素和基因　食管癌具有家族集聚现象,提示遗传因素在食管癌的发生中起一定作用。细胞遗传学研究发现,在食管癌高发家族中,染色体结构异常者显著增多。食管癌的发生可能涉及多个癌基因的激活和抑癌基因的失活。

6. 人类乳头瘤病毒(HPV)　近年分子流行病学的发展,发现 HPV 具有放大癌基因 C－myc 和 H－ras 作用,并能使抑癌基因 p53 突变失活,说明 HPV 感染可能在食管癌的发生、发展中发挥着重要作用。

此外,随着医学模式的改变,心理因素的影响在癌症中的作用也越来越受到重视。多数研究表明精神创伤史、情绪忧虑可使食管癌的危险性增加。

二、病理

临床上食管的解剖分段分,①颈段:自食管入口至胸骨柄上沿的胸廓入口处。②胸段:又分为上、中、下三段。胸上段——自胸廓上口至气管分叉平面;胸中段——自气管分叉平面至贲门口全长度的上一半;胸下段——自气管分叉平面至贲门口全长度的下一半。通常将食管腹段包括在胸下段内。胸中段与胸下段食管的交界处接近肺下静脉平面处。

食管癌以食管中段最多见,下段次之,上段较少。可分为早期和中晚期两类。

1. 早期食管癌　病变多数限于黏膜表面(原位癌),未见明显肿块,也有一部分病例癌组织侵及黏膜下层,但未侵犯肌层,无淋巴结转移。肉眼所见表现为充血、糜烂、斑块或乳头状。早期食管癌按其形态可分为隐伏型、糜烂型、斑块型和乳头型。其中以斑块型为最多见,占早期食管癌的 1/2 左右,此型癌细胞分化较好。糜烂型占 1/3 左右,癌细胞的分化较差。隐伏型病变最早,均为原位癌,但仅占早期食管癌的 1/10 左右。乳头型病变较晚,虽癌细胞分化一般较好,但手术所见属原位癌者较少见。

2. 中晚期癌　又称为进展期癌,按病理形态,临床上食管癌可分为四型。①髓质型:肿瘤在食管壁内浸润性生长,使食管壁均匀增厚,管腔变窄。多数累及食管周径的全部或绝大部分。切面癌组织为灰白色,质地较软似脑髓组织,表面可形成浅表溃疡。②蕈伞型:瘤体呈卵圆形扁平肿块状,呈蘑菇状突入食管腔内。隆起的边缘与其周围的黏膜境界清楚,瘤体表面多有浅表溃疡,底部凹凸不平。③溃疡型:瘤体的黏膜面形成溃疡。溃疡的大小和外形不一,底部凹凸不平,深达肌层,阻塞程度较轻。④缩窄型(即硬化型):癌组织在食管壁内浸润生长,累及食管全周,伴有管壁纤维组织明显增生,形成环行狭窄,较早出现阻塞,近端食管腔明显扩张。

组织学上有鳞状细胞癌、腺癌、小细胞癌、腺鳞癌等类型,其中以鳞状细胞癌最多见,约占食管癌的 90%,腺癌次之,大部分腺癌的发生与 Barrett 食管发生有关,极少数来自食管黏膜下腺体。

三、临床分期

我国将食管癌的临床病理分为 0～4 期(表 7－1)。

表 7 - 1　我国食管癌的临床病理分期

分期		病变长度	病变范围	转移情况
早期	0	不定	限于黏膜层	无淋巴结转移
	Ⅰ	<3 cm	侵及黏膜下层	无淋巴结转移
中期	Ⅱ	3～5 cm	侵及部分肌层	无淋巴结转移
	Ⅲ	>5 cm	侵及全肌层或有外侵	有局部淋巴结转移
晚期	Ⅳ	>5 cm	有明显外侵	有远处淋巴结或其他转移

四、临床表现

早期时症状多不明显,偶有吞咽食物哽噎、停滞或异物感,胸骨后闷胀或疼痛。可能是局部病灶刺激,食管蠕动异常或痉挛,或局部炎症、糜烂、表浅溃疡等所致。这些症状时轻时重。常在患者情绪波动时发生,故易被认为是功能性症状,而延误治疗。

中晚期食管癌典型的症状为进行性咽下困难,先是难咽干的食物,继而半流质,最后水和唾液也不能咽下,严重时呕吐食物,常吐黏液样物,为下咽的唾液和食管的分泌物。患者逐渐消瘦、脱水、无力。持续胸痛或背痛表示为晚期症状,其性质可呈烧灼样、针刺样或牵拉样,以咽下粗糙、灼热或有刺激性食物为著。当癌肿梗阻所引起的炎症水肿暂时消退,或部分癌肿脱落后,梗阻症状可暂时缓解,常误认为是病情好转。

癌肿压迫喉返神经可致声音嘶哑;侵犯膈神经可引起嗝逆或膈神经麻痹;压迫气管或支气管可出现气急和干咳;并发食管—气管或食管—支气管瘘或癌肿位于食管上段时,吞咽液体时常可产生呼吸困难或呛咳并发生呼吸系统感染;如颈交感神经节被癌肿压迫,则可产生颈交感神经麻痹综合征(Horner 综合征);侵蚀主动脉则可产生致命性出血。

五、实验室及其他检查

(一)X 线吞钡检查　食管癌 X 线表现主要有:黏膜皱襞增粗迂曲、中断或消失;管腔充盈缺损和狭窄,管腔边缘不规则,如虫蚀状或毛刺状;管腔舒张度减低、消失,甚则管壁僵硬;软组织肿块影,肿物突向管腔内,或钡剂通过障碍,或排空缓慢,或梗阻等表现。

(二)食管拉网脱落细胞学检查　我国创用的食管拉网脱落细胞学检查,早期病变阳性率为90%～95%,除可明确诊断外,分段拉网检查尚可定位,是一种简便易行的普查筛选诊断方法。

(三)纤维食管胃镜检查　能直接观察食管黏膜的病变情况,通过刷检及活体组织切片能明确诊断,对于中晚期食管癌的确诊率可达100%,早期食管癌的诊断也比 X 线检查有明显优越性,X 线检查怀疑早期食管癌的患者应常规行此检查。检查时患者痛苦较小,一般患者即使体质较差者也能耐受,此项检查的广泛应用,对食管癌的诊断起到了重要作用。早期病变在内镜下难以区别时,可用1%～2%甲苯胺蓝或3%～5%卢戈氏碘溶液行食管黏膜染色。前者正常上皮不染色,而将肿瘤组织染蓝色;后者将使正常食管鳞状上皮染成棕黑色,肿瘤组织不被碘染色而鲜亮。

（四）CT 检查　CT 可以清晰显示食管与邻近纵隔器官的关系。CT 扫描在显示食管癌病灶大小、肿瘤外侵范围及程度方面明显优于其他诊断方法。

（五）食管超声内镜检查（EUS）　内镜超声发生系统通过充水囊而工作。此种新检查方法其优点：①可以精确测定病变在食管壁内浸润的深度，准确率达 90%。②可以测出壁外异常肿大的淋巴结，包括远离病变部位处的淋巴结，显示率达 70%。③迅速而容易地区别病变位于食管内还是在壁外。

六、诊断和鉴别诊断

对早期食管癌的诊断一定要根据患者症状，X 线钡餐造影，食管细胞学检查和食管内镜检查综合分析后再确定；中晚期食管癌大多根据临床表现、X 线钡餐造影即可明确诊断，食管内镜加活检可进一步确诊。

鉴别诊断包括下列疾病：

1. 反流性食管炎　有类似早期食管癌的症状，如刺痛及胸骨后烧灼痛。X 线检查常无明显异常发现，必要时可行纤维食管胃镜和细胞学检查。

2. 贲门失弛缓症　多见于年轻患者，病史较长，症状时轻时重，X 线上表现食管体部无收缩或蠕动、食管黏膜光滑、贲门部呈"鸟嘴样"狭窄，食管镜检查可明确诊断。

3. 食管良性狭窄　食管良性狭窄多为化学性烧灼伤的后遗症，也可能是食管炎所引起的瘢痕狭窄。病期一般较长，有误吞强酸或强碱史。

4. 食管静脉曲张　有肝硬化、门脉高压的其他体征，多见于食管下端，广泛者可累及胸部食管。X 线所见黏膜皱襞增粗、迂曲、串珠状缺损，食管边缘凹凸不平。

5. 食管周围器官病变　纵隔肿瘤、食管周围淋巴结肿大、左心房明显增大、主动脉瘤等，均可造成食管不同程度的外压性狭窄，从而产生吞咽困难，食管钡餐有助于诊断。

6. 癔症　患者多为青年女性，有咽部异物感，进食时消失，常与精神因素有关，无器质性食管病变，但 50% 的患者可有食管括约肌障碍，行食管测压检查可以确诊。

七、治疗

（一）治疗原则　食管癌的治疗方法主要为外科手术，辅以放疗、化疗、内镜治疗。目前仍推崇手术与放疗、化疗相结合的综合治疗。Ⅰ期患者手术切除；Ⅱ、Ⅲ期可先手术切除，术后配合放化疗，也可先做放疗后化疗或同时放化疗，再争取手术；Ⅳ期患者以化疗和放疗为主。

（二）一般治疗　加强营养支持，晚期不能进食的患者，应给予肠外营养，可考虑深静脉穿刺置管，给予足够的能量（糖类、氨基酸、脂肪以一定的比例），补充足够的维生素与微量元素，维持水、电解质平衡。对于癌痛，遵照 WHO 三阶梯止痛原则。对于轻中度疼痛可用阿司匹林等解热镇痛药，如不能很好控制可加用曲马多或可待因，如不理想可改用吗啡类药物，如吗啡（路泰）10 mg，2 次/天，或更大剂量的硫酸吗啡控释片（美施康定）30 mg 2 次/天，也可改用芬太尼贴剂经皮给药。遵照"口服给药，按阶梯给药，按时给药，个体给药"的原则。

晚期癌症患者，不少合并焦虑、抑郁等心理问题。以焦虑为主的给予阿普唑仑 0.4 ~

0.8 mg,2 次/天,或黛力新 1 片,2 次/天,或曲唑酮(美抒玉)50 ~ 100 mg,1 次/天,也可以用盐酸丁螺环酮片;以抑郁为主的给予 SSRI 类药,如氟西汀(百忧解)20 mg,1 次/天,甚至起效更快的奥氮平(再普乐)。

对于入睡困难的可给予地西泮、阿普唑仑、唑吡坦(思诺思)或三唑仑、佐匹克隆(忆梦返)等药物;对于睡眠时间短、易早醒的可给予氯硝西泮。

(三)手术治疗　对于 0、Ⅰ 期的食管癌,手术是标准的治疗手段,可获得满意的生存率。对于大部分 Ⅱ 期及若干 Ⅲ 期者一旦明确诊断,在患者全身情况许可时,应争取外科治疗,其 5 年生存率仍有 20% ~ 30%。

(四)放射治疗　放射治疗是食管癌的重要治疗手段之一,适应范围比手术广,包括根治性放疗和姑息性放疗两大类,照射方法有外放射和腔内放射、术前放射和术后放射。治疗方案的选择,需根据病变部位、范围、食管梗阻程度及患者的全身状况而定。

1. 常用的照射野　照射范围应包括原发灶及区域淋巴结。常用的照射野有,①胸前垂直野和背部垂直野:照射野上下界超出肿瘤上下缘 3 ~ 5 cm,野宽根据肿瘤大小而定,一般为 6 ~ 7 cm。②背部斜野:背部斜野是等中心或非等中心的背部左和右斜野。上下界同垂直野,野宽一般为 5 cm,射线束倾斜角度及升床因患者而异,以避开脊髓为目的。③胸前斜野加楔形板:胸前非等中心左右斜野,两野夹角约 100°,加用 45° 楔形板。

食管癌根治性放射治疗最常用的是胸前垂直野加背部两斜野的三野交叉法;颈段和胸廓入口处的上段食管癌一般采用胸前两斜野加楔形板照射;术前放射治疗和姑息性放射治疗可采用胸背垂直两野对穿照射。锁骨上区淋巴结转移者加锁骨上照射野。

2. 放射源的选择　食管癌放射治疗多选用 ^{60}Co 或 4 ~ 8 MV 高能 X 线,胸部中下段患者,可应用 8 ~ 15 MV 的 X 线。颈段食管癌前正中野照射可选用电子束照射。

3. 照射剂量　根治性放射治疗剂量为 60 ~ 70 Gy/6 ~ 7 周,淋巴引流区预防照射剂量为 50 Gy/5 周;术前放射治疗剂量为 40 Gy/4 周;术后放射剂量为 50 ~ 60 Gy/5 ~ 6 周;姑息性放射剂量为 50 Gy/5 周。

食管癌放射治疗剂量分割以常规分割为主。近几年也采用后程加速超分割方法,取得了较好疗效。

4. 摆位技术与要求　认真阅读放射治疗医嘱单,并按治疗需要准备物品,患者进入治疗室后,脱去上衣充分暴露照射野,协助患者平卧于治疗床上。

方法:①按医嘱要求调节好灯光野的面积大小。②如为非等中心斜野照射,先按医嘱要求给好机架角度,再对源皮距。如为等中心照射,应先升床对准距离再给机架角度。③按医嘱要求调好机头方位角,使灯光野的大小、走向方位与体表野完全吻合。因为人体体表面是一曲面,再加上机架旋转一定角度,所以定位时标在体表的照射野不是成规则的正方形或长方形,治疗摆位时灯光野应与体表野重叠,如果不重叠,则可能机架角或面积大小不符。④如患者取仰卧位照射背后两野时,应将治疗床挡板去掉,便于对距离、体表野,并减少床板对照射剂量的影响,同时注意使床架避开射野。⑤转大角照射时,应注意适当移动床面,以免机架与床面相碰。⑥胸前斜野加楔形板摆位方法,按仰卧位要求摆好体位,头稍后仰。按医嘱要求对准机架角及源皮距,将灯光野对好体表野,按医嘱选用并安放楔形板,应注意楔形板尖角向下。

注意事项:①等中心照射要求升床后的源皮距一定要准确,而非等中心给角照射要求机架角度一定准确。升床或机架角不准确会使照射野中心偏离肿瘤,影响治疗效果,并有可能照射到脊髓超过其耐受量,而造成严重后果。②体位严格按医嘱要求躺正、固定。灯光野一定要与体表标记完全重合,如反复校对仍不符合者,应及时向主管医生反映。③严格而准确执行照射剂量和照射时间。超分割照射者一定注意两次照射的间隔时间在 6 小时以上。

5. 等中心照射技术 等中心照射技术患者体位简单、舒适,容易固定,每次照射重复性好,照射准确性高。

(1)食管癌等中心照射定位:①患者标准仰卧体位,口含钡剂。②定升床高度,患者吞咽钡剂后,机架垂直位定出前野中心线,然后把机架旋转至 90°或 270°,升高治疗床,使病变中心线与照射野中心线一致,机架重回 0°位,记录此时的源皮距,然后 100 cm 减去此源皮距即为升床高度。③确定前野,根据患者肿瘤长度、外侵情况、走行等确定前野大小及范围。④确定后背两斜野,旋转机架角度,根据食管走行调整机头方位角度,使射野避开脊髓为准,并记录照射野大小及深度。

(2)等中心治疗摆位:①准备工作,认真核实治疗单上的医嘱,包括照射野的大小、机架角度及治疗剂量等。根据需要撤掉或更换治疗床面。②按医嘱摆好体位,有激光定位要求,则对准激光定位点或“十”字线。③将灯光野中心“十”字对准定位时体表标记的“十”字,再把床升至所需高度,按医嘱要求设置灯光野(有的治疗机可在操作台上设置)。④按要求给大机架角度及小机头方位角,一定要准确。注意在给大机架夹角时,开始转速可快,接近所需角度时应放慢速度,以使角度准确。

6. 食管癌近距离腔内治疗技术 近距离腔内治疗主要用于食管癌外照足量后局部病变残存、放疗后局部复发、颈段外照射后加量等。

(1)治疗前准备:向患者介绍腔内治疗的过程及注意事项,让患者放松,配合治疗。患者当天禁饮食,治疗前半小时肌内注射鲁米纳 0.1 g,阿托品 0.5 mg,治疗前 5 分钟含服 2% 利多卡因 5 ml。

(2)治疗过程:①治疗的前一天在模拟机或 X 线机下钡餐透视确定病变位置,并在患者体表用铅丝标记。②治疗前从鼻腔或口腔将施源器插至病变处,并在模拟机或 X 线机下校正,位置准确后固定施源器。③插入定位尺拍正侧位片,确定照射范围,将资料输入治疗计划系统,设计治疗计划。④执行治疗计划,进行腔内照射。⑤照射结束后,拔除施源器,清洗后浸泡于消毒液中。

(3)治疗后处理:照射后注意观察患者有无不良反应,腔内照射 1 小时后方可进饮食,以流质食物为好。治疗后如患者进食痛明显,可适量口服利多卡因等局麻药。需进行多次腔内照射者,应经常询问患者有无进食呛咳,以便及时发现食管气管瘘。

(五)化学药物治疗

1. 化学药物治疗的原则 对于食管癌的化疗尚在临床评价之中。早期食管癌术后辅助化疗可缓解症状,控制转移,延长生存时间。晚期食管癌化疗对于远处转移者有一定疗效。术前新辅助化疗的临床试验结果不一,这可能与肿瘤的分期、细胞学分型等有关。但术前的放、化疗似不能改善食管癌的平均生存率和总生存率。

2. **药物作用和机制**　食管癌的细胞增生周期约 7 天,较正常食管上皮细胞周期稍长。理论计算其倍增时间约 10 天,故进入增生周期的细胞较少,对于一些周期特异性药物的敏感性较低。常用的药物有金属铂类、5－FU、紫杉醇、拓扑异构酶抑制剂、蒽醌类抗癌抗生素、长春瑞滨、甲氨蝶呤(MTX)等。

3. **化学治疗**　化疗对一些中晚期食管癌患者不但能缓解症状,还可使瘤体缩小。但总的说来,化疗对食管癌的远期疗效还不够理想,关于化疗方案,目前较为一致意见是联合化疗而不主张单一用药。联合化疗中一种是以治疗鳞癌的 BLM 为主的方案;另一种是以治疗胃肠道腺癌的 5－FU 为主方案。

4. **选择性食管动脉灌注化疗**　食管癌的选择性动脉灌注化疗是一个重要的给药途径,国内外虽然起步较晚,但从目前仅有的资料即显示出了它的疗效和其潜在的研究价值及与手术、放疗联合应用的临床意义。

目前食管癌常用灌注药物有 DDP 80～100 mg/m^2,CBP 300～400 mg/m^2,BLM 20～25 mg/m^2,PYM 25～30 mg/m^2,MMC 14～20 mg/m^2。ADM 40～60 mg/m^2,THP 60～70 mg/m^2,5－FU 750～1 000 mg/m^2 等;联合灌注方案多采用 DDP＋PYM、DDP＋5－FU、ADM 或 THP＋MMC、DDP＋MMC＋PYM 等。4～5 周 1 次,2～3 次后评价疗效,然后手术或放疗。经导管直接向肿瘤供血动脉灌注抗癌药物,可增加局部肿瘤组织中的药物浓度和作用时间,故临床疗效较全身化疗高,不良反应轻。

术前动脉插管灌注 5－FU 及间断注射 MMC、VCR 治疗贲门癌 48 例,然后手术,术后 1 年、3 年、5 年存活率分别为 75%、50% 和 29%。与单纯手术组的 60%、23% 和 16% 相比,差异有显著意义。Matsuno 比较了食管癌经动脉灌注 BLM 后手术切除的 3 年、4 年、5 年生存率分别为 31%、31% 和 23%,而单纯手术的 3 年、4 年、5 年生存率分别为 25%、25% 和 19%。

5. **生物学治疗**　给食管癌患者应用生物反应调节剂,如胸腺素、干扰素等,有利于恢复机体的免疫功能。食管癌有颈淋巴结转移者可用 α 干扰素及肿瘤坏死因子,每次分别以 60 万 U 和 50 万 U 行瘤体内多点注射,用药次数为 15～16 次,有近 30% 的病例可见瘤体缩小。

6. **综合治疗**　食管癌综合治疗的方式有术前或术后放疗,化疗后手术,化疗加放疗后手术和放疗加化疗。其中术前化疗加放疗最显著,其手术切除率为 50%～90%。5 年生存率可达 30% 及以上。

7. **中医中药**　食管癌与中医的"噎膈"相类似,噎膈之病多由七情内伤,阴伤不润,饮酒过度,致使气血凝滞,痰火丛生,日久不散,阻塞食管,噎膈乃成。

1)辨证施治

(1)肝郁气滞型:症见饮食哽噎,胸骨后隐痛或胸胁胀痛,胸闷口苦,烦躁失眠。舌苔薄黄,脉弦。治宜疏肝理气,降逆散结。方用逍遥丸和旋覆代赭汤加减。药用:柴胡 12 g,杭芍 20 g,茯苓 15 g,代赭石 30 g,旋覆花 12 g,陈皮 10 g,竹茹 10 g,山豆根 30 g,郁金 12 g,白花蛇舌草 30 g,水蛭 15 g,地龙 30 g。

(2)痰瘀互结型:症见饮食哽噎,食入即呕吐痰涎,胸闷脘胀,咳嗽痰盛。苔白腻而厚,舌质紫暗或有瘀斑,脉弦滑。治宜化痰散结,祛瘀消瘤。方用海藻玉壶汤和旋覆代赭汤加减。药用:旋覆花15 g,代赭石30 g,竹茹12 g,海藻30 g,昆布30 g,黄药子30 g,露蜂房15 g,水蛭15 g,莪术15 g,三棱15 g,清半夏15 g,土贝母15 g,壁虎12 g,干蟾皮15 g,山豆根30 g。

（3）热毒津伤型:症见口干唇燥,咽痛烦渴,胸背灼痛,夜间加重,午后低热,或有盗汗,大便干结,声音嘶哑,舌红少津,苔黄,脉弦数。治宜清热解毒,生津养阴,方用沙参麦冬汤加减。药用:南沙参30 g,北沙参30 g,天门冬30 g,生地20 g,天花粉15 g,桑叶15 g,白花蛇舌草30 g,鱼腥草30 g,白英30 g,紫草30 g,白茅根30 g,生大黄12 g,山豆根30 g,地龙30 g。

（4）阴液枯竭型:症见病程日久,吞咽困难,形体消瘦,乏力气短,面色萎黄或苍白,低热盗汗,口干咽燥,大便燥结,舌红绛无苔或光亮如镜,脉沉细无力。治宜滋阴养血,润燥生津。方用一贯煎和大补阴丸加减。药用:北沙参30 g,天门冬30 g,麦冬30 g,当归12 g,生地20 g,枸杞子15 g,黄柏15 g,知母20 g,龟板20 g,女贞子20 g,元参15 g,天花粉15 g,仙鹤草30 g,槲寄生30 g,薏苡仁30 g,壁虎12 g,干蟾皮12 g。

2）单方验方

（1）壁虎70条焙干研粉,加三七粉50 g,空腹服3～4 g,每日2次。党参、黄芪、茯苓各15 g,夏枯草20 g,姜竹茹10 g,姜半夏、旋覆花各12 g,白花蛇舌草、代赭石、丹参、半边莲各30 g,蜂房9 g,炙甘草6 g。并随证加减。日1剂水煎服。有学者用上方治疗食管癌32例,胃癌18例,生存期超过6年者2例,3～6年者4例,2～3年者5例,1～2年者25例,6～12个月者10例,6个月以下者4例。

（2）生黄芪30 g,白及30 g,生乌贼骨30 g,煅珍珠9 g,枯矾10 g,麝香2 g,马勃30 g。共研细末备用。先用藕粉或山药粉15 g加水15～20 ml,用文火制成稠糊状,取补瘘散药粉4～5g放入糊内搅匀,待不烫时服用。食管后壁穿孔可取仰卧位,穿孔在左侧取左侧卧位,在右侧取右侧卧位,徐徐吞咽,不可咽之过快。每日3次,临睡前服药最重要。服药后不要饮水。有学者用上方治疗4例食管穿孔形成的食管气管瘘3例,食管纵隔瘘1例。经治疗20天自觉症状消失,治疗34天,4例穿孔均消失,随访无复发。

（3）活蟾蜍大小不等50只,饿养2天,用水洗净,不切头,不去皮,不去内脏,以河水5 000 ml烧开,放入活蟾蜍,先武火后文火煮3～4小时,使成烂糊状,倾出经纱布过滤、去渣,再入锅内煮1～2小时,使成500 ml左右半流膏,取出加入炒熟玉米粉1 kg,搅匀晒干备用。每次10 g,每日2次,连服3天停1天,用1匙蜂蜜送服。有人用上方治疗1例食管癌,服药2年而愈,随访6年仍健在。

（4）茯苓、姜半夏各13 g,陈皮、炒神曲、炒麦芽、鸡内金各10 g,炒山楂13 g,穿山甲、炒柿蒂各9 g,急性子、黄药子各15 g,石打穿16 g。每日1剂水煎后兑蜂蜜120 g服。南沙参、玉竹各24 g,麦冬15 g,山药24 g,黄药子、急性子、石打穿各16 g,白茅根60 g,白花蛇舌草120 g。每日1剂水煎服兑蜂蜜120 g服。生水蛭80 g,白鹅尾毛烧成灰30 g,熊胆16 g。研细,每日7 g冲服。有人用上方治疗1例食管下段癌长10 cm,治疗1年而愈。

（5）南沙参、玉竹各15 g,怀山药24 g,麦冬、旋覆花各9 g,白茅根、白花蛇舌草各60 g。每日1剂水煎后兑蜂蜜120 g服。白鹅1只宰后饮其热血,鹅肉另做汤菜食用。据报告用上方治疗1例食管癌,用药2个月而愈,随访多年无复发。

（6）沙参12 g,川贝、桃仁各6 g,砂仁2 g,郁金、茯苓、丹参、荷叶各10 g,米糠、白蜜（冲）各30 g。每日1剂水煎服。有人用上方治疗1例食管癌,服药120剂而愈。

（7）泽泻100 g,壁虎50条(夏季用活壁虎10条与锡块50 g),蟾皮50 g,浸黄酒1 000 ml中,每日搅动2次,注意密封,浸泡5～7天,滤出药渣,静置2天后口服。每次25～30 ml,每日3次,饭前服。能进食者,再每次调服壁虎粉2 g,蟾皮粉1 g。据《中国医学文摘（中医）》1986年5期介绍,用此酒治疗42例食管癌患者,治愈13例,临床治愈19例,显效7例,无效3例,总有效率达92.86%。

（8）桑螵蛸、海螵蛸、青木香各18～30 g,黄荆子500 g。共研细末,每日3次,每次6～10 g。1例食管癌患者服药80天,X线检查病灶缩小,症状明显缓解,生活3年余。

八、护理措施

（一）心理护理　食管癌患者多以吞咽困难为主诉入院,往往伴进行性加重的进食困难、体重下降、焦虑不安;求生欲望强烈,迫切希望早日手术切除病灶,恢复进食。但当邻近手术日时,则有紧张、焦虑、恐惧等反应;他们担心手术成功与否,麻醉和手术意外,害怕术后伤口疼痛和各种并发症,担心预后和生活质量等。患者表现出情绪低落、失眠和食欲下降。

护士应加强与患者和家属的沟通,了解患者及家属对疾病和手术的认识程度,了解患者心理状况。根据患者的具体情况实施耐心的心理疏导,讲解手术和各种治疗与护理的意义、方法、大致过程、配合与注意事项,强调治愈的希望请其积极配合治疗与护理,保持良好心境接受手术。同时做好家属的工作,争取家属在心理上、经济上给予支持与鼓励,解除患者的后顾之忧。为患者创造安静、舒适的环境,以促进睡眠,必要时使用镇静、镇痛药物。

（二）对症护理　食管癌的主要临床症状是吞咽困难,甚至不能经口进食,由于食量减少和肿瘤对机体的侵袭消耗及毒素吸收,患者多有营养不良和水、电解质紊乱,除给予饮食指导外,应及时静脉补充蛋白质、多种维生素、适量液体和电解质。不能经口进食者可给予鼻饲,如鼻饲后患者有腹痛、腹胀、腹泻等症状,应及时调整食物的种类和量。应注意口腔卫生,按时漱口、刷牙。建立静脉通道,实行胃肠道外静脉营养支持(TPN),注意静脉营养管道的通畅,防止栓塞、扭曲、打结、折断等,如有急性心包填塞症状,应考虑心脏破裂的可能,应及时通知医师积极进行抢救。晚期患者呈恶病质状态时,应及时翻身,受压部位可给予按摩、轻轻拍背,防止发生压疮和呼吸系统并发症。发热的患者可能合并有呼吸道感染,除应用抗生素外,要给予物理降温、酒精擦浴等。

（三）治疗配合　首选的治疗方法是手术切除肿瘤,用自身的胃、肠代食管,重建消化道。术前放疗的患者,应及时观察有无咳嗽、发热、肢体活动障碍及精神萎靡不振等,防止发生放射性肺炎、皮肤损害、白细胞减少、脊髓损伤及胃肠道反应,如厌食、恶心、呕吐等,因此要及时给予抗生素与预防继发感染,同时给予营养支持。食管癌的化疗效果多不够理想,因其增殖周期长,倍增时间也较其他恶性肿瘤缓慢,化疗后近期不易显效。中医中药以活血化瘀、扶正固本为主,可在患者能进流质时给予口服中药汤剂。目前已有人探索对食管癌进行生物治疗和免疫治疗。

1. 术前护理

1）心理护理：了解患者的心理状况，认真听取并解释患者与家属感到疑惑的问题，鼓励患者放松及分散注意力。减轻患者的焦虑、紧张情绪。

2）营养支持：术前应保证患者的营养摄入，能口服者，指导患者合理进食高热量、高蛋白、含丰富维生素的饮食。注意观察患者的进食反应，随时调节患者的饮食。对不能进食而营养状况差的患者，可补充液体、电解质或提供肠外营养。

3）呼吸道准备：术前患者戒烟 2 周以上。患有支气管炎、肺气肿的患者，术前应用抗生素、支气管扩张剂，改善肺功能。术前指导并训练患者有效咳痰和腹式呼吸，预防术后肺炎和肺不张。

4）保持口腔卫生：口腔内的细菌可随食物或唾液进入食管，在梗阻或狭窄部位停留、繁殖，易造成局部感染，影响术后吻合口愈合。餐后或呕吐后要漱口或口腔清洁；积极治疗口腔疾病；不能进食的每日用淡盐水或含漱液漱口数次。

5）胃肠道准备

（1）术前 1 周遵医嘱给予患者口服抗生素溶液，以消除食管癌引起的梗阻和炎症。

（2）术前 3 日改为流质饮食，术前 1 日禁食。

（3）梗阻明显者，术前 1 日晚遵医嘱以生理盐水 100 ml 加抗生素经鼻胃管冲洗食管及胃，以减轻局部充血水肿，减少术中污染，防止吻合口瘘。

（4）结肠代食管手术患者，术前 3～5 日口服抗生素，如甲硝唑、庆大霉素或新霉素等。术前 2 日进食无渣饮食，术前 1 晚清洁灌肠或全肠道灌洗后禁饮禁食。

（5）手术日晨放置胃管，如通过梗阻部位有困难不能强行进入，以免戳破食管。可暂置于梗阻上端，待手术中在直视下置于胃中。

2. 术后护理

1）胸部外科术后护理。

2）保持胃肠减压有效的负压吸引，密切观察胃液的颜色及量，如发现吻合口出血，及时处理。如胃管脱出后应严密观察病情，不应盲目再插入，以免戳穿吻合口，造成吻合口瘘。

3）饮食指导：术后 3～4 日患者吻合口处于充血水肿期，胃肠蠕动尚未恢复正常，应禁食水，按医嘱静脉补液，维持水、电解质平衡，准确记录出入量，并间断输入白蛋白，以预防吻合口瘘。如肠功能恢复可试饮水一天，次日进流质半量，如无不适，1～2 天后改进流质，一般术后 7 天左右改进半流质。鼓励多进营养丰富，少渣易消化饮食，要坚持少量多餐。

4）并发症的观察

（1）吻合口瘘：吻合口瘘是食管癌手术后最严重的并发症，死亡率高达 50%。多发生在术后 5～17 天，如患者出现高热、胸闷、呼吸困难、脉快、白细胞增高等立即禁食，查胸片，并观察病情变化。必要时行胸腔闭式引流，加强抗感染治疗及静脉营养支持。

（2）乳糜胸：食管、贲门癌术后并发乳糜胸是比较严重的并发症，多发生在术后 3～5 天，如患者出现胸闷、气短、心悸、气管移向健侧，每日有大量淡黄色或乳白色液体自胸腔引流管流出，应立即禁食，做好胸导管结扎术的准备。

（3）胸腔感染：因胸腔积液感染可引起发热、胸痛等，可应用抗生素至体温正常止。

5）胃肠造瘘术后的护理：对于食管癌晚期，出现食管完全阻塞，而又不能手术切除的患者，实施胃肠造瘘术是解决进食的简单、有效的方法。灌食的方法和注意事项如下：

（1）饮食的准备，一天需要 2 000～2 500 ml，每 3～4 小时灌一次，每次 300～500 ml，可灌入牛奶、蛋花、果汁、米汤、肉汤等流质饮食。食物的温度与体温接近。

（2）灌食前评估患者肠蠕动情况，以便决定灌入量的多少。

（3）灌食的方法：患者取半卧位，将导管一端接在瘘口内的管子上，另一端连接灌食器。将食物放入灌食器。进食时防止气体进入胃内。速度不能过快，不能过多。灌完后用 20～30 ml 温水冲洗导管以免残留食物阻塞导管。将瘘口内的管折曲，包纱布，用橡皮筋绑紧，再适当地固定在腹壁上。

（4）每次灌食后用温水拭净皮肤，必要时在瘘口周围涂氧化锌软膏，以减少胃液对皮肤的刺激。

（5）灌食初期胃造瘘管每 2～3 天更换一次，几星期后可拔除管子，在灌食前插入导管。

九、防控

1. 养成良好的生活习惯。食管癌的发病原因中，有很多与不良生活习惯和嗜好有关，如饮酒、吸烟、食霉变或含亚硝胺的酸菜、咸菜、煎烤的食物等，饮食粗、硬、热不良饮食等。要预防本病，应改变不良生活习惯，多吃较易消化的食物，细嚼慢咽。多吃新鲜蔬菜和水果；同时进食营养丰富的食物，如牛奶、肉汁、蜂蜜、藕汁、梨汁等。

2. 积极治疗食管上皮增生和癌前疾患。如食管炎、息肉、憩室、瘢痕狭窄以及贲门失弛缓症等。虽是一些良性疾患，但与食管癌发生相关，易发生恶变。

（周芳）

第二节　肺　癌

肺癌大多数起源于支气管黏膜上皮，因此也称支气管肺癌。肺癌的发病率和死亡率正在迅速上升，而且是世界性的趋势。据统计，在发达国家和我国大城市中，肺癌的发病率已居男性各种肿瘤的首位。肺癌患者，男女之比为（3～5）：1，但近年来女性肺癌的发病率也明显增加。肺癌发病年龄大多在 40 岁以上。

一、病因

肺癌病因十分复杂，迄今尚未完全阐明，一般认为与下列因素有关。

1. **吸烟**　已经公认，吸烟是肺癌最重要的危险因素，烟草中含有十多种化学致癌物质，其中芳香族碳氢化合物"苯并芘"为重要的致癌物质；同时，香烟中还含有致癌物质亚硝胺，以及儿茶酚等促癌物质。有人研究，吸烟者死于肺癌 14 倍于不吸烟者。

2. **物理化学致癌因子**　长期接触工业致癌因子，已被确认为有致人类肺癌的职业因素，包括石棉、无机砷、铬、镍、煤焦油、二氯甲醚、芥子气、沥青烟尘、氯甲醚、氡及氡子体等。

3. 空气污染　空气污染包括室内小环境和室外大环境污染。如室内被动吸烟、燃料燃烧和烹调过程中可能产生的致癌物。有资料表明,室内用煤、接触煤烟或其不完全燃烧物为肺癌的危险因素,特别是对女性腺癌。烹调时加热所释放出的油烟雾也是致癌因素,不可忽视。

城市中汽车废气、工业废气、公路沥青都有致癌物质存在,其中主要是苯并芘。有资料统计,城市肺癌发病率明显高于农村,大城市又比中、小城市的发病率高。上海某橡胶厂 12 年前瞻性调查分析,表明橡胶行业的防老剂虽然是橡胶工人患肺癌增高的一个原因,但不如吸烟危害性大,吸烟和橡胶职业暴露有明显相加作用。云南锡矿中肺癌发病特别高,井下工人肺癌发病率 435.44/10 万,与吸烟因素平衡后,吸烟仍为致矿工患肺癌的主要因素。因此,城市大气污染应包括吸烟、职业暴露等因素。

4. 电离辐射　大剂量电离辐射可引起肺癌。除氡和氡子体所产生的 α 射线提高了矿工患肺癌的危险性外,英国有人报告,接受放射线治疗的强直性骨髓炎患者和日本原子弹伤害幸存者中,肺癌的患病率明显提高。

5. 饮食与营养　近年来有关摄取食物中维生素 A 族含量少或血清维生素 A 族含量低的人患肺癌的危险性增高的问题有不少报道。经动物实验证明,维生素 A 族及其衍生物 β 胡萝卜素能够抑制化学致癌物诱发的肿瘤。美国纽约和芝加哥开展的前瞻性人群观察的结果也说明食物中天然维生素 A 类、β 胡萝卜素的摄入量与十几年后癌的发生呈负相关,其中最突出的是肺癌。虽然维生素 A 族缺乏者应该加以纠正来降低患肺癌的危险性,但对高危人群来说维生素 A 族尚不足以改变已有前期病变的预后。

6. 其他　美国癌症学会将结核列为肺癌发病因素之一。有结核病史,尤其是结核瘢痕者,男性患肺癌的危险是正常人群的 5 倍,女性患肺癌的危险是正常人群的 10 倍。有结核病史肺癌的主要组织学类型是腺癌。

近年研究表明,肺癌的发生与某些癌基因的活化及抗癌基因的丢失密切相关。

此外,病毒的感染、真菌毒素(如黄曲霉菌)、机体免疫功能的低下、内分泌失调及家族遗传等因素对肺癌的发生可能也起一定的综合作用。

二、病理和分类

肺癌绝大多数起源于支气管黏膜上皮,亦有源于支气管腺体或肺泡上皮者。生长在叶、段以上的支气管,位于肺门附近者称中央型,以鳞状上皮细胞癌和小细胞未分化癌较为常见;生长在段以下的支气管、位于肺的边缘部者称周围型,以腺癌较常见;生长在气管或气管隆凸的癌少见。肺癌的生长和发展多样化,肿瘤起源于黏膜,或向支气管腔内生长,或沿支气管黏膜下蔓延,使黏膜皱襞增粗肥厚、管腔变窄;或穿透管壁向邻近肺组织浸润,形成肿块;或直接侵犯纵隔、胸膜、胸壁、膈肌、心包等引起病变。癌细胞常循淋巴管播散到肺门、纵隔、锁骨上和腋下淋巴结;瘤细胞常循淋巴管播散到肺门、纵隔、锁骨上和腋下淋巴结;瘤细胞亦可直接侵犯血管,发生癌栓,造成远处转移。肝、脑、肾上腺、骨、肾和皮下组织是常见的转移部位。癌细胞可经支气管直接播种到肺的其他部位。癌组织可因缺血、坏死形成空洞,或阻塞支气管引起肺不张。

目前国内外对肺癌的组织分类颇不一致,但大多按细胞分化程度和形成特征区分为:鳞状上皮细胞癌、小细胞未分化癌、大细胞未分化癌、腺癌和细支气管—肺泡细胞癌 5 类。

三、临床分期

肺癌的临床分期:

隐性癌:$T_X N_0 M_0$。

0 期:$TisN_0 M_0$。

Ⅰ期:$T_{1\sim2} N_0 M_0$。

Ⅱ期:$T_{1\sim2} N_1 M_0$。

Ⅲ$_A$期:$T_{1\sim3} N_2 M_0$,$T_3 N_{0\sim1} M_0$。

Ⅲ$_B$期:任何 $TN_3 M_0$,$T_4 N_{0\sim2} M_0$。

Ⅳ期:含 M_1 的任何组合。

美国联合癌症分类委员会(AJCC)和国际抗癌联盟(UICC)2002 年制定的 TNM 分期及其与临床分期的关系,如表 7-2、表 7-3。

表 7-2 肺癌的 TNM 分期

原发肿瘤(T)

T_x:原发肿瘤不能评价;或痰、支气管冲洗液找到癌细胞,但影像学或支气管镜没有可视肿瘤

T_0:没有原发肿瘤的证据

T_{is}:原位癌

T_1:癌肿最大径≤3 cm;周围为肺或脏层胸膜所包绕,镜下肿瘤没有累及叶支气管以上*(即没有累及主支气管)

T_2:肿瘤大小或范围符合以下任何一项:

 肿瘤最大径 >3 cm

 累及主支气管,但距隆突≥2cm

 累及脏层胸膜

 扩展到肺门的肺不张或阻塞性肺炎,但不累及全肺

T_3:任何大小的肿瘤已直接侵犯下述结构之一者,胸壁(上沟癌)、膈肌、纵隔、胸膜、心包,肿瘤位于距隆突 2 cm 以内的主支气管但尚未累及隆突;全肺的肺不张或阻塞性炎症

T_4:任何大小的肿瘤已直接侵犯下述结构之一者,纵隔、心脏、大血管、气管、椎体、隆突;恶性胸腔积液或恶性心包积液#;原发肿瘤同一叶内出现单个或多个卫星结节

区域淋巴结(N)

N_x:区域淋巴结不能评价

N_0:没有区域淋巴结转移

N_1:转移至同侧支气管周围淋巴结和(或)同侧肺门淋巴结,和原发肿瘤直接侵及肺内淋巴结

N_2:转移至同侧纵隔和(或)隆突下淋巴结

N_3:转移至对侧纵隔、对侧肺门淋巴结、同侧或对侧斜角肌或锁骨上淋巴结

远处转移(M)

M_x:远处转移不能评价

M_0:无远处转移

M_1:有远处转移**

注:*任何大小的不常见的局限支气管壁的表浅肿瘤,即使累及主支气管,也定义为 T_1;#大部分肺癌患者的胸腔

积液是由肿瘤所引起的,但如果胸水的多次细胞学检查未能找到癌细胞,胸水又是非血性和非渗出性的,临床判断该胸水与肿瘤无关,这种类型的胸水不影响分类;**同侧非原发肿瘤所在叶的其他肺叶出现转移性结节定义为 M_1,在原发肿瘤所在的叶内出现癌性卫星结节定义为 T_4;在其他出现的癌性结节包括粟粒病灶定义为 M_1,心包积液的定义原则等同于胸腔积液。

表 7-3　TNM 与临床分期的关系

隐性癌	T_X,N_2,M_0
0 期	Tis,原位癌
I$_a$ 期	T_1,N_0,M_0
I$_b$ 期	T_2,N_0,M_0
II$_a$ 期	T_1,N_1,M_0
II$_b$ 期	T_2,N_1,M_0
	T_3,N_0,M_0
III$_a$ 期	T_1,N_2,M_0
	T_2,N_2,M_0
	T_3,N_1,M_0
	T_3,N_2,M_0
III$_b$ 期	T_4,任何 N,M_0
	任何 T,N_3,M_0
IV期	任何 T,任何 N,M_1

四、临床表现

肺癌的临床表现不一,早期可毫无症状,仅在胸部 X 线检查中发现,晚期症状多而复杂。一般而言,中央型肺癌出现症状较早、较多,周围型则较迟、较少。可分为局部、肺外和转移症状三种,最常见的症状如下。

(一)原发癌引起的症状

1. 咳嗽　咳嗽常见的早期症状。肿瘤在气管内可有刺激性干咳,或咳出少量黏液痰。当肿瘤增大引起支气管狭窄时,咳嗽加重,多为持续性,且呈高音调金属音。若继发感染时,痰量增多,呈黏液脓性。

2. 咯血　咯血以中央型肺癌多见,多为痰中带血或间断血痰,许多患者不引起重视而延误早期诊断。如侵蚀大血管,则可引起大咯血。

3. 喘鸣　由于肿瘤引起支气管部分阻塞,约2%的患者可引起局限性喘鸣。

4. 胸闷、气短　当肿瘤引起支气管狭窄,或肿瘤转移到肺门淋巴结压迫主支气管或隆突,或转移至胸膜产生大量胸腔积液,或转移至心包发生心包积液,或有膈肌麻痹,上腔静脉阻塞及肺广泛受累时,均可影响肺功能,引起胸闷、气短。

5. 体重下降　由于肿瘤消耗,加上感染,疼痛所致的食欲减退,可表现为消瘦或恶病质。

6. 发热　肿瘤组织坏死可引起发热,多数发热的原因是由于肿瘤引起的继发性肺炎所致,抗生素治疗效果不佳。

(二)肿瘤局部扩展引起的症状　晚期肺癌压迫侵犯邻近器官、组织或发生远处转移时,可以产生下列征象:①右上肺癌或纵隔淋巴结转移癌累及上腔静脉,引起上腔静脉压迫综合征,头面部及上肢浮肿,颈静脉及前胸壁和上肢静脉怒张,患者气短、头胀及手肿等症状较重。②累及喉返神经,引起声带麻痹,声音嘶哑。③侵犯胸膜,可引起胸膜腔积液,往往为血性;大量积液,可以引起气促;若侵犯胸膜及胸壁,可以引起持续性剧烈胸痛。④近纵隔的癌肿可侵及膈神经,引起同侧膈肌麻痹,在透视下显示膈肌位置升高和反常呼吸运动。⑤上叶顶部肺癌,亦称 Pancoast 肿瘤,可以侵入纵隔和压迫位于胸廓上口的器官或组织,如第 1 肋骨、锁骨下动脉和静脉、臂丛神经、颈交感神经等,产生剧烈胸肩痛、上肢静脉怒张、水肿、臂痛和上肢运动障碍,同侧上眼睑下垂、瞳孔缩小、眼球内陷、面部无汗等颈交感神经综合征。

(三)远处器官转移表现　发生脑转移者可出现颅内高压和定位症状,主要包括头痛、呕吐、视物模糊、眩晕和一侧肢体无力、共济失调等。发生骨转移者可出现局部疼痛、骨折和高钙血症等。发生肝转移者可出现厌食、肝区疼痛、肝大、黄疸和腹水等。发生肾上腺转移者可出现高血压等表现。

(四)非转移性肺外表现　即副癌综合征,包括多种表现:①内分泌代谢异常称异位内分泌综合征,如库欣综合征表现;抗利尿激素分泌综合征,以低钠、水肿、嗜睡为主要表现,甚至出现神经错乱;性激素异常多表现男性乳房发育;胰岛素样物质引起发作性低血糖表现;甲状旁腺物质引起高血钙、低磷等。②杵状指及骨关节肥大较多见。③神经肌肉病变,如亚急性脊髓小脑变性,周围神经病变,肌无力等。④皮肤改变如硬皮病、皮肌炎、黑棘皮病等。⑤凝血系统异常,多见血栓性静脉炎及血栓栓塞,近年受到重视。

副癌综合征的发生机制尚未完全阐明,但可肯定非肿瘤浸润和转移所致。一般认为肺癌组织中含有一种或多种生物活性物质,包括激素、酶类、抗原和癌胚蛋白等,这可能是导致肺癌患者非转移性肺外表现的原因。

(五)中央型与周围型肺癌的临床特点

1. 中央型肺癌　癌肿在大支气管内。症状发生早,癌肿较小时就出现支气管阻塞表现,如局限性喘鸣音、反复发生的阻塞性肺炎、肺不张或肺脓肿等。易发生肺门及纵隔淋巴结转移。痰脱落细胞检查及纤维支气管镜检阳性率高,肺部并发症较多。

2. 周围型肺癌　癌肿发生于肺段及肺段以下支气管,故常发生于肺的周边部位。易发生胸膜种植性转移,故常伴癌性胸膜腔积液,呈血性胸水。脱落细胞学检查阳性率高。生长在肺尖部的癌肿称为肺上沟癌,可压迫臂丛,引起同侧肩关节及上肢内侧剧痛和感觉异常,当癌肿压迫颈交感神经时,出现霍纳(Horner)综合征(即同侧瞳孔缩小、上眼睑下垂、眼球内陷、额部少汗等)。周围型肺癌一般不发生肺不张、肺脓肿等并发症,症状出现亦较晚。痰脱落细胞学检查及纤维支气管镜检阳性率较低。

五、实验室及其他检查

(一)X 线检查　X 线检查是目前诊断肺癌常用的重要方法之一。有 5% ~10% 无任何症状的患者在 X 线检查时被发现。如胸部透视、胸部平片、断层摄片等,可以显示肺癌肿块或阴影大小及位置,支气管的狭窄、移位,肺门及纵隔淋巴结肿大,肺不张等。

(二)CT扫描　CT可发现在一般胸部X线片上所不能发现的密度浅淡阴影,或处于较为隐蔽部位的肿瘤。对于确诊困难的病例,可有一定帮助。

(三)痰、胸水及纤维支气管镜(纤支镜)刷检物等做癌细胞学检查　反复进行可提高阳性率。

(四)纤支镜检查　可直接观察癌肿及可疑组织,并进行刷检或肺活检。

(五)肺活检　如淋巴结活检及穿刺,经胸肺穿刺,经纤支镜及剖胸肺活检等。通过活检可做病理学检查,以确定肺癌及病理类型。

(六)磁共振成像(MRI)　为20世纪80年代发展起来的最新医学影像诊断技术,是根据自身组织器官对磁场反应强弱而形成的图像,是一种无害性检查。可以矢状、冠状、横断面三维扫描。其不足之处是对横膈附近可接近大肿瘤的小病灶发现不如CT,另外它也不能显示有钙化的肿瘤病变。

(七)同位素肺扫描　常用^{131}I(碘)、^{99}Tc(锝)、^{113}Mo(钼)作肺灌注扫描,国内也已采用^{67}Ga(镓)、^{169}Yb(镱)、^{75}Se(硒)做同位素亲瘤扫描。前者对中心型肺癌较好,后者对周围型肺癌有较高的诊断价值。

(八)胸腔镜检查　主要用于确定胸腔积液或胸膜肿块的性质。

(九)肿瘤标志物检查　肺癌的标志物很多,其中包括蛋白质、内分泌物质、肽类和各种抗原物质如癌胚抗原(CEA)及可溶性膜抗原如CA50、CA125、CA199,某些酶如神经特异性烯醇酶(NSE)、cyfra21-1等虽然对肺癌的诊断有一定帮助,但缺乏特异性。对某些肺癌的病情监测有一定参考价值。

六、诊断与鉴别诊断

(一)诊断　肺癌的预后决定于能否做到"三早",即早期发现、早期诊断、早期治疗。待临床出现典型症状,则多已有外侵及转移,丧失了根治机会,临床上对40岁以上,特别是男性,长期吸烟或有职业性致癌物质接触史者,出现下列情况应高度怀疑肺癌的可能性:原因不明的刺激性干咳,治疗无效,或有慢性呼吸道疾病,咳嗽性质突然改变者;原因不明的持续性胸痛及腰背痛;无慢性呼吸道疾病,出现持续性痰中带血;同一部位反复出现肺炎;原因不明的肺脓肿;原因不明的四肢关节痛、杵状指、声音嘶哑、上腔静脉阻塞综合征等;X线检查有局限性肺气肿、肺不张,孤立性圆形病灶和单侧肺门阴影增大;原有肺结核已稳定,他处出现新病灶,或结核灶"恶化"而抗结核治疗无效者。对以上可疑者应选择做痰检、支气管镜检、胸水和活组织检查等,以力求早期明确诊断。

(二)鉴别诊断

1. 肺炎　多见于青壮年,急性起病,寒战高热,咳铁锈色痰,白细胞增高,抗感染治疗有效。但对老年患者之迁延难愈或反复在同一部位发生的"肺炎"应提高警惕。

2. 肺结核　多见于青壮年,常有持续性发热及全身中毒症状。肺结核患者可有反复咯血,病程长,痰液可检出结核杆菌,X线检查有结核灶的特征,抗结核治疗有效。

3. 肺脓肿　须与癌性肺脓肿鉴别,肺脓肿起病急,全身中毒症状重,常有寒战、高热、咳嗽及咳大量脓痰,白细胞及中性粒细胞增高。X线显示空洞壁较薄,内有液平。肺癌一般先有慢性咳嗽,反复咳血痰,X线显示空洞壁增厚,内壁不平,偏离中心。如两者鉴别有困难时,可做支气管镜检查。

4. 结核性胸膜炎 须与癌性胸腔积液鉴别。癌性胸液增长迅速,常为血性,抗结核治疗无效,可找到癌细胞。抽液后X线检查可发现肺部或胸膜肿块。结核性胸膜炎胸液多为淡黄色,偶呈血性,抗结核治疗迅速奏效。

七、治疗

肺癌的治疗是根据患者的机体状况、肿瘤的病理类型、侵犯的范围和发展趋向,合理地、有计划地应用现有的治疗手段,以期较大幅度地提高治愈率和患者的生活质量。

根据肺癌的生物学特点和预后,大多数临床肿瘤学家将肺癌分为非小细胞肺癌(包括鳞癌、腺癌、大细胞癌)(NSCLC)和小细胞肺癌(SCLC)两大类。非小细胞肺癌与小细胞肺癌的治疗原则不同。①非小细胞肺癌:早期患者以手术治疗为主,可切除的局部晚期(Ⅲa)患者可采取新辅助化疗+手术治疗+放疗;不可切除的局部晚期(Ⅲb)患者可采取化疗与放疗联合治疗,远处转移的晚期患者以姑息治疗为主。②小细胞肺癌:以化疗为主,辅以手术和(或)放疗(表7-4)。

表7-4 肺癌治疗方案的选择

	Ⅰ期	Ⅱ期	Ⅲa期	Ⅲb期	Ⅳ期
NSCLC	手术治疗,腺癌倾向于化疗,其他类型肿瘤对化疗尚有争议	手术治疗,术后化疗,有条件者考虑术后放疗	1. 化疗后争取放疗或手术为主 2. 放射治疗,争取手术和化疗 3. 符合扩大手术指征和(或)放疗者手术+放疗+化疗	化、放疗	选择性化疗和一般内科治疗
SCLC	手术+化疗	化疗+手术+化疗	化疗和放疗为主,对疗效显著者可加用手术和术后化疗	化疗和放疗为主	选择性化疗和一般内科治疗

(一)手术治疗 为治疗肺癌的首选方法。凡确诊或拟诊肺癌的患者,应及时争取手术。鳞癌切除机会多,5年生存率高,腺癌次之,小细胞未分化癌因恶性程度高,一般不采取手术治疗。直径<2 cm的周围型肺癌或局限在大支气管壁,无局部淋巴结转移和远处播散的中央型肺癌,术后5年生存率高达50%。肺叶切除加局部受累淋巴结清除,辅以术后放射或化疗较为理想。凡有严重的心、肺、肝、肾病或功能不全;肿瘤已有远处转移;气管隆凸固定、增宽;膈肌或声带麻痹;癌性胸腔积液等均已失去手术机会。

(二)放射治疗 适用于手术切除性处于可能和不可能之间的病例,为局限性病变或发生较大支气管受压征象,亦应进行放疗,可以缩小肿块,从而缓解肺不张或阻塞性肺炎数周至数月,推迟临床症状的进展提高生活质量。

1. 常用的照射野

(1)胸部不规则大野:此照射野要包括原发灶、同侧肺门及纵隔淋巴结。胸部照射范围要超出可见肿瘤边界的2 cm,纵隔上界平胸骨切迹,下界达隆突下5 cm,下叶肺癌下界应达膈肌水平,两侧界为纵隔健侧边缘,患侧边缘外 1 ~ 2 cm。通常采用前后对穿照射,照射 40 Gy 后缩野,避开脊髓继续照射。

(2)侧野或斜野:不规则野照射至 40 Gy 后,若纵隔有转移灶,为使纵隔和原发灶达到根治量,可给予侧野或斜野照射。侧野或斜野上、下界同不规则野,野宽为纵隔前后径。常见部位肺癌的射野。

(3)锁骨上野:锁骨上区淋巴结有转移者,可根据转移情况,设单侧或双侧锁骨上照射野。上界一般平环甲膜,下界平胸骨切迹或锁骨下缘下 1 cm,内界为中线旁开 1.5 cm,外界为锁骨外端。根据病变情况,如上纵隔转移时,可将胸部野与锁骨上野联合成为整体野,临床上亦称整体大野。

肺癌照射野定位,首先根据临床影像资料设计照射范围,然后用模拟机精确定位。无模拟机的情况下,也可以在透视下采用铅丝做标记在体表画出照射野。

2. 放射源的选择　放射源的选择应根据肿瘤在肺内的位置和肿瘤大小合理确定。若肿瘤位于肺内深部、肿块较小,肿瘤距胸壁有一定距离,应选择 6 ~ 8 MV 高能 X 射线或 $^{60}Co\gamma$ 射线为宜。如肿瘤巨大或胸壁较厚者应选用 10 ~ 15 MV 高能 X 线为宜,可使肿瘤区域得到较好的剂量分布。

3. 照射剂量　根治剂量鳞状细胞癌为 60 ~ 65 Gy/6 ~ 6.5 周,小细胞癌 50 ~ 60 Gy/5 ~ 6 周,腺癌为 60 ~ 70 Gy/6 ~ 7 周;术前照射剂量为 35 ~ 45 Gy/3.5 ~ 4.5 周,术后照射剂量 45 ~ 55 Gy/4.5 ~ 5.5 周,如果术后肿瘤有残留,剂量可以适当增加。

肺癌的剂量分割方式多采用常规分割照射,有时也采用超分割照射。

4. 摆位技术与要求　①按患者治疗需要,准备好固定装置及填充物等物品,以便使用或避免漏用。②将治疗机机架角及床转角都恢复 0° 位,并将治疗床降至最低位,便于患者上床。③患者进入治疗室后,让患者脱去上衣,将照射野全部暴露。患者平卧于治疗床上,头部位于机架一端。

方法:①对灯光野。患者体位固定好后,按照医生标记的照射野界对灯光野。A. 胸部不规则照射野:首先对准射野中心的"十"字标记,升降床对好源皮距,然后调节准直器对好灯光野。因肺癌照射野多为不规则形,灯光野边界是以长边为限,调成方形野,然后用铅块挡成不规则野。B. 斜野:机架垂直位对好源皮距及灯光野,然后按医生要求的正角或负角转动机头至相应角度。C. 侧野照射和等中心照射:垂直方向对好灯光野,再升高治疗床对准距离,然后转动机头至要求度数,应注意旋转角的正负方向。有时医生在近脊髓侧标出边界,旋转至相应角度后观察灯光野不要超出此界。②挡铅:肺癌照射范围大,形状复杂而不规则,但常用治疗机射野为方形,因而需用铅块挡出不规则野,以保护正常肺或挡去射野边缘的重要部位。A. 胸部照射野:根据病变部位不同,需用铅挡不同部位肺组织。B. 锁骨上照射野:单侧锁骨上野需挡掉射野内的肱骨头和喉部,双侧锁骨上区野需挡去双侧肱骨头、喉部和脊髓。C. 胸部野与锁骨上区野相邻应间隔 1 cm,或用铅块挡掉一个射野的散射区或重要器官的散射区,如脊髓等。D. 胸部与锁骨上联合的整体大野挡铅较为复杂,需用铅挡双侧正常肺和喉部等。

铅块需放在铅挡托架(亦称托盘)上,托架分单层和双层两种,单层托架为多。托架安放要牢固、安全可靠,检查是否有变形。按医生要求正确放置铅块,不要平放或倒放。

另外,为保持托盘有机玻璃的透明,可在玻璃表面贴一层透明薄膜,或在铅块底面贴一层绒布。挡铅时应将治疗室灯光调暗,使灯光野清晰,便于挡铅与摆位。

注意事项:①患者体位应舒适规范,与定位时体位一致,每次摆位重复好,照射中患者体位固定,不能移动,必要时可使用真空垫固定。②对灯光野时应严格按体表标记调整,特别是体表呈曲面照射野形状不规则时,更要注意。如超出照射野边界,就可能造成正常组织的严重损伤。③照射剂量和时间一定要准确无误,每一照射野的照射次数和旋转角度也应准确。

5. 近距离照射技术　主要用于中心型肺癌体外照射后支气管及周围有残存或肿瘤局限在支气管有梗阻的患者。

(1)治疗前准备:①检查机器状况,准备合适的施源器、药品、氧气及其他用品等;②了解患者病情及全身状况,向患者解释腔内治疗的方法、过程及注意事项,以减少患者顾虑,积极配合治疗;③嘱患者治疗当天禁饮食来院,治疗前半小时肌内注射阿托品 0.5 mg,苯巴比妥 0.1 g,治疗前 5 分钟用丁卡因或利多卡因喷雾麻醉咽喉部。

(2)治疗过程:①先行支气管镜检查并将施源器插植到位,然后将施源管用胶布固定在鼻翼处,以防止脱出或施源器位置变动;②模拟机下或 X 线机下校正施源器位置并摄片,用 TPS 计算剂量、剂量分布情况和照射时间;③将患者送入治疗室,施源器与后装机的放射源通道连接后,按治疗计划进行治疗。注意患者插管后尽量及时治疗,减少等候时间;④照射结束后,立即拔出施源器,以减少刺激。然后清洗施源器并浸泡于消毒液中。

(3)治疗后处理:治疗结束嘱患者一小时后方可进饮食,以防因咽喉麻醉将食物呛入气管。并注意观察患者反应,如出现呼吸困难等不适,及时给予吸氧等处理。

(三)化学治疗　近年来化疗的效果有明显提高。不同的抗癌化疗药物对不同组织类型的肺癌细胞的作用有所不同,故应按不同癌细胞类型选择化疗用药。一般认为小细胞未分化癌对化疗最敏感,鳞状上皮癌次之,腺癌最差。对肺癌有效的常用化疗药物有:环磷酰胺(CTX)和异环磷酰胺;氟尿嘧啶(5 - FU);盐酸阿霉素(ADR)、顺铂(DDP)、硫酸长春新碱(VCR)及其新制剂长春地辛、硫酸长春碱(长春花碱、VLB)、依托泊苷(VP - 16)、洛莫司汀(环己亚硝脲、CCNU)、甲氨蝶呤(MTX)等。

1. 小细胞肺癌的化疗　小细胞肺癌对化疗特别敏感,疗效较肯定,并且有治愈的可能。小细胞肺癌单药治疗的有效率在 20% ~ 63%,其中异环磷酰胺(IFO) 63%、VCR 42%、VP - 16 40%、CTX 38%、表阿霉素(E - ADM) 57%、卡铂(CBDCA) 41%、尼莫司汀(ACNU) 38%、紫杉醇(TAXOL)59%。联合化疗的客观有效率已有 80% ~90%。早些年的 CAV 方案为标准方案,近年的 CE 及 EP 方案渐成为小细胞肺癌的首选方案。适应范围:经组织学或细胞学证实者,KPS 评分 50 分以上者,预期生存时间在 1 个月以上者。禁忌范围:年老体弱或恶病质者;心脏、肾功能严重障碍者;骨髓功能不佳,白细胞计数在 $3 \times 10^9/L$ 以下,血小板在 $80 \times 10^9/L$ 以下者;有并发症和感染发热、出血倾向者。常用的小细胞肺癌的联合化疗方案如下。

(1)CE 方案

CBDCA 300 mg/m^2,静脉滴注,d1;

VP - 16 80 mg/m^2,静脉滴注,d1 ~5。

每3周重复。

（2）EP方案

DDP 80 mg/m²，静脉滴注，d1（水化）或40~60 mg/次，d1~3；

VP-16 80 mg/m²，静脉滴注，d1~5。

每3周重复。

（3）CAV方案

CTX600~1 000 mg/m²，静脉注射，d1；

ADM40~50 mg/m²，静脉注射，d1；

VCR 1.4 mg/m²，静脉注射，d1。

每3周重复。

（4）VIP方案

VP-16 80 mg/m²，静脉滴注，d1~5；

IFO 1.2 g/m²，静脉滴注，d1~5；

Mesna 0.4 g，静脉注射，每4小时一次，连用3次，d1~5；

DDP 20 mg/m²，静脉滴注，d1~5。

每3~4周重复。

（5）TP方案

TAXOL 135~175 mg/m²，静脉滴注，d1；

DDP 60~80 mg/m² 静脉滴注，d1（水化）或40~60 mg/次，d1~3。

每3~4周重复。

2. 非小细胞肺癌的化疗　非小细胞肺癌有鳞癌、腺癌及大细胞癌之分。占所有肺癌的70%~80%。手术切除率仅为10%~15%，大部分患者确诊时已有播散，化疗为主要的药物治疗，其有效率不如小细胞肺癌，单药有效率在17%~35%的有 IFO、VDS、CTX、DDP、NVB、TAXOL 等。通常用两药或三药联合化疗。适应范围：经组织学或细胞学证实为鳞癌、腺癌或大细胞癌但不能手术切除的Ⅲ期患者及术后复发转移者；由于其他原因不宜手术或拒绝手术治疗的Ⅰ、Ⅱ期患者；经手术探查、病理检查有以下情况者：有残留病灶，胸内有淋巴结转移，淋巴管或血管中有癌栓，低分化癌；有胸腔或心包积液者。禁忌范围：同小细胞肺癌。常用的联合化疗方案如下。

（1）CAP方案

CTX 600~1 000 mg/m²，静脉注射，d1；

ADM 40~50 mg/m²，静脉注射，d1；

DDP 60~80 mg/m²，d1（水化）或40~60 mg/次，d1~3。

每3~4周重复。

（2）MVP方案

MMC 6 mg/m²，静脉注射，d1、d8；

VDS 3 mg/m²，静脉注射，d1、d8；

DDP 60~80 mg/m²，静脉滴注，d1（水化）或40~60 mg/次，d1~3。

每3~4周重复。

（3）MFP方案

MMC 6 mg/m^2，静脉注射，d1、d8；

5 - FU 500 ~ 750 mg/m^2，静脉滴注，d1 ~ 5；

DDP 40 ~ 60 mg/次，静脉滴注，d1 ~ 3。

每3周重复。

（4）MIP方案

MMC 6 mg/m^2，静脉注射，d1；

IFO 1.2 g/m^2，静脉滴注，d1 ~ 5；

Mesna 0.4 g，静脉注射，每4小时一次，连用3次，d1 ~ 5；

DDP 60 ~ 80 mg/m^2，静脉滴注，d1。

每3周重复。

（5）TP方案

TAXOL 135 mg/m^2，静脉滴注，d1；

DDP 75 mg/m^2，（水化）或40 ~ 60 mg/次，d1 ~ 3。

每3 ~ 4周重复。

（四）支气管动脉内药物灌注治疗　应用时先行气管动脉造影确定病变供血动脉，再将抗癌药物注入该动脉，2 ~ 3周灌注一次，可治疗2 ~ 3次，近期疗效好。

（五）免疫治疗　为增强机体免疫功能及对化学治疗耐受性提高治疗效果，目前临床多应用非特异性免疫治疗，常用者有卡介苗，卡介苗的甲醇提出残余物（NER）和细胞壁骨架（CWS - 1），短小棒状杆菌、左旋咪唑、转移因子、干扰素诱导剂。特异性免疫核糖核酸瘤苗和肺癌单克隆抗体也应给予重视。

（六）对症及支持治疗　应注意患者的一般情况，对伴咳嗽、咳痰、咯血、胸痛及感染发热等症状者给予适当处理。加强营养支持治疗，预防感染。

八、护理措施

（一）一般护理

1. 戒烟　指导并劝告患者停止抽烟。因为吸烟会刺激肺、气管及支气管，使气管支气管分泌物增加，妨碍纤毛的清洁功能，使支气管上皮活动减少或丧失活力而致肺部感染。

2. 保持呼吸道通畅　若有大量支气管分泌物，应先行体位引流。痰液黏稠不易咳出者，可行超声雾化，必要时经支气管镜吸出分泌物。同时注意观察痰液的量、颜色、黏稠度及气味；遵医嘱给予支气管扩张剂、祛痰剂等药物，以改善呼吸状况。

3. 机械通气治疗　对呼吸功能失常的患者，根据需要应用机械通气治疗。

4. 预防及治疗并发症　注意口腔卫生，若有龋齿或上呼吸道感染应先治疗，以免手术后并发肺部感染。遵医嘱给予抗菌药物。

5. 营养支持与水、电解质平衡　肺癌患者呈恶病质表现，应加强饮食护理，给予高蛋白、高热量、高维生素、易消化饮食，必要时可鼻饲或静脉输入脂肪乳剂、复方氨基酸等高营养液体。注意维持电解质平衡。

6. 减轻疼痛　与患者共同寻找减轻疼痛的方法,如保持安静、减少噪声、保持舒适的体位等,使患者充分休息;通过多种方法分散或转移患者注意力;晚期患者放宽镇痛剂的使用,必要时给予麻醉剂以解除痛苦。

(二)心理与社会支持　根据患者年龄、职业、文化、性格等情况,给予不同的启发和支持,实施保护性措施,合理隐瞒。引导患者正确认识癌症,帮助其树立信心,与癌症进行斗争。建立良好的护患关系,加强患者之间的交流,调整患者情绪和行为,并让患者及家属了解深呼吸及松弛锻炼、音乐疗法等的具体实施方法。

(三)病情观察与护理

1. 注意观察体温、脉搏、呼吸、血压的变化,注意咳嗽、咳痰、胸痛等情况,咳嗽是否有进行性加重和以高音调金属音为特征的阻塞性咳嗽。如痰液黄黏,量多,伴发热,表示继发感染,应按医嘱给予祛痰药和抗生素治疗。咯血时应注意量及颜色,并密切观察咯血先兆和窒息的发生。

2. 进行放疗及化疗时,应对患者解释放疗和化疗的目的、方法及可能产生的毒副反应,如出现乏力、食欲减退、恶心、呕吐、白细胞减少等,应对症护理,以减轻患者痛苦。此外,应严密观察血象变化。

3. 做好对患者的疼痛评估,耐心听取患者主诉,观察疼痛部位、持续时间和强度。晚期患者发生胸痛时,可应用止痛药物,或用胶布固定。

4. 观察患者是否有厌食、黄疸、肝区疼痛,或头痛、恶心呕吐、视力障碍、瞳孔改变、共济失调及肢体瘫痪等。若有上述情况可能为肝脏及中枢神经系统转移,应及时报告医生,根据医嘱进行处理。

5. 在做纤维支气管镜窥视和活组织检查、胸腔穿刺放液和胸水离心沉淀脱落细胞检查时,护士应做好术前准备和术中配合。标本及时送检。痰液脱落细胞检查时,痰液标本必须新鲜并及时送检,否则细胞溶解,不易辨认,影响检出率。进行化疗时,应了解化学药物的用量、方法和药理作用,遵照医嘱准确给药。

6. 行手术治疗的患者,应做好术前准备及术后护理。

7. 肺癌晚期患者随着机体功能逐渐衰退,患者表现为衰弱、疼痛、畏食等,呈现恶病质状态。此期患者身心极为痛苦,更需要医护人员和亲人的体贴和关心。尽管不应使终末期患者知道其确切的病情发展,但患者亦会感到生命快要终结,因此更需要采取各种支持措施,以解除患者痛苦。

(四)治疗配合

1. 术前护理

(1)患者及家属理解并积极配合术前各项检查。①倾听患者主诉,并给予针对性的安慰;②每项检查前详细耐心说明检查的目的、大概过程及注意事项,使患者及家属做到心中有数,以取得患者的合作。

(2)患者及家属能够接受术前健康指导。①劝告患者戒烟、戒酒。因长期吸烟患者易致支气管分泌物增多,痰量增加;②指导患者每日刷牙2次,并用多贝尔氏溶液漱口,预防手术患者呼吸道和胸腔感染;③肺功能低下者,在寻找并治疗引起肺功能低下的基础疾病的前提下,指导患者进行术前呼吸训练,方法有膈肌呼吸锻炼,通过腹部加压锻炼腹式呼吸。

（3）肺癌患者术前最好行放射治疗一个疗程,休息 2~4 周再行手术。

（4）术前训练患者学会腹式呼吸,以便术后减轻伤口疼痛和加深呼吸运动。

（5）术前应检查心、肺、肾等功能。对高血压或疑有冠心病者,术前应以药物治疗,控制症状。

2. 术后护理

1）按开胸手术一般护理常规护理。

2）应注意肺切除术后的并发症,如胸腔内出血、气胸、肺不张、感染等。术后保持引流通畅。应注意观察有无皮下气肿、气管向健侧移位等情况。如胸腔内有大量积液或积气,应通知医生行胸腔穿刺。

3）在禁食或进食不足期间应按医嘱静脉输液,以维持水、电解质平衡,补充营养,但应严格掌握液体量及滴入速度。全肺切除者,24 小时输液量不超过 2 000 ml,滴速以每分钟 20~30 滴为宜。应限制钠盐的用量。

4）术后应按医嘱使用足量抗菌药物以防治感染。

5）肺切除术后必须防治余肺肺不张。

（1）避免痰液堵塞支气管,帮助用力咳嗽咯痰,用吸痰器吸出口鼻内分泌物。

（2）发现患者呼吸困难、脉搏加快、颈部气管偏向健侧、患侧呼吸音减弱等,及时通知医生,准备气管内插管、支气管镜、气管切开用品、氧气等,并协助处理。

6）疼痛的护理:肺脏手术切口较大,切断的肌肉多,胸腔引流管穿过肋间使肋间神经受压,故患者的疼痛感觉较明显。患者常因为疼痛不愿主动咳嗽、做深的呼吸运动或翻身坐起,使分泌物在气管、支气管内潴留,导致肺不张及肺炎。因此,手术后应根据患者的主诉及表现,遵医嘱使用止痛剂。在给药后 30 分钟内镇痛效果最佳,咳嗽排痰、深呼吸运动及进行治疗护理操作应安排在此阶段进行,使患者感觉舒适并取得良好配合。另外,患者咳嗽时,护士可用两手掌按压术侧胸壁,以减轻疼痛,提高咳痰效果。

7）胸腔闭式引流的护理

（1）胸腔闭式引流管接水封长玻璃管,没于水面下 2 cm,注意有无漏气。

（2）密切观察玻璃管水面波动情况,保持引流通畅。橡皮管用别针固定,留出翻身的长度。注意橡皮管勿过长、下垂成角,以免影响液体的排出。

（3）常挤压引流管,以防堵塞。

（4）观察引流液量、性状,并认真记录。一般情况下由于手术创伤引起的渗血、渗液及术中冲洗胸腔残留的液体,手术后第一个 2 小时内引流液 100~300 ml,24 小时内约 500 ml。

（5）术后 3 小时内引流量在每小时 100~200 ml,呈鲜红色并有较多血凝块,患者出现烦躁不安、血压下降、脉搏增快、尿少等血容量不足的表现,应考虑有活动性出血,需立即通知医师处理。

（6）若引流液量增多,由清亮渐转混浊,则提示有乳糜胸,应采取相应措施,明确诊断,及时处理。

（7）术后 2~3 日引流出的暗红色血性液逐渐变淡,量减少,24 小时量小于 100 ml 时可拔除引流管。

（8）肺切除术后所置胸腔引流管一般呈夹闭状态。

8）鼓励患者早期离床活动，其目的是预防肺不张，改善循环呼吸功能，增进食欲，振奋精神，预防下肢静脉血栓。术后第 1 日，生命体征平稳，患者可从床上坐起，进行有效咳嗽；第 2 日，可坐在床边，双腿下垂，或坐在椅中或床旁站立移步；第 3 日，可扶持患者围绕病床在室内行走 3~5 分钟。带引流管的患者要妥善保护，并严密观察病情变化，出现心动过速、头晕、气短、心悸或出汗等症状，应立即停止活动。

9）术后功能锻炼。可预防肺不张、术侧胸壁肌肉粘连、肩关节强直及失用性萎缩。患者麻醉清醒后，即可在护士帮助下行臂部、躯干和四肢的轻度活动，每 4 小时一次；手术后第 1 日开始肩臂的主动运动，如术侧手臂上举、爬墙及肩关节向前、向后旋转活动，拉绳运动，使肩关节活动范围恢复至术前水平，并预防肩下垂。运动量以不引起疲倦和疼痛为度，逐步适应肺切除后余肺的呼吸容量。

10）术后并发症预防与护理

（1）出血：可能因手术时胸膜粘连紧密，止血不彻底或血管结扎线脱落；胸腔内大量毛细血管充血以及胸腔内负压等因素而导致胸腔内出血。应严密观察生命体征，定时检查伤口敷料以及引流管旁的渗血或出血情况，严密观察胸腔引流液的色、质、量并记录。若术后 3 小时内胸腔引流液量超过 100 ml/h，且呈色鲜红，伴有血凝块，有失血性休克征象，疑为活动性出血，应及时报告医生，在中心静脉压监测下加快输液输血速度，遵医嘱给予止血药，同时保持胸腔引流管通畅，定时挤压引流管。必要时考虑剖胸止血。

（2）肺不张：采用保留肋骨的剖胸术，尤其是中断肋骨剖胸方法，术后 6 小时患者即能恢复有效的咳嗽，也使得肺不张发生率大大下降。肺不张可能因手术采用全麻方式导致患者膈肌受抑制，术后软弱无力或胸部包扎过紧，从而限制呼吸运动，使患者咳嗽无力；术后患者不能有效排痰，导致分泌物潴留堵塞支气管引起术后肺不张有关，主要应注重预防，如采用双腔气管插管防止术中呼吸道分泌物流入对侧呼吸道，手术结束时拔除气管插管前充分吸痰，术后必要时协助医生行纤维支气管镜下吸痰，病情严重者可行气管切开，以保证呼吸道通畅。

（3）支气管胸膜瘘：①观察患者的生命体征，注意体温、脉搏、呼吸有无异常。②观察咳嗽情况及痰的颜色、性质、量有无异常。肺切除后正常情况下在体位改变时无刺激性咳嗽，协助患者咳嗽排痰时痰量少，为黄白色或偶尔带陈旧性血丝痰。如患者随体位改变有刺激性咳嗽，痰液为铁锈色或褐色，量多，应严密观察。③注意观察胸腔闭式引流有无气体溢出及气体的量，同时观察引流液的性质、量。④如出现异常情况，应及时通知医生，并协助医生及时行胸腔闭式引流术，保持引流通畅，排出积液。控制感染。小的瘘口可愈合，但引流管要保持较长时间。⑤加强营养，改善全身状况，多次小量输血或给予白蛋白、氨基酸等。

（4）心律失常：缺氧、出血、水及电解质失衡、酸碱失衡等，是患者术后心律失常的常见原因。患者术前有心血管疾病、糖尿病等，术后更易发生心律失常。术后应持续心电监护，及时发现各种心律失常，报告医生并配合处理。使用抗心律失常药物时，需严密观察心率、心律、血压、意识变化，严格掌握药物剂量、浓度、速度，详细记录给药总量、给药途径,观察药物的疗效及副作用。

(5)肺水肿:患者原有心脏疾患或由于患侧肺叶切除,余肺膨胀不全,使肺泡毛细血管床容积明显减少,是引起术后急性肺水肿的潜在因素,尤以全肺切除患者更为明显。若输液量过多、速度过快,可引起肺水肿。肺水肿表现为呼吸困难、发绀、心动过速,咳粉红色泡沫痰,双肺湿啰音。需立即采取减慢输液速度,控制液体入量,吸氧等措施。氧气以50%的酒精湿化,注意保持呼吸道通畅。遵医嘱给予心电监护,强心、利尿、镇静及激素治疗。

(6)肺栓塞:胸外科手术患者卧床时间较长,容易发生静脉血栓,是发生肺栓塞的潜在高危因素。最常见的症状是突然发生胸闷、呼吸困难、胸痛及咯血。护理要点:对术后活动少或不愿下床的患者,在转运、搬动患者时要注意观察患者有无面色苍白、呼吸困难、胸闷、胸痛、出汗等症状,及时发现,避免严重后果。

(五)康复期的护理

肺癌患者康复通常3~5年,患者身体康复的大部分时间是在家庭进行,家庭成了患者休养、康复的病房,家属成为护理人员。因此,对患者及家属均要进行必要的康复期护理知识的教育。

1. 保持情绪稳定,为患者创立一个和睦、温馨的家庭环境,使者有一个轻松愉快的心理状态。

2. 调整生活规律和生活习惯,每天起床、就寝,户外活动,身体锻炼和娱乐活动都要做到规律化,形成一种有弛有张的生活节奏。

3. 注意营养,这是患者体力和抗癌能力的基础。

4. 家属应督促患者按时打针服药,观察药物不良反应,定期到医院复诊。

5. 指导患者进行免疫治疗及中医中药配合治疗。

九、防控

肺癌的预防为一方面积极宣传和采取有效措施,减少或避免吸入含有致癌物质污染的空气和粉尘,如戒烟、禁止公共场所吸烟、预防大气污染、加强有害粉尘作业的防护等。另一方面对高发患者群进行重点普查,早期发现、及时治疗。

(刘伟娟)

第三节　乳腺癌

乳腺癌亦称乳房癌,是女性乳房最常见的肿瘤。在我国占全身各种恶性肿瘤的7%~10%,在妇女仅次于宫颈癌,但近年来有超过宫颈癌的倾向。据国内统计,发病率为23/10万。多发生于40~60岁绝经前后的妇女,男性极少发病。临床特点是乳房部肿块,质地坚硬,推之难移,溃后凸如泛莲或菜花,或凹陷如岩穴。

一、病因

其病因尚不清楚,可能与内分泌失调、乳腺发育、遗传、慢性刺激、病毒、饮食、精神因素等有关。

（一）雌激素因素　如初潮过早（12 岁以前）或绝经过晚（55 岁以后）的妇女患乳腺癌的危险性增加 2 倍。从未生过孩子或 35 岁以后生第一胎的妇女其患乳腺癌的危险性增高 3 倍左右。口服避孕药并不增加乳腺癌的发病机会，但如果在第一次怀孕前使用口服避孕药达数年之久，可能会对乳腺癌的发病有一定的影响。也有报道，绝经期后长期使用激素替代疗法可以增加乳腺癌发病的危险性。

（二）膳食因素　以肉食为主的比以素食为主的妇女发病率高。肥胖妇女较易患乳腺癌，绝经后尤为明显。

（三）遗传因素　极少数乳腺癌是遗传性的，如果某妇女的母亲或其姐妹患过乳腺癌，那么该妇女发生乳腺癌的机会比一般人群高 2 ~ 3 倍。

（四）乳腺良性疾病　如乳腺囊性增生症、乳腺纤维瘤等，都有恶变的可能。

二、病理

乳腺癌的病理类型繁多，我国乳腺癌病理分类方案（1992 年 11 月，杭州）介绍如下：

1. 导管内癌；

2. 小叶原位癌；

3. 导管癌早期浸润；

4. 小叶癌早期浸润；

5. 浸润性导管癌；

6. 单纯癌；

7. 髓样癌；

8. 硬癌；

9. 腺癌；

10. 乳头状癌；

11. 髓样癌伴淋巴细胞浸润；

12. 小管癌；

13. 腺样囊性癌；

14. 黏液腺癌；

15. 大汗腺癌；

16. 鳞状细胞癌；

17. 乳头佩吉特病；

18. 其他。

乳腺癌的转移途径包括：①直接浸润，直接侵入皮肤，亦可向深部浸润胸筋膜、胸肌等周围组织。②淋巴转移，癌细胞经乳腺的淋巴网沿淋巴液输出途径转移，60% ~ 70% 经乳房外侧腋窝途径转移，原发灶大多数在乳头、乳晕及乳房外侧部分；30% 经乳房内侧内乳途径转移，原发灶大多数在乳房内侧部分。③血运转移，癌细胞可经淋巴途径进入静脉，也可直接侵入血循环。最常见的远处转移依次为肺、骨、肝。

三、临床分期

国际抗癌协会建议以 TNM 法对乳腺癌进行分期(UICC,1997)。

T:原发肿瘤(体格检查和影像学检查)

T_x:对原发肿瘤不能做出估计。

T_0:未发现原发肿瘤。

T_{is}原位癌:导管内癌、小叶原位癌或无肿块的乳头佩吉特病(注:佩吉特病有肿块者,则按肿块大小来分期)。

T_1:癌瘤长径≤2 cm。

T_2:癌瘤长径>2 cm,≤5 cm(2.1~5.0 cm)。

T_3:癌瘤长径>5 cm(5.1 cm 以上)。

T_4:癌径大小不计,但侵及皮肤或胸壁(肋骨、肋间肌、前锯肌)。

N:局部淋巴结(体格检查和影像学检查)

N_x:对局部淋巴结不能做出估计。

N_0:同侧腋窝无肿大淋巴结。

N_1:同侧腋窝有肿大淋巴结,尚可推动。

N_2:同侧腋窝有肿大淋巴结,彼此融合或与周围组织粘连。

N_3:同侧内乳有淋巴结转移。

M:远处转移(体格检查和影像学检查)

M_0:无远处转移。

M_1:有超越患侧乳房及其局部淋巴结范围的转移。

根据上述情况进行组合可把乳腺癌分为 5 期。

0 期:$T_{is}N_0M_0$。

Ⅰ期:$T_1N_0M_0$。

Ⅱ期:$T_{0~1}N_1M_0$,$T_3N_0M_0$。

Ⅲ期:$T_{0~2}N_2M_0$、$T_3N_{1~2}M_0$ 或 T_4 任何 NM_0,任何 TN_3M_0。

Ⅳ期:包括 M_1 的任何 TN 组合。

国内习用简单方法把乳腺癌分为以下 4 期:

Ⅰ期:癌瘤完全位于乳房组织内,其长径不超过 3 cm,与皮肤无粘连,无腋窝淋巴结转移。

Ⅱ期:癌瘤长径不超过 5 cm,尚能推动与覆盖的皮肤有粘连,同侧腋窝有数个散在尚能推动的淋巴结。

Ⅲ期:癌瘤长径超过 5 cm 与覆盖皮肤有广泛粘连,且常形成溃疡或癌瘤底部与筋膜胸肌有粘连,同侧腋窝或锁骨下有一连串联合成块的淋巴结,但尚能推动,胸骨旁淋巴结有转移者亦属此期。

Ⅳ期:癌肿广泛扩散至皮肤,或与胸大、小肌胸壁固定。同侧腋窝淋巴结块已经固定或呈广泛的淋巴结转移(锁骨上或对侧腋窝),常伴有远处转移。

四、临床表现

（一）乳房肿块 80%以上的乳腺癌是患者自己发现肿块，最多见于乳房的外上象限（45%～50%），其次是乳头、乳晕和内上象限。肿块微小，位置深，质硬、表面不光滑、外形不规则，与周围组织分界不清楚，在乳房内不易被推动。因无自觉症状，肿块常被患者在无意中发现，肿块增长的速度较快。

（二）乳房外形改变 随着癌肿体积增大，肿瘤侵及周围组织可引起乳房外形改变。表现：①癌块表面皮肤凹陷呈酒窝样，由于癌块侵入 Cooper 韧带，使此韧带收缩而失去弹性，牵拉皮肤所致。②乳头位置改变，癌块侵入乳管使之收缩，将乳头牵向癌块方向；乳头深部癌块因侵及乳管而使乳头内陷。③局部皮肤淋巴水肿，癌块表面皮肤因皮内和皮下淋巴管被癌细胞堵塞引起，淋巴水肿时毛囊处出现很多点状凹陷，形成所谓"橘皮样"改变。④乳房发育较差或萎缩时，如癌块较大，局部明显凸出。

（三）晚期局部表现 ①癌块固定：晚期癌块侵及胸筋膜、胸肌，使癌块固定于胸壁而不易推动。②卫星结节：癌细胞浸润癌表面大片皮肤，则会出现多数坚硬的结节或条索，围绕原发灶。③皮肤溃疡：癌肿向外生长皮肤破溃形成，外形似弹坑或外翻呈菜花状，溃疡易出血，分泌物常有恶臭。

（四）转移 常见淋巴转移部位是患侧腋窝淋巴结。肿大淋巴结最初表现为散在、数目少、质硬、无痛、可推动，后期逐步增多，粘连成团，严重时与皮肤或深部组织黏着。上肢淋巴水肿主要系腋窝淋巴结被大量癌细胞堵塞所致。胸骨旁淋巴结有无转移通常在手术探查时方能确定。晚期，锁骨上及对侧腋窝淋巴结均可肿大。远处血行转移至肺时，可出现胸痛、气急；骨转移时出现患部剧痛；肝转移则引起肝大、黄疸等症状。

（五）特殊类型的乳腺癌 较少见，临床表现有所不同。

1. 炎性乳腺癌 多见于妊娠期或哺乳期的年轻妇女，表现为乳房明显增大，皮肤充血、红肿、发热犹如急性炎症。检查时整个乳房肿大发硬，但无明显局限性肿块。炎性乳腺癌转移早而广，病程进展极为迅速，对侧乳房常被侵及，预后极差。

2. 乳头湿疹样癌（Paget 病） 初发症状为乳头刺痒、灼痛。以后出现慢性湿疹样改变，包括乳头和乳晕皮肤发红、糜烂、潮湿，可伴有黄褐色鳞屑样痂皮。病变皮肤发硬，边界较清。病变继续发展，乳头可出现内陷和破损。有时在乳晕深部扪及小肿块，此类乳腺癌淋巴转移出现很晚，恶性程度低，预后较好。

五、实验室及其他检查

（一）乳头溢液涂片检查 涂片染色找瘤细胞，乳房管内癌的阳性率较高。

（二）肿块穿刺活检 针吸活检，此法简便易行，且阳性率为 70%～80%。目前认为，针刺抽吸活检不会造成癌的扩散。

（三）肿物切除活检 切除整个肿瘤并送病理科做组织学检查，此法能提供正确的诊断依据。可做冰冻切片也可做石蜡切片，待确定诊断后再决定整体治疗方案，对已破溃的肿物可在其边缘钳取活检。

（四）B 型超声波检查 可了解乳房肿块是实质性或囊性以及乳房各层软组织结构，

因此能鉴别乳腺癌和良性肿瘤。B超诊断乳腺癌的正确率可高达90%,但对直径小于1cm的乳腺癌,其诊断率低于X线检查。

(五)乳腺X线检查　是目前乳腺癌常用的正确率较高的诊断方法,有钼靶X线摄影、干板摄影、CT及MRI4种。

1. 钼靶X线摄影　乳腺癌在X线片上呈团块状、星形、云片状、半球形、彗星形或弥漫结节形,肿块边缘模糊不清,微细钙化是特征性表现。钼靶X线摄影放射损伤小,每次乳腺组织接受量0.2~0.3 rad,阳性率高达90%,可发现10%~30%临床触不到的乳腺癌,有助于早期诊断,但对一些致密型乳腺癌诊断较困难。

2. 干板摄影　乳腺癌征象与钼靶X线摄影表现基本相同,只是前者有特殊的边缘效应,图像清晰。

3. CT检查　CT的空间分辨率及密度分辨率都较高,有利于小癌灶的发现。此外,CT可排除相邻结构对病灶的干扰,特别是在增生或致密型乳腺中,更宜做CT检查。

4. MRI检查　MRI检查对乳腺癌的诊断价值尚处于探索阶段。对区别囊性和实性肿块有较大价值。静脉内注射顺磁因子可有助于乳腺癌的诊断。

(六)导管造影　乳头溢液者可进行此项检查。此外,凡X线平片上见到可疑肿块影,如不能定性的钙化;导管相明显增强,尤其单一导管相增强,乳腺局部增厚或结构紊乱;不明原因的皮肤增厚、乳头变形或内陷以及临床发现肿块而由于腺体致密不能在X线平片上显示者均为其适应证。急性炎症期、婴儿哺乳期、已确诊的乳腺癌及碘过敏者忌用。

(七)液晶热图像检查　乳房癌组织的代谢比正常组织为高,局部温度增高而产生乳腺癌的液晶热图像。天津市肿瘤医院报道,诊断≤1.0 cm癌的符合率为80.9%,武汉市一医院报道为90%。此检查具有操作方便,可重复检查,诊断迅速等优点,与其他检查联合应用,对普查人群和门诊可疑患者进行初选有实用价值。

(八)近红外线扫描　近红外线的波长为600~900 μm,易穿透软组织。利用红外线透过乳房不同密度组织显示出各种不同灰度影,从而显示乳房肿块。此外,红外线对血红蛋白的敏感度强,乳房血管影显示清晰,乳腺癌常有局部血运增加,附近血管变粗。红外线对此有较好的图像显示,有助于诊断。

(九)雌孕激素受体测定　乳腺癌病例在送病理检查时应同时做雌孕激素受体测定。人体腺癌组织中,有60%~70%的组织存在雌激素受体(ER)及或孕激素受体(PR)。其存在的状况与诊断、治疗及判断预后有关。受体阳性者约60%用抗相应受体治疗有效,阴性者亦有10%的有效反应率。

六、诊断

①发病年龄多在40~60岁;②早期症状是乳内出现单发的无痛性小肿块,质硬,不易被推动;③乳内肿块增长速度较快,固定不移,表面皮肤出现"酒窝征"或"橘皮样"改变,或溃烂流恶臭血水,疮形凹似弹坑或凸似菜花;④乳内有肿块存在时,出现乳头牵向肿块方向,或内陷;患乳收缩抬高;或伴有乳头溢液;⑤有转移者,腋窝、锁骨上等处可扪及肿大变硬的淋巴结,甚至可有咳嗽、胸痛、呼吸困难、背痛等症状;⑥乳房X线摄片、B超、乳头

分泌物细胞涂片、针吸细胞学检查和活组织切片检查等有助确诊。

七、治疗

以早期手术治疗为主的综合治疗。放射治疗、内分泌治疗以及药物治疗均为辅助疗法。

（一）治疗原则

Ⅰ期乳腺癌：以根治性切除术为主，如肿瘤位于乳腺内侧，应行扩大根治术，术后不加放疗。

Ⅱ期乳腺癌：以根治切除为主，争取做扩大根治术，术后予以放射治疗。

Ⅲ期乳腺癌：条件许可应做乳腺根治切除，并应做放射治疗为主的综合疗法。溃疡形成患者可行单纯乳房切除。

Ⅳ期乳腺癌：以内分泌、药物及中医中药治疗，必要时辅以放射治疗。

（二）手术治疗　选择手术方式必须根据原发灶的范围、部位、淋巴结有无转移、组织学分型、细胞学分级以及患者一般情况而定；同时还需结合采用辅助治疗的条件。手术治疗的目的是达到最大限度的根治。

1. 单纯乳腺切除术　仅做全乳切除，包括癌肿周围正常皮肤5 cm，适用于第Ⅲ期乳腺癌伴有溃疡、感染或出血并引起疼痛者。术后可配合化学治疗或放射治疗。据天津市人民医院的经验，非特殊型癌长径不超过1 cm，腋下未触及淋巴结（或病理证实无转移），或特殊型癌不超过3 cm者均视为"早期"癌。此类患者施行全乳切除术治疗，有可能取得与根治术相同的疗效。

2. 根治术　是指切除一侧全乳，包括肿瘤周围至少5 cm的皮肤以及乳腺周围的脂肪组织，同时切除胸大肌、胸小肌及其筋膜，清除腋窝和锁骨下所有的脂肪和淋巴结。适用于Ⅰ、Ⅱ期乳腺癌。

3. 扩大根治术　指根治术的基础上，同时行内乳淋巴结清除。适用于Ⅱ、Ⅲ期乳腺癌，特别是乳腺内侧肿瘤。

4. 改良根治术　单纯乳房切除加腋窝淋巴结清除。适用于第Ⅰ期乳腺癌。可保留胸肌及保持上肢肌力，引起的上肢水肿也比根治性乳房切除术引起的为轻，且使以后的乳房重建术较为容易。

5. 部分乳房切除术　切除肿瘤及其他周围的一块楔形乳房组织，包括皮肤及肿瘤后面胸肌包膜。有些医师也做部分或全部腋下淋巴结的清扫术，以便检查有无肿瘤的转移。手术后通常再给予辅助性放疗。

6. 手术禁忌证　晚期癌，尤以年老体弱者；出现恶病质者；主要脏器功能严重障碍者；因癌侵犯情况不同已不宜手术者。

7. 术后并发症　可有皮片坏死、皮下积液、术后上肢水肿、患侧上肢抬举受限等。皮片坏死为皮肤缝合过紧时常见，因此术前应根据癌肿的大小合理设计皮肤切口，必要时可植皮；皮下积液主要是因皮片活动或引流不畅所致，少量积液可抽吸，反复抽吸效果不佳时可采用持续负压引流；术后上肢水肿多见于肥胖、腋下淋巴结广泛转移、手术粗糙、腋窝解剖不彻底等，症状轻者在4~6个月可自行消失，重者需分别原因给予治疗；患侧上肢抬举受限主要是皮下瘢痕、术后活动减少等所致,术后患者应尽早进行上肢功能锻炼,一般应在术后一个月左右达到抬举自如。

（三）放射治疗　常用 ^{60}Co 和深部 X 线。

1. 术前放疗　可破坏和抑制原发癌和转移至局部淋巴结的癌细胞;或缩小局部晚期不能手术的乳腺癌,使之可行手术治疗。

2. 术后放疗　可提高生存率。适用于:①单纯乳腺切除术;②根治术后腋部淋巴结有转移者;③根治术切除淋巴结阳性超过 3 个或占淋巴结总数一半以上的病例;④内乳淋巴结有转移者;⑤病变位于中央部或内侧未做扩大根治术者。

3. 姑息性放疗　用于Ⅳ期癌、炎性癌或治愈后发生局部复发、区域淋巴结和远处转移者,尤其骨转移灶能缩小或消失,止痛效果明显。

（四）化学药物治疗　主要用于乳腺癌术后的辅助治疗。目的是控制潜在的微小转移。

单药化疗　单药化疗达到完全缓解者很少,有效期一般只有 4~6 个月,故现今除新药试用外,一般很少应用单一药物。但有效的单一药物是联合化疗成功的基础,对年龄较大或有器官功能严重不全者,不宜进行强烈的联合化疗的病例可采用单剂化疗。

对癌性胸腔积液的化学治疗,可在抽净胸水后,选用硝卡芥 40~60 mg、氮芥 20 mg、噻替哌 30 mg、丝裂霉素 6~10 mg、氟尿嘧啶 1 000 mg、顺铂 90~120 mg,注入胸腔。除顺铂为每 3 周注射 1 次(同时全身水化)外,一般每周胸腔内注射 1 次。

（五）内分泌治疗　正常乳腺细胞内存在甾体激素受体,其中与雌二醇相结合的称雌激素受体(ER),在乳腺癌细胞内如有 ER 称为激素依赖性癌细胞。内分泌治疗仅适用于激素依赖型肿瘤,通过测定乳腺癌组织中的 ER,有助于了解肿瘤是否为激素依赖型;ER 阳性者内分泌治疗有效率在 50% 以上。方法有去势疗法(卵巢切除或 X 线照射、肾上腺切除等)及应用药物。

（六）生物学治疗　是综合治疗的一个组成部分,常用药物有 LAK 细胞、干扰素、白细胞介素 -2、胸腺素、转移因子等。

八、护理措施

乳腺癌根治性手术,切除组织多,手术创面大,护理工作的质量可直接影响术后患者的精神状态和肢体功能的恢复。

（一）一般护理和术前准备

1. 要帮助患者建立战胜癌肿的信心和进行心理治疗,尤其要使年轻妇女对术后在形体上所产生的后果,有充分的思想准备,尽量减少术后对患者所带来的精神创伤。

2. 对妊娠和哺乳期的乳腺癌患者,前者应立即终止妊娠,后者应断乳,可肌内注射丙酸睾酮或服用炒麦芽等。

3. 对高龄患者应做心肺功能检查,如有异常,应充分做好术前准备,以减少术中和术后可能发生的心肺功能失常的并发症。

4. 按手术要求的范围准备皮肤,尤应注意乳头和乳晕部位的清洁,因该部位的皮肤不甚平滑,如需植皮者,应准备供皮区的皮肤。对已有皮肤溃疡的患者,更应于术前 3 天,即开始一天两次换药,并用酒精仔细擦净和消毒溃疡周围的皮肤。

(二)术后护理

1. 严密观察生命体征,如有异常通知医生。

2. 麻醉清醒后,血压平稳,术后6小时应取半卧位,以利腋下引流及呼吸道通畅。

3. 伤口引流的护理 乳腺癌术后常需皮下放置引流管,并接负压吸引,以减少创面积液、积血,使皮瓣紧贴胸壁,促进创面愈合。应注意以下几点:

(1)妥善固定引流管,防止滑脱,引流管长短应适中,太长易扭曲、打折,妨碍引流;太短影响患者床上活动,且易被拉出,长度以患者在床上能自由翻身活动不易拉出为标准。密切观察引流管的状态,有无受压、脱出、扭曲等情况,并及时处理。

(2)保持负压,应保持在4~6 kPa,负压过大易导致引流管瘪塌引流不畅,甚至导致出血危险;过小则达不到有效吸引,易因创面积血积液而导致皮瓣或所植皮片的坏死。

(3)经常挤压引流管,如有血块或纤维堵塞,应及时排除,保持引流通畅。

(4)密切注意引流液量及性质。术后第一天为鲜红色血性物,引流量应小于200 ml,以后逐日减少。一般术后3天即可拔除引流管。如在手术当日短时间内有大量血性液体流出,超过300 ml,提示有出血倾向,应立即通知医生,予加压重新包扎并给予止血药等。

4. 患侧上肢抬高,以利静脉与淋巴回流,减少肿胀,注意观察患肢血液循环及水肿情况。

5. 必要时给予镇静止痛药物,以保持创面无痛和足够的睡眠。

6. 术后尽早给易消化、富含营养的流质或半流质饮食。

7. 全身情况许可时,鼓励患者早期做床上或床下活动,切口愈合后,应尽早鼓励患者进行患侧上肢的功能锻炼,如用手梳头、摸墙、抬高及逐渐从头顶扪及对侧耳廓等,不断扩大肩关节活动范围。

8. 并发症的观察及处理

(1)皮下积液:多因皮瓣活动遗留空腔、皮下渗液引流不畅所致。一旦出现积液,可见皮瓣颜色暗红,局部皮肤有波动感。术后一定要注意加压包扎和有效负压引流,使皮瓣与深层组织紧密贴合,防止血液积聚。术后早期患肢(尤其肩关节)活动应适度。如出现皮下积液,可皮下抽液后胸带加压包扎,患肢限制活动,功能锻炼暂缓。

(2)皮瓣坏死:正常皮瓣颜色红润,温度与健侧相近。如果颜色暗红、苍白、青紫、发黑均提示血运不良,应及时通知医师处理。坏死范围较大者,需及时将坏死部分剪除,清创换药,做好植皮前的创面准备,以便于早期植皮。

(3)患侧上肢淋巴水肿:为根治术后最常见的并发症,发生率为15%~30%,多发生于术后。引起上肢肿胀的原因很多,如腋窝积液、头静脉结扎、切口延至上臂、腋下广泛转移、术后上臂活动迟延等。一旦出现水肿,轻度抬高患肢,使用弹力绷带促进回流;严重者应尽快找专业医生。淋巴水肿重在预防,目前仍无明确有效治疗方法。

(4)伤口感染:也是引起上肢肿胀的重要原因,常可见皮瓣边缘坏死、感染。引起感染的原因多为腋窝积液持续时间过长,或反复引流不畅。此时,局部应积极合理换药,清除不利于伤口愈合的因素,同时也应给予足量的抗生素,控制感染。

9. 对于自我形象紊乱的护理 护理人员应与患者交谈,也可以通过讨论的方式,让患者说出他们的顾虑和问题,可以让患者戴上假乳房或施行人工乳房手术来解决没有乳房的失落感。动员患者家属及亲友来关心、体贴患者,鼓励患者参加社交活动和恢复工作。

10. 患者出院时应向患者家属交代有关事项,如告知患者五年内避免妊娠,及时复查血象,按时来院复查等,一般术后 6 个月每月复查一次,以后每 3 个月复查一次。

九、防控

1. 积极开展防治乳腺癌的宣传,普及乳腺癌的防治知识,使广大妇女了解乳腺癌的早期表现,掌握自我检查乳腺癌的方法。

2. 在妇女中定期进行防癌普查。

3. 积极治疗有可能发生恶性变的乳房疾病,如乳腺增生病、导管内乳头状瘤和乳房纤维腺瘤等。

4. 提倡妇女产后母乳喂养孩子,谨慎口服避孕药等。

5. 保持情志舒畅,避免精神刺激。

6. 发现乳房肿块后,忌艾灸、忌针刺及重压等,并应及时就医。

7. 乳腺癌手术治疗后 6 个月内每月复查 1 次,以后每 3 个月复查 1 次,复查时还应注意对侧有无病变。

8. 乳腺癌手术治疗后,5 年内避免妊娠,若已怀孕即应终止。

(刘伟娟)

第八章 腹腔肿瘤

第一节 胃 癌

胃部肿瘤,不论良性或恶性,大多源于上皮。在恶性肿瘤中,95% 是腺癌,即通常所称的胃癌。胃癌是我国最常见的恶性肿瘤之一,居消化道肿瘤死亡原因的首位。男女发病之比为 2:1。任何年龄均可发生,多发生于中年以后,以 40~60 岁最多,30 岁以前较为少见。早期多无明显症状,病情进展期可出现酷似胃炎或胃溃疡的症状。本病以进行性胃痛、消瘦、便血等为常见症状。

一、病因和发病机制

胃癌的病因尚不完全清楚,它的世界性地理分布有明显的差异。在同一国家的不同地区和不同人群之间,胃癌的分布也有很大不同。普遍认为和以下因素有关。

(一)饮食因素　世界范围的流行病资料认为在环境因素中,饮食因素是胃癌发生的最主要原因。通过大量人群的回顾性调查并对许多因素进行分析研究之后,发现胃癌与多吃腌酸菜、咸鱼、咸肉及烟熏食物有密切关系。相反,牛乳、新鲜蔬菜、水果、维生素 C 以及冷藏食物却能降低发生胃癌的危险性。过多摄入食盐也可能与胃癌发病有关,流行区调查示患者每日摄入量大多超过 10g。引起胃癌的致癌物质可能是亚硝胺。动物实验已证明该物质确可致胃癌。亚硝酸是由硝酸盐还原为亚硝酸盐再与胺结合而成。硝酸盐与亚硝酸盐广泛存在于食物中,特别是咸菜、咸鱼、咸肉等。有患者的胃液中也证明有高浓度亚硝酸盐的存在。减少食盐摄入常伴有硝酸盐及亚硝酸盐摄入之减少。低温可抑制硝酸盐转变为亚硝酸盐。近年来美国、日本等国胃癌发病率之下降,冰箱的广泛应用可能是一个因素。维生素 C 能抑制亚硝酸盐与胺结合,故经常服用维生素 C 可减少胃癌发生的危险性。

(二)遗传因素　通过流行病学调查,发现 A 型血的人胃癌的发病率较高。胃癌者的亲属中,胃癌的发病率比对照组高 4 倍。美国黑人比白人胃癌的发病率高。因此推测胃癌的发生可能与遗传有关。

(三)免疫因素　近年来发现,免疫功能低下的人胃癌发病率较高。从而表明机体的免疫机能障碍,对癌肿的免疫监督作用降低,是发生癌肿的因素之一。

(四)环境因素　高纬度地区胃癌发病率高。我国及世界各地都有胃癌高发地区,这可能与地区的水质、土壤、微量元素如镍、硒和钴的含量有关。

（五）与胃部其他疾病有关　萎缩性胃炎及肠上皮化生被认为可能是最主要的癌前病变,腺瘤样息肉虽并不认为是主要的癌前疾病,但患此症者胃癌发病率较高。良性胃溃疡与胃癌的关系,是一个经常有争议的问题,虽然可观察到良性溃疡的边缘有癌发生,但也有不少人认为两者之间无病因上的联系。也有报道胃溃疡的癌变率为1%~5%。

（六）精神因素　长期处于忧虑、焦急、紧张等心理状态的人易患癌。

二、病理

（一）胃癌的部位　胃癌可发生在胃的任何部位,好发部位依次为幽门48.8%;贲门20.6%;体部14%;广泛性7.8%。

（二）大体分型　胃癌的分型方法较多,按病期分为两期。

1. 早期胃癌　早期胃癌又称为黏膜内癌或表浅扩散性癌,指癌浸润局限于黏膜或黏膜下层。通常分为三型:①隆起型;②浅表型;③凹陷型。

2. 进展期胃癌　又分为中期和晚期胃癌,指癌肿已浸入肌层及浆膜者,分三型:①肿块型;②溃疡型;③浸润型。

（三）组织学分型

1. 腺癌　最多见,由胃腺细胞转化而来,癌细胞呈立方形或柱形,排列成腺管,称管状腺癌,排列成乳头状者,称乳头状腺癌。此型分化较好,预后也较好。

2. 黏液癌　本型恶性程度高,预后较差。由黏液细胞转化而来,癌细胞呈圆形,含大量黏液;有时癌细胞含黏液过多,把胞核压扁,挤在一旁呈印戒状,称印戒细胞癌。

3. 低分化癌　此型较少见,分化程度差,发展快,转移早,预后差。癌细胞形状不一,胞质少,核大而形态多样色深,少有腺管。

4. 未分化癌　细胞体积小,呈圆形,胞质少,核深染,细胞呈弥漫分布。

（四）转移途径

1. 淋巴转移　淋巴转移是主要转移途径,最常见,且发生较早。最初多局限于邻近癌肿的胃壁旁浅组淋巴结,如胃大小弯、幽门上下、贲门旁等淋巴结。进一步则向深组淋巴结转移,甚至通过胸导管转移至左锁骨上凹淋巴结(Virchow 淋巴结),并由此进入血循环。

2. 直接蔓延　浸润到胃壁浆膜后的癌组织,可直接与周围组织粘连并转移,如直接转移至肝脏、胰腺、结肠、网膜、腹膜等。脱落的癌细胞可种植于膀胱直肠窝或子宫直肠窝。

3. 血行转移　晚期胃癌可经门静脉转移至肝脏,并经肝静脉转移至肺、脑、骨骼及其他脏器。

4. 腹腔内癌移植　癌细胞脱落入腹腔,可种植于某些器官,常见部位为膀胱直肠窝或子宫直肠窝,也可在壁腹膜上形成许多种植性结节,并产生大量腹水,多呈血性。

三、临床分期

国际抗癌联盟(UICC)和美国癌症联合会(AJCC)2010 年共同公布的胃癌 TNM 分期法,分期的病理依据主要是肿瘤浸润深度、淋巴结以及远处转移情况。T 代表原发肿瘤浸润胃壁的深度。T_1:肿瘤侵犯固有层、黏膜肌层或黏膜下层;T_2:肿瘤浸润至固有肌层;T_3:肿瘤穿透浆膜下结缔组织而未侵犯脏腹膜或邻近结构;T_{4a}:肿瘤侵犯浆膜;T_{4b}:肿瘤侵犯邻近组织或脏器。N 表示局部淋巴结的转移情况。N_0:无淋巴结转移(受检淋巴结个数≥15);N_1:1~2 个区域淋巴结转移;N_2:3~6 个区域淋巴结转移;N_3:7 个以上区域淋巴结转移。M 则代表肿瘤远处转移的情况。M_0:无远处转移;M_1:有远处转移。根据 TNM 的不同组合可将胃癌分为 Ⅰ~Ⅳ 个临床病理分期。

四、临床表现

(一)早期胃癌 约 1/3 患者无任何症状和体征,而有症状者也只是轻度的非特异性消化不良,如上腹部不适、饱胀、隐痛、食欲下降等。此期无特殊体征发现,因此,有上述表现者应及早进行胃镜检查,以免延误诊断时机。

(二)中、晚期胃癌 其主要症状为上腹胀痛、消瘦、食欲减退及黑便等。

1. 上腹痛 上腹痛是胃癌最常见的症状,也是最无特异性而易被忽视的症状。该症状出现较早,即使在表浅型胃癌的患者,除少数临床上无症状者外,大部分也均有上腹痛。初起时仅感上腹胀、沉重感,常被认为胃炎。胃窦部胃癌也常可引起十二指肠功能的改变,而出现节律性疼痛,类似溃疡病的症状,而予以相应的治疗,症状也可暂时缓解。直到病情进一步发展,疼痛发作频繁,症状持续,甚至出现黑便或发生呕吐时,才引起注意,此时往往已是疾病的中、晚期,治疗效果也就较差。所以必须重视上腹痛这一常见而又不特异的症状,及时做进一步检查。

2. 食欲减退、消瘦、乏力 此症状有时可作为胃癌的首发症状,而在早期即出现。不少患者常因在饱餐后出现饱胀、嗳气而自动限制饮食,体重逐渐减轻。

3. 恶心、呕吐 早期可能仅有食后饱胀及轻度恶心感,此病状常因肿瘤引起梗阻或胃功能紊乱所致。贲门部肿瘤开始时可出现进食不顺利感,以后随着病情进展而发生吞咽困难及食物反流。胃窦部癌引起幽门梗阻时可呕吐有腐败臭味的隔宿饮食。

4. 出血和黑便 此症状也可在早期出现,早期表浅型胃癌有此症状者约为 20%。凡无胃病史老年人一旦出现黑便时必须警惕有胃癌的可能。

体检:早期无阳性发现,晚期往往可触及上腹部肿块,多在上腹偏右近幽门处,大小不一,多呈结节状,质坚硬,有压痛,可移动。胃癌转移至肝时则有肝大,可触到坚硬结节伴黄疸。腹膜转移时可发生腹水,多呈血性,少数可找到癌细胞。淋巴转移可引起左锁骨上淋巴结肿大、质硬,肛门指检在直肠周围可触到结节状壁,提示癌已有远处转移。

五、实验室及其他检查

(一)胃液分析 胃液外观可见混有血液或呈咖啡色样沉渣。胃酸降低或缺乏,乳酸浓度大多增高。

(二)粪便隐血试验 多持续性阳性,经内科治疗很少转阴。

(三)癌胚抗原检测 大量资料表明,癌胚抗原水平升高与胃肠癌发生密切相关。在胃癌施行各种治疗后,疗效好、无复发者血清癌胚抗原值下降,反之则保持较高水平。

(四)X 线钡餐检查 X 线钡餐检查是诊断胃癌的主要方法之一。但早期胃癌 X 线征常较难发现,仅表现有局部黏膜僵直,呈毛刷状等非特征改变。对中晚期胃癌 X 线钡餐检查阳性率为 90%。其主要 X 线征有:胃壁强直、皱襞中断、蠕动消失、充盈缺损、胃腔缩小及不整齐的癌性溃疡性龛影等,浸润性胃癌如累及全胃则呈"革袋状胃"。

(五)内镜检查　纤维胃镜检查结合刷取的脱落细胞和钳取的活组织检查,是诊断胃癌的最可靠手段,三者联合起来确诊率在 95% 以上。早期胃癌可呈现为一小片变色黏膜,或颗粒状,或轻度隆起,或凹陷,或僵直等轻微变化,经脱落细胞和活体组织检查可获确诊。中晚期的病变大多可从肉眼观察做出拟诊,表现为凹凸不平、表面污秽的肿块,常有出血和糜烂;或为不规则的较大溃疡,其底部为秽苔所覆盖,可有出血,溃疡边缘隆起,常呈结节状,质硬,无聚合皱襞。

(六)B 超检查　饮水或服中药制剂后 B 超检查,可观察胃肿块大小及部位,了解腹腔淋巴及脏器有无转移。

(七)CT 及 MRI　可在术前评估癌肿浸润胃壁深度和范围,了解腹腔转移情况。

六、诊断和鉴别诊断

晚期胃癌通过病史、症状、体征及辅助检查(主要是 X 线钡餐检查和纤维胃镜检查)即可确诊,但治愈的可能性极小。早期胃癌治疗效果较好,但诊断较困难。故对临床疑为胃癌的患者,特别是 40 岁以上,以往无"胃病史"而出现消化道症状者应进行 X 线钡餐检查、纤维胃镜检查及活检、胃液细胞学检查是早期发现胃癌的关键。

(一)诊断

1. 早期上腹部不适,重压感,逐渐出现疼痛或进食发堵甚至呕吐、呕血或便血。

2. X 线胃钡餐造影出现胃黏膜改变,龛影或软组织影,充盈缺损,胃壁僵硬等。

3. 实验室检查　①胃镜检查及活组织病理证实;②胃细胞学检查癌细胞阳性及免疫学检查;③颈部淋巴结活检阳性。

(二)鉴别诊断　大多数胃癌患者经过外科医师初步诊断后,通过 X 线钡餐或胃镜检查都可获得正确诊断。在少数情况下,胃癌需与胃良性溃疡、胃肉瘤、胃良性肿瘤及慢性胃炎相鉴别。

1. 胃良性溃疡　与胃癌相比较,胃良性溃疡一般病程较长,曾有典型溃疡疼痛反复发作史,抗酸剂治疗有效,多不伴有食欲减退。除非并发出血、幽门梗阻等严重的并发症,多无明显体征,不会出现近期明显消瘦、贫血、腹部肿块甚至左锁骨上窝淋巴结肿大等。更为重要的是 X 线钡餐和胃镜检查,良性溃疡直径常 <2.5 cm,圆形或椭圆形龛影,边缘整齐,蠕动波可通过病灶;胃镜下可见黏膜基底平坦,有白色或黄白苔覆盖,周围黏膜水肿、充血,黏膜皱襞向溃疡集中。而癌性溃疡与此有很大的不同,详细特征参见胃癌诊断部分。

2. 胃良性肿瘤　多无明显临床表现,X 线钡餐为圆形或椭圆形的充盈缺损,而非龛影。胃镜则表现为黏膜下肿块。

七、治疗

治疗原则:①手术是目前唯一有可能治愈胃癌的方法,应按照胃癌的严格分期及个体化原则制订治疗方案,争取及早手术治疗。②对中晚期胃癌,因有较高的复发及转移率,必须积极地辅以术前、后的化疗、放疗及免疫治疗等综合治疗以提高疗效;治疗方法应根据胃癌的病期、生物学特性以及患者的全身状况选择。③如病期较晚或主要脏器有严重并发症而不能做根治性切除,也应视具体情况争取做原发灶的姑息性切除,以利进行综合治疗。④对无法切除的晚期胃癌,应积极采用综合治疗,多能取得改善症状、延长生命的效果。

（一）手术治疗　包括胃切除和胃周淋巴结的清除。

1. 胃周淋巴结清除范围以 D 表示,如胃切除、第一站淋巴结（N_1）未完全清除者为 D_0 胃切除,N_1 已全部清除者称 D_1 胃切除术,N_2 完全清除者为 D_2,依次为 D_3。

2. 胃癌手术的根治程度分为 A、B、C 三级,A 级手术必须符合以下 2 个条件:①$D > N$ 即清除的淋巴结站别,需超越已有转移的淋巴结的站别;②胃切除标本的切缘 1 cm 内无癌细胞浸润,切缘 1 cm 内有癌细胞浸润,或淋巴结清扫范围等同于有转移的淋巴结站别,即 $D = N$,则为 B 级手术。仅切除原发病灶和部分转移病灶,尚有肿瘤残留者为 C 级手术。A、B 两级手术均为根治性切除手术,但其根治程度及疗效,B 级手术较 A 级手术差。C 级手术为非根治性切除手术。原发病灶未能切除,为减轻梗阻、出血、穿孔等并发症的症状而采用的胃空肠吻合等各种短路手术,以及穿孔缝合、空肠造瘘等手术为姑息性手术。

3. 胃切除手术方式　①胃部分切除术。常用于年高体弱患者或胃癌大出血、穿孔病情严重不能耐受根治性手术者,仅行胃癌原发病灶的局部姑息性切除。②胃近端大部切除、胃远端大部切除或全胃切除。前二者的胃切断线均要求距肿瘤肉眼边缘 5 cm,而且均应切除胃组织的 3/4 ~ 4/5。胃近端大部切除及全胃切除均应切除食管下端 3 ~ 4 cm。胃远端大部切除、全胃切除均应切除十二指肠第一段 3 ~ 4 cm。这三种胃切除均必须将小网膜、大网膜连同横结肠系膜前叶、胰腺被膜一并整块切除。③胃癌扩大根治术,是包括胰体、尾及脾在内的根治性胃大部切除或全胃切除术。④联合脏器切除,是指联合肝或横结肠等其他脏器的切除术。⑤近年出现的胃癌的微创手术是指胃镜下的胃黏膜切除和腹腔镜下的胃楔形切除、胃部分切除甚至是全胃切除术。

（二）化学治疗　由于胃癌早诊率低、手术切除率低,确诊时已有 10% ~ 20% 的患者属于 Ⅳ 期病变,或仅能做非根治性手术,且根治术后亦有相当一部分患者出现复发或转移。所以进展期胃癌均需行化疗。单药有效率在 20% 以上的药物有 5 - FU、MMC、ADM、E - ADM、DDP、CPT - 11 等。

目前,采取选择性胃周动脉灌注化疗加结扎治疗晚期胃癌已收到一定效果。上海市长宁区中心医院,还用中药喜树碱在术前肌内或静脉给药,总量 120 ~ 140 mg,50% 以上的患者腹部肿块缩小,手术切除率提高。

（三）免疫治疗　免疫治疗的适应证包括:①早期胃癌根治术后适合全身应用免疫刺激剂;②不能切除的或姑息切除的病例可在残留癌内直接注射免疫刺激剂;③晚期患者伴有腹水者适于腹腔内注射免疫增强药物。

常用药物:

1. 干扰素（IFN）　其抗癌机理除增加免疫活性细胞活力外,还可活化蛋白激酶、磷酸二酯酶等而直接抑制肿瘤细胞。应用生物基因工程技术制成的高浓度的重组人干扰素 rhIFN 已用于临床,300 万~600 万 U 肌内或静脉注射,每日或隔日 1 次;1 000 万~3 000 万 U 每周 1 次。

2. 白介素-2(IL-2)　IL-2 可增强杀伤细胞力,人脾细胞或外周血淋巴细胞经 IL-2培养后可诱导出直接杀伤自身肿瘤细胞的杀伤细胞,称为淋巴因子活化性杀伤细胞 (LAK)。据报道,单用 IL-2 治疗 46 例胃癌仅 7 例有效,有效率15%,经 IL-2+LAK 治疗 157 例晚期胃癌,完全缓解 8 例,部分缓解 15 例,轻度缓解 10 例,有效率增加至 21%。

(四)放射治疗　胃癌对放射线一般不敏感,目前尚不易对胃癌进行单独的放射治疗。

(五)介入治疗　早期胃癌患者如有全身性疾病不宜做手术切除者可采用内镜治疗术,此外通过内镜应用激光、微波及注射无水乙醇等亦可取得根治效果。进展期胃癌不能进行手术者亦可通过内镜局部注射免疫增强剂(如 OK-432)及抗癌药物。

(六)综合治疗　上述各种治疗方法综合应用可提高疗效。如化疗辅助手术,包括术中及术后局部动脉内注射;放疗辅助手术(术前、术中放疗);化疗加放疗等。

对不能手术切除的晚期胃癌,经股动脉插管至肠系膜上动脉和腹腔动脉注入治疗药物可达到缓解症状的目的。

在抗癌治疗中,必须十分注意对患者的支持治疗,如补充营养、纠正贫血、调整酸碱平衡、预防感染、镇痛、止血等。

八、护理措施

(一)一般护理和治疗配合

1. 做好心理护理。消除患者顾虑、悲观的消极态度,使患者焦虑、恐惧感减轻,治疗信心增强,积极配合医疗护理计划的实施。

2. 饮食要少量多餐,给予高蛋白、高热量、富含维生素的易消化饮食。营养状况较差的患者,应补充血浆或全血,以提高手术耐受力。

3. 胃癌有并发症时的护理,手术前其他常规护理,可参照胃十二指肠溃疡行胃大部切除术的手术前护理。

(二)手术后护理

1. 严密观察生命体征变化,尤其要注意脉搏及血压变化,以预防早期出血,血容量不足可引起脉速及血压下降。

2. 全麻清醒后生命体征平稳应采用半卧位,以保持腹肌松弛,减轻疼痛,也利于呼吸、循环及腹腔引流。

3. 预防肺部并发症,鼓励深呼吸,协助正确排痰,定时翻身拍背和鼓励早期下床活动。

4. 保持腹腔引流通畅,腹腔引流管接无菌引流瓶,引流瓶应隔日更换一次,以防逆行感染。引流管不宜过长,妥善固定,注意观察有无扭曲、受压、脱落等现象。观察引流液的颜色、性质及量,并认真记录。一般 24 小时引流液量在 200 ml 左右,为血浆样浅红色渗出液。如手术当日在短时间内有鲜红血样液体流出,量在 300~500 ml,且脉速、血压下降、面色苍白,应考虑有出血倾向,需及时报告医生。

5. 禁食,持续胃肠减压。保持胃管通畅,减少胃内容物对吻合口的刺激,减轻胃内张力,预防吻合口水肿及吻合口瘘。①每2小时用生理盐水冲洗胃管,每次不得超过20 ml,并抽出相当数量的液体。②冲洗时避免压力过大、冲洗液过多,以免引起吻合口出血。③注意胃液颜色、性质、量,详细记录,如有鲜红色血性液体流出,及时报告医生。④胃管要固定好,注意有无脱落或侧孔吸住胃壁,及时纠正以免影响减压效果。嘱患者不要擅自拔除胃管,尤其是睡眠状态下、意识不清楚时。⑤禁食期间注意口腔护理。

6. 鼓励患者早期活动,除年老体弱或病情较重者,术后第1天坐起轻微活动,第2天协助患者下床,进行床边活动,第3天可在病室内活动。患者活动量应根据个体差异而定,早期活动可增强肠蠕动,预防术后肠粘连,减少并发症。

7. 术后并发症的护理　胃癌术后常见的并发症包括术后胃出血、胃吻合口破裂或瘘、术后梗阻、倾倒综合征与低血糖综合征。

1)术后胃出血:由于术中残余或缝合创面少量渗血,术后24小时内可从胃管内流出少量暗红色血液,一般24小时内可自行终止。如果从胃肠减压中吸出大量鲜红色血液,甚至呕血或黑便,出现脉快、血压下降等休克症状,应立即给予止血药物、输新鲜血等保守治疗手段,严密监测生命体征,必要时行再次手术。

2)胃吻合口破裂或瘘:较少见,多发生在术后5~7日。发生较早的吻合口破裂有明显的腹膜炎征象,一旦确诊,应立即手术修补;如发生较晚多易形成局部脓肿或外瘘,应给予引流、胃肠减压和积极支持疗法;若经久不愈,需行再次手术。

3)术后梗阻:分为输入段梗阻、吻合口梗阻和输出段梗阻三类。共同症状是大量呕吐。

(1)输入段梗阻:①急性完全性输入段梗阻。容易发展至绞窄、肠段坏死和穿孔,病情极为严重。典型症状是:上腹部突发性剧烈疼痛,频繁呕吐,不含胆汁,量也少。上腹偏右有压痛,甚至扪及包块,血清淀粉酶升高,有时出现黄疸,可有休克症状。应紧急手术治疗。②慢性不完全性输入段梗阻。表现为食后15~30分钟,上腹突感胀痛或绞窄,一阵恶心后,喷射状呕吐大量胆汁,而不含食物,呕吐后症状消失。具备上述典型症状者,亦称"输入段综合征"。不全梗阻者,如在数周或数月内不能缓解,亦需手术治疗。

(2)吻合口梗阻:分为机械性梗阻和胃排空障碍两种。①机械性梗阻:表现为食后上腹饱胀,呕吐,呕吐物为食物,不含胆汁,X线吞钡检查可见钡剂完全停留在胃内,须再次手术解除梗阻。②胃吻合口排空障碍:多因自主神经功能紊乱而使残胃处于无张力状态。临床较多见,在术后7~10天,已服流质情况良好的患者,在改进半流食或不消化食物后突然发生呕吐,经禁食后,轻者3~4天自愈,严重者呕吐频繁,可持续20~30天,处理包括禁食、胃肠减压、输液、输血和应用激素治疗,有时可肌内注射新斯的明,每次0.5~1.0 mg,每日1~2次,有助于胃蠕动恢复。5%高渗盐水洗胃,有助于吻合口水肿的消退。

(3)输出段梗阻:表现为上腹饱胀,呕吐食物和胆汁。X线钡餐检查可确认梗阻部位。如不能自行缓解,应立即手术加以解除。

4)倾倒综合征与低血糖综合征

(1)倾倒综合征:表现为进流质饮食后10~20分钟,出现剑突下不适、心悸、乏力、出汗、头晕、恶心、呕吐甚至虚脱,常伴有肠鸣及腹泻,餐后平卧十几分钟,症状多可缓解。倾倒综合征产生原因一般认为是由于胃大部切除后丧失了幽门括约肌,大量食物过快地排入上段空肠,又未经胃肠液混合稀释而呈高渗性,将大量的细胞外液吸入肠腔,以致循环血容量骤然减少。也和肠腔突然膨胀,释放5-羟色胺,肠蠕动剧增,刺激腹腔神经丛有关。预防应告诫患者术后早期应少量多餐,避免进甜的过热流食,进餐后平卧10~20分钟。多数患者半年到1年能逐渐自愈。

(2)低血糖综合征:多发生在进食后2~4小时,表现为心慌、无力、眩晕、出汗、手颤、嗜睡,也可导致虚脱。原因为食物过快进入空肠,葡萄糖过快地吸收,血糖呈一时性增高,刺激胰腺分泌过多的胰岛素,而发生反应性低血糖所致。出现症状时稍进饮食,尤其是糖类即可缓解。少食多餐可防止其发生。

九、防控

1. 定期门诊复查、坚持综合治疗。
2. 出现不适立即就诊。
3. 胃癌治疗效果很不理想,因而早期发现、早期诊断是提高胃癌治愈率的关键。应通过健康教育提高大众的自我保健意识。重视可疑患者,对下列情况应深入检查并定期复查:

(1)原因不明的上腹不适、隐痛、食欲缺乏及消瘦,特别是中年以上者。
(2)原因不明呕血、黑便或大便潜血阳性者。
(3)原有长期胃病史,近期症状加重者。
(4)中年既往无胃病史,短期出现胃部症状者。
(5)已确诊为胃溃疡、胃息肉或萎缩性胃炎者。
(6)多年前因胃良性疾病做胃大部切除手术,近年又出现消化道症状者。

(郭瑞奉)

第二节　原发性肝癌

肝癌,包括原发性肝癌和继发性肝癌(亦称转移性肝癌)。通常所称肝癌即指原发性肝癌,本节亦然。原发性肝癌是指肝细胞或肝内胆管细胞发生的癌,为我国常见恶性肿瘤之一,在东南沿海各省发病率尤高。由于起病隐匿,确诊时已属中晚期,治疗效果较差,预后恶劣,是一个严重危害我国人民健康的疾病。

在恶性肿瘤的死亡率排列顺序中,就全世界而言,肝癌在男性中占第7位,在女性中占第9位。每年因肝癌死亡的人数约25万。在我国城市和农村居民的情况略有不同,城市肝癌的死亡率次于肺癌和胃癌居第3位,在农村则次于胃癌而居第2位。全国因患肝癌死亡的人数约11万,占全世界肝癌死亡人数的44%。

一、病因和发病机制

原发性肝癌的病因和发病机制尚未完全肯定,可能与多种因素的综合作用有关。

（一）病毒性肝炎　原发性肝癌与病毒性肝炎的关系已被公认，在病毒性肝炎中则以乙型和丙型肝炎与肝癌的关系最为密切。

原发性肝癌患者中约1/3有慢性肝炎史，流行病学调查发现肝癌高发区人群的HBsAg阳性率高于低发区，而肝癌患者血清HBsAg及其他乙型肝炎标志物的阳性率可达90%，显著高于健康人群，提示乙型肝炎病毒与肝癌高发有关。免疫组化方法显示HBV－DNA可整合到宿主肝细胞的DNA中，HBV的X基因可改变肝细胞的基因表达。

丙型肝炎病毒感染在欧美和日本与肝癌关系密切。Rrig等报道在70例肝癌病例中有乙肝病毒感染证据者38例，占54%，而抗HCV阳性者44例，占63%。在非洲的一个报道指出卢旺达的26例肝癌中抗HCV阳性者占38%。在我国重庆的报道则称1/3的肝癌与丙型肝炎病毒感染有关。在上海地区，余竹元等报道416例肝癌中抗HCV阳性占11.1%。其中包括24例为与乙型肝炎的混合感染。这些资料说明丙型肝炎病毒感染与肝癌有一定的关系。即使在我国肝癌的发生主要与乙型肝炎病毒感染有关，但丙型肝炎病毒感染亦是一个不容忽视的因素。

丁型肝炎继发于乙型肝炎。有报告指出，并发丁型肝炎感染的乙型肝炎患者发生肝癌的概率更高。

（二）肝硬化　原发性肝癌并发肝硬化者占50%～90%，病理检查发现肝癌合并肝硬化多为乙型病毒性肝炎后的大结节性肝硬化。近年发现丙型病毒性肝炎发展成肝硬化的比例并不低于乙型病毒性肝炎。肝细胞恶变可能在肝细胞再生过程中发生，即经肝细胞损害引起再生或不典型再生。在欧美国家，肝癌常发生在酒精性肝硬化的基础上。一般认为血吸虫病性肝纤维化、胆汁性和淤血性肝硬化与原发性肝癌的发生无关。

（三）黄曲霉毒素　被黄曲霉菌污染产生的霉玉米和霉花生能致肝癌，这是因为黄曲霉素的代谢产物黄曲霉毒素 B_1（AFB_1）有强烈的致癌作用。流行病学调查发现在粮油、食品受黄曲霉毒素 B_1 污染严重的地区，肝癌发病率也较高，黄曲霉毒素 B_1 可能是某些地区肝癌高发的因素，AFB_1 与HBV感染有协同作用。

（四）饮用水污染　肝癌高发地区启东，饮池塘水的居民与饮井水的居民肝癌死亡率有明显差别，饮地面水的发病率高。池塘中生长的蓝绿藻产生的微囊藻毒素可污染水源，与肝癌有关。

（五）其他　一些化学物质如亚硝胺类、偶氮芥类、有机氯农药等均是可疑的致癌物质。肝小胆管中的华支睾吸虫感染可刺激胆管上皮增生，为致原发性胆管细胞癌的原因之一。嗜酒、硒缺乏和遗传易感性也是重要的危险因素。

二、病理

（一）大体病理分类　肝癌的大体病理分类多年来沿用 Eggel 的分类方法，即分为巨块型、结节型及弥散型三型。

1. 巨块型　巨大的肿瘤占据肝脏的大部分，边缘多不规则，常向四周浸润。据上海医科大学病理教研室分析，此型在肝癌病例中占23%。癌块直径在5 cm以上，大于10 cm者称巨块，可呈单个、多个或融合成块，多为圆形、质硬，呈膨胀性生长。肿块边缘可有小的卫星灶。巨块型肝癌如尚未发生肝内转移，肝功能代偿良好，有时尚有手术切除之可能。此外,巨块型肝癌发生癌结节破裂的机会较多,癌结节破裂是肝癌的一个重要的并发症,亦是肝癌患者死亡的一个重要原因。

2. 结节型　肿瘤呈结节状,与四周分界清楚。此型最为常见,约占全部肝癌病例的64%。若为单个结节,或较局限的少数结节尚有手术切除的可能性。有的病理学家认为结节型只是一种过渡的类型。因为单个结节长大可成为巨块型,多个结节融合亦可成为巨块型肝癌。

3. 弥散型　许多小的癌结节弥散地分布在肝脏的各叶、癌结节周围多被结缔组织包围。此型约占肝癌的12.4%,且几乎皆伴有肝硬化。弥散型肝癌诊断不易,因其癌块较小,且多伴肝硬化,故肝脏之体积非但不见肿大,有时尚可缩小。由于癌块较小,各种影像检查有时易有疏漏。即或做肝穿刺检查亦可能不能准确获得病理组织。在治疗方面,此型病例无手术切除的可能性,除非做肝移植。此外亦不适合做酒精注射等局部治疗。所幸,此种病例为数较少。

Eggel分类方法有许多不足,我国病理学家在此基础上作了补充,即癌块直径在5 cm以上者称为块状型,超过10 cm者称为巨块型,包括在块状型中,块状型又再分为单块状形、融合块状型及多块状型三型。结节型之结节规定不超过5 cm,并再分为单结型、融合型及多结节型三型。除弥散型外又增加了一个小癌型,规定单个癌结节直径在3 cm以下或相邻的两个癌结节直径之和在3 cm以下者为小癌型。

(二)组织形态分类　传统的组织学分类方法将肝癌分为肝细胞型、胆管细胞型及混合细胞型三型。

1. 肝细胞型　癌细胞呈多角形、核大、核仁明显、胞质丰富,癌巢之间血窦丰富,癌细胞有向血窦内生长的趋势。此型占肝癌的85.5%,由于占肝癌的绝大多数,在许多文献中论及原发性肝癌时即指此种类型。此型多伴有肝硬化。

2. 胆管细胞型　癌细胞呈立方或柱状,呈腺体状排列。占肝癌的6.9%,在女性中稍多见,并发肝硬化的较少,甲胎蛋白(AFP)实验阴性。

3. 混合型　约占7.4%,其细胞形态介乎上述两者之间或部分为肝细胞型,部分为胆管细胞型。近年许多病理学家认为此种类型实际上是肝细胞型肝癌的一种特殊的形态结构。

此外,还有两种特殊类型的肝癌,在临床表现上亦有其特点。一种是肝母细胞瘤,此种类型肝癌多见于儿童,几乎皆不伴有肝硬化,手术切除后预后良好。另一种是近年注意到的纤维板层型肝癌,此种肝癌的癌组织中有许多板层状纤维基质穿行其间,其瘤细胞质中亦多强嗜酸性颗粒。此种肝癌AFP多为阴性,但血清不饱和维生素B_{12}结合力及血浆神经紧张素却常升高。

三、分期原则

为了选择治疗方案,评价治疗效果和估计患者的预后,对于肿瘤常常需要制定一个统一的分期标准以利执行。但是肝癌不同于其他肿瘤之处在于肝癌几乎都是在肝硬化基础上发生,肝癌的临床表现,治疗方案的选择及预后等无不与肝硬化密切相关,比如很早期的肝癌但并发着严重的肝硬化,则根治手术既难施行,预后亦因肝硬化而甚差。所以至今对于肝癌尚无一个十分满意的分期方法。兹将我国通用的分期方法介绍如下。

肝癌的分期（2001 年全国肝癌会议制订）：

I_a 期：单个肿瘤最大直径≤3 cm，无癌栓、腹腔淋巴结及远处转移；肝功能分级 Child A。

I_b 期：单个或两个肿瘤最大直径之和≤5 cm，在半肝，无癌栓、腹腔淋巴结及远处转移；肝功能分级 Child A。

II_a 期：单个或两个肿瘤最大直径之和≤10 cm，在半肝或两个肿瘤最大直径之和≤5cm，在左、右两半肝，无癌栓、腹腔淋巴结及远处转移；肝功能分级 Child A。

II_b 期：单个或多个肿瘤最大直径之和>10 cm，在半肝或两个肿瘤最大直径之和>5cm，在左、右两半肝或多个肿瘤，无癌栓、腹腔淋巴结及远处转移，肝功能分级 Child A。肿瘤情况不论，有门静脉分支、肝静脉或胆管癌栓形成；肝功能分级 Child B。

III_a 期：肿瘤情况不论，有门静脉主干或下腔静脉癌栓、腹腔淋巴结或远处转移之一；肝功能分级 Child A 或 B。

III_b 期：肿瘤情况不论，癌栓、转移情况不论；肝功能分级 Child C。

四、转移途径

1. 血行转移　肝内血行转移发生最早，也最常见，很容易侵犯门静脉分支形成癌栓，脱落后在肝内引起多发转移灶，如门静脉的干支有癌栓阻塞，可引起门静脉高压和顽固性腹腔积液。在肝外转移中，转移至肺的几乎达半数，其次为肾上腺、骨、主动脉旁淋巴结。

2. 淋巴转移　转移至肝门淋巴结的最多，也可至胰、脾、主动脉旁淋巴结、锁骨上淋巴结。

3. 种植转移　少见，从肝脱落的癌细胞可种植在腹膜、膈、胸腔等处引起血性腹腔积液、胸腔积液。如种植在盆腔，可在卵巢形成较大的肿块。

五、临床表现

原发性肝癌起病隐匿，早期缺乏典型症状。经甲胎蛋白普查检出的早期病例可无任何症状和体征，称为亚临床肝癌。自行就诊患者多属于中晚期，常有肝区疼痛、食欲减退、乏力、消瘦和肝大等症状，其主要特征如下。

（一）肝区疼痛　半数以上患者有肝区疼痛，多呈持续性胀痛或钝痛。肝痛是由于肿瘤增长快速，肝包膜被牵拉所引起。如病变侵犯膈，疼痛可牵涉右肩，如肿瘤生长缓慢，则可完全无痛或仅有轻微钝痛。当肝表面的癌结节破裂，坏死的癌组织及血液流入腹腔时，可突然引起剧痛，从肝区开始迅速延及全腹，产生急腹症的表现。如出血量大，则引起晕厥和休克。

（二）肝大　肝呈进行性增大，质地坚硬，表面凹凸不平，有大小不等的结节或巨块，边缘钝而不整齐，常有不同程度的压痛。肝癌突出于右肋弓下或剑突下时，上腹可呈现局部隆起或饱满，如癌位于膈面，则主要表现为膈抬高而肝下缘可不大。位于肋弓下的癌结节易被触到，有时因患者自己发现而就诊。

（三）黄疸　黄疸一般在晚期出现，可因肝细胞损害而引起，或由于癌块压迫或侵犯肝门附近的胆管,或癌组织和血块脱落引起胆管梗阻所致。

(四)肝硬化征象　肝癌伴有肝硬化门静脉高压症者可有脾大、腹腔积液、静脉侧支循环形成等表现。

(五)恶性肿瘤的全身性表现　全身性表现有进行性消瘦、发热、食欲缺乏、乏力、营养不良和恶病质等,少数肝癌患者由于癌本身代谢异常,进而影响宿主机体而致内分泌或代谢异常,可有特殊的全身表现,称为伴癌综合征,以自发性低血糖症、红细胞增多症较常见,其他罕见的有高血钙、高血脂、类癌综合征等。对肝大且伴有这类表现的患者,应警惕肝癌的存在。

(六)转移灶症状　如发生肺、骨、胸腔等处转移,可有局部压痛或神经受压症状,颅内转移癌可有神经定位体征。

六、并发症

(一)肝性脑病　通常是肝癌终末期的并发症,约 1/3 的患者因此死亡。

(二)上消化道出血　出血约占肝癌死亡原因的 15%。肝癌常因有肝硬化基础或有门静脉、肝静脉癌栓而发生门静脉高压症、食管胃底静脉曲张或小肠静脉淤血等一系列改变,一旦血管破裂,则发生呕血和黑便。晚期患者可因胃肠道黏膜糜烂并发凝血功能障碍而有广泛出血。

(三)肝癌结节破裂出血　约 10% 的肝癌患者因癌结节破裂致死。肿瘤增大、坏死或液化时可自发破裂,或因外力破裂。破裂可限于肝包膜下,产生局部疼痛,如包膜下出血迅速增多则形成压痛性包块;也可破入腹腔引起急性腹痛和腹膜刺激征。大量出血导致休克和死亡,小破口出血则表现为血性腹腔积液。

(四)继发感染　本病患者长期消耗或因放射、化学治疗而致白细胞减少的情况下,抵抗力减弱,再加长期卧床等因素,容易并发各种感染如肺炎、败血症、肠道感染等。

七、实验室及其他检查

(一)甲胎蛋白测定　AFP 是一种在人胎儿血清中的胚胎专一性蛋白,在出生后即迅速消失。正常人血清中一般不存在这种蛋白,即使有也是极微量的,用放射免疫法测定正常人为 $1 \sim 20 \ \mu g/L$。迄今为止 AFP 已被公认为最特异的肝癌标记物,它是各种诊断方法中专一性仅次于病理检查的诊断方法,其在肝癌诊断、疗效判断、预后估计、复发预报等方面的价值较为肯定。全国肝癌防治研究协作会议拟定的 AFP 诊断肝癌的标准为对流电泳法阳性或放射免疫法测定等于或大于 $400 \ \mu g/L$,持续 4 周,并排除妊娠、活动性肝病及生殖腺胚胎源性肿瘤。如能排除活动性肝病等情况,按此标准做肝癌的定性诊断准确率极高,个别例外仅见于胃癌等消化道癌肝转移的病例。

影响血清 AFP 检测结果的因素有病理类型、分化程度、病期及癌组织变性坏死程度等。文献报道胆管细胞癌高度分化和低度分化的肝细胞癌或大部分细胞变性坏死及一些混合性肝癌,AFP 检测可以是阴性。

(二)AFP 异质体(FucAFP)　应用亲和层板和电泳技术将血清 AFP 分成 conA 结合型(AFP－R－L)和非结合型(AFP－N－L)。临床意义:①鉴别良恶性肝病。以非结合型

AFP 比例 <75% 为界诊断肝癌,其诊断率为 87%,假阳性仅 3%。②早期诊断。5 cm 以下小肝癌阳性率为 70%。

(三)AFP mRNA　近年采用 RT - PCR 检测肝癌患者外周血中 AFP mRNA 间接推测肿瘤细胞发生血行转移。

(四)血清酶测定　10% ~ 20% 肝癌患者的 AFP 为阴性。对这一部分患者的诊断,可借助于以下各种酶测定:

1. 5'核苷酸磷酸二酯酶同工酶 V　此酶在肝癌中的阳性率为 53%。在 AFP 阴性者中,此酶阳性率可达 79.2%,故可用于补充 AFP 检测之不足。此酶在转移性肝癌中的阳性率可达 90.9%,而在肝硬化、肝炎仅 10.3%,故可用以与肝炎、肝硬化鉴别。

2. 铁蛋白　肝癌患者血清中铁蛋白异常增高,测定血清铁蛋白有助于肝癌诊断,尤其对 AFP 阴性或低浓度阳性的肝癌患者更有帮助。铁蛋白正常值 15 ~ 200 $\mu g/L$,阳性率为 76%。有人提出酸性同工铁蛋白测定较血清常规铁蛋白测定更有助于肝癌诊断。

3. γ - 谷氨酰转肽酶(γ - GT)　肝癌组织 γ - GT 活性显著升高,可较正常肝组织高100 倍。AFP 正常的肝细胞癌 γ - GT_1 阳性率也高达 86%,γ - GT 同工酶对肝细胞癌有早期诊断价值,并可解决部分 AFP 阴性者肝细胞癌的诊断。

4. 大分子碱性磷酸酶(HMAP)同工酶　HMAP 是一种病理性的碱性磷酸酶(ALP)同工酶,目前已用抗 HMAP 的特异性单克隆抗体进行检测,原发性和转移性肝癌阳性率 >95%,比 AFP 具有更高的敏感性,尤其对转移性肝癌,是一个敏感的生化指标。

5. α_1 - 抗胰蛋白酶(α_1 - AT)　诊断肝癌阳性率为 51.4% ~ 94.1%。另有报道 AFP 阴性的肝癌患者阳性率为 42.86%。

6. 异常凝血酶原　亦称 γ - 羧基凝血酶原,其敏感性与特异性均高于 AFP,对 AFP 阴性的小肝癌诊断更有意义。有人发现肿瘤切除术后异常凝血酶原水平可恢复正常,复发后再度升高。因此,也可作为判断预后的指标。

7. 血清总唾液酸(TSA)和脂质结合唾液酸(LSA)　TSA 与 LSA 为新近提倡的一种肝癌肿瘤标记。有人测定 55 例肝癌,TSA 阳性率 74.5%;LSA 阳性率 85.5%,且发现LSA 比 TSA 对肝癌诊断的敏感度高,其特异性和诊断效率分别为 91.1% 及 81.5%。若LSA 呈持续高水平或逐渐升高,则多为癌症,经治疗缓解,则 LSA 水平降低;若 LAS 水平再度升高,则提示肝癌恶化或转移、复发。因此,不仅有诊断价值,还可作为判断预后的指标。

8. 血清铜测定　血清铜增高是肝癌特征之一。正常人血清铜值为 10.99 ~ 24.34$\mu mol/L$。有报告以血清铜 ≥ 27.32 $\mu mol/L$、AFP ≥ 400 $\mu g/L$、FT(铁蛋白)≥ 200 $\mu g/L$ 作为肝癌与肝硬化的鉴别值。当血清铜 < 26.69 $\mu mol/L$ 时,可排除肝癌的存在。特别对于AFP 阴性或低浓度增高的肝癌患者有较高诊断价值。

9. 癌胚抗原(CEA)　有报道原发性肝癌中 38.5% ~ 40.0% 的病例有 CEA 增高,常>20 $\mu g/L$(正常 0 ~ 5 $\mu g/L$)。如果 CEA 与 γ - GT 联合检查,则阳性率可提高到 90%。

(五)超声检查　B 超具有灵敏和无创等优点,在肝癌影像学诊断方面成为首选的检查方法,特别是在高危人群中普查具有重要价值,Doppler 超声对鉴别肝脏良恶性占位病变具有相当价值。上海医科大学中山医院报告,B 超对肝脏肿瘤的诊断敏感性、特异性及准确性分别达 96% 、100% 和 97% 。

（六）乙型肝炎病毒检测　据统计，我国 80% ~90% 的肝癌患者乙肝表面抗原（HB-sAg）呈阳性，自然人群阳性率为 15% ~17% 。许多学者认为，乙肝病毒检测与 AFP 联合应用，有助于早期发现肝癌。

（七）CT 扫描　CT 扫描分辨能力较强，能发现较小的肿瘤，对肝癌的诊断有实用价值。尤其对肝内占位病变不仅说明位于哪个肝叶，而且能较为准确地指明位于哪个肝段。对肝段切除术具有定位意义。

（八）放射性核素扫描　对肝癌诊断符合率为 85% ~90% 。但直径小于 3 cm 肿瘤难以显示。近年来用动态显像仪和核素断层扫描（ECT）等新技术对肝癌定位诊断符合率可达 95% 。

（九）X 线肝血管造影　肝由肝动脉及门静脉双重供血，由于肝癌区的血管一般较丰富，且 90% 来自肝动脉，选择性腹腔动脉和肝动脉造影能显示直径在 1 cm 以上的癌结节，阳性率达 87%，结合 AFP 检测的阳性结果，常用于诊断小肝癌。手术前造影可明确肿瘤部位，估计切除范围，因而可较少盲目探查。但这项检查对少血管型显示较差。检查有一定的创伤性，一般在超声显像、CT 或 MRI 检查不满意时进行，多在结合肝动脉栓塞化疗时使用。数字减影肝动脉造影（DSA）现已普及，是通过电子计算机进行一系列图像数据处理，将影响清晰度的脊柱、肋骨等阴影减除，使图像对比度增强，可清楚显示直径 ≥1.5 cm 的小肝癌。

（十）磁共振显像（MRI）检查　MRI 检查无电离辐射，无须造影剂即可以三维成像，故在肝癌诊断方面更优于 CT。

（十一）肝穿刺活检　在超声或 CT 引导下用特制活检针穿刺癌结节，吸取癌组织检查可获病理诊断。

（十二）剖腹探查　在疑为肝癌的病例，经上述检查仍不能证实或否定，如患者情况许可，应进行剖腹探查以争取早期诊断和手术治疗。

八、诊断和鉴别诊断

（一）诊断　第四届全国肝癌会议于 1999 年制定的原发性肝癌诊断标准：①AFP > 400 μg/L，能排除活动性肝病、妊娠、生殖系胚胎源性肿瘤及转移性肝癌，并能触及坚硬及有肿块的肝脏或影像学检查具有肝癌特征性占位性病变者。②AFP ≤400 μg/L，有两种影像学检查具有肝癌特征性占位性病变或有两种肝癌标志物（AFP 异质体、AP、γ - GT$_2$ 及 α - AFU 等）阳性及一种影像学检查具有肝癌特征性占位性病变者。③肝癌的临床表现并有肯定的肝外转移病灶（包括肉眼可见的血性腹水或在其中发现癌细胞）并能排除转移性肝癌者。

（二）鉴别诊断　原发性肝癌常需与继发性肝癌、肝脓肿、肝硬化、肝包虫病、邻近肝区的肝外肿瘤等进行鉴别。

九、治疗

（一）治疗原则　早期诊断、早期治疗是改善肝癌预后的最主要因素，对能手术切除的肝癌首选手术治疗,肝动脉栓塞化疗术是肝癌非手术治疗的最佳办法,可采用综合治疗手段。

(二)一般治疗 积极的营养支持与镇痛治疗对改善患者的生活质量、配合其他疗法的顺利进行具有重要意义。必须及时预防和处理包括肝硬化引起的各种并发症的发生,如食管静脉曲张破裂出血、肝性脑病、肝肾综合征、自发性细菌性腹膜炎、电解质紊乱、肝癌结节破裂等。

(三)手术治疗 手术切除仍是目前根治原发性肝癌的最好方法,凡有手术指征者均应不失时机争取手术切除。普查发现血清 AFP 浓度持续升高并得到定位诊断者,应及时进行手术探查。手术适应证为:①诊断明确,估计病变局限于一叶或半肝者;②肝功能代偿良好,凝血酶原时间不低于正常的50%,无明显黄疸、腹水或远处转移者;③心、肺和肾功能良好,能耐受手术者。

(四)放射治疗 原发性肝癌对放射治疗不甚敏感,而邻近肝的器官却易受放射损伤,因此过去的治疗效果不太满意。近年由于定位方法和放射能源的改进,疗效有所提高。常用放射能源为^{60}Co 和直线加速器,定位技术上有局部小野放疗、适形放疗或立体放疗,照射方式有超分割放疗、移动条野照射等,目的是使照射能量高度集中,对肿瘤组织的杀伤作用加强,尽量减少周围组织的损伤。一些病灶较为局限且肝功能较好的病例如能耐受 40 Gy 以上的放射剂量,疗效可显著提高。目前趋向于手术、介入治疗、放疗等联合,如同时结合中药或生物免疫等治疗,效果更好。国内外正试用动脉内注射^{90}Y(钇)微球、^{131}I-碘化油或放射性核素标志的单克隆抗体或其他导向物质作导向内放射治疗,有时可使肿瘤缩小而获得手术切除的机会。

(五)介入治疗

1. 适应证 ①无法手术切除者,尤以右叶肝癌且肿块<20%肝体积者,若癌肿呈非浸润生长者可列为绝对适应证。②手术切除前提高切除率,减少术中出血。③肝癌破裂出血者。

2. 禁忌证 ①门静脉有癌栓。②明显黄疸,严重肝功能损害,AL>200 U/L。③中等量以上腹水。④肿瘤过大,超过肝脏体积70%。⑤严重食管静脉曲张。⑥严重感染,尤其有胆系感染者。

介入治疗常用栓塞有吸收性明胶海绵、碘化油、微球、电凝等。上述物质以吸收性明胶海绵、碘化油及微球等最为常用。

(六)化学治疗 全身化疗疗效较差,用于不能手术但又无黄疸或大量腹水的病例。常用药物为 5-氟尿嘧啶及其衍生物,以及丝裂霉素、阿糖胞苷和阿霉素等。此外,有人提出联合化疗可提高效果,如二联、三联、四联药物。

(七)无水酒精直接注入 无水酒精局部注射对肝癌有一定的疗效。其方法是在 B-US 的引导下,经皮穿刺,直接将无水酒精注入肝癌结节中,用量视瘤结节的大小而定,一般为 6~12 ml,每周注射 1~2 次,4 周为一疗程。

(八)射频毁损治疗(RFA) 射频技术的发展和射频电极的改进,使该技术成功地应用于肝癌的局部治疗。主要适用于肿瘤直径在 5 cm 以下,结节数量在 3 个以下的患者。有严重肝功能失代偿和凝血功能障碍的患者,或肿瘤紧贴胆囊等空腔脏器的患者不适合该方法治疗。

（九）经皮微波凝固治疗（MCT） 在超声引导下微波电极刺入肿瘤内,利用微波的能量使肿瘤发生凝固性坏死。适用于肿瘤直径 <5 cm,结节数量在 3 个以内的患者。对于直径 >5 cm 的肿瘤,可利用多电极、多点凝固治疗。

（十）免疫治疗 肝癌患者均有不同程度的免疫功能低下,免疫治疗能提高机体免疫的功能,增强患者对手术、放疗和化疗的耐受力,杀灭或辅助杀灭原发、继发或术后残留肝癌细胞,其中卡介苗较为常用,据报道有一定疗效。短小棒状杆菌和左旋咪唑也用于临床,但疗效有待证实。最近报道 OK - 432（从链球菌中提取）可能提高细胞免疫力和增加自然杀伤细胞活力从而起抗癌作用,瘤内注入 OK - 432 能起细胞毒作用,使瘤体坏死缩小。此外,人巨噬细胞、干扰素和白细胞介素 - 2、LAK、肿瘤坏死因子（TNF）等也给肝癌的治疗带来了新的希望。

（十一）导向治疗 导向治疗是肿瘤治疗中的一个新领域。其方法是用亲肿瘤物质作为载体,具有杀伤瘤细胞能力的物质为弹头,注入人体后可望特异性地杀伤肿瘤细胞。导管导向治疗目前尚存在着许多理论上和实践中的问题,但初步临床试用的结果已显示了诱人的前景。

十、护理措施

（一）一般护理

1. 休息 创造舒适、安静的环境。对病情稳定的患者,可指导适当活动以增强机体抵抗力;对疼痛患者应向其指导控制疼痛分散注意力的方法,必要时遵医嘱给予止痛药物;对晚期伴有腹水、黄疸者应卧床休息,以减少机体消耗。

2. 营养 鼓励患者进食高蛋白、高维生素易消化饮食。安排洁净清新的进餐环境,以促进食欲。如食欲减退、恶心、呕吐,应给予止吐药,及时清理呕吐物及口腔护理,鼓励其少量多餐,进餐后应保持坐位或半坐位 15~30 分钟。进食少者可给予支持疗法,如静脉补液,适量补充维生素 B、C、K,以及葡萄糖、胰岛素、氯化钾、白蛋白、改善凝血的药物等。如患者伴有肝功能衰竭或肝性脑病倾向时,应减少蛋白摄入量,甚至暂禁蛋白质饮食。

3. 基础护理 认真做好晨晚间护理及皮肤护理。嘱腹水、黄疸患者穿柔软舒适的衣服,保持床单位整洁、干燥、无皱褶。对有皮肤瘙痒者可每日用温水擦浴,必要时睡前口服氯苯那敏或地西泮等药物以保证睡眠减轻瘙痒。

（二）对症护理 肝癌患者尤其是晚期患者常有难以忍受的疼痛,应遵医嘱给予药物治疗,先用解热镇痛药,剧烈疼痛可用哌替啶、布桂嗪（强痛定）等。用药期间应仔细观察腹痛缓解的程度,并掌握疼痛的规律,尽可能在疼痛发作前给药。对于晚期患者药物成瘾已不重要,应让其尽可能感到舒适。听音乐亦可起到分散注意力、减少止痛剂用量的作用。大量腹水者应取半卧位,使横膈下降,增加肺活量。需严格限制水、盐的摄入量。应用利尿剂者注意观察利尿效果及其不良反应,必要时协助医师进行腹腔穿刺,禁止腹水浓缩回输。

（三）放射治疗和化学治疗的护理 不能手术切除者可给予放射治疗和化学药物治

疗,治疗期间注意观察恶心、呕吐、腹泻的程度及其他营养状况、水和电解质平衡的影响,可适当给镇静止吐剂,鼓励进清淡饮食,多饮水。及时送检血常规以观察治疗对骨髓造血功能的影响,对脱发者解释头发可以再生,衣着应宽松舒适,避免皮肤擦伤引起感染。放疗损伤局部皮肤可出现红、痒、痛感,可用温水湿敷局部或轻拭,必要时涂薄荷淀粉、炉甘石洗剂或酚剂止痒。化疗药物多对血管有刺激性,使用时应注意对血管的保护,防止药液漏出血管,造成局部组织的疼痛或坏死。近年开展的肝动脉栓塞化疗(HAE)取得了较好疗效,术前向患者说明手术的目的、术中及术后可能出现的不良反应、注意事项,并签署手术协议,术前完善凝血机制和心电图检查。术后患者应绝对卧床24小时,穿刺的肢体伸平,穿刺点以沙袋压迫。24小时内咳嗽、大小便、呕吐时需用手按压穿刺点,若出现出血,应立即用大拇指在穿刺点上方1 cm处用力压迫。严密观察生命体征、穿刺肢体远端的温度、色泽及足背动脉的搏动情况,术后禁食2～3日可减轻恶心、呕吐。术后持续低流量吸氧24～48小时,以减轻因阻断血液供应引起的肝细胞缺氧。发热者一般不必处理,1～2周可逐渐退热,个别高热者可用小剂量激素及物理降温,注意不可用酒精擦浴,以免引起皮下出血。术后还应遵医嘱给予抗生素预防感染,补充足够的葡萄糖、液体、白蛋白、氨基酸等保护肝功能。

(四)手术治疗配合

1. 手术前护理

(1)心理护理:了解患者的饮食、睡眠、精神状态,观察其言行举止,分析评估患者的焦虑程度,为患者创造一个安静的环境,教会一些消除焦虑的方法。详细手术前指导,介绍成功病例,消除紧张心理,医护人员与家属一起帮助患者树立战胜疾病的信心,使其接受和配合治疗。

(2)注意观察病情的突然变化:在术前护理过程中,有可能发生多种并发症,如肝癌破裂、上消化道出血等。

(3)纠正营养失调:指导患者采取高蛋白、高热量、高纤维素饮食,为患者创造舒适安静的进餐环境,增加食欲,手术前按医嘱给予清蛋白、血浆及全血,纠正营养不良、贫血、低蛋白血症及凝血功能障碍。

(4)静脉给予保肝药物治疗:有黄疸者及时补充维生素K;血浆蛋白过低者给予输血或白蛋白治疗。

(5)做好一般术前准备及术前宣教:劝导患者戒烟、酒;练习床上大、小便;学会床上翻身;掌握深呼吸及有效咳痰的技巧,以利于术后排痰,预防术后肺部感染;告知患者术后可能要留置的引流管的类型、重要性及其注意事项。

(6)其他:手术前一般放置胃管,备足血液。凝血功能差者,尚需准备纤维蛋白原、新鲜冰冻血浆。

2. 手术后护理

(1)密切观察生命体征,预防术后出血和休克。

(2)引流管的护理:肝癌术后患者可有腹腔引流管、胸腔引流管、胃管、尿管等,注意无菌操作,保持通畅,固定防脱出,观察记录引流液的量、颜色、性质等。肝叶和肝局部切除术后会放置双腔引流管,胸腹联合切口者,同时放置胸腔引流管,应注意保持引流通畅,如血性渗液逐日增加,疑有内出血时,须及时与医师联系,必要时行手术探查止血。

（3）卧位与活动:术后第 2 天可予患者半坐卧位,避免剧烈咳嗽,过早活动可导致肝断面出血,半肝以上切除者,需间断给氧 3 ~ 4 天。各种引流管拔除后,协助患者下床活动,避免血栓形成,增加肠蠕动,预防肠粘连和肠胀气。

（4）安排较安静舒适的环境:减轻疼痛与其他不适。遵医嘱适时给予止痛药物,可使用自控止痛泵。

（5）维持体液平衡:遵医嘱补充液体。对肝功能不良伴腹水者,控制水和钠盐的摄入,准确记录出入量。每天观察、记录体重及腹围变化等。

（6）防治感染:遵医嘱给患者输入抗菌药,注意无菌操作。

（7）术后并发症的观察与护理:如肝昏迷、肝肾综合征等。肝昏迷表现为意识障碍和昏迷,意识障碍可有意识模糊、行为失常、昏睡、精神错乱等。肝肾综合征可有如下表现:肝昏迷、突然发生少尿或无尿;肾功能受损,血尿素氮升高;低血钠、低尿钠、尿肌酐/血肌酐之比大于 20: 1;腹水。

十一、预后

肿瘤大小、生物学特性与可采用的治疗方法是决定预后的重要因素。获根治性切除者 5 年生存率目前可达 45％。中晚期肝癌虽经多种治疗,根治机会很少,易发生远处转移,预后较差。

十二、防控

一级预防:“防肝炎、防霉、防水”七字方针。积极防治病毒性肝炎、乙肝疫苗预防注射、尽可能避免不必要的输血和应用血制品;预防粮食霉变;改进饮水水质。

二级预防:即早期发现、早期诊断、早期治疗。近 20 年来通过对肝癌高危人群(35 岁以上 HBV 和 HCV 血清学指标阳性、有肝炎或肝硬化史)采用 AFP 结合 B 超定期检查,早期肝癌的检出率得以提高,有效地降低了肝癌的病死率。

（颜瑞）

第三节　大肠癌

大肠癌包括结肠癌与直肠癌,是最常见的恶性肿瘤。其发病率在世界不同地区差异很大,以北美、大洋洲最高,欧洲居中,亚非地区较低。我国南方,特别是东南沿海明显高于北方。近 20 年来,世界上多数国家大肠癌(主要是结肠癌)发病率呈上升趋势。我国大肠癌发病率上升趋势亦十分明显。

一、病因和发病机制

大肠癌的病因尚未完全清楚,目前认为主要是环境因素与遗传因素综合作用的结果。

1. 环境因素　中国和日本人的大肠癌发病率虽明显低于美国,但移民到美国的第一代即见大肠癌发病率上升,第二代已接近美国人的发病率。此移民流行病学特点提示大肠癌的发病与环境因素,特别是饮食因素的密切关系。一般认为高脂肪食谱与食物纤维不足是主要相关因素,这已为大量流行病学和动物实验所证实。

2. 遗传因素　从遗传学观点,可将大肠癌分为遗传性(家族性)和非遗传性(散发性)。前者的典型例子如家族性结肠息肉综合征和家族遗传性非息肉病性大肠癌。后者主要是由环境因素引起的基因突变(见下述)。

3. 其他高危因素

(1)大肠息肉(腺瘤性息肉):一般认为大部分大肠癌起源于腺瘤,故将腺瘤性息肉看作是癌前病变。一般腺瘤越大、形态越不规则、绒毛含量越高、上皮异型增生越重,癌变机会越大。对腺瘤—癌的序列演变过程已有了比较深入的了解,大肠癌的发生是正常肠上皮—增生改变/微小腺瘤—早期腺瘤—中期腺瘤—后期腺瘤—癌—癌转移的演变过程。在这一演变过程的不同阶段中所伴随的癌基因和抑癌基因的变化已经比较明确,癌基因和抑癌基因复合突变的累积过程被看作是大肠癌发生过程的分子生物学基础。基因的突变则是环境因素与遗传因素综合作用的结果。

(2)炎症性肠病:溃疡性结肠炎可发生癌变,多见于幼年起病、病变范围广而病程长者。

(3)有报道胆囊切除术后大肠癌发病率增高,认为与次级胆酸进入大肠增加有关。

二、病理

据我国有关资料分析,国人大肠癌的发生部位半数以上位于直肠(比欧美为高),20%位于乙状结肠,其余依次为盲肠、升结肠、降结肠、横结肠。但近年国内外资料均提示右半结肠癌发病率有增高而直肠癌的发病率下降,有人认为左、右半结肠癌二者在发生学和生物学特征上有所不同。

1. 病理形态　分早期大肠癌和进展期大肠癌,前者是指癌瘤局限于大肠黏膜及黏膜下层,后者是指肿瘤已侵入固有肌层。进展期大肠癌病理大体分为肿块型、浸润型和溃疡型3型。

2. 组织学分类　常见的组织学类型有腺癌、黏液癌和未分化癌,以腺癌最多见。

3. 临床病理分期　大肠癌的不同期,预后不同。临床习惯上使用简明实用的 Dukes 大肠癌临床病理分期法:A 期(癌局限于肠壁)、B 期(癌穿透浆膜)、C 期(有局部淋巴结转移)、D 期(有远处转移)。

4. 转移途径　本病的转移途径包括:①直接蔓延。②淋巴转移。③血行散播。

三、分期

(一)临床病理分期

A_1:病变限于黏膜及黏膜下层,无淋巴结转移。

A_2:病变限于黏膜下层,有淋巴结转移。

B_1:病变侵及肌层,无淋巴结转移。

B_2:病变侵及肌层,有淋巴结转移。

C_1:病变侵及整个肠壁,无淋巴结转移。

C_2:病变侵及整个肠壁,有淋巴结转移。

D:病变侵及邻近脏器或有远处转移。

（二）大肠癌 TNM 分期（UICC1988）

T:原发肿瘤

T_x:不能估价原发肿瘤。

T_0:未发现原发肿瘤。

T_{is}:原位癌。

T_1:肿瘤侵犯黏膜层。

T_2:肿瘤侵犯肌层。

T_3:肿瘤侵犯肌层穿入浆膜下,或穿入腹腔动脉或直肠旁组织,但未穿破腹膜。

T_4:肿瘤穿破脏腹膜,或直接侵犯其他器官或组织(包括大肠癌的其他段,如盲肠癌侵及乙状结肠)。

N:局部淋巴结

N_x:不能估价局部淋巴结。

N_0:无局部淋巴结转移。

N_1:转移到 1~3 个结肠旁或直肠旁淋巴结。

N_2:有 4 个以上结肠旁或直肠旁淋巴结转移。

N_3:转移到任何主要血管旁的淋巴结。

M:远处转移

M_x:不能估价远处转移。

M_0:无远处转移。

M_1:有远处转移。

（三）大肠癌的临床分期

0 期:$T_{is}N_0M_0$

Ⅰ期:$T_1N_0M_0$　　Dukes A

　　　　$T_2N_0M_0$

Ⅱ期:$T_3N_0M_0$　　Dukes B

　　　　$T_4N_0M_0$

Ⅲ期:任何 TN_1M_0　　Dukes C

　　　　任何 $TN_{2,3}M_0$

Ⅳ期:任何 T 任何 NM_1　　Dukes D

四、临床表现

本病男女差别不大,但其中直肠癌男性较多见,年轻结肠癌患者男性多见。我国发病年龄多在 40~60 岁,发病高峰在 50 岁左右,但 30 岁以下的青年大肠癌并不少见。大肠癌的中位发病年龄在我国比欧美提前约十年,且青年大肠癌比欧美多见,这是本病在我国的一个特点。

大肠癌起病隐匿,早期常仅见粪便隐血阳性,随后出现下列临床表现。

（一）便血　便血是大肠癌最多见的症状,近50%的患者以便血首诊。一般癌肿越近肛门,便血越常见。溃疡型者易便血,少数患者仅表现为隐血试验阳性。右半结肠内容物常为半流体状,血液常与大便混合,而左半结肠血液常染于大便表面。

（二）梗阻症状　癌肿导致慢性不完全性梗阻,如腹胀、排便困难、便形变细,甚至恶心、呕吐。由于左半结肠内径较右半结肠小,内容物多为半固态或固态,癌肿环状浸润者多,因此左半结肠癌易出现梗阻症状。

（三）腹痛　有些患者会有比较固定的阵发性或持久性隐痛,多与肠管痉挛、狭窄、浸润腹膜有关。

（四）便次增多　便次增多也是大肠癌的常见症状,直肠下段癌和黏液癌更多见。一般为稀便或黏液血便,常伴腹痛与里急后重。

（五）腹部包块　当癌肿达一定大小(通常3 cm以上),可触及腹部包块,右半结肠多见。肿块常有压痛,质地硬,表面不平,界限常清楚。

（六）贫血　贫血常与食欲减退、肠道功能紊乱及慢性失血有关。

（七）消瘦　晚期患者常表现为消瘦与恶病质。

总的来说,右半结肠癌以腹痛、腹部包块、贫血多见;而左半结肠癌以不全梗阻、便次增多、便血为多;直肠癌最常见为黏液血便、脓血便、排便困难;肛管癌主要表现为便血及排便时疼痛。晚期均可出现腹腔转移,出现腹腔积液及发热等。

五、实验室及其他检查

（一）大便常规检查　大便中有红细胞,脓细胞。大便隐血试验呈阳性。

（二）血常规检查　血常规检查可有贫血。

（三）直肠指诊和直肠镜检查　检查有无直肠息肉、直肠癌、内痔或其他病变,以资鉴别。

（四）纤维结肠镜检查　纤维结肠镜检查为诊断结肠癌较好的方法。在做好充分的术前准备,提高肠镜可见度的基础上利用纤维结肠镜检查可以明确肿瘤的形态、大小、类型、位置、局部浸润范围以及周围组织是否受累,并可根据具体情况做活组织病理切片检查,以确定肿瘤性质。

（五）X线钡剂灌肠　最好采用气钡双重造影,可发现充盈缺损、肠腔狭窄、黏膜皱襞破坏等征象,显示癌肿部位和范围。对结肠镜检查因肠腔狭窄等原因未能继续进镜者,钡剂灌肠对肠镜未及肠段的检查尤为重要。

（六）其他影像学检查　CT主要用于了解大肠癌肠外浸润及转移情况,有助于进行临床病理分期,以制订治疗方案,对术后随访亦有价值。近年超声结肠镜应用,可观察大肠癌在肠壁浸润深度及周围淋巴结转移情况,对术前癌肿分期颇有帮助。

（七）其他检查　血清癌胚抗原(CEA)对本病的诊断不具有特异性,但定量动态观察对大肠癌手术效果的判断与术后复发的监视均有价值。

六、诊断和鉴别诊断

大肠癌早期症状多不明显或较轻,易被忽视。凡有大便规律改变、便血、腹痛等症状,应提高警惕,及时检查,以免延误治疗。目前诊断方法虽然较前改进,但临床诊断的大肠癌术后 5 年生存率仍徘徊在 50% 左右,多数病例诊断偏晚。目前提高术后治愈率和降低人群中大肠癌死亡率,关键在早期发现,早期诊断。对无症状的高危人群定期进行粪便隐血试验、直肠指诊、结肠镜观察、全结肠钡灌肠或加直肠乙状结肠镜检查,可提高早期大肠癌的检出率。

七、治疗

(一)外科治疗 手术切除仍然是大肠癌的主要治疗方法。结肠癌手术切除的范围应包括肿瘤在内的足够的两端肠段,一般要求距肿瘤边缘 10 cm,还应包括切除区域的全部系膜,并清扫主动脉旁淋巴结。直肠癌切除的范围包括癌肿在内的两端足够肠段(低位直肠癌的下切缘应距肿瘤边缘 3 cm 以上)、系膜、周围淋巴结及受浸润的组织。1982 年 Heald 等报道认为直肠癌根治术时,切除全部直肠系膜或至少包括肿瘤下 5 cm 的直肠系膜,对于降低术后复发率具有重要意义。临床上称为全直肠系膜切除术(TME)。

(二)化学治疗

药物治疗原则:大肠癌的化疗方案以 5 - FU 为主,联用亚叶酸能增强 5 - FU 的抗癌作用;对 5 - FU 化疗不敏感的大肠癌可改用以伊立替康为主的方案(一线方案),如对一线方案反应不好或在化疗中出现病情恶化,可改用以奥沙利铂为主的方案(二线方案)。这里的一线、二线方案仅为临床医生的习惯和经验而定,并非根据治疗效果的排序。

化疗在大肠癌的治疗中占有十分重要的地位,既是以手术为主的综合治疗的重要组成部分,也是不能手术切除的 Dukes 部 D 期及术后复发、转移病例的主要治疗手段。

大肠癌的化疗研究始于 20 世纪 50 年代末,现已取得令人瞩目的进展,特别是近年来一些新的化疗药物与联合方案的出现,使得大肠癌的化疗有效率大大提高,从而提高了术后生存率。

1. 传统药物 对大肠癌有效的化疗药物常首选 5 - FU 或氟脱氧尿嘧啶核苷,其次尚可用丝裂霉素及表柔比星、甲基洛莫司汀、顺铂等。联合用药有可能提高疗效、降低或不增加毒性、减少或延缓耐药性出现,已有不少联合化疗方案用于大肠癌的化疗。

2. 新的化疗药物

(1)奥沙利铂(L - OHP,草酸铂,乐沙定):奥沙利铂属第三代铂类抗癌药,顺铂的氨基被 1,2 - 二氨环己烷基因(DACH)代替而成,其抑制 DNA 作用更强,与 DNA 结合速率比顺铂快 10 倍以上,而且结合牢固,因此疗效更强。另外,奥沙利铂与顺铂及卡铂无交叉耐药,CDDP 治疗失败者用 L - OHP 仍有效,与 5 - FU、CPT11、健择等有协同作用。L - OHP 的消化道反应与血液毒性及肾毒性较少,常见的不良反应为可逆性外周神经感觉异常。与 5 - FU 和 CF 联合用药,有效率可在 50% 以上,L - OHP 已成为晚期大肠癌最有效的化疗药物之一,在欧洲已将 L - OHP 作为大肠癌治疗的一线药物。

(2)CPT11(伊立替康,开普拓):CPT11 是半合成的喜树碱类化合物,是 DNA 拓扑异构酶 I 的强抑制药,CPT11 与拓扑异构酶 I 和 DNA 形成稳定的复合体,抑制 DNA 的复制、转录,由于 CPT11 在体内外均不被 MDR 基因表达的 gp^{170} 识别从而对 5 - FU 和 DDP 产生耐药的患者仍然有效。单一用药的客观有效率为 20%,对耐药性晚期大肠癌为

13%,53%的患者可生存 9 个月以上,主要毒性为乙酰胆碱综合征、迟发性腹泻、骨髓抑制与胃肠道反应。

(3)卡倍他滨(希罗达):希罗达是一种新型口服并在肿瘤内激活的氟尿嘧啶氨甲酸酯,经肿瘤组织中的胸苷磷酸化酶的选择性激活,在肿瘤组织中产生高浓度 5－FU,具有治疗靶向性,研究表明其对大肠癌的有效率为 22%,不低于 5－FU/CF 方案。

(4)S－1(TS－1):S－1 是类似 UFT 的口服新药,以 tegafur(FT－207)为主体,加入 CDHP 阻止氟尿嘧啶活化物降解,增强抗癌作用,再加入 Oxo 保护胃肠黏膜,减少消化道反应,三者构成比为 S－1＝FT－207:CDHP:Oxo＝1:0.4:1。在日本的初期临床试验,对结直肠癌的有效率为 16.7%,使用方便,不良反应轻微,可能有一定的临床应用前景。

(5)雷特曲特:雷特曲特为叶酸类的胸苷酸抑制药,水溶性,其结构中含有谷氨酸侧链,在体内能形成谷氨酸盐而滞留于细胞内。它可在微分子水平上高度专一性直接抑制胸苷酸合成酶,通过抑制胸苷酸合成酶所催化的自脱氧尿苷单磷酸盐转化为脱氧胸苷单磷酸盐的生物还原性甲基化反应而制约脱氧胸苷三磷酸盐的合成,从而特异性地干扰 DNA 的合成。雷特曲特已作为第一个选择的胸苷酸合成酶抑制药。现临床上暂先限于作为晚期大肠癌的一线治疗药物,推荐剂量方案为 3 mg/m² 15 分钟静脉注射,1 次/3 周。雷特曲特治疗晚期大肠癌 PR 20%,MR 9%,不良反应小于 5－FU。

(6)其他:紫杉醇(泰素)、多西紫杉醇(泰素帝)和吉西他滨等药现已在临床应用,但由于在大肠癌中还基本上为临床试用期间,仅用于常规化疗无效、复发及转移的晚期患者,病例数较少,疗效有限。

3. 联合化疗

(1)左旋咪唑＋优福啶:左旋咪唑 50 mg 每日 3 次口服,连服 3 天,每半月重复(服 3 天,休息 12 天),疗程 1 年。

优福啶,3~4 片,每日 3 次口服,共 2 个月,休息 2 个月再重复,共 1 年。

(2)FA＋5－FU

FA 100～200 mg iv gtt(先用);

5－FU 600 mg/m² iv gtt(继用,6~8 小时给入)。

以上每日 1 次,连用 5 天,每 30 天重复(用药 5 天,休息 25 天)。可用作为治疗性化疗,如用于辅助化疗则用 6 个月。

一般情况较差或骨髓脆弱者,成人 FT－207 200～300 mg,每日 3 次口服;或 UFT 2～4 片,每日 3 次口服;或 HCFU 200 mg 每日 3 次口服。

(3)L－OHP＋5－FU/FA

国内乐沙定临床试用协作方案:

L－OHP 130mg/m² iv gtt d₁;

FA 200 mg/m² 2 小时 d₁₋₅;

5－FU 300 mg/m²(≤500 mg/d) iv gtt 4 小时 d₁₋₅(接 FA)。

每 21 天重复。

(4)MOF 方案

MeCCNU 130～175 mg/m² po 每 10 周 1 次;

VCR 1 mg/m^2 iv d$_1$ 每5周1次;

5 – FU 10 mg/(kg·d) iv gtt d$_{1~5}$ 每5周重复1次;

有效率达43.5%。

(5)CPT11 + CF + 5 – FU 是近年来研究最多的大肠癌联合化疗方案,也是近年来大肠癌化疗研究的重要进展,该联合方案不仅患者耐受性好且疗效高,已成为晚期大肠癌一线化疗的标准方案。

CTP11 180 mg/m^2 iv gtt, d$_1$;

CF 500 mg/m^2 iv gtt 2 小时 d$_{1~2}$;

5 – FU 400 mg/m^2 iv, d$_{1~2}$;

5 – FU 600 mg/m^2 iv gtt, 持续 22 小时 d$_{1~2}$。

2 周重复1次。CPT11 的主要毒性为骨髓抑制和迟发性腹泻,可用大剂量洛哌丁胺对抗。

(6)L – OHP + CPT11 该方案为2002年美国临床肿瘤年会(ASCO)会议上讨论的大肠癌化疗的热门方案。认为两者合用具有协同作用,其理由是 L – OHP 通过形成铂 – DNA 复合物起作用,L – OHP 耐药的主要原因是铂 – DNA 复合物的迅速切开修复,这个过程需拓扑异构酶 I 加速对受损 DNA 的解旋,而 CPT11 正好抑制拓扑异构酶 I,从而起协同作用。

可以先用 L – OHP,亦可以先用 CPT11,具体用法:美国 Kemeny 推荐 L – OHP 60 mg/m^2 2 小时,后 CPT11 50 mg/m^2,每周1次,用4周停2周。有效率接近40%。

区域性化疗:提高结直肠癌的手术切除率,降低术后复发和肝脏转移是大肠癌治疗中尚待解决的问题。区域性化疗既可提高局部化疗药物的血药浓度以达治疗的目的,又可避免或降低化疗的不良反应,目前区域性化疗的方法有动脉插管化疗及门静脉系统化疗。Warren 等报告自外科置入的肝动脉导管在 24 小时内注入 5 – FU 1.5 g/m^2,在开始的 2 小时和最后的 2 小时经静脉注入 FA(最大剂量 400 mg/m^2),在 6 周内每 2 周进行 1 次,可评价的 31 例患者中,CR 2 例,PR 13 例,有效率为 48%,中位有效期 8 个月,中位生存期 19 个月。亦可用 DDP 80 mg/m^2,5 – FU 600 mg/m^2,每月重复。有条件则可栓塞治疗,栓子用胶原、顺铂、柔红霉素及丝裂霉素的混合物或碘油及顺铂制成。局部毒性主要表现为化学性肝炎、胆管坏死及硬化性胆管炎等。36% ~ 50% 接受肝动脉灌注化疗的患者可出现肝外复发,最常见于肺,为了延迟或防止这种肝外转移,可在肝动脉灌注化疗时联合应用全身化疗。

(三)免疫治疗 卡介苗作为一种强有力的免疫辅助剂,可以作为结肠癌的辅助治疗手段并能改善预后。其方式有瘤内直接注射法、划痕法、口服或肠腔内注射法等。

(四)中医中药 中医文献中没有肠癌这一病名,但根据其临床表现与中医"肠覃""癥块""关格""伏梁""肥气"等相类似。如《灵枢·水胀篇》中说:"寒气客于肠外,与卫气相搏,气不得荣,因有所系,癖而内着,恶气乃起,息肉乃生。其始生也,大如鸡卵……"

肠癌的病因有内因和外因两种,外因为感受寒湿或湿热之邪;内因为情志不遂,脏腑机能失调等有关。

饮食不节、久坐湿地均会感受寒湿或湿热之型,入侵体内,留滞不去,化火生毒,恶瘤乃作;脏腑机能失调,或情志不遂,气机不畅,气滞血瘀,痰湿停聚,湿热内生,结为毒瘤。正气不足,毒邪居之,蕴结大肠,凝集成积,热伤肠络,湿毒滞留,阻碍血运,所谓肠毒下血是也。

1. 辨证施治

(1)湿热蕴结型:症见腹部疼痛,下利赤白,胃纳呆滞,恶心,胸闷,口渴,小便短赤。舌苔黄腻,脉濡数或滑数。治宜清热化湿。方药:白头翁汤加减。白头翁、藤梨根各30 g,秦皮、红藤、败酱草、苦参片、马齿苋各15 g,黄连3 g,黄柏9 g,白槿12 g。

(2)脾虚夹湿型:症见面色萎黄,气短乏力,食欲缺乏,腹部隐痛,大便稀溏,便下脓血,里急后重。舌淡苔黄腻,脉沉、细或沉滑。治宜健脾化湿,清热解毒。方药:参苓白术散加减。党参、石榴皮各15 g,白术、苍术、厚朴、广木香各12 g,茯苓20 g,薏苡仁、扁豆、白芍、半枝莲各30 g,儿茶、甘草6 g。

(3)瘀毒内阻型:症见下利紫褐脓血,里急后重,烦热口渴,胸满腹胀,腹部包块坚硬不移。舌质紫黯,或有瘀血斑点,苔黄,脉弦数或细涩。治宜化瘀解毒。方药:膈下逐瘀汤加减。归尾、红花、桃仁、赤芍、生地、红藤各15 g,薏苡仁、败酱草、半枝莲、藤梨根各30 g。

(4)脾肾阳虚型:症见畏寒怕冷,少气懒言,腹痛喜温,久泻久痢,五更泻泄。舌质淡,舌淡,舌体胖,苔薄白,脉细弱。治宜温补脾肾,祛湿化浊。方药:理中汤加减。党参15 g,炒白术、补骨脂各12 g,炮姜炭、淡吴萸、肉桂(后下)各3 g,肉豆蔻9 g,五味子、炮附子各6 g。

2. 单方、验方

(1)白花蛇舌草、仙茅各120 g,水煎服。

(2)半枝莲60 g,红枣、苦参各30 g,赤石脂、禹余粮各15 g。水煎服。

(3)火硝、制马钱子、郁金、白矾15 g,生甘草3 g。共研为细粉,水泛为丸,如绿豆大小。每次服0.3~0.9 g,1日3次。黄芪煎水或开水送下。适用于肠癌肿块坚硬疼痛。

(4)石打穿、土茯苓、凤尾草、藤梨根各30 g,白头翁30~60 g。每日1剂,水煎服。

(5)八角金盘12 g,山慈姑、蛇莓、八月札、石见穿、败酱草、生薏苡仁各30 g,黄芪、鸡血藤、丹参各15 g,大黄6 g,枳实10 g。每日1剂水煎服,连服90剂后改用2日或3日1剂,连用6~12个月。有报告用上方治疗结肠癌78例,单用中药5例,加化疗8例,手术加中药23例,手术加中药、化疗38例,手术加放疗、中药4例。5年生存率为80.77%,Ⅲ和Ⅳ期者单用中药治疗,5年生存率达60%。

(6)黄芪30 g,黄精、枸杞子、鸡血藤、槐米、败酱草、马齿苋、仙鹤草、白英各15 g。随证加减,每日1剂水煎服。有报告用上方配合化疗治疗Ⅲ期大肠癌92例,1年、3年、5年生存90例占97.83%,76例占82.61%,36例占39.13%。随访10年以上16例,存活12例。

(7)红藤、八月札、苦参、丹参、凤尾草各15 g,白花蛇舌草、菝葜、野葡萄藤、生薏苡仁、白毛藤、瓜蒌仁、贯众炭、半枝莲各30 g,地鳖虫、乌梅肉、广木香各9g,壁虎4.5g(吞)。每日1剂水煎服。

(8)炮附子10 g,上桂粉6 g,红参、半夏、桃仁各15 g,蜂蜜150 g,黄酒200 g,生军15 g,地鳖虫30 g,大米10 g。加水1 000 ml,煮米熟汤成,去渣加黄酒、蜂蜜,煎取900 ml,1

剂分 2 日服。黄芪、桂枝、生姜各 45 g,白芍 90 g,炙甘草 20 g,大枣 12 枚,生军、桃仁各 15 g,地鳖虫 30 g,黄酒 200 ml。以水 1 500 ml,煎取 700 ml,去渣入黄酒,再煎成 300 ml,每日 1 剂。有用上方治疗 1 例结肠癌,服药 2 个多月,2 年后随访,患者康复。

(9)水杨梅根、藤梨根、半枝莲、白花蛇舌草、白英各 30 g,党参、白术、茯苓、当归各 9 g,虎杖、生薏苡仁、红枣各 15 g。水煎服,每日 1 剂。据报道浙江中医药大学附属中医医院王泽时副主任医师等治疗一例 59 岁男患者,确诊为升结肠癌腹腔广泛转移。辨证为癌毒瘀阻,脾不健运,气血两虚。以本方治疗同时,尚给蟾蜍酒,每隔 2 天服 1 次,每次 100 ml;核桃树枝 30g,鸡蛋 1 只,水煎服,每天 1 次,饮汤吃蛋。共服 3 个月,体重增加,面色好转,精神亦振,纳谷增加,腹痛已瘥,大便转软。以后单服上方汤剂 1 年,并间服蟾蜍酒 1 个月,体重增加。以后隔日服汤剂 1 剂,每年服蟾蜍酒 1 个月,已存活 13 年之久,临床痊愈。

八、护理措施

(一)术前护理

1. 术前应了解患者对疾病的认识,耐心倾听其因疾病所致的恐惧和顾虑。加强心理护理,介绍有关癌症治疗、手术方式及结肠造口术的知识,增强其治疗信心。

2. 有贫血和肠梗阻者,应纠正贫血,注意水、电解质平衡。

3. 给高蛋白、高维生素少渣饮食。术前 3 天改流质。

4. 肠道准备方法:术前 3 天按医嘱服抑制肠道细菌药物,同时服维生素 K;有梗阻者每晚温盐水灌肠 1 次,术前晚和术晨清洁灌肠;术前第 3 天给番泻叶 10 g 代茶饮,上午服蓖麻油 20～30 ml;第 2 天给番泻叶 10 g 代茶饮;术前 1 天给番泻叶 10 g 代茶饮,同时给抗生素 3 g,分 3 次服,下午 2 点服蓖麻油 20～30 ml,晚饭禁食可饮糖水,不必灌肠。

5. 术晨插胃管。

(二)术后护理

1. 按外科手术后一般护理。术后血压平稳后低坡卧位,臀部垫气圈或海绵垫,以减轻肛门部受压。

2. 术后 48 小时内,密切观察脉搏、血压以及会阴渗血量,渗血过多时应及时通知医生。

3. 保持会阴部切口处外层敷料的干燥,如被污染或血液湿透,需及时更换。安置引流管的患者,应保持引流通畅。引流管一般 5～7 天拔除。

4. 术后禁食、胃肠减压、输液,必要时输血。行胃肠减压者,肠蠕动恢复和排气后即可拔除胃管,进少量流质饮食。结肠癌及保留肛门的直肠癌患者,术后 1 周进半流质,2 周可进普通饮食,术后 10 天内不可灌肠。施行人工肛门手术的患者则可较早进半流质及普通饮食。

5. 保持留置导尿管的通畅,记录尿量,观察尿的性质,预防泌尿系感染。导尿管至少保留 5 天,直至能自主排尿为止。拔管前先钳夹导尿管并定期开放,以训练患者定时排尿功能。

6. 观察体温变化,进食后的反应,手术切口有无感染及愈合情况。会阴部切口感时,可坐浴和换药。

7. 施行人工肛门手术的患者,尽可能取左侧卧位,用塑料薄膜或其他物品将腹部切口与人工肛门隔开,以防粪便污染。应及时更换敷料和使用粪袋,周围皮肤用氧化锌软膏加以保护,待粪便逐渐变稠后,只用清水洗净皮肤,保持局部干燥即可。

8. 术后定期经人工肛门灌肠,可较早建立排便习惯,待养成习惯,且粪便已成形后,则可不再用粪袋,仅在人工肛门上覆盖敷料即可。定期用手指扩张人工肛门口,以防狭窄。

九、防控

1. 指导患者正确使用人工肛门袋,出院后造口每 1～2 周可扩张一次,持续 2～3 个月。如发现造口狭窄、排便困难应及时去医院检查、处理。

2. 指导患者生活要有规律,心情要舒畅。平时可进行一般正常人的生活和社交活动及适量运动。

3. 饮食指导　宜进少渣易消化的食物,避免太稀和粗纤维太多的食品。

4. 会阴部创面未愈合者,应持续每日坐浴,教会其清洁伤口和更换敷料,直至创面完全愈合。

5. 使用化疗药物治疗者,应定期复查血白细胞总数及血小板计数。

6. 结肠、直肠癌患者出院后,一般 3～6 个月应定期复查(包括肝、肺、结肠、直肠及血清癌胚抗原测定和血常规检查等)。

（郭瑞奉）

第四节　胰腺癌

胰腺癌是一种恶性程度很高的消化道肿瘤。本病早期确诊率不高,而中晚期胰腺癌的手术切除率低,预后很差。因此,如何提高胰腺癌的早期诊断率是改善本病预后的重要课题。本病多发于 40～70 岁的中老年人,男女发病比例为 1.5∶1。胰腺癌多发于胰腺头部,约占 75%,其次为体尾部,全胰癌较少见。

一、病因

胰腺癌的病因不明,经广泛研究多数认为胰腺癌是由多种因素的反复作用所致。高蛋白饮食可能与胰腺癌的发病有关,这一点在动物实验中已得到证实。抽烟、喝咖啡和饮酒等均可引起胃泌素分泌增多,它们导致胰腺癌的作用尚待进一步论证。胰腺癌男性患者远较绝经前的妇女多见,绝经后妇女的发病率较一般人群中胰腺癌的发病率高出近100 倍。但迄今未能证明慢性胰腺炎是胰腺癌的发病因素。幼年型糖尿病患者合并胰腺癌者较非糖尿病者高 2 倍。

二、病理

胰腺癌的病理类型较多,原发性胰腺癌以发生在胰头部最为多见,为 2/3～3/4,发生

在胰腺体部及尾部仅占 1/4 ~ 1/3。少数病例为多发性或弥漫性。其病理组织学常见有以下 3 种:

（一）导管细胞癌　导管细胞癌是常见的一种类型,间质多较丰富,由致密的纤维组织构成。

（二）腺泡细胞癌　腺泡细胞癌较常见,腺泡细胞癌的间质少,浸润性强。

（三）其他　较少见的有多形性腺癌、纤毛细胞癌、黏液癌、鳞状细胞癌、鳞腺癌等。

胰腺癌发展较快,确诊时大多已有转移和扩展。胰体尾癌较胰头癌转移更广泛。癌可直接蔓延至胆总管末端、胃、十二指肠、左肾、脾及邻近大血管;经淋巴管转移至邻近器官、肠系膜及主动脉周围等处淋巴结;血循环转移至肝、肺、骨、脑和肾上腺等器官;也常沿神经鞘浸润或压迫腹腔神经丛,引起顽固剧烈的腹痛和腰背痛。

三、临床分期

（一）TNM 病理分期标准

T:原发肿瘤

T_1:原发肿瘤未超出胰腺,无直接蔓延。

T_2:局限性蔓延(十二指肠、胆道或胃),可能切除肿瘤。

T_3:远端蔓延,不能手术切除。

T_x:广泛浸润,无法估计或记录。

N:淋巴结累及

N_0:无淋巴结累及区。

N_1:淋巴结累及。

N_x:淋巴结广泛累及,无法估计或记录。

M:远端转移

M_0:无远端转移。

M_1:远端转移累及。

M_x:远端转移,无法估计或记录。

（二）TNM 临床分期

Ⅰ期:T_1、T_2、N_0、M_0,肿瘤邻近脏器局限直接蔓延,不伴(或不知道)区域淋巴结蔓延和无远端转移,局限性直接蔓延至邻近内脏器官,但全部能切除(包括胰腺)。

Ⅱ期:T_3、N_0、M_0,肿瘤进一步直接蔓延至邻近器官,不伴(或不清楚)淋巴结累及和无远端转移。

Ⅲ期:$T_{1~3}$、N_1、M_0,区域淋巴结转移,但无远端转移。

Ⅳ期:$T_{1~3}$、$N_{0~1}$、M_0,肝或其他部位存在远处转移病灶。

四、临床表现

临床表现取决于癌肿的部位、病程、胰腺破坏程度以及邻近器官浸润转移等情况。一般而言,起病隐匿,早期无特殊表现,可诉上腹不适、食欲明显减退、乏力。当出现明显症状时,病程往往已进入晚期。病程短,病情发展快和迅速恶化为其特点。

（一）上腹饱胀不适和上腹痛　上腹饱胀不适和上腹痛是最早出现的症状。由于胰管梗阻而引起胰管压力增高，甚至小胰管破裂，胰液外溢至胰腺组织呈慢性炎症，因此出现上腹饱胀不适或上腹痛，并向肩背部或腰肋部放射。胰头癌患者多有进食后上腹饱胀或腹痛加剧，而胰体尾部癌出现腹痛症状往往已属晚期，且腹痛在左上腹或脐周。晚期胰腺癌呈持续性上腹痛，并出现腰背痛，腹痛多剧烈，日夜不止，影响睡眠和饮食，常取膝肘位以求缓解。这种疼痛是因为癌肿侵及腹膜后神经组织所致。

（二）消化道症状　早期上腹饱胀、食欲缺乏、消化不良，可出现腹泻。腹泻后上腹饱胀不适并不消失，后期无食欲，并出现恶心、呕吐、呕血或黑便，常系肿瘤浸润或压迫胃十二指肠所致。

（三）黄疸　黄疸是胰腺癌主要的症状，尤其是胰头癌，其接近胆总管，使之浸润或被压迫，造成梗阻性黄疸。一般呈进行性加重，尿呈红茶色，大便呈陶土色，出现皮肤瘙痒。肝和胆囊因胆汁淤积而肿大，胆囊常可触及，并有出血倾向及肝功能异常。

（四）其他　多数患者有低热、乏力、消瘦。因腹痛夜不能寐，患者睡眠不足，疲惫。晚期上腹部可扪及肿块，质硬且固定。腹水形成后，腹部膨胀。合并胆道感染时，可出现高热。最后出现恶病质及肝、肺和骨骼等转移癌的表现。

体征：患者消瘦、营养不良、黄疸、全身状况极差。50%的患者可以扪及肿大的肝脏和胆囊，肝边钝、质硬。上腹部肿块质硬，结节感，边缘不清，有压痛和肌紧张；出现黄疸的病例扪及肿大的胆囊是胰头部癌肿的重要体征。

五、实验室及其他检查

（一）血、便常规　血常规检查出现红细胞及血红蛋白减少，大便隐血试验阳性，便内有过量脂肪、脂肪酸及未消化的肌肉纤维组织。

（二）肝功能　不同程度地出现转氨酶、碱性磷酸酶升高，血清胆红素升高。

（三）肿瘤相关抗原的测定　癌胚抗原（CEA）、胰腺癌胚抗原（POA）、杂交瘤单克隆抗体检测糖抗原（CA19－9）、白细胞黏附抑制试验（LAIT）、结肠胰腺癌有关抗原（PCAAC）等均可为诊断提供依据。

（四）胃肠钡透　胃肠钡透显示十二指肠内侧壁黏膜皱襞平坦、消失、肠壁僵硬、舒张受限，十二指肠环扩大，出现压迹。

（五）B超检查　B超检查能够显示胰腺肿块部位，对胰头部癌肿诊断率可达90%，此术属非创伤性检查，可作为首选检查方法。

（六）CT检查　CT检查对胰腺癌可做出定位诊断，正确率为30%～60%。

（七）纤维内镜逆行胰胆管造影（ERCP）　ERCP为创伤性检查，能显示病变部位和范围，并能直接取样行细胞组织检查。

（八）经皮细针穿刺细胞学检查　此法可在B超、CT、血管造影引导下进行，也可在手术直视下进行。

六、诊断

本病的早期诊断困难，应重视各种首发症状。

1. 进行性加重的中或左上腹部疼痛与闷胀,放射至腰背部。仰卧与侧卧时疼痛加重,前俯时疼痛可减轻。可有进行性梗阻性黄疸及严重消瘦等。

2. 上腹深部肿块,肝脏、胆囊肿大。

3. 血清癌胚抗原阳性。

4. 影像检查符合或经皮胰腺穿刺细胞学检查找到癌细胞,或手术探查及活组织检查可确诊。

七、治疗

(一)手术治疗　胰腺癌的治疗目前仍以手术切除为主。对于无明显转移或晚期病例,也应尽可能在剖腹探查基础上,争取切除。

1. 胰腺癌围手术期治疗　围手术期治疗是提高治愈率,减少并发症的重要措施,理由如下:①胰腺癌手术是腹部外科较复杂手术,时间长,创伤大,出血多,并发症多,死亡率高。②贫血、消瘦、营养不良,应积极给予支持疗法,积极纠正酸碱平衡失调,纠正低血容量、低蛋白血症等。③积极纠正心、肝、肾功能不全,控制感染,减少手术和术后并发症。④关于黄疸的处理目前均在争议中,但作为危险因素之一,应在手术前一并考虑改善。

2. 手术原则及方式　手术选择一般原则是:诊断明确而且有转移病灶者应避免根治性手术;无转移症状者应做剖腹探查术并做根治术的准备;有胆道梗阻并伴有转移者可做旁路手术或置管引流。①根治性手术:胰头癌主要做胰十二指肠切除术或保留幽门式胰十二指肠切除术,尽量切除胰头、胰勾突部、胃窦、十二指肠全部、空肠上段、胆总管下段以及局部淋巴结,有条件者应做扩大切除;胰体尾癌,行体尾切除术同时切除脾脏。②姑息性手术:常用术式有胆囊空肠吻合术、经皮穿刺胆管置管引流术,或行胆道空肠与胃空肠吻合术等,或胆囊切口术。

(二)放射治疗　由于胰腺癌属于对放射线低度的敏感肿瘤,所以临床上并不普遍单独应用。而是经常与化疗一起用于手术后减少复发及失去手术机会的晚期胰腺癌患者。

(三)化学治疗　胰腺癌对化疗不够敏感,晚期患者可采用化学治疗。常用的药物有 5 – FU、MMC、SC、ADM、BCNU、Me – CCNU、DACT、MTX 等。

(四)其他治疗　温热化学方法、微波凝固疗法及动脉灌注化疗法均可酌情使用于晚期不能切除的胰腺癌。

八、护理措施

(一)术前监护

1. 护士应以同情、理解的态度对待患者,通过讲解相关知识,以温和的态度与语言给患者心理支持,帮助患者树立战胜疾病的信心。

2. 增强患者舒适感　对于疼痛剧烈的患者,及时给予有效的镇痛剂,并教会患者应用各种非药物止痛的方法,如采取舒适体位。皮肤瘙痒患者,注意勤洗澡更衣,不要用力抓挠。

3. 改善营养状态　能进食的患者鼓励患者进食高蛋白、高糖、低脂和丰富维生素的饮食。不能进食的患者可通过肠外营养改善营养状态。有黄疸者,静脉补充维生素 K。

4. 控制血糖 对合并高血糖者,应用胰岛素调节血糖。若有低血糖表现,适当补充葡萄糖。

5. 预防皮肤感染 胰腺癌患者常合并黄疸而出现皮肤瘙痒,应教育患者穿着柔软棉、丝质内衣,不要用手抓挠痒处,可用温水擦洗或氧化锌软膏涂抹,以免引起皮肤感染;术前常规应用抗生素。

6. 肠道准备 术前2天患者应进流质饮食,术前1天晚灌肠后禁食、禁水。

(二)手术后监护

1. 生命体征监测 由于胰腺癌手术范围大且复杂,术后应严密观察血压、脉搏、呼吸、体温及神志的变化,术后常规给予心电监护至少2天。

2. 监测和预防休克 因胰腺癌手术时间长、创伤大,加之手术后大量引流液的丧失,均可使血容量减少,故手术后应早期严密监测和预防低血容量性休克。如患者出现脉搏细速、血压下降、面色苍白、尿量少且色深、呼吸急促、意识淡漠或烦躁不安,应立即通知医生积极止血和补充血容量。

3. 卧位与活动 患者病情平稳后取半卧位。鼓励患者早期床上活动,预防压疮。

4. 维持水、电解质平衡 准确记录出入量。保持静脉通畅,补充水和电解质。

5. 饮食与营养支持护理 术后一般禁食2~3天,给予肠外营养支持,随着病情恢复逐步增加肠内营养支持,要做好营养支持护理。拔除胃管后给予流食,再逐步过渡至正常饮食,以后患者最好少食多餐,少进含脂肪高的饮食。胰腺切除术后,患者消化能力下降并出现腹泻,应给予消化酶或止泻剂。

6. 控制血糖 监测患者血糖、尿糖和酮体水平。按医嘱给予胰岛素,控制血糖。

7. 预防感染 遵医嘱继续使用抗生素。

8. 了解各种引流导管的引流部位和作用,如胃肠减压管、胆管引流管、胰管的引流、腹腔的引流等。观察与记录每日引流量和引流液的色泽、性质,警惕胰瘘或胆瘘的发生。腹腔引流一般需放置5~7天,胃肠减压一般留至胃肠蠕动恢复,胆管引流约需2周,胰管引流在2~3周可拔出。

9. 术后并发症的监护

(1)出血:出血是胰十二指肠切除术后早期严重的并发症,发生率为3%~15%,包括腹腔内出血和消化道出血。术后早期腹腔内出血多为止血不彻底或凝血功能障碍所致,常发生于术后24~48小时,表现为腹腔引流管内出现鲜血和伤口渗血。术后迟发腹腔内出血常与腹腔内感染、胆瘘和胰瘘等造成血管糜烂有关。术后消化道出血常由于吻合口吻合不当、应激性溃疡引起。护理要点:①观察各引流管内引流液颜色和量,观察伤口敷料渗血渗液情况,正常引流液为淡血性,量逐渐减少。如引流液突然增多,出现鲜红色血性液表明有活动性出血。②腹腔少量渗血可以自行停止,大量出血应进腹止血,并同时给予输血和止血剂。保持腹腔各引流管通畅,密切监测生命体征变化,观察每小时尿量,防止失血性休克。③若是消化道出血者,应保持胃肠减压通畅,根据医嘱应用 H_2 受体阻滞剂,并予以冰盐水加去甲肾上腺素灌注,使胃黏膜血管收缩。

(2)应激性溃疡:发生在术后1~2周,表现为胃液内出现大量血性液、呕血、柏油便,同时出现休克表现,应积极采取抢救措施,给予止血药,输入新鲜血。

（3）胰瘘：发生在手术后 5～10 天，表现为腹腔引流液增多，引流液中可测得淀粉酶升高。处理方法是必须保持腹腔引流通畅，充分引流，防止胰液积存或腐蚀皮肤。

（4）胆瘘：较少发生，表现为腹腔引流中出现胆汁，严重者可出现化学性腹膜炎。术后须严密观察胆汁引流量，色泽及患者黄疸消退情况，维持 T 形管或 PTCD 置入的引流管通畅，降低胆管内压力。

（5）胃肠吻合口瘘：发生率低，一旦发生，除行腹腔引流外，可行腹腔冲洗，禁食并给予 TPN 治疗，以促进吻合口愈合。

九、防控

由于胰腺癌的病因尚未定论，所以目前还没有理想的预防方法。但注意以下几点可能对预防本病有利，如不吸烟、不大量饮酒和及时治疗糖尿病、慢性胰腺炎等。平时应饮用洁净水，进食无污染之食品、避免长期过量摄入高脂饮食。保持心情舒畅，尽量避免或减少不良的精神刺激和过度的情志变动。亦可根据身体情况，尽早开始练功。

（刘伟娟）

第九章 泌尿、男性生殖系统肿瘤

第一节 肾 癌

肾癌又称肾细胞癌、肾腺癌等,是起源于肾小管上皮细胞的恶性肿瘤,占原发性肾恶性肿瘤的80% ~90%。

一、流行病学及病因学

肾癌占成人恶性肿瘤的2% ~3%,各国或各地区的发病率不同,男女比例为2:1,城市地区高于农村地区,高发年龄50 ~70 岁。肾癌的病因未明,其发病与吸烟、肥胖、长期血液透析、长期服用解热镇痛药物等有关;某些职业如石油、皮革、石棉等产业工人患病率高;少数肾癌与遗传因素有关,称为遗传性肾癌或家族性肾癌,占肾癌总数的4%。非遗传因素引起的肾癌称为散发性肾癌。

二、病理

可发生于肾实质的任何部位,结节状或分叶状,大小不一,质硬,切面呈黄色,多为实性,有时灰白色类似肉瘤,少数为多囊性,囊内有透明液体,可见有坏死和出血。肾细胞癌起源于肾近曲小管。病理类型主要分两种:①透明细胞癌,细胞体积较大,边缘清楚,核小而深染,由于胞质内富含脂质、胆固醇,显示胞质多而透明。此型细胞分化较好,恶性程度低。②颗粒细胞癌,细胞体积小,胞质少,核大而色深,胞质富含线粒体而呈颗粒状。此型细胞分化较低,恶性程度高。临床上多见混合型。除了以上两种类型外,还有间变性癌和未分化癌。

三、临床表现

(一)血尿 多为突发性无痛性全程肉眼血尿,有时有条索状血块,间歇发作,可自行停止。

(二)疼痛 肿瘤生长快,肾包膜膨胀,导致腰部胀痛。也可由于血尿形成血块阻塞输尿管而引起肾绞痛。

(三)腰部肿块 早期肾癌不易发现腰部肿块,肿瘤增大到一定程度后,可在腹部扪及肿块,肿块质硬而坚实,不易活动。

(四)精索静脉曲张 这是由于肿瘤压迫精索内静脉或肾静脉被癌细胞栓塞所致,这种精索静脉曲张的特点是平卧时仍不消失。

（五）肾外表现 血尿、疼痛、肿块这三大典型症状，也只是在 50% ~ 80% 的病例见到，肾癌肾外表现率较高，症状多样，如发热、恶心、呕吐、血压上升、衰弱、贫血、红细胞增多、高血钙、神经系统或骨转移症状、精索静脉曲张、血沉快、肝功能异常等，易致延误诊断，日益受到关注。

1. 发热 见于 18% ~ 25% 的患者，其中约 2% 病例以发热作为最突出或唯一的症状出现，可表现持续性低热或弛张热。发热的原因可能与内出血，肿瘤组织大量坏死，毒素吸收或肿瘤转移有关。另外，癌肿造成泌尿系统梗阻或继发感染，同样可引起发热。近年已分离出内生致热原，肾癌切除后，体温能恢复正常，如未恢复，说明肿瘤未切净或已有转移，恢复正常一段时间后又出现发热者，说明肿瘤复发或转移。

2. 胃肠道症状 多表现恶心、呕吐、食欲缺乏，易误诊为消化系统病。随着病情的发展，消化道症状日渐严重，肾癌切除后症状消失。

3. 消瘦 消瘦作为唯一症状出现占肾癌 30% ~ 45%。

4. 肝功能紊乱 占 10% ~ 15%，表现为碱性磷酸酶升高、凝血因子降低、磺溴酞试验异常、间接胆红素和 α_2 - 球蛋白升高，肝活检通常显示非特异性肝炎。肝功能虽异常，但无肝转移，肝脾肿大，肿瘤切除后肝功能改善，肝脏缩小。所以除有肝转移外，肝功能异常不作为手术禁忌证。如术后肝功能不好转或好转后又异常，则表示肾癌残留、转移或复发，预后不良。

5. 高血压 一般不很严重，约占 25%。由于肿瘤产生肾素或压迫肾动脉引起狭窄，及瘤内形成广泛的动静脉瘘，导致心排血量增加。肾癌切除后，血压可恢复正常。

6. 红细胞增多或贫血 文献报告 63% 的肾癌病例血红蛋白有升高，但仅 1.8% ~ 6.0% 出现红细胞增多。患肾切除后，红细胞和血红蛋白可正常。有认为肿瘤内动静脉短路影响血的氧合作用，亦有认为肿瘤内存在红细胞生成素，刺激红细胞生成。此外，约 30% 患者为正红细胞性贫血，可能因肿瘤抑制骨髓引起，亦可因血尿失血所致。

7. 高钙血症 占 3% ~ 15%，部分因溶骨性转移所致，亦可并无骨转移，伴有低血磷，有报道肾癌产生异位的甲状旁腺激素或类似物质。肾癌切除后血钙可恢复正常。

8. 皮质醇增多症 由肾癌产生类促肾上腺皮质激素所致，可有钠潴留、水肿、高血压、低血钾、碱中毒或低血钾同时有皮质醇增多症表现。

9. 多发性神经炎 可表现肌营养障碍、神经肌肉功能紊乱，这些改变与体内抗原—抗体反应有关。

10. 转移症状 肾癌患者上述症状不一定同时出现。许多患者的最初症状就是转移症状，如肺转移可有咳嗽、咯血；骨转移可有病理性骨折；脑转移引起肌肉无力、视野改变、瘫痪；脊柱转移所致的腰痛、截瘫；肿瘤或巨大转移灶内的动静脉瘘引起的高输出量心力衰竭；下腔静脉栓塞引起下肢、外阴部水肿，腹壁静脉怒张与腹腔积液；肿瘤形成静脉癌性血栓或压迫肾蒂可出现精索静脉曲张，平卧后不消失等。

四、实验室及其他检查

（一）B 超 B 超是最简便无创伤的检查方法，发现肾癌的敏感性高，在常规体检中，经常发现临床无症状、尿路造影无改变的早期肿瘤。B超常表现为不均质的中低回声实性肿块,体积小的肾癌有时表现为高回声,需结合CT或肾动脉造影等诊断。

(二)X线检查 泌尿系统平片(KUB)可见肾外形增大,偶可见肿瘤散在钙化。静脉尿路造影(IVU)可见肾盏肾盂因肿瘤挤压或侵犯,出现不规则变形、狭窄、拉长、移位或充盈缺损。肿瘤较大、破坏严重时患肾不显影,做逆行肾盂造影可显示患肾情况。对体积较小,B超、CT不能确诊的肾癌做肾动脉造影检查,可以显示肿瘤内有病理性新生血管、动静脉瘘、造影剂池样聚集与包膜血管增多等。必要时注入肾上腺素,正常肾实质血管收缩而肿瘤内血管无反应。

(三)CT 对肾癌的确诊率高,能显示肿瘤大小、部位、邻近器官有无受累,是目前诊断肾癌最可靠的影像学方法。CT表现为肾实质内不均质肿块,平扫CT值略低于或与肾实质相似,增强扫描后,肿瘤不如正常肾实质增强明显。

(四)MRI 对肾癌诊断的准确性与CT相仿。T_1加权像肾癌常表现为不均质的低信号或等信号;T_2加权像则表现为高信号改变。在显示邻近器官有无受侵犯,肾静脉或下腔静脉内有无癌栓则优于CT。

(五)实验室检查 尿素氮、肌酐、肝功能、全血细胞计数、血红蛋白、血钙、血糖、血沉、碱性磷酸酶和乳酸脱氢酶。

五、诊断和鉴别诊断

(一)诊断 根据病史、症状、体征以及影像学检查即可确诊。

(二)鉴别诊断 本病需与肾积水、多囊肾、肾囊肿、肾结核、泌尿系结石、肾上腺肿瘤等相鉴别。

六、治疗

一旦确诊,若全身情况允许,尽量争取手术治疗,切除原发肿瘤。

(一)手术治疗 肾细胞癌对放疗和化疗不敏感。至目前为止,尚不能肯定化疗对肾细胞癌有治疗作用,放射治疗仅能减轻骨转移所致疼痛,手术切除一直是肾细胞癌最主要的治疗。

1. 根治性肾切除手术 是目前唯一得到公认可能治愈肾癌的方法。经典的根治性肾切除范围包括:肾周筋膜、肾周脂肪、患肾、同侧肾上腺、肾门淋巴结及髂血管分叉以上输尿管。肾上腺肿瘤和肿瘤已累及肾上腺时,需切除同侧肾上腺组织。肾静脉或下腔静脉内癌栓应同时取出。肿瘤体积较大,术前做肾动脉栓塞治疗,可减少术中出血。根治性肾切除术可经开放性手术或腹腔镜手术进行。开放性手术可选择经腹或经腰部入路,没有证据表明哪种手术入路更具优势。根治性肾切除术的死亡率约为2%,局部复发率1%~2%。

2. 保留肾单位手术(NSS) 位于肾上、下极直径小于3 cm的肾癌,对侧肾功正常的患者;解剖性或功能性的孤立肾,根治性肾切除术将会导致肾功能不全或尿毒症的患者可考虑做保留肾单位的肾部分切除术。推荐按各种适应证选择实施NSS,其疗效同根治性肾切除术。NSS肾实质切除范围应距肿瘤边缘0.5~1.0 cm,不推荐选择肿瘤剜除术治疗散发性肾癌。对肉眼观察切缘有完整正常肾组织包绕的病例,术中不必常规进行切缘组织冰冻病理检查。NSS 可经开放性手术或腹腔镜手术进行。保留肾单位手术后局部复发率 0 ~ 10%,而肿瘤≤4 cm 手术后局部复发率 0 ~ 3%。需向患者说明术后潜在复发的危险。NSS 的死亡率 1% ~ 2%。

3. 腹腔镜手术　手术方式包括腹腔镜根治性肾切除术和腹腔镜肾部分切除术。手术途径分为经腹腔、腹膜后。切除范围及标准同开放性手术。腹腔镜手术适用于肿瘤局限于肾包膜内,无周围组织侵犯以及无淋巴转移及静脉瘤栓的局限性肾癌患者,其疗效与开放手术相当。但对≥T₃期的肾癌、曾有患肾处手术史以及其他非手术适应证的患者应视为腹腔镜手术的禁忌证。腹腔镜手术也有一定的死亡率。

4. 肾动脉栓塞术　在治疗肾肿瘤中作用在于:①用于根治术前,使肿瘤缩小、减少术中出血,以有利于肿瘤的切除;②减少肾血流量,使肾脏缺血水肿,有利于肾蒂的处理和肾脏的分离,减少手术切除时的出血量;③姑息性治疗,减轻症状,适用于晚期肾癌无法施行肾癌根治术者。另外,肿瘤组织坏死可刺激机体的免疫反应。但已有癌栓且达腔静脉者禁忌使用。

(二)化疗、放疗

1. 肾癌具有多药物耐药基因,对放射治疗及化学治疗不敏感。应用生物制剂干扰素 – α(INF – α)、白细胞介素 –2(IL –2)等免疫治疗,对预防和治疗转移癌有一定疗效。随机对照研究结果不能证明 LAK 细胞、TIL 细胞、IFN – γ 治疗转移性肾癌有效。目前 IFN – α 或(和)IL –2 为转移性肾癌治疗的一线治疗方案,有效率约为 15%。IFN – α 推荐治疗剂量:IFN – α:9 MIU/次,肌注或皮下注射,3 次/周,共 12 周。可从 3 MIU/次开始逐渐增加,第 1 周每次 3 MIU,第 2 周每次 6 MIU,第 3 周以后每次 9 MIU。治疗期间每周检查血常规 1 次,每月查肝功能 1 次,白细胞 <3 × 10⁹/L 或肝功能异常时应停药,待恢复后再继续进行治疗。如患者不能耐受 9 MIU/次剂量,则应减量至 6 MIU/次甚至 3 MIU/次。

2. 对局部瘤床复发、区域或远处淋巴结转移、骨骼或肺转移患者,姑息放疗可达到缓解疼痛、改善生存质量的目的。近些年开展的立体定向放疗、三维适形放疗和调强适形放疗对复发或转移病灶能起到较好的效果。

(三)内分泌治疗　实验观察到黄体酮和睾酮有抑制肿瘤生长的作用,导致了激素在肾癌治疗中的应用。目前临床常用乙酸甲羟孕酮(安宫黄体酮)100 mg 口服,每日 3 次;或 400 mg 肌内注射,每周 1 次。甲羟孕酮 100 mg 肌内注射,每周 2 次。

(四)生物治疗　有人用干扰素治疗肾癌 747 例,完全缓解 16 例,部分缓解 107 例,总有效率 16.5%。此外,卡介苗、肿瘤坏死因子以及前列腺素合成酶抑制剂等具有调节机体抗肿瘤生物反应作用,对肾癌有一定的疗效。

七、护理措施

(一)一般护理

1. 劝解吸烟者术前几日禁烟,减少术后咳嗽、咳痰,训练有效的咳嗽排痰方法,预防术后肺部感染。

2. 为患者创造舒适的休养环境,每日开窗通风两次,每次半小时,保持合适的室温与室内湿度。为高热患者更换被服,保持皮肤清洁干燥。

3. 嘱肾癌合并肾静脉和下腔静脉瘤栓患者,勿用力咳嗽,必要时给予止咳药。指导患者进食含纤维素高的食物,如蔬菜、水果、粗粮,防止便秘,必要时给予缓泻剂或润肠剂灌肠,保持大便通畅,勿用力排便。

4. 协助与督促高热患者早晚刷牙,可用温盐水漱口,减少口腔细菌感染。

5. 饮食及营养 ①鼓励患者进食优质蛋白、高热量、高维生素的饮食,多饮水,增强机体抵抗力;②指导肾功能异常患者进食低盐与优质蛋白饮食,限制饮水量;③与营养师一起为糖尿病患者制定合理的糖尿病食谱;④术前10~12小时禁食、6小时禁水。

(二)心理护理 护理人员要以诚心与患者建立良好的护患关系,耐心倾听理解患者表达的种种顾虑,向其讲解相关知识,介绍手术及用药可能出现的不适和防范措施,及预后的有关知识,并介绍同种疾病治疗成功的实例,树立患者战胜疾病的信心。

(三)治疗配合

1. 术前护理

1)心理护理:患者对肾癌相关知识缺乏,精神压力较大,结合患者的接受能力,有针对性地进行疾病知识的宣教,增强治疗的信心。

2)加强营养:高热量、高蛋白、高维生素饮食,以改善营养状况,增加机体抵抗力。

3)病情观察及对症处理

(1)血尿:注意患者尿液颜色的变化,有无条索状凝血块及突然大量血尿的发生。

(2)疼痛:注意患者疼痛性质的观察,有无突然肾绞痛及腰部持续疼痛的发生。疼痛明显时给予止痛处理。

(3)其他:注意体温变化。对肾动脉栓塞的患者如出现高热,应给予降温处理,鼓励患者多饮水。对贫血严重的患者照顾好起居,保证营养的摄入。

2. 术后护理

1)观察生命体征:每30~60分钟测量血压1次,待血压平稳6小时后改为每2小时测量1次,或依病情而定。巨大肾肿瘤切除后由于创面大,及邻近脏器受损易发生内出血,导致休克。因此应注意引流液量有无增加及脉搏、血压的变化,有利于早期发现内出血和休克,及时治疗。

密切观察有无憋气、呼吸困难,与术中误伤患侧胸膜有关。若出现呼吸异常应通知医生及时处理。鼓励深呼吸,协助正确排痰,定时雾化吸入、叩背、咳痰,预防肺部并发症。

2)监测肾功能:右侧肾癌有癌栓时,如果结扎下腔静脉,术后可能出现蛋白尿。左侧肾癌有癌栓时结扎下腔静脉后,右肾静脉与门静脉吻合,术后要监测24小时尿量,监测肾功能,防止肾功能衰竭。

3)观察腹胀情况:肾切除患者血压平稳后,即取半卧位,以保持腹部、四肢肌肉松弛;减少切口张力;利于引流、排痰。定时更换体位以预防各种并发症。早期活动、早期离床有利于术后各脏器功能的恢复。使患者精神愉快、增进食欲、排气排尿顺利。腹胀严重时可行胃肠减压处理。肾病灶切除或肾部分切除的患者,应卧床7~14日,减少活动,防止继发性出血。

4）营养：术后营养是保证康复的重要条件，补充内容以热量、蛋白质、维生素为主，同时要注意水、电解质、酸碱平衡。术后患者新陈代谢率低，平时卧床 1 日，最低热量需104.64 J/kg，但手术后应高于基础代谢量，每日约需 125.6 J/kg。要注意补充足够的蛋白质与维生素。尤其是维生素 C 对外科患者极重要，缺乏时增加血管壁脆性，易引起蛋白质、碳水化合物的代谢紊乱。钾、钠的补充要注意体液的引流、排出量及患者的血压、肌力情况。对术后禁食，完全依靠静脉补充者，可用完全胃肠道外高营养疗法经肠道营养疗法，确保手术后的营养供给。

5）引流管护理：保持腹腔引流通畅，每日应准确记录引流量，如发现引流量、颜色异常及时通知医生。妥善固定引流管，防止扭曲、受压、脱落。

保持尿管引流通畅，做好尿道口的护理，每日用 2‰碘伏清洁尿道口 1～2 次。尿袋固定在尿道口以下区域，管道勿打折、扭曲、牵拉，防止尿液反流。

6）饮食护理：术后胃肠功能恢复后开始进流食，次日改为半流食或软食，术后 3～4 日可恢复进普食。如进食后腹胀明显，可行药物治疗，必要时行肛管排气。

7）防治感染：术后输抗生素 7～10 天，预防感染。

8）术后并发症的护理

（1）出血：观察引流液的颜色与性质，引流量大于 150 ml，呈鲜红色，提示腹膜外出血，遵医嘱给予止血药，令患者卧床休息，密切观察出血有无持续发展，保持排便通畅，必要时给予开塞露，勿过度用力排便。

（2）肺栓塞：卧床期间协助患者增加活动量，适度按摩双下肢，每 2 小时翻身一次，促进血液循环，预防下肢静脉血栓导致肺栓塞。局部肢体肿胀，腿下垂时表浅静脉充盈，超声确定深静脉血栓形成时，使患者卧床休息，严禁下肢静脉输液，抬高下肢，给予抗凝药物。患者一旦出现呼吸困难、面色苍白、血压下降，立即采取平卧位，给予高浓度氧气吸入，建立静脉通路，配合医生抢救。

（3）胸膜损伤：术后需留置胸腔闭式引流管，其观察护理非常重要，是胸膜愈合的关键。

（4）肾功能衰竭：严格记录 24 小时尿量，每日尿量少于 400 ml 为少尿，少于 100 ml 为无尿。严格按照医嘱合理用药，给予低盐优质蛋白饮食，限水。根据肾功能检测结果指导患者水的摄入量。

八、防控

1. 避免接触诸如芳香碳氢化合物、芳香胺、黄曲霉素、射线等致癌物质。
2. 戒烟、戒酒、少喝咖啡。
3. 开展防癌宣传，普及防癌知识，做到三早：早期预防、早期诊断、早期治疗。
4. 适量参加全身健身活动，提高自身抗癌能力。

（李海霞）

第二节　膀胱癌

膀胱癌是最常见的泌尿系统恶性肿瘤,绝大多数来源于上皮组织,其中95%以上为移行上皮癌。男多于女,约为4:1,绝大多数年龄在40岁以上。

膀胱癌的发病有地区性和种族性差别,美国和西欧高,日本低。据美国统计:白人高于黑人,城市高于农村;近几年发病率每年增加0.7%,而由于早期癌发现比例增加和有效的治疗,死亡率以每年1.8%的速度下降。据1996年公布的1990~1992年我国22个省、市、区抽样地区居民恶性肿瘤死亡率及死因构成统计:膀胱癌世界标化死亡率男性占第11位(1.89/10万),女性占第16位(0.55/10万)。有人从1980~1996年年底共收治膀胱癌688例,男性554例,女性134例,男:女=4.13:1,年龄21~95岁,平均年龄54岁,高发年龄在50~65岁,≤30岁占2.2%。

一、病因

引起膀胱癌的病因很多,一般认为与下列因素相关。

1. 长期接触某些致癌物质的职业人员,如染料、纺织、皮革、橡胶、塑料、油漆、印刷等,发生膀胱癌的危险性显著增加。现已肯定主要致癌物质是联苯胺、β-萘胺、4-氨基双联苯等。潜伏期长,可为15~40年。对致癌物质的易感性个体差异极大。

2. 吸烟是最常见的致癌因素,大约1/3膀胱癌与吸烟有关。吸烟致癌可能与香烟中含有多种芳香胺的衍生物致癌物质有关。吸烟量越大,吸烟史越长,发生膀胱肿瘤的危险性也越大。

3. 膀胱慢性感染与异物长期刺激会增加发生膀胱癌的危险,如膀胱结石、膀胱憩室、埃及血吸虫病膀胱炎等容易诱发膀胱癌,以鳞癌多见。

4. 其他,长期大量服用镇痛药非那西丁,内源性色氨酸的代谢异常等,均可能为膀胱癌的病因或诱因。近年大量研究资料表明,多数膀胱癌是由于癌基因的激活和抑癌基因的缺失等诱导形成,使移行上皮的基因组发生多处病变,导致细胞无限增殖,最后形成癌。

二、病理

膀胱癌按细胞分类分为2类。

(一)尿路上皮性肿瘤　占膀胱肿瘤的95%以上,以移行细胞癌为主,占90%,其他为鳞癌、腺癌。有近20%~30%的移行细胞癌有区域性鳞状或腺性化生。肿瘤生长分3类,一类是肿瘤和间质共同组成向膀胱腔内生长成为乳头状瘤或乳头状癌,占70%;另外一类肿瘤是在上皮内浸润生长,形成内翻性乳头状瘤、浸润性癌,占25%;非乳头和非浸润性者(原位癌)占5%。肿瘤侵犯膀胱壁以3种方式进行:肿瘤浸润呈一致密团块的包裹性浸润,占70%;孤立的凸出式浸润,占27%;沿肌肉内平行或垂直于黏膜表面的淋巴管浸润扩散,占3%。由于肿瘤实际侵犯膀胱壁的范围远比临床所见宽广,肿瘤不能被充分切除而易复发,这是临床肿瘤复发的重要原因。膀胱肿瘤可发生在膀胱的任何部位,但以三角区和输尿管口附近为最多,占一半以上,其次为膀胱侧壁、后壁、顶部、前壁。

WHO 将移行细胞癌的分化程度分成 G_1、G_2 和 G_3 3 级,即高分化、中分化和低分化 3 级。

（二）非上皮发生的肿瘤　主要来自间叶组织,如横纹肌肉瘤、平滑肌肉瘤、淋巴瘤、血管瘤等。

三、临床分期

T:原发肿瘤

T_x:不能估价原发肿瘤。

T_0:未见原发肿瘤。

T_{is}:原位"扁平肿瘤"。

T_a:非浸润性乳头状。

T_1:肿瘤侵及上皮下结缔组织。

T_2:肿瘤侵及浅肌层。

T_{3a}:肿瘤侵及深肌层或膀胱周围脂肪。

T_{3b}:浸润深肌层。

T_4:侵犯附近器官,如前列腺、子宫、阴道、盆壁、腹壁。

N:区域性淋巴结

N_x:不能估价区域性淋巴结。

N_0:无区域性淋巴结受侵的征象。

N_1:单个同侧淋巴结转移,最大直径不超过 2 cm。

N_2:单个淋巴结转移,直径在 2~5 cm。

N_3:转移淋巴结,直径大于 5 cm。

N_4:局部周围淋巴结。

M:远处转移

M_x:不能估计远处转移。

M_0:无远处转移。

M_1:有远处转移。

0 期:$T_{is}N_0M_0$,TN_0M_0。

Ⅰ 期:$T_1N_0M_0$。

Ⅱ 期:$T_2N_0M_0$。

Ⅲ 期:$T_{3a}N_2M_0$,$T_{3b}N_0M_0$。

Ⅳ 期:$T_4N_0M_0$,任何 $TN_1N_{2~3}M_0$,任何 T,任何 NM_1。

四、临床表现

发病年龄大多数为 50~70 岁,男性发病率显著高于女性,约为 4:1。血尿是膀胱癌最常见和最早出现的症状。尤其是间歇全程无痛性血尿,可表现为肉眼血尿或镜下血尿,血尿出现时间及出血量与肿瘤恶性程度、分期、大小、数目、形态并不一致。自行减轻或停止,易给患者造成"好转"或"治愈"的错觉而贻误治疗。出血量多少与肿瘤大小、数目及恶性程度不成比例。非上皮性肿瘤血尿一般较轻。膀胱癌患者亦有以尿频、尿急、尿痛即膀胱刺激征和盆腔疼痛为首发表现,为膀胱癌另一类常见的症状,常与弥漫性原位癌或浸润性膀胱癌有关,也可为膀胱肿瘤的晚期表现,常因肿瘤坏死、溃疡或并发感染所致。少数广泛原位癌或浸润性癌起始即有膀胱刺激症状,预后多不良。有时尿内混有"腐肉"样坏死组织排出。三角区及膀胱颈部肿瘤可梗阻膀胱出口,造成排尿困难,甚至尿潴留。其他症状还有输尿管梗阻所致腰胁部疼痛、下肢水肿、盆腔包块、尿潴留。有的患者就诊时即表现为体重减轻、肾功能不全、腹痛或骨痛,均为晚期症状。鳞癌和腺癌为浸润性癌,恶性度高,病程短,预后不良,鳞癌多数为结石或感染长期刺激所致。小儿横纹肌肉瘤常在症状出现前肿瘤体积即已很大,造成排尿困难和尿潴留,有时尿中排出肿瘤组织碎屑。

五、实验室及其他检查

（一）尿检查 在患者新鲜尿液中,易发现脱落的肿瘤细胞,简便易行,故尿细胞学检查,可作为血尿的初步筛选。肿瘤细胞分化良好时,不易与正常移行上皮细胞以及因炎症或结石引起的变异细胞鉴别。近年应用尿检查端粒酶活性、膀胱肿瘤抗原(BTA)、核基质蛋白(NMP22、BLCA-4)等有助于提高膀胱癌的检出率。

（二）影像学检查

1. 超声检查 超声检查可通过3种途径(经腹、经直肠、经尿道)进行,可同时检查肾脏、输尿管、前列腺和其他脏器(如肝脏等)。超声检查不仅可以发现膀胱癌,还有助于膀胱癌分期,了解有无局部淋巴结转移及周围脏器侵犯,尤其适用于造影剂过敏者。

2. 胸部检查 术前应常规拍胸部X线片,了解有无肺部转移。对肺部转移最敏感的检查方法是胸部CT。

3. 泌尿系统平片和静脉尿路造影(KUB+IVU) 泌尿系统X线片及静脉尿路造影检查一直被视为膀胱癌患者的常规检查,以期发现并存的上尿路肿瘤。但初步诊断时此项检查的必要性目前受到质疑,理由是其获得的重要信息量较少。如果怀疑是 T_1G_3 肿瘤,该类肿瘤可致上尿路肿瘤发生率增加(7%),浸润性膀胱肿瘤或膀胱肿瘤并发肾盂、输尿管肿瘤以及有肾积水征象时仍有其应用价值。

4. CT检查 传统CT(平扫+增强扫描)对诊断膀胱肿瘤有一定价值,可发现较大肿瘤,还可与血块鉴别。尽管螺旋CT分辨率大大提高,但较小肿瘤(如<5 mm)和原位癌仍不易被发现,不能了解输尿管情况,分期准确性不高,肿大淋巴结不能区分是转移还是炎症,不能准确区分肿瘤是局限于膀胱还是侵犯到膀胱外,而且既往有肿瘤切除史者可因局部炎症反应所致的假象而造成分期过高。

5. MRI检查 传统MRI对膀胱癌检查并无明显优越之处。MRI检查膀胱,T_1 加权像尿呈极低信号,膀胱壁为低至中度信号,而膀胱周围脂肪为高信号。T_1 加权像有助于检查扩散至邻近脂肪的肿瘤、淋巴结转移以及骨转移情况,甚至可评价除前列腺以外的邻近器官受侵犯情况。

（三）其他检查 如测定ABO(H)抗原和T抗原、β-HCG、标志染色体、膀胱癌组织内癌胚抗原(CEA)等对诊断均有所帮助。

六、诊断和鉴别诊断

（一）诊断 任何成年人,特别是40岁以上,出现无痛性血尿时都应想到泌尿系肿瘤的可能,而其中膀胱癌尤为多见。如果血尿伴有膀胱刺激症状和尿痛,则易误诊为膀胱炎。膀胱炎的膀胱刺激症状常较重,且骤然发病,血尿在膀胱刺激症状以后出现。膀胱肿瘤多见于老年男性,容易误诊为良性前列腺增生,有时良性前列腺增生可以合并膀胱癌。膀胱镜检查可以确诊。

(二)鉴别诊断　本病需与泌尿系统结核、急性膀胱炎、前列腺癌、泌尿系结石等相鉴别。

七、治疗

膀胱肿瘤生物学特性差异很大,治疗的方法也很多,但基本治疗方法仍为手术,放疗、化疗和免疫治疗等居辅助地位。原则上表浅膀胱肿瘤行保留膀胱的手术,浸润性癌行全膀胱切除加尿流改道或原位新膀胱手术。

(一)手术治疗

1. 电切除法　对单个或散在为数不多的非浸润性浅表的乳头状瘤,体积在1 cm以下者,可经尿道行电切术,但复发率高达60%。

2. 部分膀胱切除术　膀胱部分切除术的适应证:①孤立、局限的浸润性膀胱癌、膀胱或前列腺尿道黏膜随机活检无不典型增生或原位癌;②经尿道电切不易彻底切除的肿瘤;③切缘可达到距肿瘤边缘2 cm的正常膀胱壁组织。

3. 全膀胱切除术　①恶性程度较高,浸润较深,体积大或为数较多的癌瘤;②恶性程度较低,浸润不深但瘤体太大或为数太多,充满膀胱内腔者;③先用其他方法治疗肿瘤不断复发者皆适于做全膀胱切除术。凡行全膀胱切除者,必须做双侧输尿管移植术。目前,主张做输尿管皮肤移植术或改良的"回肠代膀胱"皮肤造瘘术。全膀胱切除术对肿瘤的预后,AB期肿瘤5年生存率约为50%。

4. 全膀胱根治性切除术　该手术仅保留直肠,需将盆腔、腹膜以及髂总、髂内、髂外、闭孔动脉周围的淋巴结和脂肪清除,在男性包括膀胱、前列腺、精囊。在女性包括膀胱、全尿道、输卵管、卵巢、子宫、阴道前壁一部分。如此巨大手术,其5年生存率也不过约17%,而死亡率约达13%,并发症亦多,故对全膀胱根治性切除术的指征与评价,尚需继续观察。

5. 姑息性手术　对晚期膀胱癌患者,为减轻患者痛苦或延长生命,可采用一些姑息性手术,常用的有:经尿道切除、尿流改道、姑息性栓塞疗法等。

(二)放射治疗　放疗因为疗效欠满意,不良反应显著而很少单独使用。但可以和手术、化疗联合应用。术前放疗有降期作用,提高手术成功率和预防复发和转移。但可能增加手术并发症如出血。术前盆腔放疗与化疗联合进行,如CMV联合化疗方案合并放疗40 Gy后重新评估,如肿瘤消退可再追加放疗至总剂量65 Gy,如果无治疗反应则尽早行膀胱根治性切除术。

(三)膀胱腔内化疗和免疫治疗　表浅性膀胱肿瘤行保留膀胱的手术治疗后,有30%~80%的患者复发,并有10%的患者发展为浸润性膀胱癌。通过尿道插导尿管进行膀胱内腔内化疗和免疫治疗,可以避免或减轻全身治疗的不良反应。治疗方式有3种:TURBT完整切除肿瘤后立即膀胱腔内灌注一次药物预防肿瘤细胞种植;TURBT完整切除肿瘤后膀胱腔内灌注药物预防或延缓肿瘤复发;TURBT 无法完全切除肿瘤而行治疗性灌注以治疗残留肿瘤。

目前灌注的药物有 2 类:免疫调节剂和化疗药物。免疫调节剂主要是卡介苗(BCG),另外还有白细胞介素 - 2(IL - 2)、干扰素(IFN)、肿瘤坏死因子(TNF)、LAK 细胞和 TIL 细胞等。化疗药物主要有丝裂霉素、噻替哌、多柔比星、氟尿嘧啶等。多数采用术后 1 周开始膀胱灌注,每周 1 次,共 6 ~ 8 次,膀胱镜复查若肿瘤消退则每月 1 次,共 2 年。可单用 BCG 或各种化疗药灌注,有报道加用 IL - 2、IFN、TNF 增加疗效。

(四)介入疗法 介入疗法已广泛用于肿瘤的治疗,膀胱肿瘤的介入疗法仅作为一种辅助疗法,即腹壁下动脉插管化疗。即经腹壁下动脉硅塑管达腹主动脉分叉处,导管头部进入髂内动脉,保留导管,定期联合灌注化疗药物,可用噻替哌、丝裂霉素、5 - 氟尿嘧啶等间隔给药。其优点是盆腔区域药物浓度较高,全身反应小,可使一部分肿瘤缩小、坏死或消失。对膀胱周围组织及其受累的淋巴结或小静脉均有作用。手术前化疗可以提高膀胱部分切除率,对防止术中癌扩散及术后复发均有效,同时也可作为晚期膀胱癌的姑息治疗方法。

(五)加热疗法 利用高于体温的温度(43℃)使癌细胞生长受抑制,而正常组织不受损害的理论,利用三腔气囊导管插入膀胱,在硬脊膜外麻醉下,用预热 45℃ 的 NaCl 溶液,以 6.5kPa 压力灌注,使膀胱腔内压力逐渐增加到舒张压为止。每天可连续灌注 3 ~ 6 小时,使出水温保持在 42 ~ 43℃。此法使肿瘤受热疗和水压双重作用,能使一部分乳头状瘤消失,一部分肿瘤部分消退。然后,再用电灼或手术切除,提高了治疗的效果。治疗中少数患者出现暂时性尿频,经对症治疗后可以恢复。

近年来,一些新的治疗方法逐渐应用于膀胱肿瘤的治疗,如光动力学治疗、过继性免疫疗法、基因治疗等,据报道有一定疗效,但远期疗效需进一步观察。

八、护理措施

1. 观察生命体征 严密观察生命体征,保证输血、输液通畅。早期发现休克的症状和体征,及时进行治疗和护理。

2. 膀胱肿瘤电切术后常规冲洗 1 ~ 3 天,应密切观察膀胱冲洗引流液的颜色,根据引流液颜色的变化,及时调整冲洗速度,防止血块堵塞尿管,确保尿管通畅,防止气囊破裂。停止膀胱冲洗后应指导患者多饮水,起到自家冲洗的作用。

3. 膀胱肿瘤电切术后 6 小时,患者即可进食,以营养丰富、粗纤维饮食为主,忌辛辣刺激食物,防止便秘。

4. 膀胱全切术后应持续胃肠减压,密切观察胃液的性质、颜色、量并做好记录。待胃肠功能恢复后拔除胃管开始进食,从糖水、米汤开始,逐渐过渡到流食、半流食,直至普食。密切观察患者进食后有无恶心、呕吐、腹泻、腹胀、腹痛、肠梗阻症状。

5. 回肠膀胱术后,应密切观察造瘘口的大小、形状、颜色,刚手术后正常造瘘口肿胀、鲜红、潮湿,如果灰暗且发绀,则可能是由于血液供应受阻碍造成的,需立即通知医生。保持伤口、造瘘口部位敷料清洁干燥。通常在造瘘口肿胀消退后,术后第 7 天即可测量造瘘口的大小,但在 8 周内造瘘口仍会持续地收缩。尿液颜色由血性逐渐变清澈,伴有黏性分泌物,这是尿液刺激肠黏膜所引起的正常现象。

6. 预防感染 定时测体温及血白细胞变化,观察有无感染发生。保持造瘘口周围皮肤清洁干燥,定时翻身、叩背、咳痰,若痰液黏稠,予雾化吸入,适当活动等措施可预防感染发生。

7. 引流管的护理 各种引流管,应贴标签分别记录引流情况,保持引流通畅。回肠膀胱或可控膀胱因肠黏膜分泌黏液,易堵塞引流管,注意及时挤压将黏液排出,有贮尿囊者可用生理盐水每4小时冲洗1次。回肠膀胱术后10~12小时拔除输尿管引流管和回肠膀胱引流管,改为佩戴皮肤造口袋;可控膀胱术后12~14小时拔除贮尿囊引流管,8~10天拔除肾盂输尿管引流管,2~3周拔除输出道引流管,训练自行排尿。

九、预后

膀胱肿瘤近年来发病率有增高趋势,而死亡率却逐渐下降。保留膀胱的手术总的5年存活率为48%,其中T_1期100%,T_2期67%,T_{3a}期37.5%,因此本手术应限于T_2期以内采用。T_4期平均生存10个月。

儿童或青少年膀胱移行上皮癌的生物学特性不同于老年人,绝大多数为低期低级的无浸润肿瘤,极少复发,不必做过多的膀胱镜检查。多不必考虑做全切除术。

全膀胱切除术及根治性全膀胱切除术死亡率分别为6%及11%左右。近年对高期高级膀胱癌多采用术前放疗,疗效有所提高。

浸润性肿瘤的治疗方法虽多,但决定预后的仍是肿瘤的浸润深度和细胞的分化程度,而不在于治疗方法本身。膀胱癌高龄病例居多,因此有相当数量的非癌症死亡;凡癌症死亡者,多数死于癌转移和肾功能衰竭。

十、防控

对膀胱肿瘤目前尚缺乏有效的预防措施,但对密切接触致癌物质的职业人员应加强劳动保护,嗜烟者及早戒除,可能防止或减少肿瘤的发生。对保留膀胱的手术后患者,膀胱灌注化疗药物及BCG,可以预防或推迟肿瘤的复发。

(李海霞)

第三节 前列腺癌

前列腺癌是世界上最常见的男性恶性肿瘤之一。发达国家发病率高于发展中国家,美国的前列腺癌发病率占男性恶性肿瘤首位,死亡率占第2位。我国前列腺癌发病率远低于西方国家,但近年呈显著增长趋势。多数学者认为,生活方式可以影响前列腺癌的发病率,但如何影响前列腺癌的发病却知之甚少。另一影响前列腺癌发病的原因是寿命的延长引起的人口老年化趋势。因此,随着人类平均寿命的延长,前列腺癌的发病率在世界范围内呈上升趋势。

一、病因和病理

前列腺癌发病率有明显的地理和种族差异,前列腺癌患者主要是老年男性,高峰年龄为75~79岁。引起前列腺癌的危险因素尚未明确,但是其中一些已经被确认。最重要的因素之一是遗传,如果一个直系亲属(如父亲)患有前列腺癌,其本人患前列腺癌的危险性会增加一倍。流行病学研究发现有前列腺癌阳性家族史的患者比那些无家族史患者的确诊年龄早6~7年。高动物脂肪饮食是一个重要的危险因素。其他危险因素包括维生素E、硒、木脂素类、异黄酮的低摄入。阳光暴露与前列腺癌发病率呈负相关,阳光可增加维生素D的水平,可能是前列腺癌的保护因子。在前列腺癌低发的亚洲地区,绿茶的饮用量相对较高,绿茶可能为前列腺癌的预防因子。总之,遗传是前列腺癌发展成临床型的重要危险因素,而外源性因素对这种危险可能有重要的影响,某些基因的功能丢失或突变在前列腺癌发病、进展及转移中起着重要作用。

前列腺癌中95%为腺癌,其余为移行细胞癌、鳞癌和肉瘤。其中发生于后叶者占75%,侧叶占10%,前叶占5%,其他占10%,为多发性。前列腺癌具有早期转移的特征,从腺泡发生后,常直接向尿道方向扩展,侵犯尿道、膀胱颈和精囊腺,经淋巴转移最早为闭孔及腹下淋巴结群,进而波及髂内、髂外、髂总、骶前淋巴结群,再转移到主动脉旁淋巴结群。骨转移最常转移到骨盆和腰椎,其次是胸椎、肋骨和股骨。内脏可转移到肺和肝等部位。

二、临床分期

(一)OSCC分期(美国健康研究院器官系统合作中心1992)

1. 原发肿瘤(T)

T_X:癌灶解剖关系不详。

T_A:肛诊不能检出(组织学证实)。

T_{A1}:癌组织≤5%手术(因BPH行TUR或增生结节摘除)切除组织,低、中分级。

T_{A2}:癌组织>5%手术切除组织,任何分级。

　　虽癌≤5%手术切除组织,但高分级。

T_{AX}:T_A但非T_{A1}、T_{A2}。

T_{AX} – TURS:经超声检查发现,活检证实。

T_{AX} – PSA PSA:检查发现,活检证实。

T_{AX} – Asym:肛诊前列腺质地正常但两叶不对称,活检证实癌变。

T_B:肛诊触及限于前列腺的癌结节。

T_{B1}:结节≤1/2腺叶,无论位置。

T_{BX}:肛诊检出的局限癌,但无上述特征。

T_{BX} – Asym:前列腺表面无结节但质硬,两叶不对称。

T_{BX} – Sym:前列腺表面无结节但质硬,两叶对称。

T_C:肛诊触知癌浸透包膜。

T_{C1}:单侧浸出包膜(可包括侵犯精囊)。

T_{C2}:双侧浸出包膜(可包括侵犯精囊)。

T_{C3}:浸润膀胱、直肠、肛提肌或盆壁。

2. 淋巴结转移情况(N)

N_0(C 和/或 H):临床(C)和/或组织学(H)检查未见局部淋巴结转移。

N_1(H):组织学检查发现淋巴结微转移灶。

N_2(C 和/或 H):肉眼可见局部淋巴结转移。

N_3(C 和/或 H):淋巴结转移超过局部(盆腔)淋巴结以外。

3. 远处转移(M)

M_x:远处转移不能评价。

M_0:没有远处转移。

M_1:血清酸性磷酸酶升高(连查 3 次)。

M_2(V 和/或 B):脏器(V)和/或骨(B)转移。

(二)临床分期(ABCD 分期)

A 期(Ⅰ期) 前列腺潜伏癌或偶发癌。

A_1:组织学检查肿瘤≤3 个高倍镜视野。

A_2:组织学检查肿瘤>3 个高倍镜视野。

B 期(Ⅱ期):肿瘤局限于前列腺内。

B_1 期:小的孤立的结节局限于前列腺一叶之内(或肿瘤直径≤1.5 cm)。

B_2 期:多个肿瘤结节,侵犯前列腺的范围大于一叶(或肿瘤直径>1.5 cm)。

C 期(Ⅲ期) 肿瘤侵犯邻近器官。

C_1:肿瘤突破前列腺被膜但没侵犯精囊。

C_2:肿瘤侵犯精囊或盆壁。

D 期(Ⅳ期) 肿瘤有区域淋巴结、远处淋巴结或远处脏器转移。

D_1:肿瘤侵犯主动脉分支以下的盆腔淋巴结。

D_2:肿瘤侵犯主动脉分支以上的盆腔淋巴结和(或)有远处脏器转移。

当临床上诊断为 B_1 期时,病理检查 10% ~20% 有淋巴结转移;B_2 期 15% ~40%;C 期达 40% ~80%。

三、临床表现

早期可无临床症状,只在肛门指诊时可触及结节,病变增大则可出现尿路梗阻症状。晚期发生骨转移时可出现病变部位疼痛等症状,如腰部、骶部、臀部、髋部疼痛,或坐骨神经疼痛,侵入尿道或膀胱黏膜时可出现血尿。晚期全身症状可有食欲缺乏、消瘦、乏力、贫血等。此外,肿瘤已有浸润及细胞分化不良的前列腺癌,很易发生淋巴结转移,常转移至闭孔、腹下的髂淋巴结,但都伴有盆腔及腹主动脉旁淋巴结转移,临床上也确有部分前列腺癌患者在出现转移症状后才觉察而就医。

四、实验室及其他检查

(一)直肠指检 早期无症状的前列腺癌,可通过定期或经常直肠检查诊断出来,此法简便易行,诊断价值最高,有 80% 以上的准确率,检查时可经直肠触及前列腺的后部浅的前列腺沟,以及双侧储精囊,由于癌瘤多起自前列腺的后叶,在病变的早期虽然癌瘤体积尚很小但也可触及,凡在腺体内任何部位出现硬度增加的区域均可能有癌灶存在。晚期有症状的前列腺癌诊断比较容易,直肠指检可触及肿大、坚硬、固定的结节。亦有前列腺体增大,中等硬度,表面质均匀,有弹性感,酷似前列腺增生,而实为前列腺癌。由于直肠指诊可显著提高前列腺癌的诊断率。因此重视和加强普查工作就显得非常重要。

（二）血清酸性磷酸酶测定(ACP)　前列腺癌,尤其是发生骨转移时,此酶测定可升高,但也有约25%的病例仍属正常。通常认为,此酶测定值超出正常时其诊断意义较大(正常值7~28 U/L)。

（三）血浆锌测定　血浆锌测定可区别前列腺癌、前列腺增生及前列腺炎。前列腺癌时血浆锌水平显著下降。与其相反,后两者则增高。

（四）血浆睾酮测定　成年男性正常值为14~25 nmol/L,前列腺癌患者此值多增加。

（五）前列腺液乳酸脱氢同工酶(LDHI)测定　如乳酸脱氢酶(LDH)与LDHI之比大于3,即可疑为前列腺癌。该测定的准确率达80%。

（六）尿多胺测定　中期或晚期患者尿中多胺含量增加,正常人24小时尿中含2mg。

（七）前列腺特异抗原(PSA)测定　PSA可提示前列腺是否发生增生。一般认为,PSA对早期发现复发病例较ACP敏感。

（八）细胞学检查

1. 尿液细胞学检查　当癌肿侵犯尿道、膀胱等泌尿系统时细胞学可呈阳性。

2. 前列腺液细胞学检查　在前列腺按摩液量多的病例,癌细胞阳性率可在90%以上。如果伴有前列腺或精囊感染,可能出现假阴性的结果。该法有可能造成癌细胞的扩散、转移。

3. 骨髓穿刺液细胞学检查　当晚期骨转移时,骨髓穿刺涂片查癌细胞可有7.6%呈阳性。

（九）活组织检查　活组织检查是诊断前列腺癌的重要手段,方法有:①会阴部穿刺,会阴部切开皮肤、暴露前列腺。②经直肠穿刺,当肿瘤已侵犯后尿道、膀胱颈和膀胱三角区时。③可用内切镜摘取可疑组织送病检,经直肠切除标本活检等。

（十）经直肠B超检查(TRUS)　经TRUS用来活检和局部分期。前列腺癌TRUS显示多数为低回声区,小部分为等回声、高回声和混合回声。活检时可以进行病灶直接活检或相隔一定距离的区域性活检。肿瘤包膜外侵犯时显示前列腺轮廓增大或边缘不规则凸起。精囊受侵时显示精囊基底部后方肿大或精囊回声不对称合并前列腺基底低回声区域。通过超声检查获得前列腺体积大小,通常前列腺体积(π/6)×(前后径×左右径×上下径)。在超声引导下可以进行冷冻治疗。

（十一）直肠腔内磁共振检查　直肠腔内磁共振对前列腺癌分期的准确率为52%~92%,有人报道和腔内超声检查相似。但由于磁共振(MRI)费用高,使应用受到限制。

（十二）CT和MRI　CT和MRI可用来显示有无肿瘤扩展和淋巴结转移。可采用CT引导下细针穿刺抽吸以确定有无淋巴结转移。但CT和MRI对前列腺癌的诊断价值低,不能显示有价值的影像。

（十三）X线检查　静脉肾盂造影可发现前列腺癌累及输尿管口引起的肾盂积水和肾功能损害。骨转移引起的成骨性破坏可在平片上显示。

（十四）膀胱镜检查　病变累及膀胱时可行膀胱镜检查,可发现膀胱三角区有皱纹或结节,有时血管曲张匍匐于其上。当前列腺癌侵及膀胱颈部而引起梗阻时,则膀胱壁可发生小梁形成和假憩室。如癌瘤表面已发生溃疡,可能发现如同肉芽组织或菜花样组织,应同时采取活体组织以确诊。膀胱镜检查时须小心,以免造成严重损伤。

五、诊断和鉴别诊断

(一)诊断　A 和 B 期病变常无症状,少数病例可有早期阻塞症状,B 期通常于常规的直肠指诊发现,C 期有阻塞症状,而 D 期有远处转移,又有阻塞症状。

早期前列腺癌常无症状,当肿瘤增大至阻塞尿路时,出现与前列腺增生症相似的膀胱颈梗阻症状,有逐渐加重的尿流缓慢、尿频、尿急、尿流中断、排尿不净、排尿困难甚至尿失禁,血尿并不常见。晚期出现腰痛、腿痛(神经受压)、贫血(广泛骨转移)、下肢浮肿(淋巴、静脉回流受阻)、骨痛、病理性骨折、截瘫(骨转移)、排便困难(直肠受压),而腹主动脉转移,若双侧输尿管压迫,造成少尿、无尿、尿毒症症状,一些患者以转移症状就医,而无前列腺原发症状。

(二)鉴别诊断

1. 前列腺增生　前列腺增生和前列腺癌都可出现尿路梗阻症状,但前列腺增生系弥漫性增大,表面光滑,肛指检查无结节,PSA 正常或轻度升高,PSA 密度在前列腺增生往往小于 0.15,f – PSA/t – PSA 高于 25%,酸性磷酸酶和碱性磷酸酶正常,TRUS 前列腺包膜完整,光点均匀,界限清晰。

2. 前列腺结核　前列腺结核与前列腺癌相似处为有前列腺硬结,但患者年龄轻,有肺结核病史,常常有输精管、附睾、精囊串珠状改变或硬结,也可有尿路结核症状如血尿、血精以及膀胱刺激症状等,尿抗酸杆菌检测阳性,结核菌培养阳性,X 线摄片检查可见肾结核改变,并可见前列腺钙化阴影,前列腺活检为结核改变,PSA 升高不明显。

3. 非特异肉芽肿性前列腺炎　因为直肠指检时前列腺有结节,容易和前列腺癌混淆。前者的结节增大较快,呈山峰样突起,软硬不一且有弹性,血清碱性磷酸酶、酸性磷酸酶正常,嗜酸性细胞明显增多,试验用抗生素和消炎药治疗 5 周后硬结缩小,前列腺穿刺活检在显微镜下发现多量的非干酪性肉芽肿,充满上皮样细胞,周围有淋巴细胞、浆细胞、嗜酸性粒细胞,腺管扩张、破裂,满布炎症细胞。而前列腺癌结节常呈弥漫性,高低不平,无弹性,病理活检可确诊。

4. 前列腺结石　肛指检查可发现前列腺质地较硬的结节,与前列腺癌相似,但前者触诊前列腺质地中等硬度,触及结石时有捻发感,血清 PSA 检查正常。X 线摄片可见前列腺区有不透光阴影。

六、治疗

治疗前列腺癌必须因人而异,虽然手术和放疗有希望治愈前列腺癌,但仅适宜于少数患者,很多疗法仅仅是姑息性地缓解症状。

(一)等待性观察　有相当数量的局限性前列腺癌是属于不需治疗的隐匿癌和预后良好、进展缓慢的早期癌,警惕等待而不予处理可获得和根治手术或放疗相似的结果。过度治疗不增加患者生存,且可能造成并发症,使预期寿命缩短。但警惕等待的缺点是难以确定局限性前列腺癌中哪些是隐匿癌,哪些是早期临床癌,另外无法确定哪些患者预后好,哪些预后不佳,一律采用观察则会使那些必需治疗而可被治愈的患者延误治疗。

(二)手术治疗

1. 根治性前列腺切除术　根治性前列腺切除或全切除的历史至少可以回顾到19世纪德国 Kuechler 和法国 Proust 时期。Hugh Young 正式确定发展了这一手术。内分泌治疗发现之前,这种手术是治疗前列腺癌的唯一方法,因此很多医学中心都在这方面积累了大量资料。

2. 经尿道电切术　一般是作为解除膀胱出口梗阻,减少患者痛苦的一种手段,作为综合治疗措施中的一项,但这种手术常可取得满意的效果。

(三)放射治疗　一般认为可取得类似根治性前列腺切除的结果,但不能绝对地消灭治疗区域内的所有癌细胞,术后 PSA 的测定是了解放射治疗的简易有效方法。一般放射治疗后6个月,PSA 降至正常,如 PSA 增高,表明肿瘤继续存在。据统计,放射治疗5~10年后,PSA 增高,生化复发率高于前列腺癌根治性切除。如果 PSA 的倍增时间快(<4 个月),提示肿瘤的恶性程度较高。Hankes(1994)报告一组病例,治疗后10年,88%的患者 PSA <4μg/L 亦无临床症状表现,提示患者已治愈。现多采用外照射治疗,三维适形照射治疗时采用电子计算机测量前列腺的三维结构,效果最好,不良反应也较轻,常见的并发症有放射性直肠炎、膀胱炎、肛管狭窄等,间质性放射治疗远期效果欠佳。对早期局限性前列腺癌的治疗,Catolona(1994)推荐采用下述方法:T_{1a}期患者,若预测寿命 <10 年,观察等待,可不做处理,若预测寿命 >10 年者,则可采用前列腺癌根治术,放射治疗或观察等待。T_{1d}、T_{1c}、T_{2b}、T_{2c},寿命 <10 年者,放射治疗或内分泌治疗。预测寿命 >10 年者根治手术、放射治疗、内分泌治疗。

(四)内分泌治疗

1. 双侧囊下睾丸切除术　施行双侧睾丸切除,可除去产生雄激素的来源,使前列腺萎缩,其疗效好而安全。在局麻下即可完成,应作为内分泌治疗的首选方法。

2. 垂体切除术　该方法只在发生骨转移时应用。

3. 药物去势　黄体生成素释放激素类似物(LHRH – a)是人工合成的黄体生成素释放激素,已上市的制品有:亮丙瑞林、戈舍瑞林、曲普瑞林。在注射 LHRH – a 后,睾酮逐渐升高,在1周时达到最高点(睾酮一过性升高),然后逐渐下降,至3~4周时可达到去势水平,但有10%的患者睾酮不能达到去势水平。LHRH – a 已成为雄激素去除的标准治疗方法之一。由于初次注射 LHRH – a 时有睾酮一过性升高,故应在注射当日开始给予抗雄激素药物两周,以对抗睾酮一过性升高所导致的病情加剧。对于已有骨转移脊髓压迫的患者,应慎用 LHRH – a,可选择迅速降低睾酮水平的手术去势。

4. 雌激素　雌激素是经典的内分泌治疗方法之一。雌激素作用于前列腺的机制包括:下调 LHRH 的分泌,抑制雄激素活性,直接抑制睾丸 Leydig 细胞功能,以及对前列腺细胞的直接毒性。最常见的雌激素是己烯雌酚。口服乙烯雌 11 mg/d、3 mg/d 或 5 mg/d,可以达到与去势相同的效果,但心血管方面的不良反应明显增加。尽管应用小剂量己烯雌酚(如 1 mg/d),且同时应用低剂量华法林(1 mg/d),或低剂量阿司匹林(75~100 mg/d)预防,心血管方面的不良反应仍较高,因此,在应用时应慎重。

手术去势、药物去势或雌激素治疗,患者肿瘤相关的生存率、无进展生存率基本相同。

5. 最大限度雄激素阻断(MA) 常用的方法为去势加抗雄激素药物。抗雄激素药物主要有两大类:一类是类固醇类药物,其代表为醋酸甲地孕酮;另一类是非类固醇药物,主要有比卡鲁胺和氟他胺。对于局限性前列腺癌,应用 MAB 疗法时间越长,PSA 复发率越低。而合用比卡鲁胺的 MAB 疗法,相对于单独去势可使死亡风险降低20%,并可相应延长无进展生存期。

6. 根治术前新辅助内分泌治疗(NHT) 在根治性前列腺切除术前,对前列腺癌患者进行一定时间的内分泌治疗,以减少肿瘤体积、降低临床分期、降低前列腺切缘肿瘤阳性率,进而延长生存率。

7. 间歇内分泌治疗(IHT) 在雄激素缺如或低水平状态下,能够存活的前列腺癌细胞通过补充的雄激素获得抗凋亡潜能而继续生长,从而延长进展到激素非依赖的时间。IHT 的优点包括提高患者生活质量,可能延长雄激素依赖时间,可能有生存优势,降低治疗成本。IHT 的临床研究表明在脱离治疗期间患者生活质量明显提高,如性欲恢复等。可使肿瘤细胞对雄激素依赖时间延长,而对病变进展或生存时间无大的负面影响。IHT 更适于局限性病灶及经过治疗局部复发者。

8. 前列腺癌的辅助内分泌治疗(AHT) AHT 是指前列腺癌根治性切除术后或根治性放疗后,辅以内分泌治疗。目的是治疗切缘残余病灶、残余的阳性淋巴结、微小转移病灶,提高长期存活率。主要针对切缘阳性、pT_3,$pN+$ 及 $\leq pT_2$ 期伴高危因素的患者,多数文献报道能延缓疾病进展时间,但能否提高患者的生存率尚无一致结论。治疗时机及时限的选择应综合考虑患者的病理分期、治疗不良反应和费用等,目前尚无定论。

(五)化学治疗 主要用于内分泌治疗无效或治疗后复发的病例。目前常用药物有 5 – FU、CTX、ADM、MTX、VP – 16 等。化疗常与内分泌治疗、中医中药合并应用。

(六)冷冻疗法 目前临床上应用特制的液体氮制冷的冷冻探子经尿道置入前列腺部位,使前列腺局部冷冻至 – 180℃,持续冷冻 5 ~ 15 分钟,造成组织冷冻坏死。此法适用于治疗前列腺癌所引起的尿路梗阻、出血及疼痛等,临床经验表明,冷冻疗法只要选择病例适当,术中仔细操作,可以达到肿瘤坏死脱落的目的。

七、护理措施

(一)一般护理和治疗配合

1. 心理支持 住院患者特别是老年患者思考问题细致、处事经验丰富,当看到、听到他人手术的良好效果后,对手术解除病痛会寄予期望。但确定手术后,焦虑、恐惧、思前顾后的心态会接踵而来。各种心理变化过程,都会影响饮食与睡眠。医务人员应向患者及家属清楚交代施行手术的必要性、可能取得的效果、手术的危险性、可能发生的并发症,以及术后恢复过程、注意事项,以取得患者和家属的信任,同时也使他们有一定的思想准备。与患者建立良好的信任关系,不仅是全面准确地收集资料的基础,同时有效的沟通也是减轻或消除患者抑郁情绪的重要措施之一。对于患者应给予更多的关心和爱护,特别是要尊重患者,积极主动与患者交谈,耐心解答问题,并经常给予鼓励和支持,使者重新树立自信和自我价值感,以积极乐观的态度面对自己的疾病与健康状况。

2. 饮食指导　增加高蛋白、高维生素、粗纤维饮食的摄入，改善营养状况。

3. 做好内分泌治疗和其他治疗的指导和护理。

（二）手术后护理

1. 生命体征监测　①每 30～60 分钟测量血压、脉搏。②术后测体温 4 次／日，到体温恢复正常后 3 天，血象正常方可将测体温改为 2 次／日，如体温升高、多汗应对症处理，并准确记录体温变化。③准确记录出入量。

2. 引流及伤口护理　保持腹腔引流通畅，并定时观察腹腔引流液的性质、引流量，准确记录。妥善固定引流管，观察有无扭曲、受压、脱落等现象，如发现引流量及颜色异常及时通知医生。伤口引流管保留 5～7 天，引流袋低于伤口。观察伤口渗出情况，保持伤口敷料清洁干燥。

3. 体位和活动　①术后体位：全麻＋连续硬膜外麻醉清醒后，改为半卧位。有利于增加肺的活动度，有利降低腹肌张力，减轻疼痛，并有利于伤口引流。②术后活动：一般不受限制，可根据患者的体质，逐渐增加活动量。

4. 尿失禁患者护理　应注意保持会阴部及床单干燥，以免引起会阴部湿疹、皮肤褥疮。手术后 2～3 天鼓励患者进行盆底提肛肌锻炼活动，以恢复尿道括约肌的控制力，具体做法：每日 5～6 次，每次 12～25 遍的提肛肌收缩运动。

5. 预防手术后并发症　护理重点是加强口腔护理、定时更换体位、锻炼深呼吸活动、早期离床活动、切口的无菌管理及严密观察临床各种反应。手术后比较多见的并发症为出血、感染、尿失禁、阳痿等，尿道狭窄偶有发生。出血表现为血尿，可以持续数周，如血尿逐渐变淡，表明出血减轻，可对症处理，如多饮水、口服消炎药等，但若有鲜血出现需立即返院检查。尿道狭窄可表现为排尿困难，可行尿道扩张术。

6. 术后饮食　术后胃肠功能恢复后开始进流食，次日改为半流食或软食，术后 3～4 日可进普食，以高蛋白、高维生素、粗纤维的饮食为主，改善营养状况。

7. 心理护理　行睾丸切除术患者易出现心理问题，做好心理护理，解除其焦虑情绪。

八、防控

1. 加强自我情绪的调整，保持乐观心情。

2. 坚持治疗和复查，提高生存时间。

3. 继续进行肛提肌训练，改善尿失禁。

4. 观察排尿情况，出现异常及时就医。

（毕远志）

第十章　免疫与血液系统恶性肿瘤

第一节　白血病

概　述

白血病是一种病因未明的造血系统恶性疾病,特征为骨髓及其他造血组织中白血病细胞异常增生,浸润各种组织,产生不同的症状,外周血液白细胞发生质和量的改变。

白血病为我国十大恶性肿瘤之一,占恶性肿瘤死亡率的第 6 位(男性)或第 8 位(女性),是 35 岁以下发病率、死亡率最高的恶性肿瘤。1986 ~ 1988 年全国白血病年均发病率为 $2.76/10^5$,与日本、新加坡相近,低于欧美$(6 ~ 9)/10^5$。

在白血病类型方面,我国急性白血病多于慢性白血病(约 7∶1);急性白血病中急性粒细胞白血病(急粒)多于急性淋巴细胞白血病(急淋)(ALL);慢性白血病中,我国慢性粒细胞白血病(慢粒)多于慢性淋巴细胞白血病(慢淋)。但欧美国家与此相反,慢淋多于慢粒。

白血病可发生于任何年龄,急淋多见于儿童,慢淋多见于老年,急性非淋巴细胞白血病(急非淋)及慢粒多见于 30 岁以上。性别分布男性多于女性。

(一)分类　关于白血病的分类,一般采用以下方法。

1. 白血病基本分型　按细胞分化程度分:急性、慢性。按细胞系统分:淋巴细胞型、非淋巴细胞型、粒细胞型、单核细胞型、红白血病。

2. 按周围血常规中白细胞总数和幼稚细胞的多少分　①白细胞增多性;②白细胞不增多性。

3. 特殊类型白血病　有浆细胞白血病、多毛细胞性白血病、嗜酸性粒细胞白血病、嗜碱性粒细胞白血病、组织细胞性白血病、急性白血病未能分型等。

4. 按免疫学标记分类　随着单克隆抗体的应用,根据细胞的免疫学标记,把急淋分成 T 细胞系 ALL(占 20%)和 B 细胞系 ALL(占 80%)两大类。T 细胞系 ALL 又分两型:①前 T 细胞型;②T 细胞型。B 细胞系 ALL 又分四型:①B 细胞型;②前 B 细胞型;③普通型;④未分化型。免疫学分型和预后相关,应用常规的治疗方案,普通型和前 B 细胞型预后最好;T 细胞系 ALL 和未分化型次之;B 细胞型预后最差。由于大多数髓系细胞的单克隆抗体缺乏特异性,所以髓细胞白血病免疫学分型尚在探索中。

5. MIC 分型　由于细胞遗传学的发展,特别是高分辨分带技术的应用,发现多数急性白血病患者有染色体异常,白血病细胞对化学治疗的反应与细胞染色体核型有关,因此,细胞遗传学的改变与预后相关。把细胞形态学(M)、免疫学(I)和细胞遗传学(C)结合起来的 MIC 分型,将使急性白血病的分型更加完善。

(二)病因和发病机制　人类白血病的病因至今尚不完全清楚,与白血病发生的有关因素很多,病毒感染可能是主要因素,此外还有放射、化学、遗传和免疫等综合因素。细胞凋亡缺陷和抑癌基因 p^{53} 的突变在白血病的发生上也起一定作用。

1. 病毒　已经证实,引起一些动物白血病的病毒是一种 C 型反转录酶病毒,通过反转录酶的作用,以病毒 RNA 为模板,复制成 DNA 前病毒,后者整合到宿主细胞的 DNA 中而诱发恶变。人类 T 淋巴细胞病毒是成人 T 细胞白血病(ATL)及淋巴瘤的病原体,又称人类 T 细胞白血病病毒(HILV),已发现 Ⅰ、Ⅱ、Ⅳ型。1976 年日本发现了 ATL,并从 ATL 的恶变 T 细胞中分离出 HTV - Ⅰ病毒,从患者血清中检出 HTLV - Ⅰ抗体,从而证实了 HTLV - Ⅰ是诱发人类 ATL 的病毒病因。HTLV - Ⅰ具有传染性,可通过哺乳、输血和性生活传播。其他类型的白血病尚未证实其病毒病因,因此无传染性。

2. 放射　电离辐射有致白血病作用,一次大剂量或多次小剂量照射均可引起白血病。日本广岛和长崎遭受原子弹袭击后的幸存者中,白血病发病率比未遭受辐射的人群高 30 倍和 17 倍。强直性脊柱炎患者接受小剂量多次放射治疗,白血病发病率也较对照组高。诊断性放射线照射是否会致白血病尚无确切证据,但胎儿在母体内多次接受放射线照射可增加出生后发生白血病的危险性。

3. 化学物质　苯的致白血病作用已经肯定。抗癌药尤其是烷化剂可引起继发性白血病。氯霉素、保泰松、乙双吗啉、磺胺药等均可能诱发白血病。

4. 遗传因素　某些遗传因素与白血病发病有关。家族性白血病约占白血病的 7%。某些遗传病有较高的白血病发病率,如先天性愚型(Down 综合征)约 20% 可发生急性白血病。

白血病的发病比较复杂,很可能是多种致病因素的作用引起遗传基因突变,致使白血病细胞株形成,通过不断增殖最终发病。免疫功能缺陷与白血病的发生有一定关系。

急性白血病

急性白血病(AL)是造血干细胞的克隆性恶性疾病,骨髓中异常的原始细胞(白血病细胞)丧失分化、成熟的能力并异常增生,浸润各种组织、器官,正常造血受抑制。临床表现有贫血、出血、肝脾及淋巴结肿大和继发感染等。

(一)分类分型　1985 年法美英三国协作组(FAB 协作组)制定了急性白血病 FAB 分型诊断标准。1986 年我国白血病分类分型讨论会议制订的标准基本上与 FAB 法一致,但我国将 M_2 型又分为 M_{2a} 和 M_{2b} 两型。M_{2a} 型即 FAB 分类中的 M_2 型。M_{2b} 系我国提出的一个亚型。

1. 急性淋巴细胞白血病　根据原始和幼稚淋巴细胞的体积和形态又分 3 型。

L_1 型:以小细胞为主,儿童多见,预后较好。

L_2 型:以大细胞为主,大小不一,成人多见,预后较差。

L_3 型:以大细胞为主,大小一致,预后最差。

2. 急性髓细胞白血病 共分 8 型。

M_0(急性粒细胞白血病微小分化型):原始细胞在光镜下类似 L_2 型细胞。核仁明显。胞质透明,嗜碱性,无嗜天青颗粒及 Auer 小体。髓过氧化酶(MPO)及苏丹黑 B 阳性细胞 <3%。在电镜下,MPO(+),CD33 或 CD13 等髓系标志可呈(+)。通常淋巴系统抗原为(-),但有时 CD7 +、TdT +。

M_1(急性粒细胞白血病未分化型):未分化原粒细胞(I 型 + II 型)占骨髓非红系细胞的 90% 以上,至少 3% 细胞为过氧化物酶染色(+)。

M_2(急性粒细胞白血病部分分化型):原粒细胞(I 型 + II 型)占骨髓非红系细胞的 30% ~ 89%,单核细胞 <20%,其他粒细胞 >10%。M_{2a} 的染色体有 t(8;21)易位,可查到 AML1/ETO 融合基因。

M_3(急性早幼粒细胞白血病):骨髓中以多颗粒的早幼粒细胞为主,此类细胞在非红系细胞中 ≥30%。可查到染色体 t(15;17)易位和 *PML/RARα* 融合基因。

M_4(急性粒—单核细胞白血病):骨髓中原始细胞占非红系细胞的 30% 以上,各阶段粒细胞占 ≥20%,各阶段单核细胞 ≥20%。CD14 阳性。

M_4E_0:除 M_4 型各特点外,嗜酸性粒细胞在非红细胞中 ≥5%。可查到 inv/del(16)。

M_5(急性单核细胞白血病):骨髓非红系细胞中原单核、幼单核 ≥30%。如果原单核细胞(I 型 + II 型)≥80% 为 M_{5a},<80% 为 M_{5b}。CD14 阳性。

M_6(急性红白血病):骨髓中幼红细胞 ≥50%,非红系细胞中原始细胞(I 型 + II 型)≥30%。

M_7(急性巨核细胞白血病):骨髓中原始巨核细胞 ≥30%。CD41、CD61、CD42 阳性。

说明:原始细胞质中无颗粒为 I 型,出现少数颗粒为 II 型。

(二)临床表现 起病急缓不一。急者可以是突然高热,类似"感冒",也可以是严重的出血倾向。缓慢者常为脸色苍白、皮肤紫癜、月经过多或拔牙后出血难止而就医才发现。主要表现如下。

1. 一般症状 急骤高热、全身酸痛、进行性贫血及出血倾向。老年人起病较缓,常以乏力、食欲缺乏、劳累后气急等为主。患者(尤其儿童)可以高热、出血、贫血、乏力为首见症状。急性淋巴细胞性白血病患者可以淋巴结肿大或关节疼痛方式起病。总之,由于白血病细胞在全身各处有不同程度的浸润,加上出血、感染等因素的影响,所以其起病方式或首见症状皆不尽相同。

2. 发热和感染 发热为最常见症状之一。体温若在 38.5℃ 以上,一般认为是由感染引起。感染是急性白血病最常见的死亡原因之一。主要与中性粒细胞减少和功能缺陷、免疫功能降低、皮肤黏膜屏障破坏及医院内感染等因素有关。以咽峡炎、口腔炎最多见,其次为肺部感染、肛周炎及肛周脓肿等,也可出现胃肠道以及尿路感染,甚至病毒性感染。

3. 出血 1/3 以上患者起病时伴有出血倾向。主要与血小板减少、血管壁损伤、凝血障碍和抗凝物质增多有关。以皮肤淤点、淤斑和齿龈渗血最常见,其次为鼻衄和月经过多。可因视网膜出血而失明,颅内出血、蛛网膜下隙出血时可致突然死亡。

4. 贫血 约2/3患者在确诊白血病时已有中度贫血。主要原因为红细胞系生成减少、无效性红细胞生成、溶血、抗代谢化疗药及慢性失血等引起。

5. 浸润 全身各组织器官均可被浸润受累。

(1)淋巴结和肝脾大:淋巴结肿大以急淋白血病较多见。白血病患者可有轻至中度肝脾肿大,除非慢粒白血病急性变,巨脾很罕见。

(2)骨骼和关节:患者常有胸骨下端局部压痛,提示髓腔内白血病细胞过度增生。患者可出现关节、骨骼疼痛,尤以儿童多见。发生骨骼坏死时,可以引起骨骼剧痛。

(3)眼部:粒细胞白血病形成的粒细胞肉瘤或称绿色瘤常累及骨膜,以眼眶部位最常见,可引起眼球突出、复视或失明。

(4)口腔和皮肤:急单和急性粒—单细胞白血病时,白血病细胞浸润可使牙龈增生、肿胀;可出现蓝灰色斑丘疹或皮肤粒细胞肉瘤,局部皮肤隆起、变硬、呈紫蓝色皮肤结节。

(5)中枢神经系统白血病(CNS – L):由于化疗药物难以通过血脑屏障,隐藏在中枢神经系统的白血病细胞不能被有效杀灭,因而引起 CNS – L。CNS – L 可发生在疾病各个时期,但常发生在缓解期。以急淋白血病最常见,儿童患者尤甚。临床上轻者表现头痛、头晕,重者有呕吐,颈项强直,甚至抽搐、昏迷。

(6)睾丸:睾丸受浸润,出现无痛性肿大,多为一侧性,另一侧虽不肿大,但活检时往往也有白血病细胞浸润。睾丸白血病多见于急淋白血病化疗缓解后的男性幼儿或青年,是仅次于 CNS – L 的白血病髓外复发的根源。

(三)实验室及其他检查

1. 血常规 血常规可见不同程度的贫血和血小板减少。白细胞计数多数增多,亦可在正常范围或低于正常。周围血白细胞分类可见白血病细胞。部分老年患者可有全身细胞减少。

2. 骨髓象 有核细胞异常增生、细胞分类中异常的原始和幼稚细胞 >30% ,则可确诊急性白血病。少数病例骨髓细胞可以不增生或原始和幼稚细胞 <30% 。根据白血病细胞形态和细胞化学染色可将白血病分为淋巴细胞性及非淋巴细胞性(粒细胞性、早幼粒、粒单、单核细胞性白血病和红白血病等)两大类。

3. 细胞免疫学检查 根据白血病细胞表面免疫学标记,不仅区分出两类急性白血病,而且进一步将 ALL 分为 6 个亚型,其中 T 细胞系 ALL 占 20%、B 细胞系 ALL 的普通型占 60% ,B 细胞型占 5% 左右。

4. 细胞遗传学检查 60% 以上白血病有特异性染色体异常,例如,t(15;17)见于 M3,16 号染色体结构异常见于 M_2 及 M_4E_0,t(8;14)见于 B 细胞系 ALL。染色体检查已成为 MIC 分类诊断的重要检查手段。

5. 骨髓细胞培养 粒—单核系祖细胞(CFU – GM)在疾病进展时集落形成受抑制,缓解时集落又恢复生长,复发前集落又减少。因此,动态检查 CFU – GM 有估计疗效、监测复发的意义。

6. 其他检查 ①血液生化检查:血清尿酸和乳酸脱氢酶增高,血清和尿溶菌酶 M_4 和 M_5 型白血病明显增高、M_1 和 M_2 型不增高、ALL 常降低;②脑脊液检查:中枢神经系统白血病时脑脊液白细胞数增多、蛋白增多、糖减少、β_2 微球蛋白增多、涂片中可找到白血病细胞。

（四）治疗 急性白血病可望治愈的可能性正在逐步实现，尤其是儿童急性淋巴细胞白血病，半数以上可长期生存或可治愈。治疗措施包括几个方面：①化疗是当前主要的治疗措施，可使白血病缓解，延长患者生存时间；②支持治疗以保证化疗顺利进行，防止并发症；③骨髓移植，这是当前将白血病完全治愈最有希望的措施。

1. 支持治疗

（1）心理平衡：处于不同病程中的患者有不同的心理反应。未确诊患者主要表现为由怀疑而引起的焦虑；而确诊后则更多地表现为由于死亡的威胁和生活方式暂时性改变而引起的抑郁、失眠、胃纳减退；随着治疗的进行，患者感觉好转，这些恐惧感逐渐消失，患者感到希望增加，此时可较坦然地正视自己的疾病；但病情反复又可将患者重新置于焦虑绝望的心境中，心理处于严重失衡状态。首先是教育和帮助患者和家庭其他成员正确对待疾病；其次是劝告、鼓励患者表达他们的感情，帮助他们澄清某些感觉；最后还要注意创造良好的环境，解决患者的一些特殊问题。

（2）休息：病情轻或缓解期患者可适当休息。病情较重，有严重贫血、感染或明显出血倾向时患者应住院绝对卧床休息。

（3）营养素的供给：营养素的供给以高热量、高蛋白、高维生素、易消化为原则，以补充摄食不足及恶性肿瘤给机体带来的高消耗，提高患者对化疗的耐受性，减少并发症。

（4）防治感染：严重感染是急性白血病主要死亡原因，尤其化疗后患者常处于粒细胞缺乏期，防治感染甚为重要。患者应安置在无菌病房，加强基础护理，注意口咽、鼻腔、皮肤及肛门周围的清洁卫生，医护人员要加强无菌观念。如果感染或发热已经存在，应仔细检查，进行胸部 X 线摄片及咽拭子、血、尿、粪便培养及药物敏感试验。在致病菌尚未明确之前，应给予抗生素治疗，待接到阳性培养报告后，再调整治疗方案。因白血病继发感染以革兰阴性杆菌居多，故多选用氨基糖苷类（庆大霉素、妥布霉素、阿米卡星等）。如疗效不理想，应尽快改用第三代头孢菌素，如头孢他啶（复达欣）、头孢哌酮等。必要时给予抗真菌药物。

（5）控制出血：如果因血小板过低而引起出血，输注浓集的血小板悬液是最有效的止血措施。如果出血系 DIC 所引起，则须给予适当的抗凝治疗。

（6）纠正贫血：严重贫血可输注浓集红细胞，如同时有血小板减少可输新鲜全血。

（7）尿酸肾病的防治：由于白血病细胞大量破坏，化疗时尤甚，血清和尿酸浓度增高，可发生尿酸肾结石，如阻塞肾小管，可发生尿酸肾病，临床有少尿、无尿和急性肾衰竭。应鼓励患者多饮水，化疗期间可同时给予别嘌醇，3 次／日，100 mg/次，以抑制尿酸合成。如果已发生少尿或无尿，应按急性肾功能衰竭处理。

2. 化学治疗 急性白血病的化疗可分诱导缓解和缓解后治疗两个阶段。诱导缓解的目的是迅速消灭尽量多的白血病细胞，使骨髓造血功能恢复正常，达到完全缓解的标准。所谓完全缓解即白血病的症状、体征完全消失，血象和骨髓象基本恢复正常（骨髓中原始细胞 <5% ）。急性白血病未治疗时，体内白血病细胞数量为 10^{10} 以上；经治疗而达到完全缓解时，体内仍有相当的白血病细胞，估计为 10^9 以下。因此，完全缓解后仍需继续

巩固和强化治疗,以便进一步消灭残存的白血病细胞,防止复发,延长缓解和生存时间,争取治愈。白血病复发大多数在骨髓,但也可在髓外,如中枢神经系统、睾丸等,故髓外白血病的防治也很重要。

化疗常见的毒副反应及处理:

(1)局部反应:很多药物如氮芥、阿霉素、长春新碱等静脉注射时,如漏于皮下,可引起局部疼痛、肿胀或局部坏死。故静脉注射时需十分小心,万一药物外溢,需立即冷敷6～12小时,使血管收缩,减少药物向周围组织扩散。或局部注射生理盐水以稀释药物,并以普鲁卡因局部封闭。

(2)消化系统反应:大多数药物常有胃肠道反应。如恶心、呕吐、食欲减退、腹痛、腹泻等。食物宜清淡,必要时可予镇静剂以减轻反应。

(3)骨髓抑制:除长春新碱外,多数抗白血病药都可引起不同程度的骨髓抑制。故在使用时或停药后均应密切观察血象变化,当中性粒细胞严重减少时,应注意隔离,防止交叉感染。同时应注意有无出血倾向。

(4)神经系统反应:长春新碱对周围神经有明显毒性。可引起无力、四肢感觉障碍、腱反射消失等,停药后可好转。鞘内注射甲氨蝶呤可发生截瘫,应注意观察。

(5)心血管反应:阿霉素、三尖杉可引起心血管毒性反应。表现为心律失常或严重心肌病变。因此在使用三尖杉时,应注意滴速,不可过快,一般补液要求6小时内滴完。

3. 免疫治疗　目的是调动宿主对白血病的特异性和非特异性的防御能力,消灭白血病缓解期体内残存的白血病细胞。一般于诱导化疗取得 CR 后应用,也可在诱导缓解化疗的间歇期试用。

(1)卡介苗:每次 0.3 ml,每周 1～2 次,皮内注射。

(2)转移因子:每次 2 ml,每周 2～3 次,皮内注射。

(3)左旋咪唑:每次 50 mg,每日 3 次口服,连服 3 天之后改每周用 1 次。

4. 中枢神经系统白血病和睾丸白血病的防治　中枢神经系统白血病大多在急性白血病缓解后发生,因而一般主张预防性治疗在缓解后早期开始。

(1)预防:通常在缓解后开始鞘内注射甲氨蝶呤 10 mg 加地塞米松 5 mg,每周 2 次共3 周。

(2)治疗:确诊为中枢神经系统白血病时,立即鞘内注射甲氨蝶呤加地塞米松,每周2～3 次,直至脑脊液常规检查连续 3 次正常,然后转为常规治疗,每 6～8 周 1 次鞘内注射,随全身化疗结束而停用。必要时加用头颅及脊髓分段照射,总剂量 12～24 Gy。

5. 骨髓移植　骨髓移植是治疗白血病的一种新方法,有希望使患者获得完全治愈。先用全身照射和强烈化疗杀灭患者体内白血病细胞,然后进行骨髓移植。植入的造血干细胞生长发育后,骨髓正常造血功能重建,可望完全治愈。移植方法有:①同基因骨髓移植。骨髓采自同卵双生的孪生兄弟姐妹,这种机会极少;②异基因骨髓移植。骨髓采用HLA 相合的亲兄弟姐妹,于第一次治疗完全缓解时进行;③自体骨髓移植。在患者化疗取得完全缓解持续半年左右时,采集自己的骨髓保存,然后再输回自己体内,无须供髓者,简便易行。此外,有着广阔前途的非血缘关系骨髓移植,国内也在积极进行登记工作。

6. 放射治疗　目前对本病采取大剂量照射,每周 12 Gy 或每周 17.5 Gy,然后做骨髓移植或自体髓回输,效果比较肯定。

7. 老年急性白血病的治疗 >60 岁的急性白血病中,由 MDS 转化而来、继发于某些理化因素、耐药、重要器官功能不全、不良核型者较为多见,更应强调个体化治疗。多数患者化疗需减量用药,以降低治疗相关死亡率,少数体质好又有较好支持条件的老年患者,可采用中年患者的方案治疗,有 HLA 相合同胞供体者可行 NST。

未经治疗者平均生存时间仅 3 个月左右,但经现代联合化疗与支持疗法,很多患者可获得完全缓解,生存时间明显延长,甚至长期生存或治愈。一般说来儿童急性淋巴细胞白血病疗效最好。影响疗效的因素有年龄、细胞类型、染色体异常、伴有的全身疾病等。

（五）护理措施

1. 协助患者洗漱、进食、大小便、翻身等,使患者充分休息,保持体力,可降低基础代谢率,且可防止下床活动时因暂时性脑缺血而晕厥及外伤和出血等意外。有颅内出血倾向者应绝对卧床休息。在饮食上应给予高热量、高蛋白、高维生素、易消化的食物,消化道反应严重者应给予清淡饮食。化疗期间应鼓励患者多饮水,有助于防止出血性膀胱炎、尿酸性肾病等。

2. 白血病患者需要长期化疗,多次静脉注射,必须注意保护静脉,有计划地选用静脉,可在四肢远端向近端依次选择合适的小静脉穿刺,左右交替使用。静脉穿刺时应尽早一针见血,给药时应确保针头在静脉内。

3. 鞘内注射后应嘱患者平卧 6 小时,防止脑脊液外漏引起的低压性头痛或其他并发症,严密观察患者有无头痛、发热、肢体瘫痪等鞘内注射并发症。

4. 口腔和肛门是常见的病原体入侵部位。化疗药物可破坏口腔黏膜,如甲氨蝶呤、阿糖胞苷、阿霉素等,此种损伤可以是局灶性的,也可以是广泛性的,甚至可累及整个消化道。故应指导患者注意口腔卫生,给予 3% 碳酸氢钠、0.8% 甲硝唑等交替漱口,必要时给予口腔护理,保持口腔清洁。肛门也是常见的化疗后感染灶所在,便后及睡前应给予 1：5 000 高锰酸钾坐浴,必要时给予复方玉红栓或氯己定栓纳入肛门。

5. 应严密观察患者的生命体征,对发热患者应观察热型及伴随的症状和体征,注意有无恶心、呕吐、毒血症症状。仔细检查患者口腔、鼻腔、咽喉、肛门、皮肤等部位有无局部感染灶。高热时,可给以物理降温。将冰袋置于头、颈、腋窝、腹股沟等处,不要用酒精擦浴,以免引起皮下广泛出血。此外应经常检查患者皮下、齿龈、口腔黏膜等部位有无出血,关心患者大便和尿的情况。女患者经期要注意月经量。如患者出现头痛、烦躁、呕吐、视物模糊等症状,应考虑颅内出血可能,应及时报告医生,以便及早处理。

对于皮肤黏膜出血时,嘱患者身体勿受挤压或碰撞,以防加重皮下出血或发生血肿。少量鼻衄时,可用 1% 麻黄素或 0.1% 肾上腺素棉球填塞鼻腔,局部给予冷敷;出血严重时可用凡士林纱布条填塞或单囊双腔管压迫止血。

6. 在给患者抽血检查时,要注意患者凝血情况,如发现迅速凝血,或全身皮肤黏膜尤其是注射部位出血、渗血,提示可能并发散性血管内凝血,应及时报告医生并协助处理。

7. 应注意观察患者瞳孔及意识改变,如出现颅神经麻痹、截瘫或颈项强直,应考虑白血病细胞浸润至脑膜或中枢神经系统,应及时通知医生,并使患者安静卧床,密切监护。

8. 患者常有不同程度的贫血,并随病情进展而加重。须密切注意观察,如有严重贫血,可给予新鲜血液或输注红细胞悬液。输血时应控制输血的量及速度,防止发生输血反应。

9. 按医嘱准确及时给予化疗药物,如患者骨髓抑制及消化道反应重时,应及时通知医生处理。联合应用广谱抗生素时,注意有无二重感染,若发现口腔出现鹅口疮样变,立即涂片镜检,并通知主管医生。按医嘱备血、输血。协助医生行骨髓穿刺及椎管内用药等治疗。由于化疗而致的粒细胞缺乏患者,应加强隔离措施,以预防感染。在全程化疗过程中,护士应严格按医嘱准确及时地给药,密切观察骨髓抑制及消化道等反应,注意口腔、皮肤护理,以免发生感染。髓外白血病的治疗:如急性白血病患者出现头痛、呕吐、视物模糊、颈项强直、意识障碍,要考虑存在中枢神经系统白血病的可能。应在条件允许时尽早做腰椎穿刺,一旦诊断就应椎管内注射甲氨蝶呤 10～15 mg,每周 2～3 次。注射后嘱患者平卧或头低位 4～6 小时,防止脑脊液外漏降低脑压而引起头痛、脑疝等并发症。同时应严密观察注射后有无发热、脚麻、瘫痪等表现,如有应立即报告医师并予处理。对睾丸白血病以放疗为好,颅脑也可放疗。

骨髓移植:分自体骨髓移植和异体骨髓移植两种。在移植前,给患者大剂量具有抗白血病细胞与免疫抑制双重作用的药物(如环磷酰胺等)及全身放射治疗,扫荡性清除体内的白血病细胞及抑制免疫功能,以预防移植物被排斥,然后移植入近亲或无血缘关系的白细胞抗原(HLA)相合健康供者骨髓,或预先采集的完全缓解后的自身骨髓,以恢复正常的造血功能,根治本病。骨髓移植后易发生感染或移植物抗宿主病(GVHD),均为致死的重要原因。移植成功后,仍有一定比例的患者最终死于白血病复发。骨髓移植的过程较为复杂,期间护理工作要求很高,具体请参考有关专著。

(六)防控

1. 防护教育 长期接触放射性核素或苯类等化学物质的工作者,必须严格遵守劳动保护制度,不可在工作忙碌时,忽略防护措施。另外,定期查血常规,平日要加强营养和重视休息。

2. 坚持巩固、维持治疗、建立养病生活方式 患者获得完全缓解后,需在院外巩固、维持治疗。出院时向患者及家属解释白血病是难治病,但目前治疗方法多,效果较好,使他们树立信心,进一步说明坚持每 1～2 个月维持治疗是争取长期缓解或治愈的重要手段。

出院后要安排适宜养病的生活方式,保证休息和营养,注意个人卫生,少去人群拥挤的地方,保持乐观情绪。定期门诊复查血象,发现出血、发热及骨骼疼痛要及时去医院检查。向家属说明给予患者精神、物质支持是极重要的协助治疗。

慢性粒细胞白血病

慢性白血病国内以慢性粒细胞白血病(简称慢粒)最多见。患者年龄以 30～40 岁者居多,20 岁以下者罕见。

(一)临床表现 慢粒起病缓慢,自发病到就诊时间多在半年至 1 年。早期多无任何症状,有一些患者常因其他原因就医或体检时无意中发现。临床表现除有低热、出汗及消瘦外,主要有以下几方面。

1. **脾大** 脾大是本病的主要体征。在慢粒早期多数可触及脾脏,晚期几乎都有脾大,甚至有巨脾。患者常伴有左上腹坠痛或食后饱胀感。脾栓塞、脾出血及脾周围炎等并发症较其他类型白血病多见。

2. **肝脏和淋巴结肿大** 多数轻或中度肿大。淋巴结肿大早期罕见,但可作为早期急性病变的首发临床征象。

3. **胸骨压痛** 多数患者存在,其他骨关节也可有压痛。

4. **发热、贫血和出血** 均不多见,且程度较轻。明显贫血及出血多为疾病晚期表现。

（二）实验室及其他检查

1. **血常规** 白细胞明显增高,常超过 $20 \times 10^9/L$,疾病早期多在 $50 \times 10^9/L$ 以下,晚期增高明显,可达 $100 \times 10^9/L$。血片中粒细胞显著增多,可见各阶段粒细胞,以中性中幼、晚幼和杆状核粒细胞居多;原始细胞一般为 $1\% \sim 3\%$,不超过 10%;嗜酸、嗜碱性粒细胞增多,后者有助于诊断。

2. **骨髓** 骨髓增生明显至极度活跃,以粒细胞为主,粒红比例可增至 $(10 \sim 50):1$,其中中性中幼、晚幼及杆状核粒细胞明显增多;原粒细胞不超过 10%。嗜酸、嗜碱性粒细胞增多。红系细胞相对减少。巨核细胞正常或增多,晚期减少。

（三）**病程演变和临床分期** 慢性粒细胞白血病的临床进程大致可分为慢性期、中间期和急变期 3 期。

1. **慢性期** 亦称稳定期,一般病程 $3 \sim 4$ 年,亦有 15 年以上者。约 20% 慢性期患者无明显症状。症状明显者,在慢性期经治疗可取得较长期的缓解。

2. **中间期** 亦称加速期,约 2/3 慢性粒细胞白血病患者在诊断成立后 $2.5 \sim 3$ 年,即可自行进入相对稳定的慢性期,随后至中间期,此期持续 $3 \sim 6$ 个月,少数可超过 1 年。还有 1/3 的患者病情可突然恶化,短时期内发展为急变期,常可在数周内死亡。

3. **急变期** 急变期为慢性粒细胞白血病之终末期,此期进展甚快,疗效较差,预后不佳,缓解率仅 10%,从急变到死亡一般不超过 3 个月。

（四）慢粒分期的诊断标准

1. **慢性期**

（1）临床表现:无症状或有低热、乏力、多汗、体重减轻等症状,有肝脾大或不大。

（2）血常规:白细胞数增高,主要为中性中、晚幼和杆状核粒细胞,原始细胞（Ⅰ型 + Ⅱ型）≤5%,嗜酸、嗜碱粒细胞增多,可有少量有核红细胞。

（3）骨髓象:增生明显至极度活跃,以粒系增生为主,中、晚幼粒和杆状核粒细胞增多,原始细胞（Ⅰ型 + Ⅱ型）≤10%。

（4）染色体:有 Ph 染色体。

（5）CFU – CM 培养:集落和集簇较正常明显增加。

2. **加速期** 具有下列两项者,可考虑为本期。

（1）不明原因的发热、贫血、出血加重和(或)骨髓疼痛。

（2）脾脏进行性肿大。

（3）不是因药物引起的血小板进行性降低或增高。

（4）原始细胞（Ⅰ型＋Ⅱ型）在血中及（或）骨髓中＞10％。

（5）外周血嗜碱粒细胞＞20％。

（6）骨髓中有显著的胶原纤维增生。

（7）出现 Ph 以外的其他染色体异常。

（8）对传统的抗慢粒药物治疗无效。

（9）CFU‐GM 增生和分化缺陷，集簇增多，集簇和集落的比值增高。

3. 急变期　具有下列之一者，可诊断为本期。

（1）原始粒细胞（Ⅰ型＋Ⅱ型）（或原淋＋幼淋或原单＋幼单）在外周血或骨髓中≥20％。

（2）外周血中原始粒＋早幼粒细胞≥30％。

（3）骨髓中原始粒＋早幼粒细胞≥50％。

（4）有髓外原始细胞浸润。

此期临床症状、体征比加速期更恶化。CFU‐GM 培养呈小簇生长或不生长。

（五）治疗

1. 白细胞淤滞症的紧急处理　①白细胞单采：用血细胞分离机分离去除白细胞，一次单采可降低外周血循环白细胞数的 1/3～1/2，症状严重不能缓解者可每日分离 1～2 次至症状改善；孕妇也适用此法。②并用羟基脲，为防止大量白血病细胞溶解引起的心、肾并发症，要注意水化和碱化尿液，并保证每日尿量大于 2 000 ml。

2. 化学治疗

（1）羟基脲（HU）：HU 为细胞周期特异性抑制 NAD 合成的药物，起效快，但持续时间短，为当前首选的化疗药物。用药后两三天白细胞即迅速下降，停药后又很快回升。常用剂量为 3 g/d，分 3 次口服，待白细胞减至 $20×10^9/L$ 左右时，剂量减半。降至 $10×10^9/L$ 时，改为小剂量（0.5～1 g/d）维持治疗。需经常检查血象，以便调节药物剂量。不良反应少，耐受性好，与烷化剂无交叉耐药性。对患者以后接受 HSCT 也无不良影响。

（2）白消安：其缓解率可高达 95％。白消安始用剂量为每日 4～8 mg 口服，须每周做血象观察，根据白细胞数调节剂量，一般 3 周左右白细胞计数开始下降，这时即可适当减量，当白细胞减少至 $15×10^9/L$ 时，即可停药观察或根据情况选用小剂量（每 1～3 天，2 mg）维持，连续 2～3 个月。近年来国内外陆续有报道大剂量疗法。①大剂量间歇疗法：目前尚未统一治疗方案。一般当外周血白细胞数＞$150×10^9/L$ 时每次量用 80～100 mg，每 2 周服 1 次；白细胞数（50～150）$×10^9/L$ 时每次 50 mg；诱导化疗缓解白细胞降至（30～50）$×10^9/L$，每次 20～30 mg，每 1～2 周服药 1 次。②大剂量持续疗法：国内报道试用大剂量白消安连续给药方法治疗慢性粒细胞白血病，选择病例白细胞数＞$100×10^9/L$，每日剂量 20 mg 口服，白细胞下降过快应减量或暂停药。疗程一般不超过 13 天。

尽管大剂量白消安疗法有其优点，但就目前临床观察看，大剂量治疗并不能完全改善慢性粒细胞白血病病程。该疗法是否肯定优于常规治疗还需进一步探索。

（3）靛玉红：靛玉红为中药青黛提取物，治疗慢粒有效率为 87.3％。用量 150～300 mg/d，分 3 次口服。不良反应有腹痛、腹泻等。

（4）Ara‐C：小剂量 Ara‐C[15～30 mg/（m^2·d）]，静脉滴注，不仅可控制病情发展，

且可使 Ph 染色体阳性细胞减少甚或转阴。

（5）其他药物：6 - MP、苯丁酸氮芥（瘤可宁）、环磷酰胺及其他联合化疗亦有效。但只有在上述药物无效时才考虑。

化疗时宜加用别嘌醇（100 mg，每 6 小时 1 次）。并保持每日尿量在 1 500 ml 以上和尿碱化，防止高尿酸血症肾病。待白细胞下降后停药。

3. α - 干扰素（IFN - α）　该药通过直接抑制 DNA 多聚酶活性和干扰素调节因子（IRF）的基因表达，从而影响自杀因子（Fas）介导的凋亡；还可增加 Ph 阳性细胞 HLA 分子的表达量，有利于抗原递呈细胞和 T 细胞更有效地识别。剂量为 300 万 ~ 900 万 U/d，皮下或肌内注射，每周 3 ~ 7 次，持续用数月至 2 年不等。药物起效慢。对白细胞过多者，宜在第 1 ~ 2 周并用羟基脲或白消安。约 1/3 患者 Ph 染色体阳性细胞减少。该药与小剂量阿糖胞苷联合应用，可提高疗效。

4. 伊马替尼　伊马替尼为 2 - 苯胺嘧啶衍生物，能特异性阻断 ATP 在 ABL 激酶上的结合位置，使酪氨酸残基不能磷酸化，从而抑制 BCR - ABL 阳性细胞的增生。伊马替尼也能抑制另外两种酪氨酸激酶 C - kit 和血小板衍化生长因子受体（PDGF - R）的活性。治疗剂量：CP、AP 和 BP/BC 分别为 400 mg/d、600 mg/d 和 600 mg/d，顿服。不良反应包括恶心、呕吐、腹泻、肌肉痉挛、水肿、皮疹，但一般症状较轻微。血象下降较常见，可出现粒细胞缺乏、血小板减少和贫血，严重者需减量或暂时停药。

5. 放射治疗　近年来由于化疗应用较普遍，放疗已少应用，在脾大明显或化疗效果不佳者仍可采用。

6. 脾切除　脾区剧痛、化疗无效或脾功能亢进伴血小板减少者可考虑切脾，但不能防止发生急变和延长生存期。

7. 白细胞分离　化疗前如果白细胞数在 50×10^9/L 以上，可先用血细胞分离机做白细胞去除术以迅速降低白细胞数，避免白细胞过多可能阻塞微血管而引起脑血管意外。

8. 别嘌醇　化疗开始时，特别是用羟基脲治疗时，宜同时加用别嘌醇 1 g，每日 3 次。

9. 骨髓移植　异体骨髓移植可根据慢性粒细胞白血病。尽可能在未发生急变前做异体骨髓移植，急变后异体骨髓移植复发率高。

10. 慢粒急变期治疗　急变后的治疗与急性白血病同，同种异体骨髓移植，或将慢性期的骨髓体外低温保存，急变时移植，可能是延长患者存活期的较为有效的治疗方法。

本病的自然病程平均 3 年左右（1 ~ 10 年）。急变后化疗效果差，多数在数周至数月死亡。急淋变用化疗后，完全缓解率也仅有 20% ~ 30%，缓解期短，只有数月。Ph 染色体阴性的患者治疗效果较差，急变早。幼年型慢粒的病程短，急变早，中数生存期仅 9 个月。

（六）护理措施

1. 休息与活动　治疗期间要多休息，尤其贫血较重患者（血红蛋白 60 g/L 以下），以休息为主，直至症状体征消失才可适当活动，不可过劳。

2. 饮食　进食高蛋白、高维生素食品，如瘦肉、鸡肉、新鲜蔬菜及水果，以保证营养，每日饮水 1 500 ml 以上，预防尿酸肾病。

3. 症状护理　脾肿大显著，易引起左上腹不适，可采取左侧卧位，进食可采用少量多餐以减轻腹胀。定期洗澡，注意口腔卫生，少去人多的地方，以预防感染。

4. 化疗护理 羟基脲是治疗慢粒的首选药物,常用剂量为 3 g/d 口服,一般用药 2 ~ 3 日白细胞数快速下降,2 周后白细胞下降明显,停药后 1 ~ 2 周可恢复正常。当脾缩小、一般情况改善后,以 0.5 ~ 1.5 g/d 长期维持。白消安口服 4 ~ 8 mg/d,以后根据白细胞数逐渐减量,调整用药。靛玉红 150 ~ 300 mg/d,分 3 次口服,连续应用,观察疗效。因其有引起腹痛、腹泻、血便等副作用,使用中应注意观察,如反应较重应报告医师停药。干扰素治疗慢粒,70% 的慢性期患者可缓解。剂量为干扰素 3×10^6 U 肌注,每周 2 ~ 3 次,应用数月。有报道化疗药和干扰素联合用药 25 个月,Ph 染色体全部消失。干扰素的副作用有发热、疲倦、食欲不振、恶心、肌肉和骨骼疼痛、血小板减少及肝功能异常等,用药时要注意观察并向医生报告。

5. 缓解后护理 患者可参加工作学习,但不可过劳,合理安排休息、锻炼和睡眠时间。避免接触环境中危险因素,如放射性核素或化学物质苯。如出现贫血、出血、发热、脾脏增大时,要及时就医。

6. 急变期护理 预防感染、出血、贫血的护理同急性白血病。

(七)防控

1. 应向患者及家属讲解疾病知识,慢粒白血病是慢性经过,临床过程分为三期,应该争取缓解时间延长,缓解时体内仍然存在白血病细胞,使患者对此应有所了解,便于积极主动自我护理。帮助患者建立长期养病生活方式,安排好休息、适量活动、充足睡眠,饮食要有足够营养,按时服药,定期门诊复查,保持情绪稳定,家庭应给予患者精神、物质多方面支持。

缓解后可以工作或学习,但不可过劳,对接触放射性核素或化学物质如苯类者必须调换工作,以消除环境中的危险因素。出现贫血、出血加重,发热,脾脏增大时,要及时去医院检查,以防加速期、急变期的发生。

2. 本病化疗后中位生存期为 39 ~ 47 个月,5 年生存率 25% ~ 35%,极少数患者可生存 10 ~ 20 年。病程后期发生急变者,其预后差,多数患者于几周或几个月内死亡。近年来造血干细胞移植、伊马替尼治疗已经改善慢粒白血病的预后和生存;此外,通过细胞和分子遗传学技术检测 Ph 染色体和 BCR – ABL 融合基因 mRNA 进行动态监测微小残留病灶及实施相应的治疗,可望疾病根除。

慢性淋巴细胞白血病

慢性淋巴细胞白血病(CLL,慢淋白血病)是因淋巴细胞克隆性蓄积,浸润骨髓、血液、淋巴结和其他器官,最终导致正常造血功能衰竭的恶性血液病。这类细胞形态上类似成熟淋巴细胞,然而是一种免疫功能不全的细胞。大多处于 G_0 期,增生指数甚低,凋亡受抑,生存时间延长而引起细胞大量积聚。慢淋绝大多数为 B 细胞型,T 细胞型者较少。本病在欧美各国 60 ~ 80 岁人群发病率为 20/10 万,在我国及亚洲地区仅为其十分之一,较少见。

早期患者如只出现外周血及骨髓淋巴细胞增多,无贫血及血小板减少,且淋巴结肿大区域少者可暂不治疗,但应定期观察病情是否有进展,出现乏力、体重减轻、贫血、出血倾向、肝脾淋巴结肿大等,均为需要积极治疗的指征。

（一）临床表现　患者多系老年，男性略多于女性。90%的患者在50岁以上发病。起病十分缓慢，往往无自觉症状。许多患者因其他疾病至医院就诊，才被确诊。早期症状可能有乏力疲倦，后期出现食欲减退、消瘦、低热、盗汗及贫血等症状。淋巴结肿大常首先引起患者注意，以颈部、腋部、腹股沟等处淋巴结肿大为主。肿大的淋巴结无压痛，较坚实，可移动。CT扫描可发现腹膜后，肠系膜淋巴结肿大。偶因肿大的淋巴结压迫胆管或输尿管而出现阻塞症状。50%~70%患者有轻至中度脾大。晚期患者可出现贫血、血小板减少、皮肤黏膜紫癜。T细胞性慢淋可出现皮肤增厚、结节以及全身红皮病等。由于免疫功能减退，常易感染，约8%患者可并发自身免疫性溶血性贫血。

（二）实验室及其他检查

1. 血常规　持续性淋巴细胞增多。白细胞 $> 10 \times 10^9/L$，超过 $100 \times 10^9/L$ 者不少。淋巴细胞占50%以上，绝对值 $\geq 5 \times 10^9/L$（持续4周以上），以小淋巴细胞增多为主。可见少数幼淋巴细胞或不典型淋巴细胞，破碎细胞易见。中性粒细胞比值降低。

2. 骨髓象　有核细胞增生活跃，淋巴细胞 $\geq 40\%$，以成熟淋巴细胞为主。红系、粒系及巨核系细胞均减少，有溶血时，幼红细胞可代偿性增生。

3. 免疫学异常　多数患者血清 γ 球蛋白含量减少；恶性淋巴细胞表面有单克隆的免疫球蛋白M；淋巴细胞源自B淋巴细胞，少数源自T淋巴细胞。

4. 组织化学　淋巴细胞糖原颗粒（PAS反应）显著，中性磷酸酶（NAP）染色积分并不增高，有些早期可降低。

5. 骨髓活检　淋巴细胞局灶性或弥漫性浸润。

6. 淋巴结活检　早期示淋巴细胞浸润，后期淋巴结结构破坏，和分化好的淋巴细胞淋巴瘤不能区分。

（三）临床分期

临床分期的目的是为了指导治疗和估计预后，目前通行的国际临床分期如下。

A 期：血液中淋巴细胞 $\geq 15 \times 10^9/L$，骨髓中淋巴细胞 ≥ 0.40，无贫血或血小板减少，淋巴结肿大小于3个区域（颈、腋下、腹股沟淋巴结不论一侧或两侧，肝脾各为一个区域）。

B 期：血液和骨髓同A，淋巴结肿大累及3个或更多区域。

C 期：血液和骨髓中淋巴细胞同上，但有贫血（血红蛋白，男性 < 110 g/L，女性 < 100 g/L）或血小板减少（ $< 100 \times 10^9/L$），淋巴结累及范围不计。

结合临床表现，外周血中持续性单克隆性淋巴细胞 $> 5 \times 10^9/L$，骨髓中小淋巴细胞 $\geq 40\%$，以及根据免疫学表面标志，可以做出诊断和分类。

（四）诊断标准　慢性淋巴细胞白血病的诊断标准。

1. 白细胞数增多， $> 50 \times 10^9/L$。

2. 成熟小淋巴细胞 $> 80\%$。

3. 骨髓淋巴细胞 $> 50\%$。

4. 淋巴细胞有异型性。

5. 淋巴细胞为主，T淋巴细胞减少。

6. PHA、ConA、PWM 转化率低。

7. 淋巴结、肝脾肿大。

8. 自身免疫性溶血性贫血(＋)。

9. 自身免疫性血小板减少性紫癜病(＋)。

10. 免疫缺陷症候群(＋)。

（五）治疗

1. 化学治疗　化疗能改善症状和体征,但不能延长生存和治愈本病。常用的药物为苯丁酸氮芥（CLB）和氟达拉滨,后者较前者效果更好。CLB 有连续和间断两种用法。连续用药剂量为 4～8 mg/(m^2·d),连用 4～8 周。其间需每周检查血常规,调整药物剂量,以防骨髓过度受抑制。间断用药为 0.4～0.7 mg/kg,1 天或分成 4 天口服,然后根据骨髓恢复的情况,每 2～4 周为一循环。氟达拉滨的使用剂量一般为 25～30 mg/(m^2·d),连续 5 天静脉滴注,每 4 周重复一次。其他嘌呤类药物还有喷司他丁（DCF）和克拉屈滨（2 - CdA）,烷化剂还有环磷酰胺、COP 或 CHOP。烷化剂耐药者换用氟达拉滨仍有效。氟达拉滨和环磷酰胺联合（FC）是目前治疗复发难治性 CLL 的有效方案。

2. 放射治疗　有明显淋巴结肿大,巨脾者可局部放射治疗。对化疗无效者也可用放射性^{32}P 治疗,但剂量应小,每次 1～2 分钟,每周 1～2 次;根据全身情况及血常规而定。

3. 并发症治疗

（1）低丙种球蛋白血症者可定期注射丙种球蛋白。

（2）反复感染或严重感染者用抗生素治疗。

（3）脾大显著用化疗药物效果不佳者,可考虑行切脾手术。

近年来国外对慢性淋巴细胞白血病倾向于较积极的治疗,以取得较完全的缓解并延长生存期。在化疗方式上采用联合化疗,以苯丁酸氮芥与泼尼松联合,环磷酰胺与阿糖胞苷联合等。放疗上有应用全身放疗（间歇性）,甚至胸腺照射,并取得较好的预后者。

4. 支持治疗　可定期给予丙种球蛋白,及应用蛋白同化激素丙酸睾酮每次 25 mg,每周 1～2 次肌内注射。

5. 造血干细胞移植　在缓解期,采用自体干细胞移植治疗 CLL 可获得较理想的结果,患者体内的微小残留病灶可转阴,但随访至 4 年时约 50% 复发。AllosSCT 治疗 CLL,可使部分患者长期存活至治愈。但因患者多为老年人,常规移植的方案相关毒性大、并发症多,近年采用以氟达拉滨为基础的 NST,降低了移植方案的相关毒性死亡率,可望提高存活比例。

CLL 是一种异质性疾病,病程长短不一,可为 10 余年,平均为 3～4 年,主要死亡原因为骨髓衰竭导致的严重贫血、出血或感染。CLL 临床尚可发生转化（Richter 综合征）,病情将迅速进展,或出现类似幼淋巴细胞白血病的血常规,或出现大细胞淋巴瘤的病理学结构,此时化疗反应低,缓解期短,中位生存期仅 5 个月。不到 1% 的患者向 AL 转化。

（六）护理与防控　预防感染是护理重点。密切观察患者生命体征,发现感染迹象及时报告医生。采取预防呼吸道、消化道、泌尿道感染的措施。严格无菌操作。教予患者及家属预防感染的知识,并使其学会自我护理的技巧,争取主动配合。内容同急性白血病预防感染措施。

（颜瑞）

第二节 淋巴瘤

淋巴瘤是一组原发于淋巴结和(或)结外部位淋巴组织的淋巴细胞或组织细胞的肿瘤,其发生大多与免疫应答过程中淋巴细胞增生分化产生的某种免疫细胞恶变有关。

淋巴结和淋巴组织遍布全身且与单核—吞噬细胞系统、血液系统相互沟通,淋巴液和血液在全身循环,故淋巴瘤可发生在身体的任何部位。

淋巴瘤有逐年增大的趋势,全世界有患者 450 万以上。在我国经标准化后淋巴瘤的总发病率男性为 1.39/10 万,女性为 0.84/10 万,男性发病率明显多于女性,两性发病率均明显低于欧美各国及日本。发病年龄最小为 3 个月,最大为 82 岁,以 20 ~ 40 岁为多见,占 50% 左右。城市的发病率高于农村。我国淋巴瘤的死亡率为 1.5/10 万,排在恶性肿瘤死亡的第 11 ~ 13 位。霍奇金淋巴瘤(HL)仅占淋巴瘤的 8% ~ 11%,与国外占 25% 显著不同。1950 ~1990 年全世界非霍奇金淋巴瘤(NHL)的死亡率增加了 1.5 倍,可能与环境恶化、寿命的延长及组织病理学诊断的进步有关。

一、病因和发病机制

淋巴瘤的病因和发病机制还不完全清楚,但病毒学说颇受重视。

Burkitt 淋巴瘤有明显的地方流行性。1964 年 Epstein 等首先从非洲儿童 Burkitt 淋巴瘤组织传代培养中分离出 Epstein – Barr(EB)病毒。这类患者 80% 以上的血清中 EB 病毒抗体滴定度明显增高,而非 Burkitt 淋巴瘤患者滴定度增高者仅 14%。普通人群中滴定度高者发生 Burkitt 淋巴瘤的机会也明显增多,上述均提示 EB 病毒是 Burkitt 淋巴瘤的病因。用荧光免疫法检测 HL 患者的血清,可发现部分患者有高效价抗 EB 病毒抗体。HL 患者的淋巴结在电镜下可见 EB 病毒颗粒。而 20% HL 的 R – S 细胞中也可以找到 EB 病毒。EB 病毒与 HL 的关系极为密切。EB 病毒也可能是移植后淋巴瘤和 AIDS 相关淋巴瘤的病因。

日本的成人 T 细胞白血病、淋巴瘤有明显的家族集中趋势,且呈地区性流行。20 世纪 70 年代后期,一种反转录病毒人类 T 淋巴细胞病毒 I 型(HTLV – I),被证明是成人 T 细胞白血病、淋巴瘤的病因。另一种反转录病毒 HTLV – II 近来被认为与 T 细胞皮肤淋巴瘤(蕈样肉芽肿)的发病有关。Kaposi 肉瘤病毒也被认为是原发于体腔的淋巴瘤的病因。

淋巴瘤细胞的转化和形成既与抗原刺激密切有关;淋巴瘤患者往往又有不同程度的免疫缺损(包括获得性免疫缺损);器官移植和肿瘤患者由于免疫抑制剂的长期应用,继发淋巴瘤特别是 NHL 明显高于对照组。所有这些都说明本病与免疫缺损有一定的因果关系。

在某些自身免疫性疾病和胶原疾患也易并发淋巴瘤。溃疡性结肠炎及 Crohn 病患者罹患本病的可能也有所增加。另外,电离辐射、遗传因素等均与本病的发生有一定的关系。

总之,本病的病因虽未完全阐明,但病毒病因可能在某些淋巴瘤如 Burkitt 和 T 细胞淋巴瘤中有重要意义。

二、病理和分型

按组织病理学改变,淋巴瘤可分为 HL 和 NHL 两大类。

(一)霍奇金淋巴瘤　病理组织中发现 R – S 细胞是 HL 的特点。R – S 细胞大小不一,20 ~ 60 μm,多数较大,形态极不规则,胞质嗜双色性。核外形不规则,可呈"镜影"状,也可多叶或多核,偶有单核。核染质粗细不等,核仁大而明显,可达核的 1/3,可伴各种细胞成分和毛细血管增生及不同程度的纤维化。结节硬化型 HL 中 R – S 细胞由于变形,细胞质浓缩,两细胞核间似有间隙,称为腔隙性 R – S 细胞。R – S 细胞的起源现在还不清楚,有学者认为来源于高度突变的滤泡性 B 细胞,也有学者认为起源于 T 细胞或树突状细胞,HL 通常从原发部位向邻近淋巴结依次转移,越过邻近淋巴结向远处淋巴结区的跳跃性播散较少见。国内以混合细胞型最常见,结节硬化型次之,其他各型均少见。各型并非固定不变,淋巴细胞为主型的 2/3 可向其他各型转化,仅结节硬化型较为固定。HL 的组织分型与预后有密切关系。预后以淋巴细胞为主型最好,其次是结节硬化型,混合细胞型较差,淋巴细胞减少型最差。

(二)非霍奇金淋巴瘤　NHL 病变的淋巴结其切面外观呈鱼肉状。镜下正常淋巴结结构破坏,淋巴滤泡和淋巴窦可消失。增生或浸润的淋巴瘤细胞成分单一,排列紧密,大部分为 B 细胞性。NHL 常原发累及结外;淋巴组织,往往跳跃式播散,越过邻近淋巴结向远处淋巴结转移。大部分 NHL 为侵袭性,发展迅速,易发生早期远处扩散。NHL 有多中心起源倾向,有的病例在临床确诊时已弥散至全身。

1982 年美国国立癌症研究所制定了 NHL 国际工作分型(IWF)(表 10 – 1),依据 HE 染色的形态学特征将 NHL 分为 10 个型。因与当时的疗效及预后等有一定的符合,被各国学者认同与采纳。但 IWF 未能反映淋巴瘤细胞的免疫表型(如 T 细胞或 B 细胞来源),也未能将近年来运用单克隆抗体、细胞遗传学和基因等新技术而发现的新病种包括在内。

表 10 – 1　非霍奇金淋巴瘤的国际工作分型(IWF,1982)

恶性程度	病理组织学特点
低度	A 小淋巴细胞型(可伴浆细胞样改变)
	B 滤泡性小裂细胞型
	C 滤泡性小裂细胞与大细胞混合型
中度	D 滤泡性大细胞型
	E 弥散性小裂细胞型
	F 弥散性小细胞与大细胞混合型
	G 弥散性大细胞型
高度	H 免疫母细胞型
	I 淋巴母细胞型(曲折核或多曲折核)
	J 小无裂细胞型(Burkitt 或非 Burkitt 淋巴瘤)
其他	毛细胞型、皮肤 T 细胞型、组织细胞型、髓外浆细胞瘤、不能分型

　　1994 年提出了欧美淋巴瘤分型修订方案(REAL)。在 REAL 分型基础上,2000 年 WHO 提出了淋巴组织肿瘤的分型方案。该方案既考虑了形态学特点,也反映了应用单克隆抗体、细胞遗传学和分子生物学等新技术对淋巴瘤的新认识和确定的新病种,该方案还把淋巴细胞白血病也包括在内。

　　以下是 WHO(2000)分型方案中较常见的淋巴瘤亚型。

　　1. 边缘区淋巴瘤(MZL)　边缘区指淋巴滤泡及滤泡外套之间的结构,从此部位发生的边缘区淋巴瘤系 B 细胞来源,CD5 + ,表达 bcl – 2,在 IWF 往往被列入小淋巴细胞型或小裂细胞型,临床经过较慢,属于"惰性淋巴瘤"的范畴。共有 3 种,①淋巴结边缘区 B 细胞淋巴瘤 ± 单核细胞样 B 细胞(MZL):是发生在淋巴结边缘区的淋巴瘤,由于其细胞形态类似单核细胞,亦称为"单核细胞样 B 细胞淋巴瘤"。②脾边缘区 B 细胞淋巴瘤 ± 绒毛状淋巴细胞(SMZL)。③黏膜相关性淋巴样组织结外边缘区 B 细胞淋巴瘤(MALT – MZL):是发生在结外淋巴组织边缘区的淋巴瘤,可有 t(11;18),亦被称为"黏膜相关性淋巴样组织淋巴瘤",包括甲状腺的桥本甲状腺炎、涎腺的干燥综合征及幽门螺杆菌相关的胃淋巴瘤。

　　2. 滤泡型淋巴瘤(FL)　FL 为发生在生发中心的淋巴瘤,为 B 细胞来源,CD5 + ,bcl – 2 + ,伴 t(14;18)。也为"髓性淋巴瘤",化疗反应好,但不能治愈,病程长,反复复发或转成侵袭性。

　　3. 套细胞淋巴瘤(MCL)　曾称为外套带淋巴瘤或中介淋巴细胞淋巴瘤。在 IWF 常被列入弥散性小裂细胞型。来源于滤泡外套的 B 细胞,CD5 + ,表达 bcl – 1,伴 t(11;14)。临床上老年男性多见,占 NHL 的 80% 。本病发展迅速,中位存活期 2 ~ 3 年,属侵袭性淋巴瘤,化疗完全缓解率较低。

　　4. 弥散性大 B 细胞淋巴瘤(DLBCL)　DLBCL 是常见的侵袭性 NHL,常有 t(3;14),与 bcl – 6 的表达有关,其 bcl – 2 表达者治疗较困难,5 年生存率在 25% 左右,而低危者可达 70% 。

　　5. Burkitt 淋巴瘤(BL)　由形态一致的小无裂细胞组成。细胞大小介于大淋巴细胞和小淋巴细胞之间,胞质有空泡,核仁圆,侵犯血液和骨髓时即为急性淋巴细胞白血病 L3 型。CD20 + ,CD22 + ,CD5 – ,伴有 t(8;14),与 MYC 基因表达有关,增生极快,是严重的侵袭性 NHL。在流行地区以儿童多见,颌骨累及是其特点;在非流行区,病变主要累及回肠末端和腹部脏器。

　　6. 血管免疫母细胞性 T 细胞淋巴瘤(AITCL)　AITCL 过去认为是一种非恶性免疫性疾患,称为"血管免疫性母细胞性淋巴结病",近年来研究确定为侵袭性 T 细胞淋巴瘤的一种,应使用含阿霉素的化疗方案治疗。

　　7. 间变性大细胞淋巴瘤(ALCL)　ALCL 亦称 Ki – 1 淋巴瘤,细胞形态特殊,类似 R – S细胞,有时可与霍奇金淋巴瘤和恶性组织细胞病混淆。细胞呈 CD30 + ,亦即 Ki – 1 (+),常有 t(2;5)染色体异常,临床常有皮肤侵犯,伴或不伴淋巴结及其他结外病变。免疫表型可为 T 细胞型。临床发展迅速,治疗同大细胞性淋巴瘤。

　　8. 周围性 T 细胞淋巴瘤(非特指型)　所谓"周围性"是指 T 细胞已向辅助性 T 细胞或抑制 T 细胞分化,可表现为 CD4 + 或 CD8 + ,而未分化的胸腺 T 细胞 CD4 、CD8 均呈阳性。本型为侵袭性淋巴瘤的一种,化疗效果可能比大 B 细胞淋巴瘤较差。本型通常表现为大、小混合的不典型淋巴细胞,在工作分型中可能被列入弥散性混合细胞型或大细胞型,本型日本多见,在欧美占淋巴瘤的 15% 左右,我国也较多见。

9. 蕈样肉芽肿/赛塞里综合征(MF/SS)　常见为蕈样肉芽肿,侵及末梢血液为赛塞里综合征。临床属髓性淋巴瘤类型。增生的细胞为成熟的辅助性 T 细胞,呈CD3 + 、CD4 + 、CD8 – 。

三、临床分期

目前国内外采用的临床分期均是 1971 年 Ann Arbor 分期法。

Ⅰ期:病变仅限于一个淋巴结区(Ⅰ)或单一淋巴外器官或部位(IE)。

Ⅱ期:病变累及横膈同一侧两个或更多淋巴结区(Ⅱ);或局限性累及一个淋巴外器官或部位并同时伴有一或更多淋巴结区病变(ⅡE),但在横膈同一侧。

Ⅲ期:横膈上下都已有淋巴结病变(Ⅲ);可同时伴有脾累及(ⅢS),或同时伴有淋巴外器官或部位累及(ⅢE),或两者均存在(ⅢS + E)。

Ⅳ期:弥散性累及一个或更多淋巴器官或组织(如骨髓、肝、骨骼、肺、胸膜、胃肠道、皮肤、肾脏等)。淋巴结可有或可无累及(Ⅳ)。

所有各期又可按有无全身症状(主要指发热、盗汗及 6 个月内体重减轻 10% 或更多)分成 A 或 B,A 表示无全身症状。

美国国立癌症研究所对中度和高度恶性淋巴瘤的分期做了修订,此可作为制订治疗方案时的参考。

Ⅰ期　局限性淋巴结或结外病变(Ann Arbor 分期Ⅰ或ⅠE)。

Ⅱ期　两个以上淋巴结区受侵或局限性结外病变加一个引流区淋巴结受侵。

Ⅲ期　Ⅱ期加以下任何一项预后不良因素。

1. 年龄大于 60 岁。

2. 分期为Ⅲ期或Ⅳ期。

3. 结外病变 1 处以上。

4. 需卧床或生活需要别人照顾。

5. 血清 LDH 升高。

四、临床表现

由于病变类型和部位不同,临床表现也不一致。

(一)霍奇金淋巴瘤　发病率低,占全部淋巴瘤的 10% 左右。多见于青年,儿童少见。①浅表淋巴结无痛性进行性肿大是首发症状,尤以颈部最多见,其次为腋下和腹股沟。淋巴结肿大常不对称,初期可活动、不粘连,晚期融合成块,质坚而有弹性,呈橡皮样硬。深部淋巴结肿大少见,但可引起邻近器官压迫症状,如纵隔淋巴结肿大可致呼吸系统及上腔静脉压迫症;腹腔淋巴结肿大可产生腹痛、腹块及泌尿系统压迫症等。②发热:30% ~ 50% 患者以原因不明的持续或周期性发热而起病,男性较多,年龄稍大。发热可呈周期性(Pel – Ebstein 热型)或不规则型,伴有盗汗、疲乏和消瘦。③皮肤瘙痒:年轻女性患者多见,尤其全身瘙痒为本病的重要表现。④肝脾大:随病情进展而出现,以脾大较多见。⑤淋巴结外器官受侵犯:可出现肺实质浸润、胸腔积液、骨痛和脊髓压迫症等,但较 NHL 为少。

(二)非霍奇金淋巴瘤　随年龄增长而发病增多,发病率高,占全部淋巴瘤的绝大多数。①淋巴结肿大:以浅表淋巴结肿大为首发表现者较霍奇金淋巴瘤(HD)少见,约占50%的患者。②淋巴结以外器官受侵犯,较 HD 多见,以咽淋巴环、胃肠、骨髓、皮肤及中枢神经系统受累为多。胃肠侵犯部位多见于小肠,可有腹痛、腹泻和腹部包块。皮肤表现较 HD 常见,多为特异性损害,如肿块、皮下结节、浸润性包块、溃疡等。骨髓受累可并发白血病。中枢神经系统病变多在疾病进展期,主要累及脊髓和脑膜,可引起截瘫、尿潴留等。此外,骨骼、肝、肾、肺、胸膜、心包等都可受侵犯而出现相应临床表现。③发热、消瘦、盗汗等全身症状和皮肤瘙痒均较 HD 为少。④发展迅速,血源性弥散较早,易发生远处扩散,预后差。

五、治疗

放疗和化疗的联合应用,可使淋巴瘤的疗效提高较快。HD 中 60% ~ 80% 可长期无病存活。NHL 的疗效虽较 HD 为差,但半数患者可以长期缓解。

(一)霍奇金淋巴瘤

1. 手术治疗　由于放疗及化疗的进展,目前霍奇金淋巴瘤中外科手术仅限于活检及剖腹探查和脾切除或解除肿瘤压迫重要的或威胁生命的器官如脊髓等。

2. 化学治疗　常用药物有烷化剂(如氮芥、苯丁酸氮芥、环磷酰胺、卡莫司汀、洛莫司汀),长春新碱,长春碱,皮质激素及丙卡巴肼为霍奇金淋巴瘤第一线药物。其余(如 VM_{26}、阿糖胞苷等)为第二线药物。阿霉素与博来霉素对成人霍奇金淋巴瘤的有效率分别为 80% 和 50%。由于单药对霍奇金淋巴瘤治疗完全缓解率较低,且不易获得长期持续缓解,故目前多数采用联合化疗。

3. 放射治疗　^{60}Co 治疗机或直线加速器均有效。照射方法有局部、不全及全身淋巴结照射 3 种。不全淋巴结照射除照射受累淋巴结及肿瘤组织外,尚需包括附近可能侵及的淋巴结区。剂量为 35 ~ 40 Gy(3 500 ~ 4 000 rad),3 ~ 4 周照射完毕为一疗程。霍奇金淋巴瘤 I_A、I_B、II_A、II_B 和 III_A 等首先使用放射治疗为宜。I_B、II_A、II_B 和 III_A 期患者均需用全淋巴结区照射。

4. 免疫治疗　有人用干扰素、卡介苗等免疫治疗,并且取得了可喜成果。

5. 自体骨髓移植　方法是先将患者骨髓抽出保存,然后再给以大剂量化学治疗或放射治疗,间隔一段时间后,将原保存的骨髓回输到患者体内。此术可起到保护骨髓作用。

6. 复发期治疗　①如多个淋巴结区或原放疗部位复发,血常规能耐受时,用 MOPP 或其他剧烈化疗。②如多个淋巴结区复发,或放疗部位复发,血常规耐受情况差时,用单一化疗。③如非照射部位淋巴结复发或淋巴结外复发,但血常规条件差时,可用局部放疗。

（二）非霍奇金淋巴瘤

1. 化学治疗　联合化疗对中度恶性及高度恶性非霍奇金淋巴瘤的疗效很好。

（1）低度恶性 NHL

CVP 方案：

CTX　400 mg/m^2·d，口服，第 1~5 天；

VCR　1.4 mg/m^2，静脉注射，第 1 天；

PDN　100 mg/m^2，口服，第 1~5 天。

21 天为一周期，共 6 周期。

COPP 方案：

CTX　600 mg/m^2，静脉注射，第 1 天、第 8 天；

VCR　1.4 mg/m^2，静脉注射，第 1 天、第 8 天；

PCZ　100 mg/m^2，口服，第 1~14 天；

PDN　60 mg/m^2，口服，第 1~14 天。

28 天为一周期，共 6 周期。

（2）中高度恶性 NHL

CHOP 方案：

CTX　750 mg/m^2，静脉注射，第 1 天；

ADM　40 mg/m^2，静冲，第 1 天；

（或 EPI 50 mg/m^2，静冲，第 1 天）

VCR　1.4 mg/m^2，静冲，第 1 天、第 8 天；

PDN　100 mg，口服，第 1~5 天。

21 天为一周期。

BACOP 方案：

BLM　10 mg/m^2，肌内注射，第 15 天、第 22 天；

（或 PYM 8~10 mg/m^2，肌内注射，第 15 天、第 22 天）

ADM　25 mg/m^2，静冲，第 1 天、第 8 天；

（或 EPI 40 mg/m^2，静冲，第 1 天、第 8 天）

CTX　650 mg/m^2，静脉注射，第 1 天、第 8 天；

VCR　1.4 mg/m^2，静冲，第 1 天、第 8 天；

PDN　60 mg/m^2，口服（顿服），第 15~28 天。

28 天为一周期。

2. 生物治疗

（1）干扰素（IFN）：包括白细胞 IFN，IFN-α-2a，IFN-α-2b，IFN-β，IFN-γ。有效率为 10%~52%。

（2）单克隆抗体：NHL 大部分为 B 细胞性，后者 90% 表达 CD20。HL 的淋巴细胞为主型也高密度表达 CD20，凡 CD20 阳性的 B 细胞淋巴瘤均可用 CD20 单抗（如美罗华，每次 375 mg/m^2）治疗。已有临床报告 CD20 单抗与 CHOP 等联合化疗方案合用治疗惰性或侵袭性淋巴瘤，可明显提高 CR 率和延长无病生存时间。B 细胞淋巴瘤在造血干细胞移植前用 CD20 单抗作体内净化,可以提高移植治疗的疗效。

3. 放射治疗 原则基本上与霍奇金淋巴瘤相同。

六、护理措施

(一)一般护理 早期患者可适当活动,尤其是低度恶性患者,不一定住院治疗。有发热时或晚期患者应卧床休息。室内保持空气新鲜,温、湿度适宜。由于发热、化疗药物副作用及放疗反应,患者常有食欲不振、恶心、呕吐,应注意合理调配饮食,给高热量、高蛋白、富含维生素的饮食。执行保护性医疗制度,做好心理护理。

(二)化疗护理 遵医嘱给予化疗药物,常用药物有丙卡巴肼及博来霉素,此两种药易引起胃肠道反应,如恶心、呕吐,还有皮炎、脱发、骨髓抑制,偶有肝、肾功能损害。患者化疗时出现上述反应需遵医嘱对症处理,并向患者解释脱发、皮炎在停药后可恢复。其他化疗药物副作用及防治可参考急性白血病一节。

(三)放疗护理 放疗期间应定期查白细胞计数,低于 $3 \times 10^9/L$,则应报告医生是否停止治疗。若患者出现恶心、呕吐等副反应,应遵医嘱给予对症处理,且向患者说明上述症状在放疗停止后会逐渐消失。放疗局部若有烧伤,要及早涂烫伤油膏保护皮肤。

(四)症状护理

1. 高热 发热是恶性淋巴瘤患者常见症状之一,呈周期性、持续性、一过性高热。因发热会使患者产生紧张、焦虑、恐惧等心理反应,应尽量满足其各种需要,以同情、安慰的态度支持患者,设法减轻其心理压力。增加患者舒适感,调节适宜温、湿度,减少噪声干扰。给予高蛋白、高热量、高维生素易消化饮食,少量多餐,补充足够水分。发热伴寒战时可增加盖被并注意安全,防止因寒战剧烈而坠床。注意观察体温及变化规律。可采用物理降温及药物降温的方法。

2. 皮肤瘙痒 部分患者可有局部或全身瘙痒伴皮肤脱屑,告之患者剪短指甲,不要用力搔抓,以免破溃发生感染,保持被服清洁干燥,及时清理脱屑,可涂用炉甘石洗剂止痒。

3. 上腔静脉综合征 当患者纵隔部位淋巴结肿大时常导致患者咳嗽、胸闷、轻中度呼吸困难、颜面部浮肿、胸壁静脉曲张,有的患者还可出现神经系统症状,如头痛、视物模糊和意识障碍等。因此在护理上应密切观察生命体征,维持舒适体位,半卧位时横膈下降可保持充足的肺通气,低流量吸氧以缓解缺氧症状,避免利用上肢输液。饮食上限制钠盐(食盐、味精、苏打等)的摄入以减轻水肿,并准确记录出入量。对意识有障碍的患者,要保证安全,防止各种损伤发生。

七、防控

1. 向家属及患者讲述有关疾病的知识及治疗方法,化疗、放疗的副作用,指出近几年由于治疗方法改进,使淋巴瘤缓解率大大提高,不少患者达到完全治愈,鼓励患者定期来院化疗或放疗,并与医护人员积极配合,克服治疗中的副反应。

全部治疗结束,患者仍要保证充分休息、睡眠,加强营养,心情舒畅以提高免疫力。如有身体不适或发现肿块应及早来医院检查。

2. HL 预后与组织类型及临床分期密切相关:淋巴细胞为主型预后最好,5 年生存率为 94.3%;淋巴细胞消减型最差,5 年生存率仅为 27.4%。HL 的临床分期,Ⅰ、Ⅱ期 5 年生存率为 90% 以上;Ⅲ、Ⅳ期及其他组织类型预后较差。老年人及儿童预后一般比中青年要差。

（毕远志）

第十一章 妇科肿瘤

第一节 外阴恶性肿瘤

外阴鳞状细胞癌

外阴鳞状细胞癌是最常见的外阴癌,占外阴恶性肿瘤的 85% ~ 90%,占妇科恶性肿瘤的 3.5%。

一、病因

尚不完全清楚。外阴色素减退伴不典型增生可发生癌变;外阴受长期慢性刺激如乳头瘤、尖锐湿疣、慢性溃疡等也可发生癌变。目前认为外阴癌与单纯疱疹病毒 II 型、人乳头状瘤病毒、巨细胞病毒的感染可能有关。

二、病理

外阴癌多发生于大阴唇、小阴唇和阴蒂,发生于前庭部位者较少见,偶尔可发生于会阴部。病变可为高出于周围皮肤或黏膜之结节,呈圆形、卵圆形或肾形,质地硬,呈实性,表面呈红色或红黄色,覆盖于肿瘤结节之上的皮肤可光滑或糜烂,或有溃疡形成。根据肿瘤的不同生长方式,大体上可分为结节溃疡型、菜花型和混合型。

外阴癌以鳞状细胞癌多见,占 90% 以上,其余有基底细胞癌、恶性黑色素瘤、巴氏腺腺癌较少见。本病可以扩散到阴道下 1/3 周围,侵犯坐骨直肠窝前面的蜂窝组织及生殖管沟的蜂窝组织,随后侵犯肛门直肠区。淋巴道转移多见,可转移至一侧或双侧腹股沟淋巴结。虽然有时可以转移到肺、肝、骨,但远处转移仍不多见。

三、临床分期

目前采用国际妇产科联盟(FIGO)分期法(表 11 −1)。

表 11 - 1　外阴癌分期

FIGO(2000 年)	肿瘤范围
0 期	原位癌(上皮内癌、浸润前癌)
Ⅰ 期	肿瘤局限于外阴或外阴和会阴,肿瘤最大直径≤2 cm
Ⅰ_A	肿瘤直径≤2 cm 伴间质浸润≤1 cm
Ⅰ_B	肿瘤直径≤2 cm 伴间质浸润 >1 cm
Ⅱ 期	肿瘤局限于外阴或外阴和会阴,肿瘤直径 >2 cm
Ⅲ 期	肿瘤浸润尿道下段,或阴道,或肛门和(或)单侧区域淋巴结转移
Ⅳ_A	肿瘤浸润膀胱黏膜,或直肠黏膜,或尿道上段黏膜;或固定于骨盆
Ⅳ_B	任何远处转移,包括盆腔淋巴结转移

四、诊断

(一)临床表现　可有外阴瘙痒,外阴白色病变,性病,外阴溃疡经久不愈等病史。

症状:外阴瘙痒是最常见的症状。绝大多数外阴鳞状细胞癌患者在疾病发生的同时或之前有瘙痒症状。瘙痒的原因主要由外阴慢性病灶引起,如外阴营养不良等,而并非由肿瘤本身引起。瘙痒一般以晚间为重。因抓搔致外阴表皮剥脱,更使瘙痒症状加重。随病情的发展可出现病灶局部的疼痛、破溃、出血、感染等症状,晚期可有转移灶的相应症状及恶病质。

体征:外阴鳞状细胞癌多发生于大、小阴唇,尤以右侧大阴唇更为常见,但外阴任何部位均可发生。早期浸润癌体征不明显,常与外阴营养不良等疾病共存。随疾病发展,在局部可出现丘疹、结节或小溃疡;晚期则见不规则肿块,直径可为 0.5～8cm,可单发,也可多发。单灶性癌可分为菜花型和溃疡型,向外生长的菜花型病灶多数分化较好;溃疡型病灶一般呈浸润生长,多发生于外阴后部,常侵犯前庭大腺、会阴体和坐骨直肠陷凹。若癌灶已转移至腹股沟淋巴结,可扪及一侧或双侧腹股沟淋巴结增大、质硬、固定。

(二)实验室及其他检查

1. 细胞学检查　在癌前病变中阳性率较低,为 57%,在癌中可达 77%。

2. 活体组织检查　用 1% 甲苯胺蓝染色病灶,若为病变区则用醋酸后不褪色。在阳性区活检可提高早期癌确诊率。

3. 阴道镜检查　对外阴 VIN 诊断有价值,局部涂 3%～5% 醋酸,VIN 区可出现典型的醋酸泛白反应,在该区活检,可提高活检阳性率。

4. 影像学检查　B 超、CT 或 MRI,对分化差的鳞癌、腺癌、软肿瘤、部分黑色素瘤,易发生盆腔淋巴结转移部位进行检测,为制定合理的治疗方案提供依据。

(三)诊断　活组织病理检查是确诊的必需手段。方法是采用 1% 甲苯胺蓝染色,干后用 1% 醋酸洗去染料,在蓝染部位取材活检,或在阴道镜指导下定位活检。

(四)鉴别诊断　注意外阴部清洁卫生;积极治疗外阴瘙痒,及早诊治外阴结节、溃疡或白色病变等。必要时可做单纯外阴切除。

五、治疗

手术治疗为主,辅以放射治疗与化学药物治疗。

1. 手术治疗

0 期:单侧外阴切除。

Ⅰ期:外阴广泛切除及病灶同侧或双侧腹股沟淋巴结清扫术。

Ⅱ期:外阴广泛切除及双侧腹股沟、盆腔淋巴结清扫术。

Ⅲ期:同Ⅱ期或加尿道前部切除与肛门皮肤切除。

Ⅳ期:外阴广泛切除、直肠下段和肛管切除、人工肛门形成术及双侧腹股沟、盆腔淋巴结清扫术。癌灶浸润尿道上段与膀胱黏膜,则需做相应切除术。

2. 放射治疗　不能手术治疗的晚期外阴癌,放射治疗可以收到姑息疗效。放疗亦可作为手术前后的辅助治疗,或手术、化学治疗的综合性治疗措施之一。Hacker 等报告,8 例病变广泛之外阴癌患者在手术前用放疗,可使手术范围缩小,易于成功,而术后发病率并不升高,存活 15 个月到 19 年者占 62%(5 例)。Boronow 等报告,对外阴阴道癌采用手术加放疗,并提出相同的观点。适应证为对于全身情况差,癌肿较晚,拒绝手术的患者,可采用单纯性放射治疗;对外阴原发灶大或癌肿已累及阴唇系带、会阴和肛门者,手术切除有一定困难,原发灶可给予术前放射治疗,放射强度为 20 ~ 30 Gy/2 ~ 3 周,休息 2 周后行外阴切除术;对手术后病理证实淋巴结转移且手术切除不彻底者,可给予术后放射治疗。剂量应为根治量。

3. 化学治疗　病灶局部可注射氟尿嘧啶或平阳霉素,也可应用全身治疗。可使个别病例获得姑息效果。

六、防控

注意外阴清洁,预防外阴皮炎及其他慢性刺激而引起的局部病变。早期治疗外阴慢性营养不良、外阴干枯病、瘙痒症等。定期做妇科体检,对可疑病灶应立即活检。

外阴恶性黑色素瘤

外阴恶性黑色素瘤占外阴恶性肿瘤的 2% ~ 3%,常来自结合痣或复合痣。任何年龄妇女均可发生,多见于小阴唇、阴蒂,特征是病灶稍隆起,有色素沉着,结节状或表面有溃疡;患者常诉外阴瘙痒、出血、色素沉着范围增大。典型者诊断并不困难,但要区别良恶性,需根据病理检查结果。治疗原则是行外阴根治术及腹股沟淋巴结及盆腔淋巴结清扫术。预后与病灶部位、大小、有无淋巴结转移、浸润深度、尿道及阴道是否波及、远处有无转移、手术范围等有关。外阴部黑痣有潜在恶变可能,应及早切除,切除范围应在病灶外 1 ~ 2 cm 处,深部应达正常组织。

外阴基底细胞癌

外阴基底细胞癌临床少见,占外阴恶性肿瘤的 2%～13%。好发于绝经后妇女,平均年龄58～59岁。发病原因不明,可能与局部放射治疗有关。外阴基底细胞癌生长发展缓慢,治愈率高。

局部瘙痒或烧灼感为主要症状,部分患者也可无症状。如肿瘤出现溃疡、感染时,可出现局部疼痛和血性分泌物。

大阴唇为最常见的发病部位,也可在小阴唇、阴蒂等处出现。病灶多为单发,偶可多发。早期呈灰白色,位于变薄的上皮下,小结节的直径常 <2 cm。此外,约有 20% 伴发其他癌。外阴基底细胞癌以局部浸润为特点,很少发生转移。

病理检查:可分两种基本类型,即表浅斑块型和侵蚀性溃疡型。表浅斑块型表面粗糙、带有黑色素或微红色,质地较硬。侵蚀性溃疡型呈局限性硬结,边缘隆起呈围堤状,中心出现表浅溃疡,或出现坏死组织或表面结痂。肿瘤周围可出现卫星结节,也可为多中心起源。镜检:肿瘤组织自表皮基底层长出,细胞成堆伸向间质,基底细胞排列呈线圈状,中央为间质,有黏液变性。

外阴基底细胞癌生长缓慢,易被误认为良性病变。但根据临床表现和检查,诊断一般无困难,需做病理组织学检查以确诊。恶性黑色素瘤有时与具色素性基底细胞癌难以区别,但恶性黑色素瘤有痣的病史和恶变的过程,恶变后发展较快,易出现区域淋巴结转移。

外阴湿疹样癌

外阴湿疹样癌又称派杰氏病,本病少见,多发生于绝经后妇女,主要症状为长期慢性外阴瘙痒和疼痛。病变局限于一侧阴唇或累及全部外阴皮肤。表现为红色糜烂状,湿疹样渗出改变。表皮粗糙、增厚,伴白色病变或小颗粒,略突出,可形成浅溃疡及结痂。镜检见棘细胞层增厚,上皮脚增宽延长,在基底层中可见到大而不规则的圆形、卵圆形或多边形派杰氏细胞,胞质空而透亮,核大小、形态、染色不一。一般无淋巴结转移。局部较广泛切除或单纯外阴切除即可,如切缘发现癌细胞,可再度手术切除。如出现浸润或合并汗腺癌时,需做外阴根除术和双腹股沟淋巴结清除术。

(位玲霞)

第二节　阴道癌

阴道癌有原发性及继发性两类。继发性者如宫颈癌蔓延至阴道,外阴癌侵入阴道,绒毛膜癌阴道转移等,在原发病中涉及,不在本节范围,此处仅讨论原发性阴道癌。

原发性阴道癌比较少见,鳞状上皮癌占90%以上,发病年龄50～60岁。腺癌极少,发病年龄7～28岁。病因不清,不易治疗与治愈。

一、病因和病理

阴道癌的发病原因尚未肯定,临床经验表明,可能与宫颈癌的流行病学高危因素相似,如性生活过早、不洁和紊乱的妇女易发生阴道癌。20 世纪 70 年代的研究发现,阴道和宫颈的腺癌与母亲在孕早期服用乙蒇酚有关。女性胎儿在母体内受到乙蒇酚的作用,出生后可能发生阴道或宫颈的原发性腺癌,但未接触过乙蒇酚者也有发生腺癌的可能。

阴道癌病理大体分为四型,糜烂型:少见,发展慢,可长时间局限于黏膜层,表现为阴道黏膜潮红,黏膜表面似绒毯状粗糙,触之易出血;菜花型:出现症状较早,主要在阴道表面生长,很少向内浸润,肿瘤呈大小不等、形似菜花的乳头,血管丰富,质脆,易出血;结节型:出现症状较晚,主要向深层浸润,表现为黏膜下浸润,黏膜表面可保持完整,触之呈结节状,质硬;溃疡型:主要见于阴道前壁,常迅速向阴道周围浸润,肿瘤发生坏死、脱落后可形成溃疡,表面有坏死组织覆盖,边缘不规则,质地硬。

阴道癌组织学分类:鳞癌占其中的绝大多数(93%),由于分化程度不同,可分角化鳞状细胞癌、未角化鳞状细胞癌及未分化癌。腺癌则少见。肉瘤、黑色素瘤及绒毛膜癌则罕见。

阴道癌主要转移方式是直接浸润和淋巴转移。由于阴道壁较薄,周围组织疏松又富于淋巴管,因而阴道癌容易蔓延转移。

二、临床分期

阴道癌的 FIGO(1974)分期法:

0 期:原位癌(CIS)或上皮内癌(IEC),阴道的侵蚀性癌。

Ⅰ期:癌局限于阴道壁。

Ⅱ期:癌累及阴道壁下组织,但未达盆壁。

Ⅲ期:癌侵达盆壁。

Ⅳ期:癌扩展超出真骨盆,或累及膀胱或直肠黏膜(泡状水肿不属Ⅳ期)。

Ⅳ$_a$:病变扩散到邻近器官。

Ⅳ$_b$:病变有远部器官的转移。

FIGO 对阴道癌的分期还规定,凡癌瘤生长累及宫颈者,应属于宫颈癌;累及外阴者,应属外阴癌;累及尿道者,应属尿道癌。

三、诊断

(一)临床表现 早期无明显症状。

1. 阴道出血 无痛性阴道出血,或白带增多,血染。水样及血液分泌物,亦可表现为性交出血或绝经后出血,或有恶臭排液。

2. 疼痛 下腹及腰腿部疼痛。

3. 转移症状 侵犯膀胱尿道则有尿频、尿急、血尿;侵犯直肠则有肛门坠胀,排便疼痛,甚至可发生膀胱阴道瘘或直肠阴道瘘;侵犯盆腔神经或骨时则有盆腔部疼痛;远处转移则有相应部位的症状。阴道检查可见上述病变。

（二）实验室及其他检查　组织病理检查可确诊，也可通过膀胱镜、B 超、CT、MRI 或直肠镜、腹腔镜检查等协助诊断。

（三）鉴别诊断

1. 阿米巴性阴道炎　有肠道阿米巴病史，溃疡分泌物涂片或培养，可见到阿米巴滋养体。

2. 结核性阴道炎　病理切片可见结核结节。

3. 尖锐湿疣　常有外阴处病变，外阴瘙痒，局部涂片或者活检可找到空泡细胞。

4. 阴道乳头状瘤　活体组织检查，镜下鳞状上皮呈良性改变。

四、治疗

主要治疗方法是手术切除，再视需要，辅以放疗或（及）化疗和中医中药。

1. 手术治疗　手术治疗适用于较早期的病例、临床无转移者，以达到根治的目的。其手术治疗原则为：对于阴道原位癌，可行局部切除（距离病灶边缘应 >1 cm），切除范围较大者，如不能缝合，可利用大或小阴唇皮瓣带蒂移植法垫铺；对于阴道上 1/3 癌瘤，因其淋巴转移途径与宫颈癌相同，故手术方式与切除范围应按宫颈癌根治术进行，但阴道切除要充分；对于癌灶位于阴道下 1/3 部，则手术方式和范围同外阴癌，需行部分阴道（>1/2）及广泛外阴切除术和双侧腹股沟淋巴结清除术；对于阴道中 1/3 癌灶需行根治性全子宫及全阴道切除，淋巴清扫视情况而定。如膀胱及直肠受侵犯而旁组织无明显浸润，可考虑做盆腔脏器清除术。

2. 放射治疗　对放疗较敏感。疗效较宫颈癌差。一般采用腔内放疗与体外照射相结合。阴道上 1/3 癌治疗类同宫颈癌，下 1/3 癌治疗方法则与外阴癌相同。

3. 化学治疗　可考虑使用环磷酰胺、阿霉素、氟尿嘧啶、丝裂霉素、顺铂等药物。

有报道采用 5% 氟尿嘧啶霜 2.5 g，每周 1 次，晚间涂用，连用 10 周为一疗程，对根治阴道原位癌有效，且几乎无不良反应。

4. 其他　对于病灶较小者也可采用冷冻、激光等疗法。

五、防控

阴道癌的预后与临床分期有关，文献报道的存活率差别很大。因此，要加强防癌常识教育，定期普查，争取做到早发现、早诊断、早治疗。

（位玲霞）

第三节　宫颈癌

宫颈癌是妇女常见的恶性肿瘤之一，全球统计数据中发病率仅次于乳腺癌，居第二位。但在一些发展中国家其发病率位居第一位。根据国际癌症中心（IARC）统计，全球 150 余万宫颈癌患者中，有 100 余万人在发展中国家。Parkin（1998）报告，20 世纪 80 年代全球每年发生宫颈癌人数约 46.5 万人，其中 1/4 病例在发展中国家；我国每年新发病例约 13.15 万人，约占总病例数的 1/3。20 世纪 60 年代后，我国开展了大规模宫颈癌普查工作,使宫颈癌的患病率及死亡率明显下降。根据近年回顾性调查,我国宫颈癌死亡人数从 20 世纪 70 年代的 10.70/10 万下降至 90 年代的 3.89/10 万。尽管如此,我国每年仍有新发宫颈癌病例 10 万人左右,约占世界宫颈癌新发病例数的 1/5。特别是近些年随着人乳头瘤病毒(HPV)的传播,宫颈癌的发病呈年轻化趋势,已引起了妇产科工作者的高度重视。因此,了解宫颈癌的流行病学原因是摆在我们面前的重要工作,这样才能做到预防为主,防患于未然。

一、流行情况

(一)地理分布　宫颈癌发病的地理分布差异很大,不同地区宫颈癌的发病率高与低之比可达 20 倍。总体来讲,发展中国家的宫颈癌发病率比发达国家高,在世界范围内每年宫颈癌的新发病例中发展中国家占 80%。在我国宫颈癌的发病主要集中在中西部地区,且山区高于平原、农村高于城市,并且有明显的聚集现象。根据 20 世纪 90 年代死亡抽样调查结果显示,死亡率最高的是甘肃省陇南市武都区,死亡率达 36.15/10 万;其次是山西省阳城县,死亡率为 35.71/10 万。死亡率超过 5/10 万的有甘肃、山西、陕西、湖南、江西、内蒙古等地区。死亡率较低的有天津、上海、北京、黑龙江等省市,死亡率在城乡间也有明显差异:20 世纪 90 年代,我国城市宫颈癌的死亡率为 2.45/10 万,占癌症死亡率的 3.93%;农村的宫颈癌死亡率为 3.60/10 万,占癌症总死亡率的 4.71%。

(二)人群分布

1. 年龄　在不同国家和地区,宫颈癌的发病年龄不尽相同,但大多呈一曲线分布。20 岁以前很少发现宫颈癌,25 岁以后宫颈癌的发病率逐渐升高,44~49 岁达到高峰,以后发病率开始逐渐下降,70~75 岁年龄组发病率仅为高峰时的 1/2。符合这一曲线的国家有丹麦、德国、荷兰、挪威等。但不同国家之间也存在一些差异,有些国家宫颈癌发病高峰年龄在 50~65 岁,如美国及亚洲、非洲等地区和国家。近年来,宫颈癌的发病呈明显年轻化趋势,20~30 岁的患者已比较常见,但现在还缺乏一个比较全面详尽的统计学资料。

2. 民(种)族　生活在同一地区的不同民(种)族间,宫颈癌的发病率也有一定差异,发病率高的民(种)族多为本地区的或长期移民来的少数民族,如美国的黑人、拉丁人、印第安人等,这与经济地位的影响是一致的。在美国的亚洲移民中,宫颈癌的发病率仅为其原籍国的 50%,分析原因可能与环境因素影响有关。以色列的犹太人宫颈癌的发病率很低,这可能与他们的生活习惯及保守的性行为有关;一些生活习惯与犹太人相似的穆斯林人宫颈癌的发病率也很低。

3. 职业和社会经济状况　社会经济状况低下的妇女患宫颈癌的风险较高,可能与营养状态、生殖器卫生、保健意识及一些不良的生活习惯(如吸烟、酗酒)有关。

二、流行因素

关于宫颈癌的流行因素研究,国内外都有很多报道,如性行为、婚产因素、宫颈糜烂、包皮垢刺激、微生物感染等多种因素。

(一)性行为　与宫颈癌最为密切的相关行为因素是性行为,大量的流行病学研究证实性生活过早、多个性伴侣、性混乱及流产等因素使宫颈癌的危险性增高。国外学者已经证实离异和单身妇女比已婚妇女患宫颈癌的风险高。早婚妇女患宫颈癌的风险非常高（Boyd,1964）。这些相关性与性行为的其他方面相关,如性伴侣个数和性生活开始年龄（Terris,1967）。

（二）HPV 感染　目前认为高危型 HPV 感染是宫颈癌发生的主要因素,也就是说,HPV 感染是宫颈癌发生过程中的重要环节。但大量的研究发现,并不是曾感染 HPV 的妇女都会患宫颈癌,因而认为在宫颈癌发生发展过程中可能还存在其他辅助因素。

（三）多产多孕　我国在宫颈癌普查过程中关于多产多孕与宫颈癌的资料比较多,多数资料显示多产多孕与宫颈癌发病有一定关系。如孕产次数≥3 胎者比孕产次数≤2 胎的妇女患宫颈癌的风险明显增加。另外 IARC 的研究资料也表明,在限定 HPV 感染阳性的妇女中,生育 1~2 胎、3~4 胎、5~6 胎和 7 胎以上的妇女与从未生育的妇女相比,患宫颈癌的风险分别增加 1.8 倍、2.6 倍、2.9 倍和 3.9 倍,且随着分娩次数的增加,其患宫颈癌的风险也增加。

（四）男性因素　较早的流行病学调查提示,包皮垢的刺激可能是诱发宫颈癌的因素之一。出生后男婴行包皮环切的民族,其女性宫颈癌的患病率要低于未行包皮环切的民族,另外修女宫颈癌的患病率也比较低。也有学者研究了宫颈癌风险度和配偶性行为的关系,发现宫颈癌的高度风险性与其配偶嫖娼的次数有关。另外,男性患生殖器 HPV 感染或阴茎癌,其配偶患宫颈癌的风险也增加。

（五）吸烟　吸烟可能是宫颈癌的致病原因之一,特别是长期大量吸烟者,其宫颈癌的发生风险可能增加 2 倍。也有研究认为,吸烟的致病效应只表现在鳞癌,与腺癌及腺鳞癌无关。在对吸烟者宫颈黏液检测中发现,其尼古丁和可铁宁的含量高,这与尼古丁的致癌作用有一定相关性。另外,长期吸烟可能抑制机体的免疫功能,增加了 HPV 感染的概率。

（六）口服避孕药物　口服避孕药物是否增加患宫颈癌的风险目前尚存在争议,一些流行病学研究提示口服避孕药可能增加了特定人群、特定病理类型宫颈癌患病风险。在高危型 HPV 感染妇女中,曾口服避孕药的妇女比从未口服避孕药的妇女患宫颈癌的风险增加了 1.4 倍,这可能与口服避孕药增加了体内雌激素水平、促进了 HPV-DNA 组合到人的基因组中有关。但也有一些研究认为,口服避孕药未增加患宫颈癌风险。

（七）家族史　宫颈癌是否具有家族遗传性,目前对这一问题的认识也不一致。一些调查资料显示,有宫颈癌家族史者与无宫颈癌家族史者相比,OR 值为 2.6,提示宫颈癌家族史是宫颈癌高发的危险因素之一。但也有资料显示,未发现有家族聚集现象,从而推断宫颈癌家族聚集现象可能是生活在同一环境中,易造成共同的感染机会引起的。

（八）社会经济地位低下、营养不良　宫颈癌主要发生在社会阶层较低的妇女,教育程度低、经济收入少、卫生条件差,并且营养状况差。一些资料表明,β 胡萝卜素、叶酸、维生素 A、维生素 C 有助于降低宫颈癌的患病风险。

三、宫颈癌的病因学

宫颈癌的病因学研究历史悠久,也提出了许多可能的病因。概括来讲主要包括两个方面:其一是行为危险因素,如性生活过早、多个性伴侣、多孕多产、社会经济地位低下、营养不良和性混乱等;其二是生物学因素,包括细菌、病毒和衣原体等各种微生物的感染。近年来,在宫颈癌病因学研究方面取得了突破性进展,尤其在生物学病因方面成绩显著,其中最主要的发现是明确人乳头状瘤病毒(HPV)是宫颈癌发生的必要条件。

四、宫颈癌的筛查

宫颈癌筛查的目的是达到早期发现、早期诊断和早期治疗,常用的筛查方法是三阶梯诊断程序,即细胞学检查、阴道镜检查和宫颈活检病理检查。细胞学检查是简单而有效的方法,特别是液基薄片技术(TCT)的出现,大大提高了异常细胞检出率,降低了假阴性率。对细胞学检查异常者应进一步做阴道镜检查,有经验的阴道镜医生可准确地发现宫颈异常病变区,在该处活检,阳性检出率明显高于肉眼点状活检或多点活检。对细胞学检查异常而阴道镜检查未发现宫颈表面异常者,应做颈管诊刮以防漏诊。组织病理学检查是诊断宫颈疾病的金标准,也是最后的确诊手段。

随着宫颈癌病因的深入研究,目前认为 HPV 感染是宫颈癌的主要病因,现在已有很成熟的 HPV 检测方法,如杂交捕获技术(HC-Ⅱ)和聚合酶链反应(PCR)扩增 HPV 分型检测法等,这些方法都可以筛查出高风险人群,对这些高风险人群进行追踪观察,及时进行阻断治疗,是预防宫颈癌行之有效的方法。

我国是较早开展宫颈癌普查的国家,通过普查有效地降低了宫颈癌发病率和晚期宫颈癌的发生率。宫颈癌重在预防,特别是 HPV 疫苗的出现,使宫颈癌可能成为目前唯一可预防的恶性肿瘤。

五、宫颈癌的病理诊断

宫颈癌是女性生殖道常见的恶性肿瘤之一。近年来由于 HPV 感染增加,宫颈癌的发病率有所升高,且呈年轻化趋势。但由于宫颈液基细胞学检查技术的普及,TBS 诊断标准的推广应用,使宫颈细胞病理诊断更加规范。随着宫颈细胞及阴道镜筛查的普及,使宫颈病变的早期发现和早期诊断成为可能。

六、宫颈癌的诊断

(一)病史采集要点

1. 性行为、性伴的性行为情况　包括开始性生活年龄,性生活的方式,有无多个性伴侣,有无不洁性生活史以及性伴侣的性行为情况,包括性伴数目、性病史、冶游史及其性伴侣情况。

2. 月经分娩史　有无过早性生活、过早分娩、多产,有无人工流产、宫颈物理治疗等生殖道手术史。

3. 生殖道致病菌感染情况　尤其人乳头状瘤病毒感染及性传播疾病感染及治疗情况。

4. 使用口服避孕药、吸烟情况、营养状况和社会经济状况。

5. 有无阴道排液增多、阴道不规则出血、月经不调、接触性阴道出血等症状。

6. 有无尿频、尿急、肛门坠胀、大便秘结、里急后重、下肢肿痛、腰骶部疼痛等症状。

（二）临床表现

1. 年龄　宫颈癌患病年龄跨度较大,15～85岁。年龄高峰40～60岁,≤40岁患者近年增多。FIGO 1995年报道22 428例浸润性宫颈癌的年龄分布,40岁以下患者占26%,60岁以上为34%,40～60岁约占40%。

2. 症状　早期宫颈癌大多无任何症状,或仅有类似宫颈炎的表现,易被忽略。一旦出现症状,癌往往已发展到相当明显的程度。

（1）阴道出血:宫颈癌最常见的症状。在宫颈癌患者中81.4%有阴道出血,尤其是绝经期后出血更应注意。在血管丰富的菜花型肿瘤或晚期肿瘤侵袭大血管可引起多量出血,并导致继发性贫血。

（2）白带增多:宫颈癌患者中有各种不同情况和不同程度的白带增多。起初可为浆液性或黏液性白带,随病程的进展白带可呈米汤样,或混有血液。由于肿瘤的坏死、感染,阴道排出物就具有特殊的臭味。

（3）压迫症状:癌压迫或侵犯输尿管引起肾盂积水,可有腰部钝痛;宫颈癌向盆壁蔓延,压迫血管或淋巴管造成循环障碍,可引起患侧下肢或外阴水肿;宫颈癌向前扩展可压迫或侵犯膀胱,引起尿频、尿血,严重者可产生排尿困难、尿闭或尿瘘,甚至发生尿毒症,但少见;肿瘤向后蔓延可压迫直肠,出现里急后重、黏液便等症状,肿瘤侵犯直肠而发生阴道直肠瘘者极少。

（4）全身状态:晚期除继发的全身症状外,还可以出现体温增高或恶病质。

（5）转移症状:由于转移的部位不同,其症状亦各异。盆腔以外的淋巴转移以腹主动脉旁及锁骨上淋巴结为常见,表现为该淋巴部位出现结节或肿块。肺转移可出现胸痛、咳嗽和咯血等症状。骨转移可出现相应部位的持续性疼痛。其他部位的转移则会出现相应的症状。

3. 体征　妇科检查是临床分期最重要手段。

1）视诊:应在充足照明条件下进行,直接观察外阴和通过阴道窥器观察阴道及宫颈。除一般观察外应注意癌浸润范围,宫颈肿瘤的位置、范围、形状、体积及与周围组织的关系。

2）触诊:肿瘤的质地、浸润范围及其与周围的关系等,必须通过触诊来确定。有些黏膜下及颈管内浸润,触诊比视诊更准确。三合诊检查可了解阴道旁、宫颈旁及子宫旁有无浸润,肿瘤与盆壁关系,子宫骶骨韧带、子宫直肠窝、直肠本身及周围情况等。

（1）宫颈癌可表现为向外生长型或向内生长型:前者较易辨认、多呈糜烂或菜花状,间有溃疡;后者多为硬结状,表面可光滑或有溃疡。癌瘤的大小或体积直接关系到治疗的选择与预后;临床盆检不能测到肿瘤侵犯深度,常以表面面积或最大直径衡量癌瘤大小。注意宫颈与癌瘤的直径比,尤其是绝经后妇女、其宫颈处于萎缩中或萎缩状态,观察其宫颈与癌瘤的直径比较单纯"厘米"更适于反映宫颈癌蔓延程度。颈管型癌宫颈表面可表现为正常。

（2）盆腔检查详细记录以下检查结果:宫颈触诊、宫体位置及大小、宫颈前后和左右组织与器官有无异常,如周围组织有无粘连、炎性或癌性增厚改变;邻近器官有无肿块、压痛以及其与子宫位置的关系等。宫颈后方宫骶韧带区及宫旁浸润深处主韧带区必须三合诊检查。

（三）辅助检查

1. 宫颈细胞病理学　凡已婚妇女在妇科检查及人群防癌普查时,均应做宫颈涂片进行细胞病理学检查。多年来普遍使用"小脚板"刮取宫颈外口鳞状上皮细胞与宫颈管柱状上皮交界处,直接涂片后立即置于95%乙醇中固定,至少15分钟染色。目前液基细胞学也逐渐被我国采用。取材工具为凸形塑料一次性刷,取材后置于特定液体中,经过特定仪器制作薄片,例如 Thin prep(TCT)或 Auto Cyte。无论直接涂片还是液基制片,均常规采用巴氏染色。

细胞病理学检查之后,把诊断结果通过报告单转达给临床医生。其报告方式主要有两种,即分级报告法和描述性诊断法。我国多年采用巴氏5级分类法,但从1988年世界卫生组织和美国NCI提倡描述性诊断报告方式以来,我国已逐渐接受并采纳描述性诊断报告方式。1996年全国细胞病理学术研讨会建议,我国应逐渐推广描述性报告方式(TBS),以代替巴氏五级分类法。

2. 醋酸试验和碘试验　在宫颈和阴道壁涂5%醋酸溶液,上皮变白色为阳性,然后涂5%复方碘溶液,碘不着色为阳性,在该处取材活检,可提高诊断率。醋酸试验和碘试验是相对简单,较少依赖操作设施的方法,但灵敏度和特异度均相对较低,适于较大人群的筛查和在经济不发达地区应用。

3. 阴道镜检查　通过放大观察宫颈表面的细微结构,主要观察病灶的边界、形态、颜色、血管结构和碘染色反应,进一步确定病变的部位、范围,可提高活检的阳性率和准确性。宫颈细胞学阳性或可疑阳性、怀疑浸润性病变或怀疑腺癌者应行阴道镜检查。阴道镜检查时注意观察阴道壁以了解阴道有无受侵犯,并排除阴道上皮内瘤变。

4. 宫颈和宫颈管活体组织病理检查　在醋酸试验和碘试验、阴道镜观察到的可疑部位取组织做病理检查。所取组织应包含上皮及间质。若宫颈细胞学阳性,宫颈活检阴性时,应用小刮匙搔刮宫颈管,刮出物送病理检查。

5. 宫颈锥切术　当宫颈细胞学多次检查阳性,而宫颈活检阴性;或宫颈活检为原位癌,但不能排除浸润癌时,应做宫颈锥切术。每块做2~3张切片检查以确诊。

6. 影像学检查　绝大多数宫颈癌经妇科检查及细胞病理学检查即可确诊,影像学检查在宫颈癌诊断中的价值主要是对肿瘤转移、侵犯范围和程度的了解以指导临床治疗决策并观察疗效。

7. 肿瘤标志物检查　肿瘤标志物异常升高,主要在协助诊断、疗效评价、病情监测和随访中具有重要作用。

鳞状细胞癌(SCC):宫颈鳞状细胞癌的标志物,宫颈多以鳞状细胞癌常见,SCC 是宫颈癌中检测的一种血清学标志物。

癌胚抗原(CEA):CEA 的检测也可用于宫颈癌治疗后的监测。

（四）诊断与鉴别诊断　宫颈癌的诊断主要依据临床症状、体征和细胞或组织学检查。与其他妇科肿瘤不同的是,普查是宫颈癌诊断的有效措施。需与下列疾病鉴别。

1. 子宫颈慢性炎症　表面型的宫颈癌常常表现为宫颈糜烂,白带增多,甚至阴道出血等症状,易与宫颈重度糜烂混淆。活组织病理检查有助于鉴别诊断。

2. 子宫颈乳头状瘤和子宫黏膜下肌瘤　子宫颈乳头状瘤呈外生型,但其周围光整。子宫黏膜下肌瘤来自子宫内膜,突出子宫颈外口,可伴有肿瘤出血、坏死,特别是肌瘤较大,看不清子宫颈形态时,容易误诊为宫颈癌。体格检查可以查清子宫颈形态。B超检查发现,肿瘤来自子宫腔,并有蒂与肌瘤相连。

3. 子宫内膜癌和阴道癌　子宫内膜癌会发生子宫颈转移,应与之鉴别,分段诊断性刮宫常常发现子宫内膜病灶。

阴道上段癌应与宫颈癌阴道转移鉴别,阴道癌病灶以阴道为主,子宫颈常光整,而宫颈癌阴道转移者,子宫颈和阴道穹窿均有肿瘤病灶。

4. 其他子宫颈恶性肿瘤　如宫颈恶性黑色素瘤,尤其是无色素者、肉瘤、淋巴瘤以及其他少见的转移癌,如乳腺癌、卵巢癌和肠癌等的子宫颈转移等。

(五)宫颈癌的分期　宫颈癌是危害妇女最严重的宫颈病变,发病位居第二。据世界卫生组织估算,2002年全世界每年宫颈癌新发病例49.13万例,2006年增至56万例,每年死于宫颈癌27.14万例。中国每年新发病例13.15万例,死亡3万例,宫颈癌对妇女生命的威胁日益显得突出。为了提高宫颈癌的诊断准确率,分期是确定宫颈癌治疗方案的先决条件,是判断治疗效果及预后的重要因素,同时统一的国际分期标准有利于国际资料的可比性。因此,合理制订治疗方案,需要对肿瘤的严重程度进行描述判断,从而正确评价疗效,判断预后,提高患者的生存率,这就是宫颈癌分期所要达到的目的。

2000年对宫颈癌临床分期的修订:宫颈癌的临床分期(FIGO,2000)。

0期:原位癌(浸润前癌)。

Ⅰ期:癌灶局限在宫颈(包括累及宫体)。

ⅠA期:肉眼未见癌灶,仅在显微镜下可见浸润癌。

ⅠA1期:间质浸润深度≤3 mm,宽度≤7 mm。

ⅠA2期:间质浸润深度>3 mm且≤5 mm,宽度≤7 mm。

ⅠB期:临床可见癌灶局限于宫颈,或显微镜下可见病变>ⅠA2。

ⅠB1期:临床可见癌灶最大直径≤4 cm。

ⅠB2期:临床可见癌灶最大直径>4 cm。

Ⅱ期:癌灶已超出宫颈,但未达盆壁。癌累及阴道,但未达阴道下1/3。

ⅡA期:无宫旁浸润。

ⅡB期:有宫旁浸润。

Ⅲ期:癌肿扩散盆壁和(或)累及阴道下1/3,导致肾盂积水或无功能肾。

ⅢA期:癌累及阴道下1/3,但未达盆壁。

ⅢB期:癌已达盆壁,或有肾盂积水或无功能肾。

ⅣA期:癌已扩散超出真骨盆或癌浸润膀胱黏膜或直肠黏膜。

ⅣB期:远处转移。

2003年对宫颈癌临床分期的修订:2003年FIGO会议在智利的圣地亚哥召开,并对宫颈癌的临床分期进行了细微修改,分期如下。

0期:原位癌(浸润前癌)

Ⅰ期:病变局限于宫颈(宫体是否受累不予考虑)

ⅠA期:仅在显微镜下可见的浸润癌。所有肉眼可见的病灶,即使是表浅的浸润都归为ⅠB期。

ⅠA1期:间质浸润的深度≤3.0 mm,水平浸润范围≤7.0 mm。

ⅠA2期:间质浸润深度>3.0 mm,但不超过5.0 mm,水平浸润宽度≤7 mm(浸润深度的定义为邻近最表面的上皮乳头的上皮间质交界到肿瘤浸润最深处的距离。静脉和淋巴管区的浸润不改变分期)。

ⅠB期:局限于宫颈的临床可见病灶,或是镜下肿瘤的病变范围大于ⅠA2期。

ⅠB1期:临床可见病灶的最大径线≤4.0 cm。

ⅠB2期:临床可见病灶的最大径线>4.0 cm。

Ⅱ期:肿瘤浸润超出宫颈,但未至盆壁,或累及阴道但未达阴道下1/3。

ⅡA期:无宫旁组织浸润。

ⅡB期:有宫旁组织浸润。

Ⅲ期:肿瘤侵及盆壁和/或侵及阴道下1/3和/或导致肾盂积水或肾无功能。

ⅢA期:肿瘤侵及未达盆壁,但累及阴道下1/3。

ⅢB期:肿瘤侵及已达盆壁或有肾盂积水或肾无功能。

ⅣA期:肿瘤已超出真骨盆和/或临床已浸润膀胱和(或)直肠黏膜。

ⅣB期:远处转移。

2009年对宫颈癌临床分期的修订:2009年FIGO对宫颈癌的临床分期进行了精细修改,新分期主要有两点修改。

(1)取消0期:因原位癌与宫颈上皮内瘤样病变Ⅲ(CINⅢ)的治疗原则和方法相近,故将原位癌归为癌前病变范围(包括CINⅠ,CINⅡ,CINⅢ)。

(2)根据肿瘤大小(最大直径4 cm)对ⅡA期进行细分类:即ⅡA1期为肉眼可见病灶最大径线≤4 cm,累及范围小于阴道上2/3;ⅡA2期为肉眼可见病灶最大径线>4 cm,累及范围小于阴道上2/3。根据肿瘤大小对ⅡA期的细分是合理的,利于治疗和预后判断。但新分期并不支持基于肿瘤大小对ⅡB期再分类。

由于根据ⅡB期或ⅢB期中单侧或双侧宫旁组织浸润的再分类对治疗没有影响,故也不再进行细分。分期如下。

Ⅰ期:病变局限于宫颈(宫体是否受累不予考虑)。

ⅠA期:仅在显微镜下可见的浸润癌,并且间质浸润深度≤5.0 mm和水平浸润范围≤7.0 mm。

ⅠA1期:间质浸润的深度≤3.0 mm,水平浸润范围≤7.0 mm。

ⅠA2期:间质浸润深度>3.0 mm,但不超过5.0 mm,水平浸润宽度≤7 mm。

ⅠB期:局限于宫颈的临床可见病灶,或是临床前期病灶大于ⅠA2期。

ⅠB1期:临床可见病灶的最大径线≤4.0 cm。

ⅠB2期:临床可见病灶的最大径线>4.0 cm。

Ⅱ期:肿瘤浸润超出宫颈,但未至盆壁,或累及阴道但未达阴道下1/3。

ⅡA期:无宫旁组织浸润。

ⅡA1期:临床可见病灶的最大径线≤4.0 cm。

ⅡA2 期：临床可见病灶的最大径线 >4.0 cm。

ⅡB 期：有宫旁组织浸润。

Ⅲ期：肿瘤侵及盆壁和/或侵及阴道下 1/3 和/或导致肾盂积水或肾无功能。

ⅢA 期：肿瘤侵及未达盆壁，但累及阴道下 1/3。

ⅢB 期：肿瘤侵及已达盆壁和(或)有肾盂积水或肾无功能。

Ⅳ期：病变已超出真骨盆或临床已浸润膀胱和(或)直肠黏膜。

ⅣA 期：病变扩散至邻近器官。

ⅣB 期：病变转移至远处器官。

七、宫颈癌的治疗

宫颈癌治疗原则上应根据病变范围、临床分期、患者年龄、全身状况、设备条件和医疗技术水平决定治疗方案。在确定治疗方案时要严格掌握分期标准，在进行准确临床分期的基础上权衡利弊，遵循个体化原则，强调整体观念和综合治疗，注重生活质量。

宫颈癌常用的治疗方法有手术、放疗和化疗，应根据患者具体情况确定治疗方案。目前早期宫颈癌的治疗趋于保守，局部晚期宫颈癌提倡术前新辅助化疗(NAC)，中、晚期宫颈癌推荐采用同步放化疗的综合治疗。

(一)宫颈癌的手术治疗　手术是早期宫颈浸润癌首要的治疗手段之一，也是处理某些晚期宫颈癌及疑难问题不可缺少的一综合治疗手段。

1. 术前对患者全身情况的评估

1)病史：患者初入院后，除询问有关肿瘤病史外，也须了解有无盆腔炎病史及炎症程度、月经史、婚育史等，还应重视有无出血倾向史等。

2)病理诊断核实病理结果。若是外院病理切片，必须经本院病理科会诊核实。

3)体检与实验室检查综合病史、症状、体征、病理及辅助检查结果，做出较准确的临床分期。

(1)全身健康状况体检。

(2)血常规、尿常规检查。血红蛋白 <100 g/L 者，术前应予纠正。

(3)心、肺、肝、肾功能检查。

(4)一般除血浆总蛋白测定外，须重视白/球蛋白比值。白蛋白低于 3 g 者，术前应予纠正，以免影响术后伤口愈合。

(5)肝病可疑或有出血倾向者，应检查出血、凝血时间，血小板计数，凝血酶原时间测定等。

(6)必要时应行肾盂造影或膀胱镜检查，以了解肾脏功能和输尿管及膀胱情况。

4)饮食营养对手术患者很重要，主要依靠日常摄入。手术前尚须重视摄入高蛋白质、低脂肪及足量碳水化合物的低渣饮食为宜。

5)术前放射治疗：手术前放射治疗目的不同于单纯放疗，不要求全部杀灭肿瘤，仅起到局部控制肿瘤、缩小癌灶、便于手术及防止或减少术中播散和术后复发的目的。因此放射剂量应适当减少，为全量的 1/2，以宫颈局部放疗为主。

6）局部准备

（1）阴道准备：为防止阴道残端感染的重要措施之一。除上述术前放疗外，术前 1 周开始用 1:1 000 苯扎溴铵液冲洗阴道，每日 1 次。冲洗时要求切勿损伤肿瘤，以免引起出血，冲洗时要充分暴露宫颈穹窿才能达到冲洗目的。术前阴道涂抹甲紫液。

（2）肠道准备：避免术时肠胀气影响术野暴露，故术前 3 天少吃多渣食物；术前 2 天宜半流质饮食；术前 1 天全流质饮食。术前晚和术晨清洁灌肠各 1 次。

（3）皮肤准备：手术前 1 天嘱患者沐浴、洗发，然后行术前腹部和外阴皮肤准备。术前还应视患者全身及局部病灶情况，备同型血 300 ~ 600 ml，供术中输血用。

（4）手术器械：宫颈癌根治术对器械有一定的要求。因为手术操作时间较长，且在较深的盆腔操作，所以有关器械一般要求长达 21 cm，如 Kelly 钳、Allis 钳、Kocker 钳、剪刀、镊子，等等。必备的三叶腹腔固定拉钩，尤其对较肥胖患者，固定肠子的上叶，应深阔叶（阔 15 cm，深 11 cm），术时盆腔方能暴露充分，利于手术循序进行。还需配备宽、狭 S 形牵引器、阑尾拉钩、静脉拉钩和膀胱拉钩等。

2. 术前谈话　与患者及家属交代病情和手术方式。需要指明可能存在的手术风险，如：输尿管、直肠、膀胱、血管等损伤。需要讨论卵巢的去留问题。卵巢保留后可能仍需要术后放疗，以及卵巢悬吊和放疗对于卵巢功能的影响。获得知情同意，签字为证。

3. 手术方式

1）筋膜外子宫切除术：筋膜外子宫切除术适用于宫颈原位癌患者和ⅠA1 期宫颈癌患者。

筋膜外子宫切除术的手术范围应为：宫旁切缘距癌灶≥1 cm；阴道切除至少 0.5 cm。多年来对是否切除部分阴道上段有争论，但如阴道镜检病变延及阴道或怀疑腺癌可能，宜施行扩大子宫切除术，阴道切除 1 ~ 2 cm，病灶下 1.0 cm。45 岁或 50 岁以下可保留一侧卵巢。

2）次广泛子宫切除术：次广泛子宫切除术适用于ⅠA1 期宫颈浸润癌患者。较筋膜外手术扩大；宫旁切缘距癌灶≥2 cm；必须打开输尿管隧道；输尿管向侧方分离，并注意保留输尿管血运；阴道壁切除宽度 2 ~ 3 cm。

3）广泛性全子宫切除术合并双侧盆腔淋巴结切除术：本类型手术为宫颈浸润癌手术治疗的基本式式，所切除的阴道壁与宫旁组织范围较宽于次广泛全子宫切除术的要求。游离组织时必须打开膀胱侧窝与直肠侧窝，分离之，并在近骨盆壁切断联结子宫的各韧带及其周围结缔组织；阴道壁的切缘应距癌灶外缘 3 ~ 4 cm。按切除宫颈的支持韧带的范围广度分为两类。①广泛全子宫切除 A 类术式：切除 <1/2 主韧带、宫骶韧带。②广泛全子宫切除 B 类术式：切除 >1/2 主韧带、宫骶韧带。

4）超广泛全子宫切除术：较广泛全子宫切除术式范围更广泛，宫旁切除包括切断闭孔动静脉、髂内动静脉、臀下动静脉及阴部下动脉，主韧带在附着于盆壁根部切除。淋巴结切除更上一级，包括腹主动脉旁淋巴结。本术式适于ⅡB 及ⅢB 期的一部分患者。

5）盆腔淋巴结切除术：盆腔淋巴结切除术不成为宫颈浸润癌手术治疗的一个类型，它是经腹及经阴道宫颈癌广泛性全子宫切除术都必须伴行的手术。其发展史与宫颈浸润癌手术的发展史同样悠久。

6）盆腔廓清术：盆腔廓清术于1948年Brunschwin首次报道。前盆脏器切除术指广泛切除子宫的同时，将膀胱切除。后盆脏器切除术指广泛切除子宫的同时，将直肠切除。全盆脏器切除术指广泛切除子宫的同时，将膀胱和直肠一并切除。手术同时必须进行尿粪分流手术。膀胱切除以后，以回肠、乙状结肠及横结肠代膀胱者皆有报道，目前一般倾向于乙状结肠或横结肠代膀胱。国内外报道皆提出选择脏器切除要非常慎重，术后亦必须注重精心处理，包括尿粪分流的调理及严密随诊。

7）保留生育功能的手术：随着年轻、未生育宫颈癌患者的增加，保留生育功能成为这部分患者迫切需要解决的问题。Querleu等认为应该告知年轻的妇科恶性肿瘤患者可以选择保留生育功能。根治性子宫颈切除和子宫颈锥形切除为早期、年轻的宫颈癌患者提供了保留生育功能的可能，但应严格掌握手术并发症，并告知患者可能的手术并发症。

（1）根治性宫颈切除术：根治性宫颈切除术的适应证，此手术仅限于宫颈癌年轻病例中低危组并符合下述条件者，①希望保存生育力；②没有其他生育力受损的临床证据；③ⅠA1～ⅠB期（FIGO）；④肿瘤直径小于2 cm；⑤阴道镜检宫颈管内侵犯少；⑥无盆腔淋巴结转移证据；⑦无血管间隙侵犯；⑧向患者充分解释此手术的性质；⑨腺癌用根治性宫颈切除术的资料有限，但并不认为是禁忌证。

（2）宫颈锥切术：由于宫颈锥切术后残存病变及复发率较高，又有一定的并发症，不少学者主张应严格掌握锥切的适应证，主要用于：年轻妇女要求保留生育功能的ⅠA1期宫颈浸润癌（无脉管癌栓）患者。

锥切术的要求：①手术应在碘染或冰醋酸染色或阴道镜下进行。②手术范围应包括阴道镜下所见的异常病变、整个转化区、全部鳞状上皮交界及颈管下段。③切除宽度在病灶外0.5 cm，锥高延伸至颈管2.0～2.5 cm。病变在宫颈表面时，锥形切除宽而浅，若病变累及颈管，锥形切除则为狭而深的圆锥体。④锥切标本应全面详细检查，尤其是标本边缘和锥顶部组织，以明确是否切净。⑤锥切术后如需行子宫切除，多数认为间隔4～8周为宜。⑥锥切术后的并发症，根据发生时间分为近期和晚期，主要是出血（5%～10%）、感染及颈管狭窄（3%～31%），此外妊娠可能引起早产。

8）保留内分泌功能的手术：随着宫颈癌发病年龄的逐渐年轻化和治疗生存率的提高，有必要使治疗引起的功能障碍减少至最低程度。

卵巢是女性重要的内分泌器官，宫颈鳞癌卵巢转移发生率非常低，所以年轻宫颈癌患者接受治疗时有必要保留卵巢。

（1）卵巢移位术和卵巢移植术的适应证：①宫颈癌患者卵巢移位或移植的适应证为术前病理为鳞癌；②ⅡA期或以下期别；③年龄小于45岁，且术前月经周期正常，无围绝经期综合征症状；④估计术后可能要予放射治疗；⑤两侧卵巢和输卵管外观正常，剖视或冷冻切片无异常；⑥无淋巴、血管浸润和转移；⑦无卵巢癌家族史；⑧术前获得患者及家属同意。对于低分化鳞癌或腺癌或子宫体有转移者不宜。

（2）卵巢移位的方法：①开腹或宫颈癌根治术中卵巢移位术。卵巢移位术以往多在早期宫颈癌行根治术的同时实施，而中晚期患者经放、化疗，一部分患者亦可获长期生存，故对于她们而言，保留卵巢功能也是需要的。关于卵巢移位的方法，文献报道主要有卵巢上腹部移位术、卵巢横结肠移位术、乳房下卵巢移位术、卵巢腹膜外移位术和腹腔镜下卵巢移位术。其中应用较多的是卵巢上腹部移位术和卵巢腹膜外移位术,前者是将卵巢动静脉游离 10~12 cm(至脐上 1 cm);提起卵巢,缝合浆膜,包裹血管;左侧带血管卵巢固定于同侧结肠侧沟顶端,右侧固定于横结肠下方,而后者是将卵巢动静脉游离 15~20 cm,将卵巢提出腹腔,关闭腹膜后将卵巢固定于结肠侧沟的腹壁上。②腹腔镜下行卵巢移位。具有创伤小、恢复快、不延误治疗时机的特点,于术后次日可进行放疗。

(3)卵巢移植的方法:为了尽可能地使卵巢远离放疗野,还有学者提出游离卵巢移植术。卵巢移植术根据供体和受体的关系可分为自体移植、同种同系移植及同种异体移植 3 种。根据移植物有无血管吻合分为卵巢器官移植和卵巢组织移植,有血管吻合者称为卵巢器官移植,无血管吻合者称为卵巢组织移植。根据卵巢移植的位置分为原位移植和异位移植。

卵巢移植术常见的并发症有卵巢移植部位结节和包块、症状性卵巢囊肿、移植部位疼痛和卵巢衰退。其中移植部位结节和包块可能是因为移植的卵巢与周围组织发生粘连所致。

9)保留阴道(性)功能的手术:宫颈癌广泛性子宫切除术要求切除骶韧带、主韧带、阴道 3 cm 以上,对于性生活处在活跃期的患者,术后阴道短缩无疑会对性功能和性生活的质量造成很大影响。为尽量减少对宫颈癌患者性功能和性生活的影响,可在行宫颈癌广泛性全子宫切除术的同时,行腹膜代阴道术以延长阴道。具体方法:在传统的宫颈癌根治术基础上,子宫离体后,将阴道残端开放,1-0 号可吸收线间断缝合阴道前壁与膀胱后壁腹膜、阴道后壁与直肠前壁腹膜,连续缝合两侧阔韧带前后叶腹膜,在阴道上方 3~5 cm 处将直肠前壁和膀胱后壁腹膜用 1-0 号可吸收线间断缝合,使之形成延长阴道段的顶端,经阴道后壁与直肠前壁腹膜缝接处于腹膜后放置 T 管引流,3 天后经阴道拔除。缝合延长阴道之顶端时应避免贯穿膀胱及直肠黏膜层,以防形成阴道膀胱瘘或直肠阴道瘘。

10)保留神经的宫颈癌根治术:自从 100 年前 Wertheim 开创了宫颈癌根治手术以来,该术式一直是早期宫颈癌的主要治疗方式,5 年存活率达到 90%,但是一味强调根治后损伤盆腔自主神经引起的术后膀胱功能、直肠功能紊乱以及性生活失调,越来越引起患者及妇瘤科工作者的重视。特别是在宫颈癌发病年轻化的趋势下,一种既能保证治愈率又能有效提高患者生存质量的手术——保留神经的宫颈癌根治术,自然成为当今世界妇瘤科医生研究的热点之一。

11)微创手术在宫颈癌手术中的应用:近 10 年来,随着腹腔镜设备的不断改进和技术的不断发展和完善,不少学者将腹腔镜下盆腔淋巴结切除术作为宫颈癌临床分期的手段之一,部分患者因此直接选择了放射治疗,从而避免不必要的开腹手术。特别对于年轻,需保留生育能力的早期宫颈癌患者,在选择广泛性宫颈切除术之前,通过腹腔镜下盆腔淋巴结切除来排除淋巴结和远处转移已成为常规。

腹腔镜下广泛性全子宫切除及盆腔淋巴结清扫术的优势如下。

①术中手术视野开阔、清晰,能够仔细全面检查盆、腹腔脏器及肿瘤转移情况,并可同时进行腹膜后淋巴结切除,又可避免腹部手术大伤口造成的盆、腹腔粘连,尤其是术后需补充放疗时,有效地减少肠粘连造成的放射性肠损伤。

②腹腔镜下盆腔淋巴结切除术可使宫颈癌的临床分期更为准确,更有助于临床选择

最适宜的治疗方法,部分患者因此避免不必要的开腹手术,而另一部分年轻患者也因此能保留生育能力。

③腹腔镜下广泛性全子宫切除术时阴道上段切除可经阴道完成,可以充分切除阴道及阴道旁组织。

④由于腹腔镜手术没有腹部瘢痕,患者在心理上更容易接受,也有益于提高远期生活质量。就手术创伤而言,腹腔镜手术不需要大的腹壁切口,但其盆腔手术范围与开腹手术相同,本组资料中,腹腔镜手术组和剖腹手术组术后肛门排气时间、停留尿管时间、术后住院时间等指标差异均无统计学意义,也从一个侧面证实了这一点。

不过,其在子宫恶性肿瘤治疗中的临床应用价值仍存在一些争议。王刚等研究资料显示腹腔镜组手术时间明显长于剖腹手术组($P < 0.01$),而术中脏器损伤(3/15 vs 1/17)和术后淋巴囊肿(4/12 vs 2/17)也较剖腹手术更常见,反映了这种手术的风险性,临床上切不可盲目跟从,而应在经过严格培训后有所选择地逐步开展。

腹腔镜广泛性全子宫切除及盆腔淋巴结清扫术最为常见的并发症包括术中脏器损伤、血管损伤与出血、术后淋巴囊肿形成等,特别是由操作不太熟练的医生来施行时更易出现比较严重的并发症。膀胱损伤常发生于分离膀胱宫颈间隙和输尿管膀胱前段时,输尿管的损伤常发生于处理骨盆漏斗韧带和分离子宫颈段输尿管以及切除髂总淋巴结时,而血管损伤与出血最常见的部位是子宫动脉及静脉丛、阴道静脉丛、髂静脉、旋髂深静脉以及闭孔静脉丛。要减少这些并发症,术者必须熟悉盆腔解剖,特别要清楚输尿管、膀胱、主韧带、髂韧带、闭孔神经、膀胱侧窝、直肠侧窝以及盆腔各脏器血管和神经的解剖位置及比邻关系,其次要有娴熟的腹腔镜操作技巧和配合默契的手术组人员,同时注意术中轻柔操作和正确使用各种腹腔镜手术器械。

12)术后处理与随诊:手术后的处理从手术结束时开始。

(1)手术标本的处理:手术者与手术队检查切除的标本是否符合预先设计切除范围,特别注意与癌瘤转移有关的部位,如淋巴结、宫颈旁及子宫旁组织和阴道壁宽度等是否达到手术要求。

(2)切除的标本由病理科全面仔细检验。手术队除了解组织病理与分化程度,还须清楚所切除的淋巴结总数及其中阳性数、明确其属于哪一组淋巴结,标出记录模式。

(3)与麻醉科商讨手术后近期处理问题,必要时请其协助纠正由于手术创伤造成的术后紊乱。

(4)为恢复与保持生理平衡,须维持足够的氧气吸入及营养补给,并须防止感染和密切注意常见并发症的发生与处理,特别重视保持导尿管及盆腔引流通畅。去除留置导尿管以后,必须严密观察排尿情况,遇有排尿障碍及时处理,以使生理功能恢复。

(5)定期随诊:术后观察患者恢复情况与治疗效果,按计划定期随诊很重要。须重视术后长时间内仍可能发生并发症或癌症复发与转移。手术治疗近期效果虽好而于术后3年内复发者不罕见。子宫颈浸润癌手术后复发者为 5% ~20%,绝大多数发生在3年内。因此,拟定随诊计划时,术后近期应略频。一般应于术后2年内每2~3月1次。3~4年内每3~4月1次。以后每年1次,长期坚持。患者遇有问题时可及时随诊。随诊的检查应全面,包括术前曾检查的所有内容及可疑病变的病理检验。注意患者的功能状态及保留卵巢的患者卵巢功能是否得到保持。

(6)根治性宫颈切除的妊娠结局:该式式是较新的手术,迄今约400例报告,一家医院的例数都不会很多。此系保留子宫的宫颈癌手术,所以妊娠结局需受到关注。

(7)根治性宫颈切除术后的宫颈癌情况:这是本式式另一个值得重视的问题。一组257例术后随访结果,有8例复发(6例盆腔中心复发,2例远处转移),占3.1%。复发时间19~108个月,平均29个月。癌组织类型:4例鳞癌,3例腺癌,1例神经内分泌癌。

术后复发的危险因素是:①肿瘤大小,所有复发者原宫颈癌瘤均大于2 cm,所以强调<2 cm是适应证。②腺癌,占相当比率,特别是颈管腺癌难以估计其浸润高度,如距离颈管内口很近,则给手术造成困难,要么切除不够,要么残留宫颈过小,其结果都不好。③切缘距离癌灶太近(<5 mm),故有的医生提出这个距离应在8 mm以上更为安全。④淋巴管、血管间隙或腺管侵犯转移(LVSI)。

鉴于上述情况,一般主张术后每4~6个月检查一次,亦为"3C程序",即临床检查—细胞学或HPV检测—阴道镜检。术后6~12个月可以考虑开始妊娠。

(二)宫颈癌的放射治疗 至今,放射治疗仍是公认的宫颈癌的首选疗法。FIGO统计全世界1982~1989年收治的30 332例宫颈癌中,单纯放疗者占59.6%,放疗结合手术治疗者占24%。近50年来宫颈癌放射治疗方法不断改进,已趋成熟阶段。体外放射(EBRT)配合现代化腔内近距离放疗(ICRT),已属标准疗法。

放射治疗的适应证广,可治疗临床各期宫颈癌。但对于"桶状"宫颈癌仍应首选手术治疗为好。由于Ⅰ期和ⅡA期病例放疗的疗效与根治性手术的疗效相当,所以目前根治性放疗的主体对象仍为ⅡB~Ⅲ期病例。对于Ⅳ期者,可行放射姑息治疗,改善症状,延长生命,仍有约20%患者可望获得根治。

(三)宫颈癌的化学治疗 宫颈癌是最常见的妇科恶性肿瘤之一,手术或放疗的疗效肯定。虽然宫颈癌的放射治疗有近百年历史,放射技术、设备、剂量学等不断进步,手术技巧和方法的改进,但近50年来宫颈癌5年生存率无明显提高,尤其是中晚期患者5年生存率仍徘徊在50%。治疗失败的原因主要为局部肿瘤未控制或复发,其次为淋巴结或远处转移。以往宫颈癌的化学治疗主要用于晚期复发转移病例的姑息性治疗,随着宫颈癌发病的年轻化、腺癌患者比例的增加、患者对治疗后生活质量要求的提高以及随着新的化疗药物的研制成功、新的化疗器械及化疗途径的应用,化疗已由晚期姑息治疗的手段进入有效的综合治疗行列,适当的术前化疗或必要的术后化疗对于获得手术机会、改善生活质量和提高生存率具有积极的意义。

1. 宫颈癌化疗的适应证和禁忌证 宫颈鳞癌细胞对化疗中度敏感。作为宫颈癌综合治疗的一部分,化疗与手术、放疗联合应用或者序贯应用可能会提高宫颈癌患者治疗的有效率、生存率和生活质量。目前在宫颈癌治疗中,化疗主要用于以下3种情况:①新辅助化疗,是指在宫颈癌局部治疗(主要是手术)前给予的全身化疗,一般为2~3个疗程,目的是减小肿瘤体积,使手术易于施行,或者获得手术的机会,并控制亚临床转移,以期提高远期疗效;②作为放疗增敏剂,主要是用于同步放化疗,NCCN专家组一致认为以顺铂为基础加放疗的同步放化疗(顺铂单药或者顺铂/氟尿嘧啶)应成为ⅡB期及更高分期宫颈癌的治疗方法;此外,宫颈癌根治术后若发现宫颈肿瘤体积大、宫颈间质深部受侵、盆腔淋巴结阳性、切缘阳性或宫旁组织阳性的患者可以给予术后盆腔放疗[和(或)阴道近距离放疗]加含顺铂的同步放化疗;③辅助治疗,这主要是针对晚期、复发或者转移宫颈癌的治疗。

禁忌证:①白细胞低于 $40 \times 10^9/L$,中性粒细胞低于 $20 \times 10^9/L$,血小板低于 $80 \times 10^9/L$;②中、重度肝肾功能异常(轻度异常者慎用);③心功能障碍者,不能用蒽环类抗癌药物,比如阿霉素、表柔比星等;④一般状况差者;⑤有严重感染者;⑥精神病患者不能合作者;⑦过敏体质者应慎用,对所用抗癌药过敏者忌用;⑧妊娠合并肿瘤需根据孕周、肿瘤性质等情况而定。

2. 宫颈癌化疗常用的药物和方案

(1)单一化学治疗:单一化学治疗应用不多,主要用于晚期癌及复发癌的姑息治疗,和有严重并发症不能耐受手术或放射治疗者。有单一药物化疗和两种以上药物联合化疗。一般采用联合化疗,常用的有效药物有顺铂(DDP)、卡铂(CBP)、环磷酰胺(CTX)、异环磷酰胺(IFO)、氟尿嘧啶、博来霉素(BLM)、丝裂霉素(MMC)、长春新碱(VCR)等,其中以 DDP 疗效较好。治疗鳞癌常用的有:PVB(DDP、VCR、BLM)方案与 BIP(BLM、IFO、DDP)方案。治疗腺癌有:PM(DDP、MMC)方案与 FIP(氟尿嘧啶、IFO、DDP)方案。化疗途径可采用静脉或介入化疗。

(2)联合药物化疗:目前对晚期癌、复发癌或与手术、放射治疗并用时多采用联合药物化疗,较单一药物化疗有更好的效果。联合用药中应注意以下原则:①联合用药中的药物在单一用药时确有效果;②选用抗肿瘤机制不同的药物;③每种药物的不良反应不完全相同,毒性作用不能累加;④每一种药物的剂量尽可能和常用有效剂量相近;⑤联合用药的药物之间不能有减效及拮抗的作用。

常用的有 Pr 即紫杉醇加铂类,目前相关报道较多,且应用比较成熟。紫杉醇和顺铂的剂量分别是 $135 \sim 175 \ \text{mg/m}^2$ 和 $75 \ \text{mg/m}^2$。Moore 等进行一项随机Ⅲ期临床试验比较了紫杉醇联合顺铂与顺铂单药的疗效,结果表明尽管中位生存期没有改善,两药联合可以提高缓解率和肿瘤无进展生存期。

BIP 方案具体为 BLM10 mg/m^2,第 1~2 天;IFO1. 2~1. 5 g/m^2,第 1~5 天,同时用美司那,剂量为 IFO 的 20%,于使用 IFO 的 0、4、8 小时重复使用,可以避免异 IFO 引起出血性膀胱炎对泌尿系统的损伤;DDP 50 mg/m^2,第 1~2 天。3 周重复。此方案常见的不良反应有消化道反应、出血性膀胱炎、发热、肺损伤等。

此外联合化疗方案还有:①BVP 方案:DDP 60 mg/m^2,静脉滴注,第 1 天;VCR 1 mg/m^2,静脉滴注,第 1 天;BLM 25 mg/m^2,肌内注射,第 1~3 天。3 周重复。②BOMP 方案:BLM 30 mg,静脉滴注,第 1~4 天;VCR 0. 5 mg/m^2,静脉滴注,第 1 天,第 4 天;MMC 10 mg/m^2,静脉滴注,第 2 天;DDP 50 mg/m^2,静脉滴注,第 1 天,第 22 天。6 周重复。③PFM 方案:DDP 100~120 mg,静脉滴注,第 1 天;5-FU 750 mg,静脉滴注,第 1~5 天;MMC 4 mg,静脉注射,第 1~5 天。4 周重复。④FIP 方案:DDP 30 mg/m^2,静脉滴注,第 1~3天;5-FU 500 mg/m^2,静脉滴注,第 1~3 天;IFO 1 g/m^2,静脉滴注,第 1~3 天。4 周重复。⑤BM 方案:BLM 5 mg,静脉滴注,第 1~7 天;MMC 10 mg,静脉滴注,第 18 天。15 天为一个周期。

（3）新辅助化疗：新辅助化疗（NACT）是 Frei 于 1982 年首先提出，是指在恶性肿瘤局部治疗（手术或放疗）前给予的全身化疗，目的是减小肿瘤体积，使手术易于施行，并控制亚临床转移，以期提高疗效。新辅助化疗针对局部晚期宫颈癌（LACC）即一组具有预后不良因素的高危宫颈癌，广义包括宫颈癌ⅠB2～ⅣA，狭义则指局部肿瘤直径≥4 cm 的早期宫颈癌，此类宫颈癌局部肿瘤不易控制，容易发生淋巴或远处转移，预后差，5 年生存率低。新辅助化疗的原理可能为缩小肿瘤的直径、作用于血管化形成好的组织、通过缩小肿瘤体积和减少缺氧细胞部分，增加放疗敏感性、可以减少手术后的微小进展、使不能手术的病例有手术机会、作用于局部和远处的亚临床转移、指导治疗选择、鉴别化疗敏感肿瘤。新辅助化疗也存在缺点，延长治疗（增加放疗耐药），延迟可能有治愈作用的治疗（将临床上明显的肉眼转移灶转化为隐藏的转移灶），有肿瘤进展的可能（可能增加术后并发症），增加总的治疗的不良反应（判断肿瘤原来边缘的难度增加），增加治疗的费用。

目前多数临床研究主张宫颈癌新辅助化疗的疗程为 2～3 个疗程，给药途径为全身静脉和动脉介入及动脉插管。新辅助化疗方案以顺铂为基础的联合方案最多，常用的有 PT（紫杉醇、铂类）、PVB（顺铂、长春新碱、博来霉素）、BIP（顺铂、博来霉素、异环磷酰胺）、PVBM（顺铂、长春新碱、博来霉素、丝裂霉素），其他常用药物还有氟尿嘧啶、甲氨蝶呤、奥沙利铂、表柔比星、依托泊苷、拓扑替康等。

（4）同步放化疗：尽管放射设备和技术不断进步，但对宫颈癌治疗效果提高甚微，生存率无明显变化。近些年来，国内外学者的研究发现小剂量的化疗药物可提高放疗敏感性，放疗联合化疗在中晚期宫颈癌的研究和应用亦取得一定的进展。同步放化疗（CCR）又称同期放化疗，即盆腔外照射加腔内近距离照射，同时应用以铂类为基础的化疗。主要用于局部进展型，广泛淋巴及全身转移和复发转移宫颈癌。

（5）辅助化疗：化疗对晚期宫颈癌、手术或放疗后复发转移患者有一定的姑息性效果，单药顺铂仍然是治疗晚期或复发性宫颈癌的金标准。对于什么是晚期宫颈癌，通常认为是指Ⅲ～Ⅳ期宫颈癌，而临床实际工作中将较重的ⅡB 期也按晚期宫颈癌来对待，在20 世纪 90 年代后期，首先由国外学者提出了局部晚期宫颈癌的概念，一般是指具有不良预后因素的高危型宫颈癌。复发性宫颈癌指肿瘤经根治性治疗痊愈后的癌瘤再现，包括了局部复发（复发的肿瘤局限在盆腔内）、中心性复发（宫颈、阴道或阴道残端、宫体等复发）和宫旁复发（盆壁）。远处转移指复发的肿瘤位于盆腔外的组织和脏器，如肺、骨等。宫颈癌术后复发是指所有的大体肿瘤经根治性手术切除后且标本切缘无肿瘤者，初次手术 1 年后又出现肿瘤的。若在 1 年内局部肿瘤再现或大体肿瘤持续存在，则为术后肿瘤未控。放疗后复发是指宫颈癌经根治性放疗后宫颈和阴道痊愈后盆腔或远处再现肿瘤，放疗结束后 3 个月内出现称放疗后肿瘤未控，也有以 6 个月为限，判断肿瘤是否复发。两者无实质性的差别，不影响患者的治疗和预后。

总之，早期宫颈癌不论采用手术或放疗，患者的 5 年生存率都比较高，这一点已达成共识。但一些高危早期宫颈癌由于宫颈肿瘤体积较大，周围组织播散，有潜在肿瘤转移的可能。对这类患者传统的手术与放疗疗效均不佳。手术或放疗前化疗对肿瘤细胞的杀伤最有效，因为此时肿瘤的血供未被手术或放射治疗破坏，有利于化疗药物的渗入。近年来手术前化疗开展得较多，提高了手术的切除率，并使原本不能手术的患者获得手术机会，但是有些研究提示并没有提高总体生存率,需要进一步大样本前瞻性研究。对术后有高危因素的患者可考虑术后化疗加放疗,但要根据患者的身体状况及经济情况,个性化处理。

（四）宫颈癌的分子靶向治疗　除了手术、放射治疗外,化疗也成为重要的治疗方法。但对于局部晚期宫颈癌患者的治疗效果还不令人满意。目前,虽有针对宫颈癌的主要诱因——HPV 的预防性疫苗,然而,对于已发生的宫颈癌仍无效。传统的放疗和化疗由于缺乏特异性,在杀伤肿瘤细胞的同时,对正常组织细胞也有不良反应,由于生活水平的提高、年轻患者的增加,对传统治疗方法的不良反应越来越关切,因而宫颈癌的治疗面临了新问题,需要进一步探索治疗新模式。因此,选择肿瘤细胞特异性靶点,针对该靶点进行治疗,避免对正常细胞的损伤,获得高效低毒的治疗模式将成为方向。随着肿瘤分子生物学的深入研究和生物制药的不断进步,抗肿瘤药物正从传统的细胞毒性药物向着针对肿瘤不同发生发展环节的新型抗肿瘤药物——分子靶向性治疗发展。这些分子靶向药物主要有单克隆抗体和小分子化合物,其作用途径主要包括:调节细胞增生的信号转导途径、细胞受体、调节血管生成的转导途径、肿瘤抑制基因丢失功能的转导等。目前,已有一些宫颈癌分子靶向治疗的临床研究。

1. 表皮生长因子受体拮抗剂　表皮生长因子(EGF)受体酪氨酸激酶家族由 4 种不同的受体组成,分别是 EGF type 1(EGFR 也称 ErbB－1,或 Her－1),ErbB－2(Her－2),ErbB－3(Her－3)和 ErbB－4(Her－4)。该家族所有蛋白拥有一个细胞外配体结合区域、一个疏水转膜区域和单个的细胞质酪氨酸激酶包含区域。内源性配体结合到细胞外区域,EGFR 形成受体同或异二聚体,并激活酪氨酸激酶包含区。随后,复杂的信号转导网被启动,诱导增生、迁移、侵袭和血管形成,包括 P13K/Akt/mTOR 通路和 Erk1/2 分裂原活化蛋白激酶通路。

1) 表皮生长因子受体:表皮生长因子受体(EGFR,亦称 Her－1),是酪氨酸激酶生长因子受体家族的成员之一,属于 Ⅰ 型酪氨酸激酶受体亚族(ErbB1－4),具有酪氨酸激酶活性,EGFR 在包括宫颈癌在内的多种人类实体肿瘤组织中均有过表达,EGFR 通过介导多条细胞内信号转导途径,调节正常细胞的生长和分化,增强肿瘤细胞侵袭力、促进血管生成、抑制肿瘤细胞凋亡,使其成为肿瘤诊断和治疗的新靶点。目前,靶向 EGFR 的肿瘤治疗药物主要分为两类:EGFR 单克隆抗体和小分子化合物酪氨酸激酶拮抗剂。

（1）抗 EGFR 单克隆抗体

①西妥昔单抗:西妥昔单抗是基于鼠单克隆抗体 225 的嵌合免疫球蛋白 G2 单抗,已被批准用于联合放疗治疗头颈部鳞癌和联合化疗治疗结直肠腺癌。西妥昔单抗加放疗治疗头颈部肿瘤,在统计学上可明显延长 2 年总生存期和改善局部控制率。

此外,西妥昔单抗联合伊立替康治疗,提高了结直肠癌患者的反应率和无进展生存率。这些结果为使用抗 EGFR 作为宫颈癌单独治疗或联合放疗和(或)化疗提供了依据。临床前研究表明,宫颈癌对西妥昔单抗介导的细胞毒性和肿瘤生长的抑制均很敏感。

几个西妥昔单抗治疗宫颈癌的临床研究正在进行中,包括西妥昔单抗单独治疗残存或复发的宫颈癌,西妥昔单抗加放疗治疗早期宫颈癌,以及西妥昔单抗加顺铂治疗残存或复发的宫颈癌。

②马妥珠单抗:马妥珠单抗是一种人源化的抗 EGFR 的 G1 免疫球蛋白单抗,每周800 mg,单独使用,治疗 44 例用顺铂为主的联合化疗后病情进展的宫颈癌患者有效。在38 例可评价的患者中,2 例 PR(部分有效),9 例 SD(稳定),该单抗有良好的耐受性。

(2)EGFR 酪氨酸激酶抑制剂:EGFR 酪氨酸激酶抑制剂,如吉非替尼、厄洛替尼,以及拉帕替尼,正在用于宫颈癌的评价中。

①吉非替尼:单独使用吉非替尼,500 mg/d,作为晚期宫颈鳞癌或腺癌的二线或三线治疗的多中心 Ⅱ 期临床已在 30 例患者中做了评价。虽然没有客观地反应,但 20% 的患者稳定,中位稳定期为 111.5 天。到进展的中位时间为 37 天,中位总生存时间 107 天。吉非替尼的耐受好,最常见的药物不良事件为皮肤和胃肠道反应。

2002 年 1 月到 2003 年 11 月,法国进行了吉非替尼的多中心非对照 Ⅱ 期临床试验(1839IL/0075 研究),共 30 例复发性宫颈癌,年龄≥18 岁,PS 0 ~2,鳞癌 25 例,腺癌 5例。在吉非替尼治疗前所有患者均行过放疗和化疗,其中有 13 例行 2 种方案的化疗,28例做了手术治疗。治疗方案:吉非替尼治疗,500 mg/d,口服,直到病情进展。若有不可接受的不良反应,剂量减半(250mg/d)。不可接受的不良反应包括 3 ~4 级的腹泻或皮肤不良反应,或其他药物相关的 3 ~4 级不良反应。观察指标:为客观反应率(PR)、疾病控制率(DCR),PFS,OS,有效持续时间和不良事件。治疗结果,30 例患者中,28 例(93.3%)疗效可评价,另外有 2 例(6.7%)病情无进展但却死亡,不做评价。未能观察到客观反应率(CR + PR)。有 1 例肺转移灶疗效 PR,但从前盆腔照射部位疗效 PD;6 例(20.0%)疗效SD,持续时间 77 ~188 天,中位时间 111.5 天;22 例(73.3%)疗效 PD,中位时间 37 天(95% CI 28 ~77),中位生存时间 107 天(95% CI 103 ~253)。该研究对所有患者的安全性作了评价。

目前,对于复发或转移性宫颈癌的治疗方法有限,吉非替尼单独使用疗效低,但在一些患者中可相对地延长疾病控制期,因而有必要进一步研究 EGFR 抑制剂联合同步化疗作为复发或转移性肿瘤,或联合放化疗治疗局部晚期肿瘤的一线治疗方案。

GOG 正在评价小分子 EFGR 酪氨酸激酶抑制剂或抗 EFGR 单克隆抗体,使用这一类靶向药物要想获得明显的疗效,需要用分子方法筛选敏感的病例。

②厄洛替尼:尽管吉非替尼的研究显示缺乏活性,但另一个 EGFR 酪氨酸激酶抑制剂厄洛替尼,正在进行单独治疗残存或复发宫颈鳞癌的 Ⅱ 期临床试验,以及联合顺铂和放疗治疗局部晚期宫颈鳞癌的临床评价。拉帕替尼,一种 Her -1(EGFR)和 Her -2 的二元酪氨酸激酶抑制剂,正单独和联合帕唑帕尼(一种多靶点的酪氨酸激酶抑制剂)进行 FIGOIVB,或复发,或残存的宫颈癌 Ⅱ 期临床试验。这些结果尚未见报道,但巴西进行了厄洛替尼的非随机多队列的 Ⅰ 期临床试验已有结果。

2)表皮生长因子受体 2:Her -2 在 1/4 的乳腺癌患者中过表达,而且,与预后不良相关。然而,Her -2 阳性的乳腺癌用抗 Her -2 治疗可显著地改善预后,如使用曲妥珠单抗。Her -2 阳性仅见于 3% ~9% 的宫颈癌病例,而且是腺癌多于鳞癌。与乳腺癌相反,Her -2 阳性在宫颈癌预后中的价值有争议。有报道 126 例 ⅠB/ⅡA 期宫颈癌行根治性子宫切除和盆腔淋巴结清扫术,Her -2 阳性者预后不良。另一报道 55 例 Ⅰ ~ⅣA 宫颈癌行根治性放疗,Her -2 阳性预后好。这些结果提示,单独使用抗 Her -2(如曲妥珠单抗)宫颈癌尚缺少理论依据。

2. 血管内皮生长因子抑制剂　肿瘤的生长和转移依赖于血管,这使得血管生成成为癌症的基础和治疗的理论靶点。血管形成的一个主要通路是血管内皮生长因子(VEGF)家族的蛋白和受体。VEGF通路在正常及病理血管形成中起关键作用,激发多个信号网络,其结果是内皮细胞生长、迁移、分裂、分化及血管通透。有趣的是,VEGF的表达是由氧张力牢固控制,而且,乏氧引起VEGF表达的上调,其方式就像乏氧引起促红细胞生成素上调一样。VEGF通路也上调几个生长因子,包括EGF和EGFR。

VEGF相关基因家族血管和淋巴血管形成生长因子由6种分泌蛋白组成,称为VEGF-A、VEGF-B、VEGF-C、VEGF-D、VEGF-E和胎盘生长因子-2(PLGF-2)。VEGF的作用是通过结合到VEGF受体而介导:VEGFR-1结合VEGF-A、VEGF-B和PIGF-1;VEGFR-2结合VEGF-A、VEGF-C、VEGF-D和VEGF-E;VEGFR-3结合VEGF-C和VEGF-D,而且仅表达在淋巴内皮细胞;PLGF-2结合跨膜蛋白。一旦结合VEGF、VEGFR-1和VEGFR-2形成二聚体,每一个受体的酪氨酸激酶区域"自动磷酸化"另一个,导致受体活化,激发多个信号级联放大。

在一些肿瘤,包括宫颈癌,VEGF的过度表达与肿瘤进展和预后不良相关。宫颈癌肿瘤内VEGF蛋白水平较正常宫颈组织中的高,高水平的VEGF与分期晚相关,并且增加了淋巴结转移风险。其他研究表明,高VEGF表达和肿瘤血管生成的增加是无进展生存期和总生存期不良的独立预后因子。而且,新的资料认为,HPV对浸润性宫颈癌的形成是必需的,它通过上调E6癌蛋白直接刺激VEGF的产生。

(1)贝伐单抗:贝伐单抗是一种人源化的抗VEGF-A单克隆抗体,与化疗联合治疗转移性结直肠癌和非小细胞肺癌,明显改善了反应率和生存率。这些发现确认了抑制VEGF信号通道作为一种癌症治疗的重要方式。2006年,小样本量的回顾性研究显示贝伐单抗联合氟尿嘧啶治疗复发性宫颈癌有抗癌活性。从此以后,几个贝伐单抗治疗宫颈癌的Ⅱ期临床试验开始了。一个是评价贝伐单抗单独治疗残存或复发性宫颈鳞癌的有效性试验,另一个是研究贝伐单抗联合放疗和顺铂治疗初发的局部晚期宫颈癌,而且还有一个是评价贝伐单抗联合托泊替康和顺铂作为一线方案治疗复发或残存宫颈癌的试验。

(2)舒尼替尼:苹果酸舒尼替尼是抑制肿瘤增生和血管生成的口服小分子多靶点药物,靶点为VEGFR-1、VEGFR-2和VEGFR-3,PDGFR(血小板衍生生长因子受体)-α和PDGFR-β,KIT,以及FLT-3RPTKs(受体酪氨酸激酶)。舒尼替尼被批准为转移性肾癌和胃肠间质肿瘤的标准治疗。

近来新的VEGFR酪氨酸激酶抑制剂,例如,索拉非尼和帕唑帕尼作为单独和联合其他方法治疗宫颈癌的药物代谢动力学特性的Ⅰ/Ⅱ期临床试验正在进行中。例如,索拉非尼联合放疗和顺铂治疗经病理证实$T1b-3bN_0/1M_0$宫颈癌的Ⅰ/Ⅱ期临床试验正在进行中。索拉非尼是Raf蛋白Craf和Braf的一种体外小抑制剂,也是几个酪氨酸激酶受体的多靶点抑制剂,如VEGFR-2、VEGFR-3和血小板衍生生长因子受体-β(PDGFR-β)。

另一个研究正在比较帕唑帕尼联合拉帕替尼,以及二者分别单独治疗转移性宫颈癌的有效性和安全性。拉帕替尼是Her-1(EGFR)和Her-2的二元酪氨酸激酶抑制剂。EGFR家族信号肽在调节前血管生成因子中起重要作用,而且,EGFR和Her-2靶向治疗的耐受可能是由于改变了肿瘤血管的生成。靶向于 EGFR 和 Her-2 通路的拉帕替尼,以及靶向于 VEGF 和血小板衍生生长因子通路的帕唑帕尼,可以克服这一耐受,并为治疗带来益处。此外,这些研究为确定预测治疗反应的生物标记提供了很大可能。

范德他尼是酪氨酸激酶受体抑制剂,通过 VEGFR 信号通道,抑制肿瘤血管生成,并通过 EGFR 和 RET 抑制肿瘤细胞增生及生长。目前,尚未见范德他尼治疗宫颈癌的相关报道。

3. 环氧化酶-2 抑制剂 环氧化酶-2(COX-2)是重要的肿瘤血管生成因子,研究发现,在宫颈癌组织中 COX-2 存在于癌细胞中,不存在于宫颈癌间质细胞,其表达水平与微血管数量密切相关。COX-2 高表达的宫颈癌预后较差。COX-2 低表达的宫颈癌患者 2 年生存率达 90%。在其他治疗的基础上长期应用 COX-2 抑制剂可能有效控制肿瘤再生长和复发。

COX-2 是花生四烯酸转化为前列腺素所需的酶,它的促肿瘤活性是通过一些机制来介导的,包括前致癌物转化为致癌物,刺激肿瘤细胞生长,抑制凋亡,促使血管生成,以及免疫抑制。COX-2 的过度表达见于晚期宫颈癌、转移性宫颈癌,以及预后差的宫颈癌。

非甾体类抗感染药物(NSAID),可直接抑制 COX-2,增强放射线诱导的凋亡和 G_2M 细胞周期阻滞,抑制亚致死性放射损伤的修复。塞来昔布的治疗降低 COX-2、细胞增生的标志物 Ki67、新血管生成的标志物 CD31 的表达。在临床前研究的模型中,塞来昔布抑制了受碱性成纤维细胞生长因子刺激的大鼠角膜毛细血管的生长,并且,这种有效的血管生成抑制剂似乎是基于通过 COX-2 抑制前列腺素的产生。这样,塞来昔布有直接攻击乏氧细胞的潜能,以克服肿瘤微环境的不利因素,对增强宫颈癌同步放化疗的疗效可能有益。因此,加拿大开展了 COX-2 抑制剂塞来昔布联合同步放化疗治疗局部晚期宫颈癌的 Ⅰ～Ⅱ 期研究,以评价其安全性和毒性。

4. 分子靶向治疗展望 晚期宫颈癌以及该病的复发、转移性宫颈癌的疗效差,可选择的治疗方法有限,而肿瘤细胞的分子事件可为我们提供理想的靶点,并以此来开发新的药物。EGFR 和 VEGF 信号通道是两个理想的治疗靶点,在肿瘤生长和血管生成中起重要作用;西妥昔单抗、马妥珠单抗和 EGFR 酪氨酸激酶抑制剂作用于 EGFR,贝伐单抗和 VEGFR 酪氨酸激酶抑制剂作用于 VEGF 信号通道。单独使用这些药物或联合化疗和(或)放疗治疗宫颈癌的更多结果有待报道。就实体瘤而言,仅靶向于单一靶点的治疗是不理想的,因肿瘤细胞群会发生多个分子异常事件,对于宫颈癌的个体化治疗,需要检测和描绘完整的分子异常事件,采用多靶点的联合治疗,克服 EGFR 信号通道耐药的不足,这将是未来理想的靶向治疗方向。

(五)宫颈癌的生物治疗

1. 肿瘤疫苗 HPV 感染已被证实为宫颈癌发生的主要因素,故采用 HPV 疫苗预防 HPV 感染,进而预防宫颈癌,是最根本的防治方法。目前 HPV 疫苗主要包括预防性疫苗和治疗性疫苗两大类。其中,预防性疫苗主要通过诱导有效的体液免疫应答,使特异性抗体与病毒的包膜抗原结合,破坏病毒,阻止病毒进入宿主细胞,从而达到预防感染的目的。HPV 的包膜蛋白 L1 和 L2 是预防性 HPV 疫苗的靶抗原。而治疗性疫苗则主要通过刺激细胞免疫应答,消灭表达 HPV 抗原的被感染细胞。由于 E6 和 E7 两种基因产物是 HPV 阳性的肿瘤细胞表达的癌蛋白,是完全的外来病毒蛋白,具有比突变细胞蛋白更多的抗原决定簇,也是最适于作为治疗性 HPV 疫苗的抗原物质。诱导针对 E6 和 E7 蛋白的 CTL 是最常用的方法。

2. 基因治疗

(1)针对宫颈癌基因的治疗研究:目前研究证明,至少有 42 种亚型的 HPV 能感染生殖器,其中高危型 HPV 有 15 种,如 HPV16、HPV18、HPV31、HPV33 和 HPV35 等,高危型 HPV 感染是引起宫颈癌和宫颈上皮内瘤变的主要因素。其中 HPV16 和 HPV18 亚型对宫颈移行带具有高度的亲和力,与宫颈癌的关系最为密切。HPV 感染与组织学类型相关:HPV16 型多见于宫颈鳞癌,HPV18 型以宫颈腺癌为主。

(2)针对子宫颈抑癌基因的治疗研究:目前研究较多的宫颈癌的抑癌基因有 p53、p73、pPb、Bax、FHIT、p21 和 Fas。

(3)基因治疗联合放疗的治疗研究:放射治疗在宫颈癌治疗中占有重要地位,约 80% 患者把放射治疗作为治疗手段之一。放疗疗效受到限制常由以下几种生物学因素引起:肿瘤细胞克隆形成率、肿瘤内乏氧细胞的放射抵抗、DNA 修复和分次放疗间歇期损伤的修复等。为了进一步提高放疗的治愈率,基因治疗靶向性处理肿瘤细胞,提高其对射线的敏感性,然后联合放疗。根据技术特点可将基因治疗联合放疗分成免疫基因联合放疗、直接杀伤或抑制肿瘤细胞的基因联合放疗、抗肿瘤血管生成的基因联合放疗和放疗保护性基因治疗等 4 项技术。Wang 等证实,放疗联合含有 Egr - 1/TRAIL 的腺病毒,可以大大增加肿瘤细胞的死亡和凋亡。Jung 等认为,肿瘤坏死因子 - α 联合放疗对治疗局灶性肿瘤是有意义的。

(4)基因治疗联合化疗的治疗研究:临床上经常用铂类为基础的化疗方法来治疗浸润阶段或复发状态的宫颈癌,如顺铂等,然而化疗药物的不良反应较大,如何将药物减少到最低有效剂量,但又不降低治疗的效果,这是一个值得深究的问题。单核细胞化学诱导蛋白 1 是一种能在炎性病变和肿瘤部位催化巨噬细胞渗透和提高它们噬菌作用的化学运动性的物质。Nakamura 等研究发现,单核细胞化学诱导蛋白 1 表达使宫颈癌细胞对低剂量顺铂敏感,可能诱导巨噬细胞的迁移从而根除肿瘤细胞。这个系统可能成为一种结合免疫基因治疗的化疗新策略,用于治疗难治性宫颈癌。García - López 等在几个宫颈癌细胞系中研究得出,ICl 182、ICl 780 和顺铂联合产生协同抗增生效应,在细胞周期 $G_2 + M$ 期时雌激素和黄体酮基因表达部分地被抑制。因此认为,在宫颈癌细胞中 ICl 182、ICl 780 能增强顺铂的效果。在癌症治疗中,在联合抗肿瘤药物尤其是顺铂的进一步评价中,这种抗激素药物治疗可作为有价值的候选药物。

3. 细胞因子及体细胞治疗　细胞因子是由免疫效应细胞(淋巴细胞、单核—巨噬细胞)和相关细胞(成纤维细胞、内皮细胞)产生的具有重要生物学活性的调节蛋白,在免疫反应中起介导和调节作用。

(六)复发性宫颈癌的治疗　对于复发性宫颈癌的定义,有关的见解基本一致,指肿瘤经根治性治疗痊愈后的癌瘤再现,包括局部复发和远处转移。局部复发指复发的肿瘤位于盆腔内,包括:中心性复发(指宫颈、阴道或阴道残端、宫体等复发)和宫旁复发(指盆壁复发);远处转移指复发的肿瘤位于盆腔外的组织和器官,如:肺转移、骨转移、腹主动脉旁淋巴结转移等。根据宫颈癌初次治疗的方法不同,又可将复发性宫颈癌分为手术后复发和放疗后复发。

1. 宫颈癌术后复发和未控　复发指所有的大体肿瘤经根治性手术切除后,且标本切缘无肿瘤者,初次手术 1 年后又出现肿瘤的,称为术后复发。如果手术后,术野内大体肿瘤持续存在或初次手术后 1 年内局部肿瘤再现的,称为术后肿瘤未控。根治术后的肿瘤复发,25% 位于阴道上段或残端。

2. 宫颈癌放疗后复发和未控　放疗后复发是指宫颈癌经根治性放射治疗,宫颈和阴道痊愈后,盆腔和(或)远处再出现肿瘤。如果放疗结束后 3 个月内,原发肿瘤或部分肿瘤持续存在,或盆腔内出现新的病灶,则为放疗后肿瘤未控。宫颈癌放疗后复发,27% 在宫颈、宫体或上段阴道,6% 在阴道下 2/3 段,43% 在宫旁和 16% 的远处转移。

宫颈癌放疗后的愈合时间以放射治疗后 3 个月为界,也有从放射治疗开始计算,以 6 个月为限,判断肿瘤复发还是未控,中国医学科学院肿瘤医院采用此标准。两者无实质性差别,不影响患者的诊治和预后。

治疗原则:晚期和复发性宫颈癌的治疗较困难,治疗前应详细地了解病史和全面地检查(包括:血、尿、便三大常规,肝功能和肾功能、胸片、心电图、B 超、CT 或 MRI、PET、PET - CT 等,必要实行膀胱镜、结肠镜及消化道造影等检查),充分了解和评估肿瘤的范围、与周围组织器官的关系及患者对治疗的耐受程度等,应根据初次治疗的方法、复发肿瘤的部位和范围、复发距初次治疗的时间及患者的一般状态、经济情况等制订合理的、个体化的治疗方案。

基本的治疗原则为:①晚期宫颈癌目前多采用同步放疗和化疗综合治疗。若患者不能耐受同步放化疗,也可采用单纯放疗或化疗进行姑息治疗;②根治术后的盆腔复发和(或)腹膜后淋巴结转移者,首选放射治疗,近年多采用同步放疗与化疗联合治疗。Waggoner SE 等(2003)报道根治术后盆腔复发放疗者的 5 年生存率达 33%。若盆腔复发肿瘤较大,且为中心型复发时,也可考虑手术,术后酌情补充放疗或放化疗;③放疗后的肿瘤复发,在原照射野外的宜选择放疗或放化疗;在原照射野内小的或中心型复发肿瘤,宜选择手术治疗;④对于肿瘤广泛转移或不能耐受手术或不宜放疗的患者,可选择姑息性化疗。对于原照射野内复发肿瘤的再放疗,目前尚有争议。主要由于再放疗的剂量受到限制,疗效差,而并发症的发生率高,因此限制了再放疗的应用。另外,目前有文献报道热疗合并放化疗治疗晚期或复发性宫颈癌,可提高肿瘤的控制率,并改善患者的生存。

八、护理措施

(一)一般护理

1. 早期宫颈癌患者在普查中发现宫颈刮片报告异常时,会感到震惊,常表现为发呆或出现一些令人费解的自发性行为。几乎所有的患者都会产生恐惧感。因此,护士应向患者介绍有关宫颈癌的医学常识,介绍各种诊治过程、可能出现的不适及有效的应对措施。为患者提供安全、隐蔽的环境,鼓励患者提问,尽力解除其疑虑,缓解其不安情绪,使患者能以积极态度接受诊治过程。

2. 鼓励患者摄入足够的营养,评估患者对摄入足够营养的认知水平、目前的营养状况及摄入营养物的习惯。注意纠正患者不良的饮食习惯,兼顾患者的嗜好,必要时与营养师联系,以多样化食谱满足其需要,维持体重不继续下降。

3. 指导患者维持个人卫生,协助患者勤擦身、更衣,保持床单清洁,注意室内空气流通,促进舒适。指导患者勤换会阴垫,每天冲洗会阴 2 次。便后及时冲洗外阴并更换会阴垫。

(二)治疗配合

1. 术前护理

(1)执行妇科腹式手术前护理常规。

(2)手术前 3 天给 1∶5 000 高锰酸钾溶液阴道冲洗,每日 1~2 次。

(3)手术前 2 天给少渣饮食,手术前 1 天晚给流质饮食,手术日晨禁食。

(4)手术前 1 天晚肥皂水灌肠 1 次,手术日晨清洁灌肠。

(5)手术前 1 小时准备阴道,用肥皂水棉球擦洗阴道后,用温灭菌外用生理盐水冲洗,再以无菌干棉球擦干,宫颈及穹隆部涂 1% 甲紫,然后填塞纱布条,其末端露出阴道口外,便于术中取出。

(6)手术前在无菌操作下留置尿管,以无菌纱布包好尿管开口端并固定。

2. 术后护理

(1)执行妇科腹式手术后护理常规。

(2)持续导尿 5~7 天,于第 5 天后开始行膀胱冲洗,每日 1 次,连续 2~3 天,保持尿管通畅,每日更换接管及尿袋,观察尿量及性质。

(3)拔尿管前 2 天改间断放尿,每 2~3 小时开放尿管 1 次,训练膀胱机能。

(4)拔尿管后,根据患者排尿情况适时测残余尿,残余尿量 80 ml 以下者,亦膀胱功能恢复正常。若残余尿超过 100 ml 者,需保留尿管给予间断放尿。

(5)注意保持腹腔负压引流管通畅,观察引流液量及性质,每 6~8 小时抽负压 1 次。48~72 小时可拔出引流管。

(6)密切观察病情变化,观察体温、脉搏、呼吸及血压的变化。按医嘱给予抗生素。如发现异常,应及时通知医师给予处理。

(三)放疗护理　放疗是女性生殖器官恶性肿瘤的主要治疗方法之一。放射线可直接作用于细胞的蛋白质分子,使之电离,并产生凝结现象,破坏其原有的形态和生理功能,造成细胞死亡,放射线也可使组织产生不正常的氧化过程,破坏细胞的主要生理功能。因此,放射线的作用主要在于使体内蛋白质合成受阻,酶系统受干扰,造成细胞功能障碍,导致其死亡。放射线在抑制和破坏肿瘤细胞的同时,也对正常组织产生不良影响。人体各个器官对放射线的敏感度不一样,卵巢属高度敏感,阴道与子宫颈中度敏感。

1. 放疗患者的心理支持　患者对放疗不了解,常误认为放疗是不治之症的姑息治疗。在放疗期间由于局部和全身的反应,往往难以完成疗程。护士在患者放疗期间除耐心细致地做好护理工作外,还要给患者以精神的支持,解除患者的思想顾虑。详细叙述放疗的原理和疗效,使患者明白放疗绝不是癌症晚期的姑息治疗,某些肿瘤经过几个疗程的治疗是可以治愈的,并要讲清放疗的效果与患者的身体和心理状态有关,放疗的一些不良反应是可以通过治疗和护理来预防和减轻的,说服患者坚持治疗。

2. 放疗患者的一般护理 放疗患者常出现乏力、疲劳、头晕等全身症状,应嘱患者多休息,有充足的睡眠。饮食上尽可能增加食量,给易消化食品,少食多餐,并辅以各种维生素。放疗患者全身抵抗力较低,易于感染,要保持清洁卫生的环境,所住房间应定时用紫外线消毒等。

3. 注意观察一些特殊症状 放射治疗引起患者血液系统的变化较多,主要因放射线抑制骨髓的造血功能,这与接受放射治疗的剂量、次数、照射面积有关。有白细胞下降、血小板下降、出凝血时间延长、毛细血管通透性增高,因此可以造成出血或大出血。要注意患者有无口腔牙龈出血、鼻出血,注意大便颜色,有无皮下斑点或出血点。若有这些出血倾向,可以输成分血。当白细胞低于 $3.0 \times 10^9/L$ 或血小板低于 $50 \times 10^9/L$,血红蛋白降至 $70\ g/L$ 以下,以及其他全身反应严重时,应考虑暂停放疗,注射用维生素 B_4、B_6 脱氧核苷酸;或口服利血生,复方核苷酸等。

也有的外照射后皮肤瘙痒,是为放射皮肤反应,可用无刺激软膏,严重的似灼伤,出现水疱,可将水疱刺破,但不要擦破水疱上皮肤,以防感染,涂以 10% 甲紫、磺胺粉等,使其自愈。

4. 对放射治疗反应严重者,或晚期癌接受放疗时,应有特别护理如助翻身防止褥疮、照料饮食、床头护理、照顾生活等。

九、防控

1. 加强防癌宣传教育,实行晚婚、计划生育,开展性卫生教育、青春期教育、婚前教育,加强孕产期监护。

2. 建全妇女防癌保健网,定期开展对妇女疾病、特别是宫颈癌的普查普治,做到早期发现、早期诊断和早期治疗。发现宫颈病变如重度慢性子宫颈炎、子宫上皮不典型增生等应积极治疗。此外应注意个人卫生,应勤换衣裤,保持清洁,防止阴部感染。

3. 本病患者在患病期间应禁止性生活,即使在病灶消退,症状消失以后也要节制。

4. 护士要鼓励患者及家属积极参与出院计划的制订过程,以保证计划的可行性。凡手术治疗者,必须见到病理报告单才可决定出院与否。如有淋巴转移,则需继续接受放疗以提高 5 年存活率。

5. 对出院患者认真随访,一般为:治疗后最初每月 1 次,连续 3 个月后改为每 3 个月 1 次,一年后每半年 1 次,第 3 年开始每年 1 次。如出现症状应及时随访。

6. 护士注意帮助患者调整自我,重新评价自我能力,根据患者具体状况提供有关术后生活方式的指导,性生活的恢复需依术后复查结果而定,护士应认真听取患者对性问题的看法和疑虑,提供针对性帮助。

（位玲霞）

第四节　子宫内膜癌

子宫内膜腺癌主要发生在绝经后妇女,而且随着年龄的增加,恶性程度增加。诊断时的高峰年龄在 50~65 岁,约有 25% 的子宫内膜癌发生在绝经前妇女,约 5% 发生在 40 岁以下的妇女。通常,这些年轻妇女不是肥胖就是长期不排卵,或两者兼有,但并非总是如此。诊断为子宫内膜癌的较年轻患者应询问其家族史,因为它是最常见的遗传性妇科肿瘤。子宫内膜癌是遗传性非息肉性结肠癌(HNPCC),或 Lynch 综合征中第二位常见肿瘤。

一、子宫内膜癌的病因

子宫内膜癌病因尚不清楚,目前认为与下列因素有关。

(一)未孕、未产、不孕　受孕次数低,未产妇比有 5 个孩子的妇女易感性高 3 倍。据日本妇产科学会子宫癌登记委员会报道,年轻宫体癌患者中有 66.4% 为未产妇,更有人认为不孕、无排卵者以及更年期排卵紊乱者,其宫体癌发生率明显高于有正常排卵性月经的妇女,故推测年轻的宫体癌患者多处于长期无排卵的内分泌紊乱状态,这些患者可能与未能被孕激素拮抗的雌激素长期作用有关。

(二)体质因素　内膜癌易发生在肥胖、高血压、糖尿病的妇女。这些因素是内膜癌高危因素。

(三)与雌激素的关系　多年来无论从临床观察或是实验研究已认为子宫内膜癌的发生与雌激素的长期刺激有关。

(四)与子宫内膜增生过长的关系　长期以来已公认子宫内膜癌的发生可能与子宫内膜增生过长有关。但究竟哪一类型的子宫内膜增生过长与子宫内膜癌的发生关系最密切,也是长期以来研究的课题。现已证实子宫内膜癌的发生与子宫内膜腺囊型增生过长关系不大,而与子宫内膜腺型增生过长密切有关,尤其是伴细胞不典型者,关系更为密切。

(五)社会及经济因素　与宫颈癌比较,子宫内膜癌更多发生于中上等社会阶层的妇女。

(六)绝经后延　绝经后延妇女发生内膜癌的危险性增加 4 倍。内膜癌患者的绝经年龄比一般妇女平均晚 6 年。

(七)遗传因素　约 20% 内膜癌患者有家族史。内膜癌患者近亲有家族肿瘤史者比宫颈癌患者高 2 倍。

二、子宫内膜癌的病理

(一)病理形态组织学分型　2003 年 WHO 关于子宫内膜癌的组织学分类见表 11-2。

表 11-2 子宫内膜癌的组织学分类(WHO,2003)

子宫内膜样腺癌

伴鳞状上皮分化

绒毛腺管状

分泌型

纤毛细胞型

黏液性腺癌

浆液性腺癌

透明细胞腺癌

混合细胞腺癌

鳞状细胞癌

移行细胞癌

小细胞癌

未分化癌

其他

组织形态学上,子宫内膜样腺癌常伴有其他变异成分或鳞状上皮分化而形成各种亚型,这些组织学上的伴随特征对预后一般无直接影响。少数子宫内膜癌表现为非子宫内膜的其他苗勒管上皮分化,这些类型的内膜癌多数侵袭性较强,复发率可高达 60% 及以上(郭丽娜,2006),认识这些特殊类型的子宫内膜癌对诊断和指导临床治疗很有必要。

(二)组织学分级 为了进一步了解肿瘤的恶性程度,指导临床预后判断和选择合理的治疗方案,应对子宫内膜癌(主要是 I 型内膜癌)进行分级。刮宫标本可由于组织破碎或取材局限而影响分级效果,但仍应据此做出初步分级。切宫标本若仅残存少量癌,应借鉴原刮宫材料进行全面评估,最终确定肿瘤的组织学类型和分级。

1. 通常采用的是 WHO(2003)三级分法,主要是针对腺体成分的结构分级:

G_1(高分化):以腺样结构为主,实性区 ≤5%。

G_2(中分化):实性区占 6% ~50%。

G_3(低分化):实性区 >50%。

除了上述结构指标外,还需结合细胞的异型性和其他参考指标如:

(1)腺癌伴鳞状上皮分化不属于实性区,应按腺体成分分级。

(2)细胞异型性明显与其结构分级不相称时,则将肿瘤升高一级,如结构为 G_1、G_2 的肿瘤升高为 G_2、G_3。

(3)高度异型核多见于 II 型子宫内膜癌(此型癌不分级)。

2. 近年 Alkushi 等(2005)分析研究了经子宫切除并有完整临床随诊资料的 202 例子宫内膜癌病例,提出更加简便易行并与临床吻合的二级,即高级别和低级别的分级方案:

(1)以乳头或实性结构为主。

(2)核分裂 ≥6/10HPFs。

(3)细胞核高度异型性。

以上 3 项中,具 2 项以上指标者为高级别癌。

三、子宫内膜癌的临床分期

至今仍用国际妇产科联盟 1971 年的临床分期(表 11 – 3),对手术治疗者采用手术 – 病理分期(表 11 – 4)。

表 11 – 3　子宫内膜癌的临床分期(FIGO,1971)

0 期	腺瘤样增生或原位癌(不列入治疗效果统计)
Ⅰ 期	癌局限于宫体
Ⅰa 期	宫腔长度≤8 cm
Ⅰb 期	宫腔长度 >8 cm

根据组织学分类:Ⅰa 期及Ⅰb 期又分为 3 个亚期;G_1:高分化腺癌;G_2:中分化腺癌;C_3:未分化癌

Ⅱ 期	癌已侵犯宫颈
Ⅲ 期	癌扩散至子宫以外盆腔内(阴道或宫旁组织可能受累),但未超出真骨盆
Ⅳ 期	癌超出真骨盆或侵犯膀胱或直肠黏膜或有盆腔以外的播散
Ⅳa 期	癌侵犯附近器官,如直肠、膀胱
Ⅳb 期	癌有远处转移

表 11 – 4　子宫内膜癌手术 – 病理分期(FIGO,2000)

分　期	肿　瘤　范　围
Ⅰ 期	癌局限于宫体
Ⅰ$_A$	癌局限在子宫内膜
Ⅰ$_B$	侵犯肌层≤1/2
Ⅰ$_C$	侵犯肌层 >1/2
Ⅱ 期	癌扩散至宫颈,但未超越子宫
Ⅱ$_A$	仅累及宫颈管腺体
Ⅱ$_B$	浸润宫颈间质
Ⅲ 期	癌局部或(和)区域转移
Ⅲ$_A$	癌浸润至浆膜和(或)附件,或腹水含癌细胞,或腹腔冲洗液阳性
Ⅲ$_B$	癌扩散至阴道
Ⅲ$_C$	癌转移至盆腔和(或)腹主动脉旁淋巴结
Ⅳ$_A$	癌浸润膀胱黏膜和(或)直肠肠黏膜
Ⅳ$_B$	远处转移(不包括阴道、盆腔黏膜、附件以及腹主动脉旁淋巴结转移,但包括腹腔内其他淋巴结转移)

四、子宫内膜癌的诊断及鉴别诊断

主要根据病史、临床检查、病理检查及各种辅助检查结果确定诊断。

（一）发病年龄 子宫内膜癌多见于老年妇女,绝经后妇女占总数 70% ~ 75% ,围绝经期妇女占 15% ~ 20% ,40 岁以下仅占 5% ~ 10% 。国内报告高发年龄为 50 ~ 60 岁,平均年龄为 55 岁左右,国外报道年龄中位数为 61 ~ 63 岁。上海医科大学妇产科医院资料 40 岁以下子宫内膜癌占同期子宫内膜癌 6.6% ,年龄最小为 21 岁。哈尔滨医科大学 1993 年报道,最小年龄 16 岁。北京协和医院 108 例年龄范围 26 ~ 71 岁,平均 53.3 岁,40 岁以下占 12% 。四川大学华西医院附二院报道 290 例内膜癌年龄范围 22 ~ 78 岁,平均年龄 54.5 岁,小于 40 岁占 5.5% 。

（二）主要临床症状

1. 阴道流血、异常的阴道排液,宫腔积液或积脓为子宫内膜癌的主要症状,应做进一步检查明确诊断。

（1）阴道流血可表现为绝经后阴道流血,围绝经期的月经紊乱,40 岁以下年轻女性的月经过多或月经紊乱多种形式,其中绝经后出血者占 65% ~ 70% 。国外报道 20 世纪 80 年代以来,40 岁以下妇女子宫内膜癌发病数已由 2/10 万上升到 40 ~ 50/万,美国 1988 ~ 1998 年 10 年间内膜癌倍增。近年来国内多家报道 40 岁以下内膜癌患者有增加趋势,绝经后阴道流血妇女随年龄增加,由子宫内膜癌引起的阴道流血的可能性明显增高,若年龄 >70 岁其概率为 50% ,若合并有未产及糖尿病则可为 87% 。任何围绝经期之月经紊乱及经量增多均应考虑有无内膜癌存在可能。

（2）异常阴道排液:为癌瘤渗出液或感染坏死的表现,多为血性液体或浆液性分泌物,恶臭,常伴有阴道异常出血。因阴道排液异常就诊者约占 25% 。

（3）下腹疼痛及其他:若癌肿过大,或累及子宫下段、宫颈内口者,可引起宫腔积液或积脓,出现下腹疼痛。累及附件或盆腹腔的晚期患者可有下腹包块等症状。若病变晚期累及或压迫盆腔神经丛,或伴感染时可引起发热及疼痛。

（4）重视与子宫内膜癌发病有关因素病史收集:对有家族癌瘤史,子宫内膜增生过长史,年轻妇女持续无排卵者(不孕及多囊卵巢综合征),卵巢性索间质肿瘤(颗粒细胞癌及卵泡膜细胞瘤),外用雌激素或长期激素代替疗法等,及乳腺癌术后有长期应用他莫昔芬病史者,均应高度警惕有无子宫内膜癌存在,应做进一步检查。应对患者有无内科疾病,如糖尿病、高血压等全面收集病史。

2. 体征 除做全面的体格检查外,妇科检查应排除外阴、阴道、宫颈出血,及由损伤感染等引起出血及排液。应注意子宫大小、形状、活动度、质地软硬,子宫颈、宫旁组织软硬度有无变化,对附件有无包块及增厚等均应有仔细全面检查。绝经后出血伴感染者可合并宫腔积脓。

（三）辅助检查

1. 超声检查 可了解子宫大小、宫腔形状、宫腔内有无赘生物、子宫内膜厚度、肌层有无浸润及深度。

2. 病理组织学检查 是确诊子宫内膜癌的依据,也是了解病理类型、细胞分化程度的唯一方法。常用的子宫内膜标本采取方法有:①子宫内膜活检;②宫颈勺搔刮;③分段诊刮。其中分段诊刮是最常用和有价值的方法,可用于鉴别子宫内膜癌和子宫颈管腺癌,明确内膜癌是否累及子宫颈管,协助临床分期。应先刮宫颈管,再用探针探测宫腔,继之刮宫腔,将宫颈管刮出物及宫腔刮出物分别送病理组织学检查。

3. 细胞学涂片　包括阴道脱落细胞学涂片(阳性率低)和宫腔细胞学涂片(阳性率高),为提高细胞学检查的阳性率,取材时可以:①内膜冲洗;②尼龙内膜刷;③宫腔吸引涂片,准确率达90%。但这些办法常作为普查的手段,只能起到辅助诊断的作用,最后确诊仍需根据病理检查结果。

4. 宫腔镜检查　对于子宫内膜癌(尤其在病变早期)或局灶型子宫内膜增生及内膜癌,超声检查和诊断性刮宫检查均有较高的漏诊率,而宫腔镜检查可以直接、全面观察宫腔病变的大小、部位、表面血管分布等情况,并可在直视下进行定点内膜活检,提高诊断准确率。子宫内膜癌宫腔镜下典型特征为病灶形态不规则,表面有纡曲、怒张的异形血管,组织松脆,易出血。对有异形血管,特别是形状不整的扩张血管病灶,血供丰富和(或)组织松脆的结节状或息肉状隆起病灶必须高度重视,积极活检。

5. CT　CT平扫不能区分子宫内膜与子宫肌层,必须做增强扫描。增强扫描时,正常子宫内膜与增强的肌层相比密度稍低,癌变的子宫内膜表现为稍低的密度强化。ⅠA期子宫内膜癌肿瘤位于子宫内膜内,CT表现可正常或子宫内膜的增厚,呈低密度,边缘可不规则。如果肿瘤位于一侧,则两侧的低密度内膜不对称。ⅠB期和ⅠC期除ⅠA期的表现外,子宫亦增大,肌层局部厚薄不均。Ⅱ~Ⅳ期子宫内膜癌,肿瘤侵犯子宫颈时,表现为子宫颈增粗、不对称,密度减低。肿瘤转移至附件和子宫周围时,表现为附件区及子宫颈周围囊状的低密度肿块。淋巴结转移时还可见髂血管周围的淋巴结增大、融合。

6. MRI　子宫内膜癌最常见的MRI表现为子宫内膜弥散性不规则增厚,宫腔增宽,增大,在T_1WI上大部分肿瘤的信号与子宫的信号相近,除非有出血致信号增高外常不易发现病灶。T_2WI上肿瘤呈高信号或等信号。增强扫描肿瘤大部分为无强化或略有强化,仅少数患者出现明显强化。内部强化程度大部分比较均匀,少数呈不均匀强化。

7. 淋巴造影　用以了解盆腔及主动脉旁淋巴结有无转移。其X线征象是转移之淋巴结异常增大或呈"蚕食状"结构,或淋巴结边界不清,不显影。可在术前检查预测淋巴结有无转移,但操作较复杂,穿刺困难,临床上较难以推广应用。

8. 血清CA125　对原发性腺癌诊断的敏感性为40%~60%,对腺癌复发诊断的敏感性为60%~80%。血清CA125水平与子宫内膜癌患者的分期、病理类型及预后密切相关,若血清CA125 > 100 kU/L,则提示该患者有可能已发生子宫外转移。

9. 雌、孕激素受体(ER,PR)　在对子宫内膜组织进行组织学检查的同时,还应进行雌、孕激素受体的测定。ER及PR阳性的高分化子宫内膜癌患者对孕激素治疗的反应率高,PR阳性的肿瘤对孕激素治疗的反应率为72%,而PR阴性的肿瘤治疗反应率仅为12%。

(四)鉴别诊断　阴道流血及异常阴道排液并非子宫内膜癌所特有,需与下列妇科疾病鉴别。

1. 月经失调　为妇女常见病,尤其是更年期月经失调。两者症状相似,妇科检查均可无特殊表现,需靠子宫内膜病理组织学检查鉴别。临床上诊断功能失调性疾病前,均应先除外子宫内膜病变。

2. 子宫内膜炎　常诉有不规则阴道流血或月经不规则,B超下可见子宫内膜略增厚,血流丰富。但多伴下腹痛或坠胀感及发热等炎症表现,抗感染治疗有效,宫腔镜检查可见子宫内膜充血、水肿,有炎性渗出物,严重时内膜坏死脱落形成溃疡。诊刮病检可见子宫内膜有大量多核白细胞浸润,细胞间隙内充满液体,毛细血管扩张,严重者可见大量细菌。

3. 老年性阴道炎　可有异常阴道排液,呈泡沫状、脓性或血性。但多伴下腹坠胀不适及阴道灼热感,外阴瘙痒;妇科检查可见阴道黏膜萎缩,皱襞消失,上皮菲薄,阴道黏膜充血,有点状出血,严重时形成表浅溃疡;诊断性刮宫无子宫内膜病变。

4. 黏膜下子宫肌瘤及子宫内膜息肉　均可有不规则阴道流血,均为宫腔内实质性病变,B超下可见宫腔内中等回声团块,CD-FI可见前者肿块周边呈环状分布血流,后者在蒂部可探到丰富血流,RI>0.4,子宫碘油造影摄片均显示宫腔内有充盈缺损,诊断性刮宫呈阴性,必要时宫腔镜直视下取活检可明确诊断。

5. 子宫其他恶性肿瘤　如宫颈癌及子宫肉瘤等,亦可有不规则阴道流血,仔细的妇科检查辅以宫颈细胞学检查及活体组织学检查有助于诊断。

6. 原发性输卵管癌　可有多量浆液性或血性阴道排液。但妇科检查及B超均可及附件包块,诊断性刮宫阴性,腹腔镜下可见输卵管增粗,呈茄子状或表面赘生物。

五、子宫内膜癌的治疗

子宫内膜癌的主要治疗方法为手术、放疗、药物治疗、免疫治疗等。早期可用单一方法,晚期提倡综合治疗。应根据子宫体大小、肌层浸润程度、是否累及宫颈管、癌细胞分化特点及患者全身状态而定。手术的目的为可进行手术—病理分期,同时切除癌变的子宫及其他可能存在的转移病灶,是早期子宫内膜癌的主要治疗方法。

1. 手术治疗　0期宜行全子宫切除术;Ⅰ期应行扩大全子宫及双附件切除术,阴道黏膜及宫旁组织均需切除1~2cm。如果细胞低分化,侵及肌层≥1/2或肿瘤直径≥2cm,病理类型为透明细胞癌、浆液性癌,尚需行盆腔淋巴结清扫术;Ⅱ期应行广泛子宫切除术及盆腔淋巴结清扫术。

2. 放射治疗　单纯放疗适用于晚期或有严重的全身疾病、高龄和无法手术的病例,术后放疗用于补充手术的不足及复发病例。在大多数西方国家,常采用先放疗,然后进行全子宫及双侧附件切除术、选择性盆腔及腹主动脉旁淋巴结切除术的方法。

腔内放射包括宫颈癌腔内放射、宫腔填充法腔内治疗、后装法腔内放射3种方法。腔内照射可在术前进行,以利于手术的成功,可减少复发,提高5年生存率。近代研究表明,术前先行腔内放疗,2周内切除子宫者,36%已无残余癌;8周后手术者,59%无残余癌。无残余癌者5年复发率为3.8%,有残余癌者19.2%。又有研究指出,Ⅰ期癌单纯手术5年存活率为69.5%,术前腔内放疗组5年存活率为93.75%;单纯手术组复发率为11.51%,术前放疗组为6.97%。此外,腔内照射亦可在术后进行,主要针对病变累及宫颈或阴道切缘残瘤,最好在术后3~4周时辅以阴道内放射。

体外放射治疗,不论为术前、术后或单纯放射,都必须根据个体差异区别对待。术前体外放射主要针对宫旁或盆腔淋巴结可疑转移灶。术后体外放射主要针对手术不能切除的转移灶和盆腔及腹主动脉旁淋巴结转移。单纯体外放射适用于晚期病例,阴道及盆腔浸润较广泛,不宜手术,且腔内放射治疗亦有困难者。

3. 化学治疗　子宫内膜癌的化疗主要适宜于晚期或复发、转移的患者或作为高危患者手术后的辅助治疗,如低分化肿瘤,肿瘤侵犯深肌层、盆腔或主动脉旁淋巴结阳性者以及一些恶性程度极高的病理类型的肿瘤。

(1)PAC 方案

顺铂(DDP)60 mg/m², VD。

多柔比星(阿霉素,ADM)50 mg/m², iv。

环磷酰胺(CTX)500 mg/m², iv。

间隔 4 周,连续 6 个疗程。

(2)CP 方案

环磷酰胺(CTX)500 mg/m², iv。

顺铂(DDP)60 mg/m², VD。

间隔 4 周,连续用 6~8 个疗程。

(3)CAF 方案

环磷酰胺(CTX)500 mg/m², iv。

多柔比星(ADM)50 mg/m², iv。

氟尿嘧啶 500 mg/m², VD。

间隔 4 周,连续用 6 个疗程。

4. 激素治疗　对晚期癌、癌复发患者,不能手术切除的病例或年轻、早期患者要求保留生育功能者均可考虑孕激素治疗。

1)孕激素:正常子宫具有较丰富的雌激素受体(ER)和孕激素受体(PR),能分别识别雌激素和孕激素,与其结合后发挥生物效应。子宫内膜癌为激素依赖性肿瘤,但受体含量较正常内膜低,且肿瘤分化程度越差,临床期别越晚,受体含量就越低。公认激素受体含量与预后和治疗选择有重要关系:受体含量低者,肿瘤复发高,生存期短,预后不良,死亡率高,对孕激素治疗反应差,对细胞毒药物反应好。反之,受体含量高者,肿瘤分化好,生存期长,预后好,适宜孕激素治疗。据报道,受体阳性者,治疗有效率分别为:ER 阳性者50% ~60%,PR 阳性者 70% ~80%,两者均阳性为 80%;未做受体检测者则为 30%。

在孕激素作用下,子宫内膜癌细胞可以从恶性向正常内膜转化,直接延缓脱氧核糖核酸和核糖核酸的合成,从而控制癌瘤的生长。孕激素还可增强癌细胞对放疗的敏感性,使早期患者肿瘤缩小、消失或分化好转。诸多学者的研究表明,孕激素不但对原发灶有抑制作用,对转移灶,尤其是肺转移也有较好疗效,对内膜癌的皮肤转移灶也有治疗作用,年轻未育的子宫内膜癌患者在孕激素治疗后可以妊娠。

当今临床应用的孕激素主要有 3 种:

(1)醋酸甲羟孕酮:200~300 mg,每日 1 次口服,或 500 mg,每日 3 次口服,或 400~1 000 mg,肌内注射,每周 1 次。8 周以后每周 250 g;或每日 100 mg×10 天,后每日 200 mg,每周 3 次,维持量为每周 100~200 mg。

(2)醋酸甲地孕酮:每日每次 400 mg,肌内注射,连用半年至 1 年;或每周 40~60 mg口服。

（3）17 - 羟乙酸孕酮:500 mg,每周 2 次,肌内注射,或 1 000 mg,肌内注射,每周 1 次,连用 3 ~ 6 个月;或每日 500 mg,1 ~ 2 个月后每日 250 mg,肌内注射。

上述长效孕激素通常应连续使用 2 个月以上,才能产生疗效,对癌瘤分化良好,PR 阳性者疗效好,对远处复发者疗效优于盆腔复发者,治疗时间至少 1 年。大规模随机安慰剂对照研究未显示出辅以孕激素治疗能够改善子宫内膜癌患者的无进展生存率及总生存率,故目前激素治疗多用于晚期和复发转移患者,孕激素的有效率 <20% 。

孕激素治疗产生的不良反应少,症状轻,偶见恶心、呕吐、水肿、秃发、皮疹、体重过度增加及满月脸等,严重的过敏反应及血栓性静脉炎、肺动脉栓塞较罕见。

2)抗雌激素药物:近年报道,雌激素拮抗剂三苯氧胺(TMX)对原发性肿瘤为雌激素受体阳性的复发病变有效,或当孕激素治疗失败时,应用此药有效。用法:20 mg,每日 2 次,口服连用 3 个月至 2 年。三苯氧胺有促使孕激素受体水平升高的作用,对受体水平低的患者可先用三苯氧胺使受体水平上升后,再用孕激素治疗,或者两者同时应用可以提高疗效。药物不良反应有潮热、畏寒类似更年期综合征的表现,骨髓抑制表现为白细胞、血小板计数下降,但一般较其他化疗药物反应轻,其他可以有少量不规则阴道流血、恶心、呕吐等。

3)氨鲁米特(氨基导眠能):是一种作用于中枢神经系统的药物,除有镇静作用外,还能抑制肾上腺,从而抑制外周组织芳香化酶的产生。使血浆 17 - 羟孕烯醇酮、雄烯二酮下降,体内 E 水平下降。从 20 世纪 80 年代开始,氨鲁米特用于乳腺癌的治疗,取得了一定的疗效,但其对内膜癌的治疗,国内外鲜见报道。国内刘惜时等,用氨鲁米特治疗子宫内膜癌患者发现,氨鲁米特可降低患者血中雌激素(E)、孕激素(P)水平,并使内膜癌组织中雌激素受体(ER)、孕激素受体(PR)含量下降,用药后癌组织在光镜下形态学变化主要表现为癌细胞退行性变,提示氨鲁米特可抑制癌细胞生长,由于此类报道较少,氨鲁米特对内膜癌的作用有待进一步研究。

六、护理措施

（一）一般护理　指导患者保持外阴清洁,及时更换会阴垫;鼓励进食,促进营养,纠正贫血等不良健康状态,以提高机体对手术和放射等治疗的耐受性。

（二）心理护理　向患者介绍有关内膜癌的医学常识,使患者认识到内膜癌发展慢、转移晚、手术治疗效果较好,以增强患者坚持治疗的信心。教育患者保持愉快心情,有利于疾病的康复。

（三）治疗配合　需要手术治疗者,严格执行腹部及阴道手术护理活动。术后 6 ~ 7 日阴道残端羊肠线吸收或感染可致残端出血,需严密观察并记录出血情况,此期间患者应减少活动。孕激素治疗的作用机制可能是直接作用于癌细胞,延缓 DNA 复制和 RNA 转录过程,从而抑制癌细胞的生长。常用各种人工合成的孕激素制剂,通常用药剂量大,至少 8 周才能评价疗效,患者需要具备配合治疗的耐心。药物的副作用为水钠潴留、药物性肝炎等,但停药后即好转。他莫昔芬用药后的副反应有潮热、急躁等类似围绝经期综合征表现和轻度的白细胞、血小板计数下降等骨髓抑制表现,还可有头晕、恶心、呕吐、不规则少量阴道流血、闭经等。晚期病例及考虑放疗、化疗者,参考有关护理内容。

七、预后

由于宫内膜癌的症状显著,易于诊断,并且其病情发展缓慢,发生转移的时间亦较慢,因此,子宫内膜癌确诊时多数患者处于早期,无论给予手术治疗或是放射治疗,其治疗效果均较满意。从总体来说,子宫内膜癌的治疗效果在妇科恶性肿瘤中是比较理想的,治疗后5年生存率一般在60%~70%,个别的可高达80%。影响子宫内膜癌预后的相关因素有临床分期、组织学类型、组织学分化程度、肌层浸润、淋巴结转移、腹腔细胞学、子宫大小、发病年龄、治疗方法及患者绝经年龄、生育情况等,这些因素在通常情况下不是孤立存在的,而是相互关联或是多元存在相互影响的。

八、防控

1. 普及防癌知识,对40岁以上妇女应定期做妇科检查,尤其是绝经后妇女有不正常的阴道排液增多或不规则的阴道流血时,应立即就诊。

2. 平时应注意控制饮食和体重,控制外源性雌激素药物的剂量,尤其应避免长期应用。对于不孕、肥胖,并患有高血压、糖尿病的妇女,应提高警惕。

3. 对更年期综合征、功能性子宫出血患者,应慎用雌激素治疗。以免用药不当引起子宫内膜过度增生。对于已经出现子宫内膜增生的患者,宜及时应用孕激素。

4. 密切随访及治疗子宫内膜癌的前驱病变,尤其是腺瘤样增生及不典型增生,以防癌变。子宫内膜癌的预后一般较好,因此,早期治疗、早期诊断尤其重要。

5. 无论是手术、放疗、化疗或综合治疗后的子宫内膜癌患者均需密切随访,定期检查,发现异常及时处理。

(位玲霞)

第五节 子宫肉瘤

子宫肉瘤是一种发病率较低,恶性程度很高的肿瘤。5年生存率仅30%左右。可以原发于子宫体、子宫内膜腺体或间质,也可继发于子宫肌瘤。据统计,子宫肉瘤占子宫恶性肿瘤的3%~9%,占生殖道恶性肿瘤的1%~3%。其中,最常见的为癌肉瘤,其次为子宫平滑肌肉瘤、子宫内膜间质肉瘤。

子宫肉瘤多发生在40~60岁。各种类型肉瘤的发病年龄不同,低度恶性子宫内膜间质肉瘤多发生于35~39岁,中位年龄为34.5岁。高度恶性子宫内膜间质肉瘤多发生于41~63岁,中位年龄为50.8岁。子宫平滑肌肉瘤多发生于48~54岁,发病的中位年龄为50.9岁,而癌肉瘤大多发生于62~67岁。

子宫肉瘤的确切病因不清。研究认为与下列因素有关:①内源性雌激素水平升高刺激,如多囊卵巢综合征,卵泡膜细胞瘤者常同时患有子宫肉瘤。②外源性雌激素长期刺激,如口服避孕药、卵巢早衰或绝经前后长期雌激素替代治疗、他莫昔芬服用史。Schwartz等发现口服避孕药≥15年,发生子宫肉瘤的危险度提高了1.7倍。③放射史,子宫肉瘤有盆腔放疗史者平均为8.3%,从放疗到发现肉瘤可间隔2~20年,倾向于发生癌肉瘤和腺肉瘤。④体重,体重指数≥27.5 kg/m² 者。在诊断肉瘤前 1 年最高体重指数≥27.5 kg/m² 者发生子宫平滑肌肉瘤的危险度提高 2.5 倍。

一、病理及分类

依据细胞类型和发生部位,人们对子宫肉瘤提出了多种分类系统。1959 年,Ober 提出子宫内膜肉瘤分类方法,该分类中不包括纯肉瘤,因其本身类别已经很明确(表 11 - 5)。

表 11 - 5 子宫肉瘤分类

同源性	异源性
Ober 分类	
单一性	
间质肉瘤(淋巴管内间质性瘤)	横纹肌肉瘤
平滑肌肉瘤	软骨肉瘤
血管肉瘤	骨肉瘤
纤维肉瘤	脂肪肉瘤
混合性	MMMT
GOG 分类	
平滑肌肉瘤	
子宫内膜间质肉瘤	
混合性同源性苗勒管肉瘤(癌肉瘤)	
混合性异源性苗勒管肉瘤(混合性中胚叶肉瘤)	
其他子宫肉瘤	

注:MMMT 为恶性混合性苗勒管肿瘤。

WHO 2003 提出新的子宫肉瘤分类方法,NCCN 2009 实践指南亦采用该分类方法。与传统分类相比,新分类中平滑肌肉瘤并无改变;子宫内膜间质肉瘤特指旧分类中的"低度恶性子宫内膜间质肉瘤";以往的"高度恶性子宫内膜间质肉瘤"自成一类,称为未分化子宫内膜肉瘤;子宫恶性中胚叶混合瘤不再作为子宫肉瘤的一种类型,归入类型子宫内膜癌中。其对应关系见表 11 - 6。但目前多数临床规范及回顾性研究仍沿用子宫肉瘤传统分类。

表 11 - 6 子宫肉瘤分类

传统分类	WHO 2003 分类
平滑肌肉瘤	平滑肌肉瘤
子宫内膜间质肉瘤(ESS)	子宫内膜间质肉瘤(ESS)
低度恶性子宫内膜间质肉瘤(LG - ESS)	未分化子宫内膜肉瘤(UES)
高度恶性子宫内膜间质肉瘤(HG - ESS)	癌肉瘤
癌肉瘤(占 40%)	其他肉瘤
混合性异源性苗勒管肉瘤	
其他肉瘤	

应进一步指出,目前许多病理学家认为子宫内膜 MMMT 是分化较差的子宫内膜癌,而不是肉瘤。总之,同源性肿瘤来源于正常子宫的组织成分,如平滑肌或子宫内膜间质,异源性成分来源于那些在正常子宫中不存在的组织成分,如骨(骨肉瘤)或软骨(软骨肉瘤)。大多数病理学家采用这种分类方式,因为该分类能够将大部分肿瘤分入四个主要类别中,有利于肿瘤研究。单纯性肿瘤仅由一种细胞类型组成,而混合性肿瘤的细胞类型多于一种。同源性肿瘤的组织成分。由于大多数子宫肉瘤可以归为上述四种的一类。因此 GOG 采用了一种更简单的分类方式:

(1)平滑肌肉瘤。

(2)子宫内膜间质肉瘤。

(3)混合性骨源性苗勒管肉瘤(癌肉瘤)。

(4)混合性异源性苗勒管肉瘤(混合性中胚叶肉瘤)。

(5)其他肉瘤。

二、临床分期

国际妇产科联盟(FIGO)和美国癌症联合委员会(AJCC)分别从 1958 年和 1964 年开始制订恶性肿瘤的分期标准,两种分期系统中包含的预后相关参数不同。由于子宫肉瘤发病率低,上述组织一直未对其制订独立的分期标准。大部分肉瘤按照 AJCC 的 TNM 系统进行分期,而大部分妇科恶性肿瘤则采用 FIGO 的手术—病理分期,子宫肉瘤分期一直采用的是 FIGO 1988 年子宫内膜癌手术—病理分期标准。

近年的一项研究分析了 FIGO 和 AJCC 分期系统在子宫平滑肌肉瘤中的应用价值,旨在探讨现有分期系统能否将患者分为临床上有意义的亚群,是否具有预后指示价值。研究发现:230 例子宫平滑肌肉瘤按照 FIGO 分期,除 I 期和IV期间,其他各期之间的无疾病生存期(PFS)和总生存期(OS)无显著性差异。子宫肿瘤的 FIGO 分期反映了上皮性肿瘤的发展、扩散规律,但忽视了肿瘤大小、分化程度、组织学类型等肉瘤预后相关因素,因此不适于间叶肉瘤的分期;根据 AJCC 分期系统,II 期和III期子宫平滑肌肉瘤无疾病生存期和总生存期无显著性差别;该系统包含了肿瘤大小、分化程度和浸润深度,但缺乏肿瘤起源部位或组织学类型信息,也未考虑到手术时局部侵犯或区域扩散等细节,应用于子宫肉瘤也有很大缺陷。

Zivanovic 等对比了 219 名子宫平滑肌肉瘤分别按照 FIGO 和 AJCC 系统分期后,相同期别患者的生存率。结果显示:两种分期系统相应的 I 、II 、III 期患者无疾病生存率和总生存率有很大差别;而 FIGO 各期病变用 AJCC 系统重新分期,期别通常升高;两种系统的 II 、III 期患者预后都存在重叠,在指示预后方面,二者均未显示更大优势。

上述研究结果表明 FIGO 和 AJCC 分期系统在子宫平滑肌肉瘤中应用不理想,不能完全反映肿瘤的预后和生存,因此,迫切需要制订能反映各种子宫肉瘤生物学特性和预后的独立分期系统。经过 2 年筹备,FIGO 妇科肿瘤委员会联合国际妇科病理学协会(ISGyP)、国际妇科肿瘤协会(IGCS)、妇科肿瘤协作组(GCIG)、美国妇科肿瘤医生协会(SGO)和美国癌症分期联合委员会(AJCC)制订了新的子宫肉瘤分期标准,2008 年 9 月新分期通过 FIGO 审批,2009 年正式宣布使用新分期。新的分期系统包括三部分:①子宫平滑肌肉瘤和子宫内膜间质肉瘤分期(表 11 - 7);②腺肉瘤分期(表 11 - 8);③癌肉瘤(旧称"混合性恶性苗勒管肉瘤")分期。

表 11 - 7 子宫平滑肌肉瘤 FIGO 分期(2009)

分期	定 义
Ⅰ	肿瘤局限于子宫
ⅠA	≤5 cm
ⅠB	>5 cm
Ⅱ	肿瘤扩散到盆腔
ⅡA	侵犯附件
ⅡB	侵犯子宫外的盆腔内组织
Ⅲ	肿瘤扩散到腹腔(不单是突向腹腔)
ⅢA	一个病灶
ⅢB	多个病灶
ⅢC	侵犯盆腔和(或)腹主动脉旁淋巴结
Ⅳ	肿瘤侵犯膀胱和(或)直肠或有远处转移
ⅣA	肿瘤侵犯膀胱和(或)直肠
ⅣB	远处转移

表 11 - 8 腺肉瘤/子宫内膜间质肉瘤 FIGO 分期

分期	定 义
Ⅰ	肿瘤局限于子宫
ⅠA	肿瘤局限于子宫内膜/宫颈内膜(没有累及肌层)
ⅠB	肿瘤累及 <1/2 肌层
ⅠC	肿瘤累及 ≥1/2 肌层
Ⅱ	肿瘤扩散到盆腔
ⅡA	侵犯附件
ⅡB	侵犯子宫外的盆腔内组织 肿瘤扩散到腹腔(不单是突向腹腔)
Ⅲ	
ⅢA	一个病灶
ⅢB	多个病灶
ⅢC	侵犯盆腔和(或)腹主动脉旁淋巴结
Ⅳ	肿瘤侵犯膀胱和(或)直肠或有远处转移
ⅣA	肿瘤侵犯膀胱和(或)直肠
ⅣB	远处转移

注:癌肉瘤的分期按照 FIGO 2009 子宫内膜癌分期进行。

三、诊断及鉴别诊断

（一）临床表现

1. 症状 早期的子宫肉瘤可无明显症状和体征。但病情发展迅速，可出现以下症状。

（1）阴道异常出血：阴道异常出血为子宫肉瘤最常见的临床症状，发生在大约60%的患者。绝经前患者表现为月经量增多、经期延长、阴道不规则出血等。阴道不规则出血往往持续多日，量多或量少，偶可伴有突然阴道大量出血。绝经后患者则表现为阴道流血。妇科检查时有时可见息肉样物自宫口向外突出并出血，取息肉样组织行病理检查可诊断。

（2）腹痛：约占37.6%。子宫肉瘤发展快，肿瘤迅速长大。由于肿瘤过度膨胀或压迫邻近脏器而表现为下腹不适、腹部胀痛或隐痛。瘤内出血、坏死，或肉瘤侵破子宫壁的浆膜层破裂出血可发生急性腹痛。

（3）腹部肿块：约10%的患者因自觉腹部肿块而就诊，患者常诉肿块迅速增大，若肿块脱出子宫颈口，则常感阴道有异物感或块状物脱出。如果子宫肌瘤迅速长大且在下腹部触到肿块时应考虑是子宫肌瘤恶变，特别是绝经后肌瘤又长大时，应考虑为恶性。

（4）压迫症状：肿物较大时则压迫邻近脏器，表现为泌尿生殖道和消化道症状。如膀胱受压则表现为尿急、尿频、尿潴留；直肠受压可表现为便秘、大便困难、里急后重；盆腔组织受压表现为静脉和淋巴回流障碍，导致一侧下肢水肿。

（5）阴道分泌物增多：早期可出现异常阴道分泌物，开始时稀薄，继而为浆液性或血性，随着肿瘤迅速增大常伴溃疡、坏死，当肿瘤自宫腔下垂到宫颈及阴道内时，或肉瘤发生感染时，常有恶臭味血性分泌物排出，可呈脓性，有时排液内有组织碎屑。

（6）晚期和转移症状：肉瘤晚期可出现消瘦、全身无力、贫血、低热等恶病质症状。发生转移可出现相应部位症状，如转移到肺，则出现咳嗽、咯血、呼吸衰竭；如转移到脑，则出现头痛、下肢瘫痪等症状。

（7）其他症状：子宫平滑肌肉瘤可伴发嗜酸性粒细胞增多症、体液性高钙血症等，但罕见。患者除子宫平滑肌肉瘤外找不到其他的原因。肿瘤切除后嗜酸性粒细胞或血钙很快降至正常。

2. 体征

（1）子宫增大：子宫可稍增大，或如足月妊娠大小，质软，外形不规则。有的很难与子宫肌瘤相区别。肿块可软可硬，表面可呈结节样或仍保持光滑。

（2）子宫颈口出现息肉样或肌瘤样肿物：肿物常呈紫红色，表面充血，质脆，极易出血，如继发感染则有坏死组织及脓性分泌物，此种情况往往易被误认为是息肉或黏膜下小肌瘤。

（3）晚期肉瘤：晚期肉瘤可浸润盆壁，固定不动，并转移到肠管、大网膜及腹膜等处，偶尔伴有血性腹水。

子宫肉瘤的临床表现与子宫肌瘤和生殖道其他恶性肿瘤相比并无明显特殊性，大部分肉瘤是在手术中或者术后经病理检查而被诊断出来，术前能够做出诊断的子宫平滑肌肉瘤病例不足35%，而术前诊断子宫内膜间质肉瘤和癌肉瘤的病例约85%。目前尚无理想的早期诊断方法,主要依靠病理检查明确诊断。如果提高警惕,可提高确诊率。

（二）辅助检查

1. 术时仔细检查切除的肿物标本　术前诊断为子宫肌瘤而手术时,应在肌瘤切除后立即切开标本检查,注意切面是否呈鱼肉状、质地均匀一致、出血、坏死,有无包膜,有无编织状结构,必要时做冷冻快速病理切片检查,同时也注意检查宫旁血管内或盆脏血管、淋巴管内有无蚯蚓状瘤栓。

2. 诊断性刮宫　诊断性刮宫是早期诊断子宫肉瘤的方法之一。其诊断子宫肉瘤的敏感性为64%。刮宫对子宫内膜间质肉瘤及癌肉瘤有较大价值。但据文献报道,子宫平滑肌肉瘤诊断性刮宫的阳性率一般不足30%,主要的原因是病变大多位于子宫肌层或肌瘤内,该肿瘤易于离心性扩散转移,不易向内膜或宫腔扩散,当发生内膜和宫腔的浸润时,除非肿瘤部位靠近宫腔,否则往往肿瘤已到晚期。因此,术前诊断性刮宫不易取到病变组织。

诊断性刮宫阴性者不能除外子宫肉瘤。刮宫为癌或者肉瘤,也不能排除癌肉瘤。

3. 影像学检查

（1）X线:子宫肉瘤患者常早期发生血行转移。约10%的子宫平滑肌肉瘤患者在诊断时有肺转移,同时41%的子宫平滑肌肉瘤患者第1次复发的部位为肺部,因此,需常规行X线胸片检查,了解肺部有无转移性病灶,必要时做断层拍片。静脉肾盂造影有助于了解肾脏侵犯及输尿管压迫或梗阻情况。

（2）超声检查:子宫肉瘤超声检查表现为子宫形态不规则,边界不清,子宫肌层回声有改变,或有肉样团块侵入肌壁,或有息肉样肿瘤突入宫腔。超声检查表现为子宫体充盈,并在肿瘤周围和（或）中央区有新生血管形成。肿瘤的新生血管由于中层无平滑肌,会引起血流阻力下降,表现出高舒张和低阻力血流频谱,可作为子宫肉瘤的辅助诊断指标。Kurjak等采用阴道彩色脉冲多普勒超声鉴别诊断子宫肉瘤和子宫肌瘤,提出以$RI \leqslant 0.4$为标准预测子宫肉瘤的敏感性为90.9%,特异性为99.8%。但是Aviram等的研究表明,虽然6例子宫平滑肌肉瘤肌壁血管的平均阻力指数为（0.49 ± 0.18）,低于子宫肌瘤（0.59 ± 0.01）,但两者相比无明显统计学差别。因为研究病例样本数较少,因而尚待进一步扩大样本数以获得有统计学意义的频谱参数数值作为鉴别诊断的标准。

（3）CT和MRI检查:对晚期患者,CT可用于腹膜后淋巴结的评估。MRI检查具有较高的软组织分辨能力,其T_1、T_2加权相可显示子宫肉瘤病灶内部的结构特点和出血、坏死等特征性改变,并能准确判断病灶与内膜、肌层的关系和浸润程度,对临床分期有很高的预测价值。对比剂增强MRI显示子宫肉瘤病灶内部血流灌注丰富区域的敏感性亦较高,可用来与变性的子宫肌瘤鉴别。但是其检查费用较高,耗时长,部分患者无法耐受对比剂,不适于作为子宫肉瘤的常规检查方式,目前多应用于超声初诊后可疑恶性病变的患者。

（4）正电子发射断层成像（PET）:PET的成像模式建立于组织对显像剂代谢活性的差异,通过量化不同组织的功能活动来鉴别病灶与机体正常结构,而不显示病灶和周边结构的形态学异常,目前在临床上广泛应用于可疑恶性病变及转移病灶的确诊。由于恶性子宫平滑肌肿瘤细胞的葡萄糖代谢显著增高,氟脱氧葡萄糖（FDG）在肿瘤细胞内积聚比正常细胞明显增多,FDG－PET 显像可显示病灶部位放射性浓聚影像(即高代谢灶),并可根据病灶对 FDG 的浓聚程度来鉴别诊断子宫肉瘤。采用 18F 氟脱氧葡萄糖正电子发射断层成像或电子计算机体层扫描(18F－FDG－PET/CT)可早期检测子宫肉瘤的复发,尤其是腹膜的复发病灶。PET 可检测到的位于肺部最小转移病灶为 0.5 cm,位于淋巴结的最小病灶为 1.0 cm,而位于肝的为 1.5 cm,位于腹膜的为 2.0 cm。并且,FDG－PET 可以鉴别治疗后高代谢复发灶和低代谢纤维瘢痕组织,这是其他影像学检查如 CT、MRI 等难以做到的。另外,对治疗前子宫肉瘤的临床分期、鉴别诊断、疗效观察、预后判断等均提供帮助。

4. 血清标志物　外周血肿瘤标志物的测定能否有助于子宫肉瘤的诊断,目前研究较少。

(1)CA125:血清 CA125 在癌肉瘤患者中虽然升高,但并没有诊断价值。Juang 等回顾性分析 42 例子宫平滑肌肉瘤和 84 例子宫肌瘤,发现术前血清 CA125 在子宫平滑肌肉瘤组明显高于子宫肌瘤组。不管是绝经前或者是绝经后组,术前血清 CA125 水平在晚期的子宫平滑肌肉瘤中均较早期的患者明显增高。绝经前组,早期和晚期患者的术前血清 CA125 截断值为 162 U/ml,而在绝经后组,该截断值为 75 U/ml,认为术前血清 CA125 水平可用来鉴别早期和晚期的子宫平滑肌肉瘤。

(2)乳酸脱氢酶(LDH)及其同工酶:部分子宫肉瘤患者外周血中乳酸脱氢酶明显升高,而且乳酸脱氢酶同工酶,所占的比例也明显升高,但用其增高来诊断子宫肉瘤的敏感性和特异性尚待进一步研究。

(三)鉴别诊断

1. 特殊生长方式的平滑肌瘤　包括静脉内平滑肌瘤病,弥散性腹膜平滑肌瘤病,良性转移性平滑肌瘤等。这些肿瘤均较罕见,其临床生物学行为不同于普通型平滑肌瘤,但其共同点是病理组织学属良性肿瘤,此类肿瘤是良性还是归属于恶性潜能未定的平滑肌瘤,迄今意见不一。

静脉内平滑肌瘤病主要应与子宫平滑肌肉瘤及低度恶性子宫内膜间质肉瘤鉴别。子宫平滑肌肉瘤常侵犯脉管,但细胞异型性明显,核分裂象多,>5/10HPF,并有病理性核分裂象。低度恶性子宫内膜间质肉瘤可侵入静脉内,有索条状组织附在静脉管壁上,肉眼下与静脉内平滑肌瘤病不易区分,可依据特殊染色来鉴别。用 Van Gieson 染色时,平滑肌瘤病的平滑肌纤维呈黄色,子宫内膜间质细胞质内可见红色胶原样物质。网质纤维染色时,平滑肌瘤病的网状纤维不增多,且无包围瘤细胞现象,而低度恶性子宫内膜间质肉瘤可见网质纤维增多,并包绕瘤细胞。

2. 特殊组织学类型的子宫平滑肌瘤　这类子宫平滑肌瘤是指其性质属于良性平滑肌瘤,但具有某些平滑肌肉瘤特点的一组肿瘤。如核分裂活跃型平滑肌瘤、富于细胞型平滑肌瘤、奇异型平滑肌瘤、血管型平滑肌瘤、上皮样平滑肌瘤等。

肉眼下与子宫肌瘤无差别,但在镜下其增生的细胞数目、细胞异型性及核分裂象的多少有差异。迄今为止,对这类平滑肌肿瘤的相互关系、组织学诊断标准、临床特征及处理原则认识尚不统一。虽然目前报道预后良好,但是由于这类平滑肌肿瘤的诊断标准存在差异,有关临床预后的报道极少,故需更多更长时间的随访,才能得出合理的结论。

各类肌瘤在病理组织学上均有其不同的形态和特征,和子宫平滑肌肉瘤的区别见子宫肌瘤有关部分。

四、治疗

子宫肉瘤的治疗以手术治疗为主,辅助以化疗、放疗及内分泌治疗的综合治疗。

1. **手术治疗**　手术治疗是子宫肉瘤,尤其是子宫平滑肌肉瘤的主要治疗方法。手术有助于了解肿瘤侵犯范围、病理分期、类型及分化程度,以决定综合治疗方案。

1)手术范围:以往倾向于行全子宫及双附件切除术。如果宫颈平滑肌肉瘤或平滑肌肉瘤已侵犯子宫颈,则行广泛性全子宫切除术,同时行盆腔及腹主动脉旁淋巴结清扫术。因为子宫肉瘤在早期即有较高的血行和淋巴播散及大网膜转移率,故目前较一致的意见为扩大手术范围,行全子宫和双附件切除术、盆腔及腹主动脉旁淋巴结清扫术、大网膜切除术。因此,子宫肉瘤手术有向肿瘤细胞减灭术发展的趋势,除彻底切除病灶外,更强调准确的手术—病理分期对治疗和预后的指导意义。

2)手术注意事项

(1)术中应首先留取腹腔冲洗液送细胞病理学检查,然后探查盆腔与腹腔脏器,了解盆腹腔淋巴结有无肿大,根据术中快速冰冻病理的结果决定手术的范围,难以明确的仍要靠石蜡切片进一步明确诊断。病理诊断的依据除核分裂象外,凝固性坏死是诊断的重要依据。

(2)保守性手术在子宫肉瘤治疗中的应用:Lissoni 等观察 8 例保留生育能力的临床Ⅰ期子宫平滑肌肉瘤剔除术患者,平均核分裂数 6/10 个高倍视野,平均随访 42 个月,3例(37%)妊娠分娩,1 例(12%)复发并死于肿瘤,因此提出年轻未生育患者,在子宫肌瘤切除术后诊断为子宫平滑肌肉瘤,如果迫切要求生育并且愿意承担风险,可用超声、宫腔镜、胸部 X 线、盆腹腔 MRI 或 CT 等来重新评估,如果没有可疑的发现,而且肿块已完全切除,可予保留生育能力的保守性手术,但要有严格的随访,并且建议完成生育后切除子宫。

对于病变局限的低度恶性子宫内膜间质肉瘤患者,如果强烈要求保留生育功能,可行局部病变切除和子宫重建等保守性手术。

保留生育功能手术后随访:在术后 2 年内,临床检查、阴道 B 超和宫腔镜每 3 个月 1次,以后每 6 个月 1 次。胸部 X 线、盆腹腔 MRI 或 CT 在术后 2 年内每 6 个月 1 次,以后每年 1 次。

(3)年轻的子宫肉瘤患者保留卵巢的治疗:子宫平滑肌肉瘤患者宫旁转移率较高,且肿瘤组织多表达雌激素受体,卵巢甾体激素可以刺激肿瘤生长。因此,多主张常规切除卵巢,有助于切净肿瘤,并可防止因雌激素刺激而导致肿瘤复发。但绝经前临床期别早的子宫平滑肌肉瘤患者,特别是由肌瘤恶变而来的年轻患者,因为镜下卵巢转移率低(3.9%),而且保留卵巢不影响患者的预后,因此可以考虑保留卵巢或保留生育能力。

Andrew 等随访 12 例低度恶性子宫内膜间质肉瘤保留双侧附件的绝经前患者,发现其总生存率、复发率与对照组相比较均无统计学差异,建议对于绝经前子宫内膜间质肉瘤患者可以保留卵巢。但是,Berehuck 等发现低度恶性子宫内膜间质肉瘤保留卵巢的患者的复发率明显高于双侧卵巢切除者。同时,绝大多数的低度恶性子宫内膜间质肉瘤表达雌激素受体。因此,对于子宫内膜间质肉瘤,倾向于常规切除卵巢防止因雌激素刺激而导致肿瘤复发。

癌肉瘤恶性程度高,即使是Ⅰ期和Ⅱ期的患者,也有约12%的病例镜下观察有附件转移,约40%的病例宫旁血管受累,应常规切除卵巢。

(4)盆腔及腹主动脉旁淋巴结和大网膜切除术的意义:早期(Ⅰ/Ⅱ期)子宫平滑肌肉瘤的淋巴结转移率低,一般<3%,而且行淋巴结切除术并不能改善患者预后,因此不主张常规行淋巴结清扫术。而Ⅲ或Ⅳ期患者行淋巴结切除术后总的生存期较未行切除者明显增高,对于Ⅲ/Ⅳ期或复发子宫平滑肌肉瘤患者建议行淋巴结切除术。Leitao等发现275例子宫平滑肌肉瘤患者中37例行淋巴结清扫,仅3例阳性(8.1%),均为晚期患者,并且肉眼可见增大淋巴结,因此建议仅对可疑淋巴结转移者行淋巴结活检或清扫术。

低度恶性子宫内膜间质肉瘤的淋巴结转移较为少见,因此,仅在术中发现有增大的淋巴结或者疑有淋巴结转移时,方行淋巴结清扫术。高度恶性子宫内膜间质肉瘤行广泛性全子宫切除术和盆腔淋巴结清扫术。

临床Ⅰ期、Ⅱ期的癌肉瘤的淋巴结转移率为15.4%～20.6%,Ⅲ期、Ⅳ期的癌肉瘤的淋巴结转移率均在25%以上,所以癌肉瘤应常规行淋巴结切除术。鉴于癌肉瘤有很高的大网膜转移率,有些学者建议常规行大网膜切除或活检术。

(5)手术在晚期和复发子宫肉瘤治疗中的地位:根治性的手术切除孤立的转移病灶可提高患者预后,尤其是肺转移和脑转移的患者。对伴有肺转移的患者,大多行转移瘤楔形切除术或肺叶切除术,而转移瘤楔形切除术较肺叶切除术的并发症和死亡率低。

通过随访因复发而行手术治疗的41例子宫平滑肌肉瘤患者的预后,Leitao等发现子宫平滑肌肉瘤复发患者中,不管复发病灶是否位于肺部,能达到最理想的切除手术(使最大肿瘤残余灶直径≤1 cm)的患者其中位生存时间为3.9年,明显高于不能达到最理想手术切除患者的中位生存时间(0.7年),认为如果估计手术切除可以使最大肿瘤残余灶直径≤1 cm,建议给予手术治疗,尤其是复发较迟(复发距离诊断的时间大于12个月)的患者,可以从理想的切除手术中受益。同样,对于低度恶性子宫内膜间质肉瘤的复发患者应积极治疗,即使有肺转移或宫旁及附近脏器广泛转移,仍应再次做较广泛的手术治疗,将复发的转移病灶尽可能地切除。

2. 放射治疗　放射治疗是子宫肉瘤的辅助治疗方法之一,对复发或转移的晚期患者,也可行姑息性放疗。放疗可分为术前放疗及术后放疗。术前放疗可以减少肿瘤范围或体积,为手术治疗创造条件,还可以降低肿瘤活性,减少手术中的种植、转移。术后放疗可减少盆腔局部复发率,延长无瘤生存期,但能否改善5年生存率尚有不同意见。原因主要有:①不同病理类型的子宫肉瘤对放疗的敏感性不同,子宫内膜间质肉瘤最敏感,其次是子宫平滑肌肉瘤及癌肉瘤。子宫平滑肌肉瘤对放疗的敏感性较低,一般主张尽量手术治疗。术后辅助放疗可预防盆腔复发,尤其是对癌肉瘤,但不改善患者的远期生存率。②临床期别也对放疗效果有一定的影响。辅助放疗多用于临床期别晚、分化程度差、血管内有瘤栓的病例,这些因素本身就是影响预后的高危因素,从而难以客观评价放疗疗效。③血行转移是子宫肉瘤的主要转移途径,大多远处复发和转移,其部位均位于放疗区域之外。而放疗局限于盆腔,无法解决肿瘤的远处复发灶问题。因此对放疗地位的客观评价还有待于开展前瞻性、随机性的临床研究。

放疗对脑转移或骨转移等远期转移病灶可起到姑息性治疗作用。放疗方法的选择根据患者的具体情况,可选择腔内放疗和(或)直线加速器,^{60}Co 治疗机体外盆腔照射。

3. 化学治疗 化学治疗是辅助治疗的首选。虽然大多数子宫肉瘤对化疗并不是很敏感,但是肉瘤具有早期血行转移的临床特点,而且子宫肉瘤的复发 80% 涉及盆腔外部位,而放疗对盆腔外转移、复发病灶作用有限。因此,术前和(或)术后辅助全身化疗,对于消除子宫肉瘤的亚临床转移和盆腔外扩散有重要意义,已成为治疗子宫肉瘤必不可少的手段。

1)子宫平滑肌肉瘤

(1)一线化疗

①单药化疗:包括阿霉素(60 mg/m²,每 3 周 1 次)、多柔比星(60 mg/m²,每周 1 次)、脂质体多柔比星(50 mg/m²,每 4 周 1 次)、紫杉醇(175 mg/m²,每 3 周 1 次)、多西紫杉醇(100 mg/m²,每 3 周 1 次)、拓扑替康(1.5 mg/m²,第 1 日至第 5 日,每 3 周 1 次)、顺铂(50 mg/m²,每 3 周 1 次)、依托泊苷(100 mg/m²,静脉注射,第 1 日至第 3 日,每 3 周 1 次)及异环磷酰胺(1.5 g/m²,第 1 日至第 5 日)、美司钠(300 mg/m²,每 4 周 1 次)。

②联合化疗方案:除异环磷酰胺 5 g/(m²·24 h)持续静脉注射 + 美司钠 6 g/(m²·36 h)持续静脉注射 + 多柔比星 50 mg/m² 静推联合化疗临床缓解率达 30% 外,其余联合化疗方案包括:多柔比星 60 mg/m² + 环磷酰胺 500 mg/m²,多柔比星 60 mg/m² + 达卡巴嗪 250 mg/m² 第 1 日至第 5 日,多柔比星 20～25 mg/m² 第 1 日至第 3 日 + 长春新碱1.2 mg/m² 第 1 日 + 达卡巴嗪 250 mg/m² 第 1 日至第 5 日,多柔比星 40 mg/m² 第 2 日 + 长春新碱 1 mg/m² 第 1 日、第 4 日 + 环磷酰胺 400 mg/m² 第 2 日 + 达卡巴嗪 250 mg/m² 第 1 日至第 4 日,多柔比星 15 mg/m² 第 1 日至第 3 日 + 异环磷酰胺 1.5 g/m² 第 1 日至第 3 日 + 达卡巴嗪 250 mg/m² 第 1 日至第 3 日 + 美司钠 1.5 g/m² 第 1 日至第 4 日、多柔比星 40 mg/m² 第 1 日 + 丝裂霉素 8 mg/m² 第 1 日 + 顺铂 60 mg/m² 第 1 日等的化疗疗效均未见优于多柔比星单药的化疗疗效。目前,异环磷酰胺联合多柔比星是治疗子宫平滑肌肉瘤最常用的一线化疗方案。

(2)二线化疗

①单药化疗:氨萘非特(300 mg/m² 第 1 日至第 5 日,每 3 周 1 次),地吖醌(22.5 mg/m²,每 3 周 1 次),三甲曲沙(5 mg/m² 第 1 日至第 5 日,每 2 周 1 次),紫杉醇(175 mg/m²,每 3 周 1 次),依托泊苷(50 mg/m² 口服连续 21 天,每 4 周 1 次),吉西他滨(1 000 mg/m² 第 1 日、第 8 日、第 15 日,每 4 周 1 次),替莫唑胺(口服 150～300 mg/m² 第 1 日至第 5 日,每 4 周 1 次;50～75 mg/m² 口服 6 周,休息 2 周)。

②联合化疗方案:包括多柔比星联合达卡巴嗪、吉昔他滨联合多西紫杉醇,有效率分别是 30% 和 53%。Hensley 等报道了吉昔他滨(900 mg/m² 第 1 日、第 8 日)联合多西紫杉醇(100 mg/m² 第 8 日)和人粒细胞集落刺激因子(第 9 日至第 15 日,每 3 周 1 次),作为二线化疗治疗 34 例无法手术切除的平滑肌肉瘤(主要是子宫平滑肌肉瘤,共 29 例)的临床 Ⅱ 期试验,结果临床缓解率为 53%,其中完全缓解率为 9%,部分缓解为 44%,而疾病稳定率为 21%。在 16 例以前接受过阿霉素化疗的患者中,8 例(50%)有肯定的效果。

中位生存期为 17.9 个月,长于所有报道过的一线和二线化疗的 Ⅱ 期试验,但这个试验没有给出关于生存率受益的肯定结论。

2)癌肉瘤

(1)一线化疗

①单药化疗包括阿霉素(60 mg/m², 每 3 周 1 次)、顺铂(50 mg/m², 每 3 周 1 次)、紫杉醇(135~170 mg/m², 每 3 周 1 次)、异环磷酰胺(1.5 g/m², 第 1 日至第 5 日, 2.0 g/m² 第 1 日至第 3 日, 每 3 周 1 次 + 美司钠解毒),临床缓解率分别为 8.7%, 19%, 18.2%, 36%。

②联合化疗方案:羟基脲 2 g 第 1 日 + 依托泊苷 100 mg/m², 第 2 日至第 4 日 + 达卡巴嗪 700 mg/m² 第 2 日, 每 4 周 1 次, 临床缓解率为 15.7%。顺铂 20 mg/m², 第 1 日至第 5 日 + 异环磷酰胺 1.5 g/m², 第 1 日至第 5 日, 临床缓解率为 54%。紫杉醇 175 mg/m² + 卡铂, 每 3 周 1 次, 临床缓解率为 52%, 其中完全缓解率为 11%。紫杉醇 135 mg/m² + 异环磷酰胺 1.6 g/m², 第 1 日至第 3 日 + 美司钠解毒, 每 3 周 1 次, 临床缓解率为 45%。卡铂 + 紫杉醇 175 mg/m² + PEG 化脂质体多柔比星 25 mg/m², 每 3 周 1 次, 临床缓解率为 62%。还有报道采用多柔比星 + 顺铂 + 异环磷酰胺联合化疗, 临床缓解率为 56%, 其中完全缓解率为 34%。也有学者提出:多柔比星 + 顺铂 + 紫杉醇联合化疗方案可作为癌肉瘤一线化疗的首选。

(2)二线化疗

①单药化疗有紫杉醇 170 mg/m², 每 3 周 1 次, 临床缓解率为 18%。

②联合化疗方案主要为卡铂 + 异环磷酰胺 1.5 g/m²(美司钠 1 g/m² 解毒)。

3)子宫内膜间质肉瘤:对子宫内膜间质肉瘤化疗的研究报道很少。Sutton 等报道了 GOG 一项前瞻性异环磷酰胺 < 1.5 g/m², 第 1 日至第 5 日 + 美司钠解毒, 每 3 周 1 次。单药治疗 21 例晚期、复发或转移性子宫内膜间质肉瘤 Ⅱ 期临床试验, 临床缓解率为 33%, 其中完全缓解率为 14%。也有采用紫杉醇联合卡铂、异环磷酰胺 + 多柔比星 + 顺铂治疗高度恶性子宫内膜间质肉瘤的个例报道。

因为不同病理类型的子宫肉瘤其化疗敏感性不同, 缓解率随不同的病理类型、不同的化疗方案而变化, 因此, 针对不同的病理类型选择不同的化疗方案。

4. 激素治疗　子宫平滑肌肉瘤、子宫内膜间质肉瘤和癌肉瘤均有雌、孕激素受体表达, 辅助孕激素治疗对子宫内膜间质肉瘤和癌肉瘤有一定的疗效, 其中子宫内膜间质肉瘤的有效率高达 50%, 所以孕激素不仅可用于复发和转移的治疗, 还应作为术后基本的辅助治疗之一。

孕激素在子宫肉瘤中应用的剂量、时间尚无明确的依据。一般用大剂量孕激素, 如醋酸甲羟孕酮 200~600 mg, 口服, 1 次/天, 3~6 个月;醋酸甲地孕酮, 40 mg, 口服, 2 次/天, 逐渐增加剂量到每日 160~320 mg。

也有报道使用芳香化酶抑制药来曲唑、促性腺激素释放激素类似物来治疗复发的低度恶性子宫内膜间质肉瘤和子宫平滑肌肉瘤。

国外学者建议对子宫肉瘤患者, 在子宫全切和双附件切除术后常规检测雌、孕激素受体, 根据受体的表达情况选择是否应用激素治疗。①如果雌激素受体(+)/孕激素受体

（＋），可选择芳香化酶抑制药或孕激素辅助治疗；②如果雌激素受体（＋）/孕激素受体（－），可选择芳香化酶抑制药、芳香化酶抑制药＋促性腺激素释放激素类似物辅助治疗；③如果雌激素受体（－）/孕激素受体（＋），可选择促性腺激素释放激素类似物或孕激素辅助治疗；④如果雌激素受体（－）/孕激素受体（－），不用激素辅助治疗。

对于绝经前保留卵巢的妇女，可采用促性腺激素释放激素类似物辅助治疗。

五、预后

子宫肉瘤生长快，复发率高，预后差。由于不易早期诊断，局部复发快，又通过血行转移，故死亡率高。大多于 2 年内复发，5 年内死亡。由于采用不同的诊断标准，所以文献报道子宫肉瘤的预后波动较大。根据国内、外的综合资料报道其总的 5 年生存率为8%～68%。

六、护理措施

1. 心理护理　加强护患之间的沟通，建立良好的护患关系。向患者及家属做好宣传解释工作，介绍各种诊治过程中可能出现的不适及有效的应对措施，以帮助其消除顾虑，缓解其紧张情绪，以积极的态度接受诊治。

2. 术前准备　对手术患者，按腹部及阴道的手术护理内容进行术前准备，特别注意观察阴道流血和排液情况，对分泌物多或有脓性恶臭白带患者，指导患者保持外阴清洁，同时加强会阴护理，每天可冲洗外阴 1～2 次。行阴道冲洗时，动作要轻柔。如发现阴道有活动性出血时，应协助医生立即用消毒纱条填塞止血，并做好记录，按时取出或更换。

3. 做好治疗配合　对决定施行手术治疗的患者，让患者了解各项操作的目的、时间和可能的感受等，以取得其合作。解除患者的思想顾虑，使其以最佳身心状态接受手术治疗。

4. 协助术后康复　子宫肉瘤根治术手术范围广、盆腔剥离面大、出血多、患者术后反应重。因此，术后应密切观察患者的生命体征，每 0.5～1 小时观察并记录 1 次，平稳后再改为每 4 小时 1 次。注意保持导尿管及各种引流管的通畅，认真观察并记录引流液的性状及量。当引流量不多时，可按医嘱于术后48～72 小时拔除引流管。指导卧床患者进行肢体活动，以防长期卧床发生并发症，可逐渐增加活动量，促进患者早日康复。

七、防控

患者出院时应嘱其手术后 3～6 个月避免体力劳动和性生活，康复以后应逐步增加活动强度，适当参加社交活动及正常的工作等；出院后患者应定期随访，一般在出院后第 1 个月行第 1 次随访，以后改每 2～3 个月 1 次，第 2 年每 3～6 月复查 1 次，第 3～5 年，每半年 1 次，第 6 年开始，每年复查 1 次。如有症状随时到医院检查。

（刘淑伟）

第六节　卵巢肿瘤

卵巢肿瘤是女性生殖系统常见肿瘤之一,可发生于任何年龄。卵巢肿瘤组织学类型多,并分为良性、交界性及恶性。由于卵巢位于盆腔深部,卵巢肿瘤早期无症状,又缺乏早期诊断的有效方法,患者就医时,恶性肿瘤多为晚期。其死亡率已占妇科恶性肿瘤的第一位,严重地威胁着妇女生命和健康。

一、病因

卵巢肿瘤的病因至今还不清楚,近年来卵巢癌临床研究中发现一些相关因素。

1. 内分泌因素　未孕者、生育少者卵巢癌发病危险性增高;首次妊娠年龄早、早年绝经及使用口服避孕药者其卵巢癌发病危险性降低;乳腺癌或子宫内膜癌合并功能性肿瘤机会高于一般妇女 2 倍。上述均为激素依赖性肿瘤。

2. 遗传及家族因素　遗传基因因素已被认为是特殊病因相关因素。家族性卵巢癌占全部卵巢癌 5% 。

3. 环境因素　工业发达国家卵巢癌发病率高,可能与饮食结构(胆固醇含量高)有关。

4. 病毒因素　有报道,卵巢癌患者中很少有腮腺炎史,从而推断此种病毒感染可以预防卵巢癌的发生,但还未得到充分的证据。

5. 致癌基因与抑癌基因　癌瘤的发生与染色体中的致癌基因受刺激,或抑癌基因的消失有关,此论点在目前卵巢癌的病因研究中也有所报道。

二、分类

卵巢肿瘤种类繁多、分类复杂,卵巢肿瘤的组织学分类见表 11 - 9。

表 11 - 9　卵巢肿瘤的组织学分类

(一)上皮性肿瘤

　1. 浆液性肿瘤

　2. 黏液性肿瘤

　3. 子宫内膜样肿瘤　良性、交界性、恶性

　4. 透明细胞(中肾样)肿瘤

　5. 勃勒纳瘤

　6. 混合性上皮肿瘤

　7. 未分化癌

(二)性索间质肿瘤

　1. 颗粒细胞—间质细胞肿瘤

　　1)颗粒细胞瘤

　　2)卵泡膜细胞瘤—纤维瘤

（1）卵泡膜细胞瘤

（2）纤维瘤

2. 支持细胞—间质细胞肿瘤（睾丸母细胞瘤）

3. 两性母细胞瘤

（三）脂质（类脂质）细胞瘤

（四）生殖细胞肿瘤

1. 无性细胞瘤

2. 卵黄囊瘤

3. 胚胎癌

4. 多胚瘤

5. 绒毛膜癌

6. 畸胎瘤

（1）未成熟型

（2）成熟型

（3）单胚性和高度特异性型：卵巢甲状腺肿，类癌

7. 混合型

（五）性腺母细胞瘤

（六）非卵巢特异性软组织肿瘤（肉瘤、纤维肉瘤、淋巴肉瘤）

（七）未分类肿瘤

（八）转移性肿瘤

（九）瘤样病变

三、病理特点

1. **卵巢上皮性肿瘤**　发病年龄多为 30~60 岁。有良性、交界性和恶性之分。交界性肿瘤是指上皮细胞增生活跃及核异型，表现为上皮细胞层次增加，但无间质浸润，是一种低度潜在恶性肿瘤，生长缓慢，转移率低，复发迟。

（1）浆液性肿瘤：占全部卵巢肿瘤的 25%。肿瘤多为单侧，大小不一，表面光滑，囊内充满淡黄色清澈浆液。交界性肿瘤囊内有较多乳头状突起。恶性者多为双侧，体积较大，切面为多房，腔内充满乳头，质脆，可有出血坏死，囊液混浊。

（2）黏液性肿瘤：发病率仅次于浆液性肿瘤。黏液性囊腺瘤占卵巢良性肿瘤的 20%，单侧、多房、瘤体大小不一，小如蚕豆，大的占据整个腹腔，达几十千克重。瘤体表面光滑，灰白色，切面有许多大小不等的囊腔，充满灰白色半透明黏液（含黏多糖），囊壁由单层柱状上皮覆盖。当囊瘤破裂后，瘤细胞种植于网膜或腹膜并分泌大量黏液形成黏液性腹水，称腹膜黏液瘤。黏液性囊腺癌由黏液性囊腺瘤恶变而来，占卵巢上皮性癌的 40%，多为单侧，切面半囊半实，癌细胞分化较好。

（3）子宫内膜样肿瘤：多为恶性，良性极少见，交界性也不多。良性和交界性肿瘤外观相似，肿瘤为单房，囊壁光滑或有结节状突起。恶性为囊实性或大部分实性，表面光滑或有结节状、乳头状突起，切面灰白色、脆，常有大片出血。镜下结构与子宫内膜癌相似，常并发子宫内膜癌，不易鉴别两者何为原发。

2. 卵巢生殖细胞肿瘤　发生率仅次于上皮性肿瘤。好发于儿童及青少年，青春期前占60%～90%。绝经后仅占4%。

1）畸胎瘤：多数畸胎瘤由2～3个胚层组织构成，多为囊性，少数为实质性。其恶性倾向与分化程度有关。

（1）成熟性畸胎瘤：多为囊性，占畸胎瘤的95%，又叫皮样囊肿。单房，内壁粗糙呈颗粒状，有结节状突起、小骨块、软骨、皮脂、牙齿、毛发、肠管等。镜检可见到3个胚层衍化的各种组织，以外胚层多见。少数恶变为鳞状上皮癌。

（2）未成熟畸胎瘤：多见于青少年，单侧实性，体积较大，切面灰白色似豆腐渣或脑样组织，软而脆。该瘤主要是原始神经组织，转移及复发率均高。

2）无性细胞瘤：属恶性肿瘤。主要发生于儿童及青年妇女。多为单侧表面光滑的实性结节，切面呈灰粉或浅棕色，可有出血坏死灶。

3）卵黄囊瘤：极少见，肿瘤高度恶性。多见于儿童及青少年。绝大多数为单侧性，体积较大，呈圆形或分叶状，表面光滑，有包膜。切面以实性为主，粉白或灰白色，湿润质软，常有含胶冻样物的囊性筛状区。该瘤可产生甲胎蛋白，从患者的血清中可以检测到。

3. 卵巢性索间质肿瘤　来源于原始性腺中的性索及间质组织，占卵巢恶性肿瘤的5%～8%，一旦原始性索及间质组织发生肿瘤，仍保留其原来的分化特性，各种细胞均可构成一种肿瘤。

（1）颗粒细胞瘤：颗粒细胞瘤为低度恶性肿瘤，占卵巢肿瘤的3%～6%，占性索间质肿瘤的80%左右，发生于任何年龄，高峰为45～55岁。肿瘤能分泌雌激素，故有女性化作用。青春期前患者可出现假性性早熟，生育年龄患者出现月经紊乱，绝经后患者则有不规则阴道流血，常合并子宫内膜增生过长，甚至发生腺癌。多为单侧，双侧极少。大小不一，圆形或椭圆形，呈分叶状，表面光滑，实性或部分囊性，切面组织脆而软，伴出血坏死灶。镜下见颗粒细胞环绕成小圆形囊腔，菊花样排列，即Call-Exner小体。囊内有嗜伊红液体。瘤细胞呈小多边形，偶呈圆形或圆柱形，胞质嗜淡伊红或中性，细胞膜界限不清，核圆，核膜清楚。预后良好，5年存活率为80%以上，少数在治疗多年后复发。

（2）卵泡膜细胞瘤：发病率约为颗粒细胞瘤的1/2，基本上属良性，但有2%～5%为恶性。多发生于绝经期前后妇女，40岁前少见。多为单侧，大小不一，圆形或卵圆形。外表常隆起呈浅表分叶状。质硬或韧，切面实性，可有大小不一的囊腔。黄色、杏黄色的斑点或区域被灰白的纤维组织分割是其特征。

（3）纤维瘤：纤维瘤是卵巢实性肿瘤中较为常见者，占卵巢肿瘤的2%～5%，属良性肿瘤，多见于中年妇女。单侧居多，中等大小。表面光滑或呈结节状，切面实性、灰白色、质硬。若患者伴有腹水和胸腔积液，称为梅格斯（Meigs）综合征，肿瘤切除后，腹水和胸腔积液可自行消退。

4. 转移性肿瘤　转移性肿瘤占卵巢肿瘤的5%～10%。乳腺、胃肠道、生殖道、泌尿道等部位的原发性肿瘤均可转移到卵巢。因系晚期肿瘤,故预后不良。Krukenberg(库肯勃)肿瘤是指原发于胃肠道,肿瘤为双侧性,中等大小,一般保持卵巢原状,肿瘤与周围器官无粘连,切面实性,胶质样,多伴有腹水。预后极坏,多在术后1年内死亡。

四、恶性卵巢肿瘤的转移途径

卵巢恶性肿瘤的蔓延及转移主要通过下述途径进行。

1. 直接蔓延　较晚期的卵巢癌,不仅与周围组织发生粘连,而且可直接浸润这些组织,如子宫、壁腹膜、阔韧带、输卵管、结肠及小肠等。

2. 植入性转移　卵巢癌常可穿破包膜,癌细胞广泛地种植在直肠子宫窝、腹膜、大网膜及肠管等处,形成大量的结节状或乳头状转移癌,并引起大量腹水。

3. 淋巴转移　淋巴转移是卵巢癌常见的转移方式,发生率20%～50%,主要沿卵巢动、静脉及髂总淋巴结向上和向下转移。横膈是卵巢癌常见转移部位。

4. 血行转移　卵巢恶性肿瘤除肉瘤、恶性畸胎瘤及晚期者外,很少经血行转移,一般远处部位转移可至肝、胸膜、肺及骨骼等处。

五、临床分期

卵巢恶性肿瘤的临床分期见表11-10。

表11-10　原发性卵巢恶性肿瘤的分期(FIGO,2000)

Ⅰ期	肿瘤局限于卵巢
Ⅰ$_a$	肿瘤局限于一侧卵巢,包膜完整,表面无肿瘤,腹水或腹腔冲洗液中不含恶性细胞
Ⅰ$_b$	肿瘤局限于两侧卵巢,包膜完整,表面无肿瘤,腹水或腹腔冲洗液中不含恶性细胞
Ⅰ$_c$	Ⅰ$_a$或Ⅰ$_b$肿瘤伴以下任何一种情况:包膜破裂,卵巢表面有肿瘤,腹水或腹腔冲洗液中含恶性细胞
Ⅱ期	一侧或双侧卵巢肿瘤,伴盆腔内扩散
Ⅱ$_a$	蔓延和(或)转移到子宫和(或)输卵管
Ⅱ$_b$	蔓延到其他盆腔组织
Ⅱ$_c$	Ⅱ$_a$或Ⅱ$_b$肿瘤,腹水或腹腔冲洗液中含恶性细胞
Ⅲ期	一侧或双侧卵巢肿瘤,伴显微镜下证实的盆腔外的腹腔转移和(或)区域淋巴结转移。肝表面转移为Ⅲ期
Ⅲ$_a$	显微镜下证实的盆腔外的腹腔转移
Ⅲ$_b$	腹腔转移灶直径≤2 cm
Ⅲ$_c$	腹腔转移灶直径>2 cm和(或)区域淋巴结转移
Ⅳ期	远处转移,除外腹腔转移(胸腔积液有癌细胞,肝实质转移)

注:Ⅰ$_c$及Ⅱ$_c$如细胞学阳性,应注明是腹水还是腹腔冲洗液;如包膜破裂,应注明是自然破裂还是手术操作时破裂。

六、诊断及鉴别诊断

(一)临床表现

1. 卵巢良性肿瘤　早期瘤体较小,一般无症状,发展缓慢,偶在妇检时发现。当肿瘤增大至中等大时,感腹胀或腹部扪及肿块,边界清楚。妇检在子宫一侧或双侧触及球状肿块,多为囊性,表面光滑、活动佳。若肿瘤继续长大充满盆、腹腔时可出现压迫症状,如尿频、便秘、气急、心悸等。腹部膨隆,包块活动受限,叩诊无移动性浊音。

2. 卵巢恶性肿瘤　早期也常无症状,仅体检时偶然发现,患者自觉腹胀、腹痛、下腹肿块或腹水等。肿瘤生长较快,压迫盆腔静脉,可出现下肢水肿;若为功能性肿瘤,可出现相应的雌、孕激素过多的症状。晚期则出现消瘦、贫血等恶病质征象。三合诊检查,直肠子宫陷凹处常触及大小不等、散在硬结节,肿块多为双侧,实性或半实性,表面凹凸不平,固定不动,并常伴有腹水。有时可在腹股沟区、腋下、锁骨上触及肿大淋巴结。症状轻重取决于肿瘤大小、位置、组织学类型及邻近器官、周围神经受侵程度。

(二)并发症　卵巢肿瘤因早期均无症状,有的患者出现并发症时才发现。

1. 蒂扭转　蒂扭转为常见的妇科急腹症。约10%的卵巢肿瘤并发扭转。蒂扭转好发于瘤蒂长、中等大小、活动度大、重心偏于一侧的肿瘤(如皮样囊肿)。患者突然改变体位或向同一方向连续扭转,卵巢肿瘤的蒂由骨盆漏斗韧带、卵巢固有韧带和输卵管组成。发生急性扭转后,首先静脉回流受阻,瘤内高度充血或血管破裂,以致瘤体急剧增大,瘤内有出血,最后动脉血液也受阻,肿瘤发生坏死,变为紫黑色,易破裂或继发感染。

急性扭转的典型症状为突然发生一侧下腹剧痛,常伴恶心、呕吐,甚至休克,系腹膜牵引绞窄引起。妇科检查扪及附件肿块,张力较大,有压痛,以瘤蒂部位最明显,并可有腹肌紧张。有时扭转可自然复位,腹痛也随之缓解。蒂扭转一旦确诊,即应行剖腹手术,术时应在蒂根下方钳夹,将肿瘤和扭转的瘤蒂一并切除,钳夹前切不可回复扭转,以防栓塞脱落的危险。

2. 破裂　约3%的卵巢肿瘤会发生破裂。有外伤性破裂和自发性破裂两种,外伤性破裂常因腹部撞击、分娩、性交、妇科检查及穿刺等引起;自发破裂因肿瘤生长过速所致,多为肿瘤浸润性生长,穿破囊壁。症状的轻重取决于囊肿的性质及流入腹腔囊液的性质和量,以及有无大血管破裂。小的单纯性囊腺瘤破裂时,患者仅感轻度腹痛;大囊肿或成熟囊性畸胎瘤破裂后,常引起剧烈腹痛、恶心、呕吐,严重时导致内出血、腹膜炎及休克。妇科检查可发现腹部压痛、腹肌紧张,或有腹水征,原有肿块触不清或缩小瘪塌。凡确有肿瘤破裂,并有临床表现者,应立即剖腹探查。术中尽量吸净囊液,并涂片行细胞学检查,清洗腹腔及盆腔。如为黏液性肿瘤破裂,黏液不易清除时,可腹腔注入10%葡萄糖液使黏液液化,有利彻底清除。切除标本送病理检查,特别注意破口边缘有无恶变。

3. 感染　卵巢肿瘤感染较少见,多继发于肿瘤扭转或破裂后。感染也可来自邻近器官感染灶,如阑尾脓肿扩散。临床表现为发热、腹痛、肿块及腹部压痛、腹肌紧张及白细胞计数升高等。治疗应先用抗生素,然后手术切除肿瘤。若短期内不能控制感染,宜在大剂量抗生素应用同时进行手术。

4. 恶变　卵巢良性肿瘤均可发生恶变,恶变早期无症状,不易发现。如肿瘤生长迅速,尤其双侧性肿瘤,应疑有恶变。如出现腹水、消瘦,多已属晚期。因此,确诊卵巢肿瘤者应尽早手术。

(三)实验室及其他检查

1. 细胞学检查　腹水及腹腔冲洗液、后穹隆穿刺吸液、细针吸取法,均可用于卵巢肿瘤的诊断,确定其临床分期。

2. B超检查　超声检查可清晰显示盆腔器官及病变的图像,根据所测卵巢大小、形态、血流和血管分布可早期发现卵巢病变。卵巢癌经阴道超声(TVS)图像特点为实性或囊实性,分隔厚,囊腔内或表面乳头状、双侧性,伴有腹水和无光泽的肠袢等。直径 <1 cm 的实性肿瘤 B 超难以测出。通过彩超,能测定卵巢及其新生组织血流变化,有助于诊断。

3. 放射学检查　胸腹部摄片、胃肠摄片、肾图、静脉肾盂造影等检查可协助诊断卵巢癌转移状况。CT 及 MRI 可显示肿块定位,鉴别良、恶性肿瘤,并显示脏器、淋巴结有无转移。MRI 检查软组织对比优于 CT,可准确定位。

4. 腹腔镜检查　可直接观察盆、腹腔内脏器,确定病变的部位、性质。可吸取腹水或腹腔冲洗液,行细胞学检查,或对盆、腹腔包块及种植结节取样进行活检。并可鉴别诊断其他疾病。其在卵巢癌诊断、分期治疗、监护中有重要价值。

5. CT 检查　有助于鉴别盆腔肿块的性质,有无淋巴结转移。较清晰区分良恶性及鉴别诊断。

6. MRI 检查　可判断卵巢癌扩展、浸润及消退情况。优点除同 CT 外,其图像不受骨骼干扰,可获得冠状及矢状断层图像,组织分辨力更清晰,还可避免 X 线辐射。

7. 淋巴造影(LAG)　诊断标准是以淋巴结缺如和淋巴管梗阻作为 LAG 阳性。可帮助确定卵巢癌的淋巴结受累情况,特别是了解局限的卵巢上皮性癌及无性细胞瘤的淋巴结转移情况,可以帮助临床分期,决定是否对淋巴结进行辅助放射治疗及放射治疗所用的面积范围。

8. 生化免疫测定　卵巢上皮性癌、转移性癌及生殖细胞癌患者的 CA125 值均升高。血清脂质结合唾液酸在 80% 卵巢癌患者均升高。此外,血清超氧歧化酶、AFP、HCG 的测定对卵巢癌的诊断也有一定意义。

(四)诊断　结合病史和体征,辅以必要的辅助检查确定:①盆腔肿块是否来自卵巢;②卵巢肿块是肿瘤还是瘤样病变;③卵巢肿瘤的性质是良性还是恶性;④肿瘤的可能类型;⑤恶性肿瘤的临床分期。

诊断标准:

1. 早期可无症状,往往在妇科检查时偶然发现。

2. 下腹不适感,最早为下腹或盆腔下坠感。

3. 当囊肿长大时,呈球形,在腹部可扪及肿物。

4. 肿瘤巨大时可出现压迫症状,出现尿频或尿潴留,大便不畅;压迫横膈时引起呼吸困难、心悸;影响下肢静脉血流时可引起腹壁及两下肢浮肿。

5. 肿瘤出现蒂扭转时可致腹部剧烈疼痛。

6. 妇科检查多为子宫一侧呈囊性、表面光滑、可活动、与子宫不粘连的肿块,蒂长时可扪及。阴道后穹隆常有胀满感,有时可触及肿瘤下界。

7. 超声波检查显示卵巢肿瘤内有液性回声。

8. 病检可确诊。

(五)鉴别诊断

1. 良性卵巢肿瘤需与下列情况鉴别

(1)卵巢瘤样病变:临床上生育年龄的妇女易发生,其中,滤泡囊肿和黄体囊肿最多见。多为单侧,直径<5 cm,壁薄,暂行观察或口服避孕药,2个月内自行消失。若持续存在或长大,应考虑卵巢肿瘤。

(2)子宫肌瘤:浆膜下肌瘤或肌瘤囊性变易与卵巢实性肿瘤或囊肿相混淆。肌瘤多有月经过多史,妇科检查肿瘤随宫体和宫颈活动,诊断有困难时,探针检查子宫大小及方向可鉴别肿块与子宫的关系,亦可行B超检查。

(3)子宫内膜异位症:当异位在附件及直肠子宫陷凹形成粘连性肿块和结节时,与卵巢癌难于鉴别。前者有进行性痛经、月经过多、不孕,经激素治疗后包块缩小,有助于鉴别。疑难病例可行B超、腹腔镜检查,有时需剖腹探查才能确诊。

(4)妊娠子宫:妊娠早期子宫增大变软,峡部更软,妇科检查宫颈与宫体似不相连,可把子宫体误认为卵巢囊肿,但妊娠妇女有停经史,通过问病史、妊娠试验与B超检查即可鉴别。

(5)盆腔炎性包块:有盆腔感染史,表现为发热、下腹痛,附件区囊性包块,边界不清,活动受限。用抗生素治疗后肿块缩小,症状缓解。若治疗后症状不缓解,肿物反而增大,应考虑卵巢肿瘤。B超检查有助于鉴别。

(6)结核性腹膜炎及肝硬化腹水:卵巢肿瘤与结核性腹膜炎及肝硬化腹水的鉴别诊断。

2. 恶性卵巢肿瘤需与下列情况鉴别

(1)卵巢子宫内膜异位症囊肿:有进行性痛经、月经过多、阴道不规则出血、不孕等症状。B超、腹腔镜检查有助于鉴别,必要时剖腹探查。

(2)盆腔炎性肿块:有盆腔感染史,肿块触痛,边界不清,活动受限,抗感染治疗后可缓解。必要时腹腔镜检查或剖腹探查。

(3)结核性腹膜炎:多发生于年轻不孕妇女,有肺结核史、消瘦、乏力、低热、盗汗、食欲不振、月经稀少或闭经等症状,妇科检查肿块位置较高,不规则,边界不清、活动差,常合并有腹水。结核菌素试验、B型超声、腹腔镜等有助鉴别,必要时剖腹探查。

(4)生殖道外肿瘤:与腹膜后肿瘤、直肠及结肠肿瘤等鉴别。

(5)转移性肿瘤:常与消化道转移性肿瘤相混淆。注意原发肿瘤的表现,转移性肿瘤常为双侧性,活动度好。必要时剖腹探查。

3. 卵巢良性肿瘤与恶性肿瘤的鉴别 (表11-11)。

表11-11 卵巢良性肿瘤与恶性肿瘤的鉴别

鉴别内容	卵巢良性肿瘤	卵巢恶性肿瘤
病史	病程长,缓慢增大	病程短,迅速增大
体征	单侧多,活动,囊性,表面光滑,一般无腹水	双侧多,固定,实性或囊实性,表面不平、结节状,常伴腹水,多为血性,可找到恶性细胞
一般情况	良好	逐渐出现恶病质
B超	为液性暗区,可有间隔光带,边缘清晰	液性暗区内有杂乱光团、光点,肿块周界不清

七、治疗

良性肿瘤一经确诊,即行手术治疗,除疑为卵巢瘤样病变,可作短期观察。手术范围根据年龄、生育要求及对侧卵巢情况决定。术后可行中医辨证论治。

恶性卵巢肿瘤的治疗,以手术为主,辅以化疗、放疗。

1. 手术治疗　手术治疗是恶性卵巢肿瘤的首选方法。首次手术尤为重要。疑为恶性肿瘤者,应尽早剖腹探查,先吸取腹水或腹腔冲洗液做细胞学检查,然后全面探查盆腔、腹腔,决定肿瘤分期及手术范围。早期患者一般做全子宫、双附件加大网膜切除及盆腔、腹主动脉旁淋巴结清扫术。晚期可行肿瘤细胞减灭术,即尽量切除原发病灶及转移灶,使残留病灶直径小于 1 cm,同时常规行腹膜后淋巴结清扫术。

2. 放射治疗　无性细胞瘤对放疗高度敏感,颗粒细胞瘤对放疗中度敏感,术后可辅以放疗。手术残余瘤或淋巴结转移可做标记放疗,也可采用移动式带形照射技术。放射性核素^{32}P 等可用于腹腔内灌注。

3. 化学治疗　自 Shay 和 Sun(1953 年)以塞替哌治疗卵巢癌取得疗效后,临床应用增多。近 10 年来,由于分子生物学的深入研究,细胞增生动力学的发展和抗癌药物不断出新,化学治疗进展很快。目前虽未达到根治目的,但有半数晚期卵巢癌患者获得缓解,所以,在卵巢癌临床综合治疗中化疗的地位日益提高,已有超越放疗之势。

1)卵巢上皮癌的联合化疗方案

(1)Hexa – CAF 方案

CTX 150 mg/m^2 HMN 150 mg/m^2 po d2 ~ 7,9 ~ 16;

5 – FU 600 mg/m^2 MTX 40 mg/m^2 iv drip d1,8。

(2)MFC 方案:具体用法为 MMC 6 mg、5 – FU 500 mg、CTX 600 mg 静脉给药,1 次/周,10 次为一疗程。

(3)CHUP 方案

CTX 100 mg HMM 100 mg po 2 次/天 d2 ~ 7,9 ~ 16;

5 – FU 1000 mg iv drip 1 次/天 d1,8;

DDP 40 mg ivdrip 1 次/天 d1,8。

(4)CHAP 方案

CTX 100 mg po 1 次/天 d2 ~ 7,9 ~ 16;

HMM 100 mg po bid 2 次/天 d2 ~ 7, 9 ~ 16;

ADM 40 ~ 50 mg iv d1;

DDP 40 mg iv drip d1,8。

(5)PAC 方案:PAC 方案是目前在治疗卵巢癌中最常采用的方案,根据 DDP 不同用药方法及剂量有两种组合方案。

PAC – Ⅰ方案:

DDP 50 mg/m^2 iv drip;

ADM 50 mg/m^2 iv;

CTX 500 mg/m^2 iv。

均第 1 天应用 1 次,间隔 3~4 周重复。

PAC – V 方案:

DDP 20 mg iv 1 次/天 d1~5。

间隔 4 周。

ADM 及 CTX 用法同 PAC – Ⅰ方案。

PAC – Ⅰ方案由于所有用药均在 1 天内应用,有利于在门诊进行,较 PAC – V 方案方便,现大多数医生倾向于 PAC – Ⅰ方案。

(6)PC 方案:在 PAC 方案中撤去 ADM,保留 DDP 和 CTX,并增加剂量,即为 PC 方案,PC 方案亦有两种用药方法。

DDP 40 mg/d iv drip 1 次/天 d2,3,4;

CTX 600~800 mg/m^2 iv d1,8

每 4 周重复。

DDP 75~100 mg/m^2 iv drip d1;

CTX 1 000 mg/m^2 iv d1。

每 3~4 周重复。

(7)ActFuCy 方案

ACTD 0.01 mg/kg iv drip 1 次/天 d1~5;

5 – FU 8 mg/kg iv drip 1 次/天 d1~5;

CTX 7 mg/kg iv 1 次/天 d1~5。

以上联合方案中,顺铂可换为卡铂(CBDCA),卡铂用量为 400~500 mg/m^2,静脉滴注,第 1 天用。

2)恶性生殖细胞肿瘤的联合化疗方案

(1)VAC 方案

VCR 1~1.5 mg/m^2 iv d1;

ACTD 0.4 mg/d iv drip d1~5;

CTX 5~7 mg/(kg·d) iv d1~5。

每 4 周重复。

大量资料表明,VAC 方案对临床早期的生殖细胞肿瘤的治愈率很高,对晚期病例尚不理想。

(2)PVB 方案

DDP 20 mg/(m^2·d) iv drip d1~5;

长春碱 0.2 mg/(kg·d) iv d1~2。

每 3~4 周重复。

BLM 30 mg/d,iv d2,以后每周注射 1 次,共 12 次。

对于晚期(Ⅱ~Ⅲ期)的内胚窦瘤、混合性生殖细胞瘤及罕见的胚胎癌,预后极差,VAC 疗效不高,应首选 PVB 为初治药物,即使早期,PVB 的疗效亦高于 VAC。因此对这几型高度恶性的生殖细胞肿瘤,无论期别早晚 PVB 方案应作为首选,直到完全缓解后,再应用不良反应较轻的 VAC 方案,作为巩固治疗。

（3）BEP 方案

博来霉素 30 mg/（m² · d） iv d1，以后每周 1 次，共 12 次；

依托泊苷（VP－16）100 mg 加入 200 ml 生理盐水 iv drip 30 分钟 d1～5；

顺铂 20 mg/（m² · d） iv drip d1～5 或 100 mg/（m² · d） iv drip d1。

每 4 周重复。

BFP 方案是在 BVP 方案的基础上发展而来，由依托泊苷（VP－16）代替长春新碱，疗效二者相似，但毒性较低。Gershenson 等报道，用 BEP 治疗晚期或复发性卵巢恶性生殖细胞肿瘤取得成功疗效。

3）区域性化疗

（1）腹腔化疗：主要用于卵巢癌（特别是卵巢上皮癌）经细胞减灭术后，局限于腹腔脏器及腹膜表面的微小残余病灶（＜1 cm）的化疗；其次用于术前腹水的控制；另外，对部分全身化疗无效者，或一般情况差不能耐受系统化疗者，给予腹腔化疗达到姑息治疗的目的。常用药物烷化剂有硝卡芥（消瘤芥）、塞替哌；抗生素类有 MMC、BLM、ADM；抗代谢药有氟尿嘧啶；其他类有 DDP、CBP、VP－16、PTX 等。DDP 的分子量较大，溶解度低，是目前卵巢癌腹腔化疗的一个主要药物。多数学者以 DDP 为主，将 2～3 个有效药物联合应用治疗卵巢癌腹水，常用方案有 DDP＋ADM，DDP＋VP－16，DDP＋5－FU。用大剂量 DDP 腹腔化疗，除应用水化外，也可应用硫代硫酸钠解毒以保护肾脏。

腹腔化疗常用抗癌药：

顺铂（DDP）70～90 mg/（m² · 次），需要水化，如一次剂量超过 100 mg，应同时静脉滴注硫代硫酸钠 16 mg 以减轻其对肾脏的毒性。

卡铂（CBP）350～450 mg/（cm² · 次），不需要水化。

依托泊苷（VP－16）350 mg/（m² · 次）。

米托蒽醌（MA） 10～20 mg/（m² · 次）。

紫杉醇（PTX）135 mg/（m² · 次）。

氟尿嘧啶 750～1 000 mg/次。

丝裂霉素（MMC）10 mg/次。

DDP＋ADM，William 对许多一线化疗失效的晚期病例予以大剂量 DDP（100～200 mg/m²）和 ADM（20 mg/m²）腹腔灌注，有效率为 42%，3 例因粘连发生肠梗阻，无其他严重不良反应。

DDP＋VP－16，实验及临床研究证实二者有明显的协同作用，无交叉耐药。Reichman 报道用 DDP（100 mg/m²），VP－16（200 mg/m²）腹腔化疗治疗顽固性或复发性卵巢癌，有效率为 40%。其中 62% 的复发性病例有效，34% 的顽固性病例有效。

DDP＋5－FU，是目前常用的腹腔化疗方案之一，疗效较好。

（2）动脉灌注化疗：髂内动脉插管化疗：方法是从腹壁下动脉逆行插管，也可于手术中髂内动脉插管，亦可经皮股动脉穿刺选择髂内动脉插管化疗。主要用于晚期卵巢癌肿瘤已严重浸润盆腹腔脏器，组织呈冰冻样且手术极为困难者。

肝动脉化疗：主要用于术中发现肝实质有转移，又无法切除者的姑息治疗。可经胃网膜右动脉插管，逆行导入肝动脉，将药物直接注入肝脏，行肝叶区域性治疗。常用的药物有氟尿嘧啶、塞替哌、顺铂、卡铂,可单一用药也可联合用药,药物剂量同静脉化疗用量。

4. 免疫治疗 近年对恶性卵巢肿瘤提倡用的白细胞介素-2、LAK 细胞、肿瘤坏死因子、干扰素、转移因子及单克隆抗体等治疗,均有机体反应,但目前还难以实现其理想效果。

5. 激素治疗 研究表明,上皮性卵巢癌患者 40%~100% 激素受体阳性。给予 Depostat 200 mg,肌内注射,每周 1~2 次,于确诊或术后立即开始,长期使用,可使症状改善显著,食欲、体重增加,可做辅助治疗。

6. 高剂量化疗合并自体骨髓(ABMT)或外周血干细胞移植(PBSCT)治疗难治性卵巢癌 难治性卵巢癌是指以常规剂量、一二线化疗药物、放疗或手术均不能治疗者,对这些病例,大剂量的化疗可导致骨髓严重抑制,因此,增加了感染、出血等并发症的发生率,自体骨髓支持治疗在白血病和恶性淋巴瘤治疗中的成功,已证明被移植骨髓干细胞的重建,加速了血液系统的恢复,明显降低了大剂量化疗的危险性,增加了安全性。大剂量化疗合并自体骨髓支持治疗也用于难治性卵巢癌,并已取得一定进展。近年文献报道发现,外周血干细胞和骨髓移植的干细胞对血液系统的恢复效果是相同的,但二者比较,血干细胞有其优点,易于采集,移植物受瘤细胞污染可能性小,含有大量淋巴细胞,有助于免疫功能恢复和抗癌作用,不需要全身麻醉,并发症少,可重复多次应用等,因此,多数用外周血干细胞移植替代自体骨髓移植。Shpall 综合文献报道,200 例晚期卵巢癌(对多种药物耐药)接受高剂量化疗,辅以自体骨髓支持治疗,缓解率明显提高为 70%~82%(一般治疗为 10%~20%)。Benedetti 对 20 例Ⅲ、Ⅳ期卵巢癌进行大剂量 DDP、CBDCA、VP-16 化疗,并用自体外周血干细胞支持或自体骨髓移植,5 年生存率为 60%,毒性反应尚可耐受。

7. 中医中药 术前给予中药扶正,兼以软坚消癥以祛邪,可为手术创造条件。术后放、化疗期间给予中药健脾和胃,扶助正气,减轻不良反应。化疗间歇期可给予扶正清热解毒,软坚消癥的中药,以提高机体免疫功能,增强对外界恶性刺激的抵抗力,抑制癌细胞的生长,促进机体恢复,延长生命,以达到抗癌抑癌作用。中西医结合治疗既有利于标本兼治,又有利于提高生存率。

八、随访

通过随访,可了解患者对治疗方案的直接反应,及早发现和迅速处理与治疗有关的并发症,早期发现未控或复发病变以对治疗方案做适当的更改。一般是术后 3 年内每 3 个月随诊 1 次,第 3~5 年每 4~6 个月复查 1 次。5 年后每年复查 1 次。

九、妊娠合并卵巢肿瘤

妊娠合并卵巢良性肿瘤比较常见,合并恶性肿瘤比较少见。早孕时若肿瘤嵌入盆腔,可能引起流产。中期妊娠时易并发蒂扭转。晚期妊娠时若肿瘤较大可导致胎位异常,分娩时肿瘤易发生破裂,肿瘤位置较低可阻塞产道导致难产。妊娠时盆腔充血,可使肿瘤迅速增大,并促使恶性肿瘤扩散。

妊娠合并卵巢肿瘤除非有并发症存在,否则症状一般不明显。早孕时妇科检查可以发现肿瘤,中期妊娠以后难以查到。需结合病史和 B 型超声等检查做出诊断。

早孕合并卵巢良性肿瘤,可等待妊娠 12 周以后才进行手术以免诱发流产。术前、后应安胎治疗。妊娠晚期发现者,可短期等待至足月行剖宫产,同时切除肿瘤。妊娠合并恶性肿瘤者,应及早手术,治疗原则与非孕期相同。

十、护理措施

1. 做好心理护理,树立治疗信心

1)为患者提供舒适的环境,以良好的态度、亲切的语言,耐心地向患者讲解病情,解答患者的提问。鼓励患者尽可能参与护理活动,以适当方式表达自身的压力,维持其独立性和生活自控能力,协助患者尽快度过紧急生存期,进入延长生存期。同时鼓励家属、亲友积极参与照顾患者,以开导、鼓励的方式,关怀体贴的态度去帮助患者,让患者体会到家庭、社会的温暖。

2)尽快将良性肿瘤诊断结果及时告诉患者及家属,消除患者猜疑,同时让家属放心。对恶性肿瘤患者,应根据其性格特点采取适当沟通方式。对性格内向者,先与家属沟通,然后选择适当的时机将病情告诉患者,同时可以介绍康复的病友给患者认识,分享感受,增强患者治愈信心。

2. 根据不同治疗,提供相应护理

1)术前护理

(1)由于患者存在对疾病的恐惧、对生命的担忧,入院后情绪低落,故应正确引导患者,为其提供情感支持,讲明早期治疗的重要性,讲述现代医学的发展和治疗方法的不断改进,使患者树立信心,勇于面对病情,积极配合治疗。鼓励家属参与照顾患者,为他们提供单独相处的时间及场所,增进家庭成员间的互助作用。对不了解病情者注意保护性医疗,与患者解释病情时,避免使用增添恐惧与顾虑的语言,使患者以良好的心态接受治疗。

(2)对存在大量腹水影响呼吸及卧位者,应行腹腔穿刺引流腹水,向患者讲明治疗的必要性,备齐腹腔穿刺包、引流管、引流袋及所需物品,协助医师操作,穿刺成功后放置腹腔引流管,连接引流袋,注意一次放腹水量不超过 3 000 ml,速度不宜过快,并观察血压、脉搏、呼吸变化。放腹水后腹部可加沙袋,以防止腹压骤降。为避免低蛋白血症,可静脉补充白蛋白与血浆等。

(3)术前准备:参阅有关内容,但需注意肠道准备应彻底,术前清洁灌肠,以备肿瘤侵及肠管时行肠切除或肠外置术。

2)术后护理

(1)术毕安置患者于监护室,每半小时测量 1 次生命体征至平稳,全麻患者在尚未清醒前应有专人护理,去枕平卧,头偏向一侧,以免呕吐物、分泌物呛入气管,引起吸入性肺炎或窒息。硬膜外麻醉术后 12 小时血压稳定后取半卧位,利于腹腔及阴道分泌物引流,减少炎症与腹胀的发生。

(2)行肠切除手术的患者,根据医嘱持续胃肠减压并保持通畅,记录引流量及性质。对未侵及肠管者,于第二日可给流质饮食,同时服用胃肠动力药,促进肠蠕动的恢复,3 日后已排气者改为半流质或普通饮食,并保持大便通畅。

(3)术后观察切口及阴道残端有无渗血、渗液,并及时更换敷料与会阴血垫。对切口疼痛者遵医嘱应用镇痛剂。

(4)行肿瘤细胞减灭术者,术后一般放置腹膜外引流管与腹腔化疗管各1根。对留置的化疗管末端用无菌纱布包扎,固定于腹壁,防止脱落,以备术后腹腔化疗所用。引流管接负压引流袋应固定好,保持引流通畅,记录引流量与引流液的性质。

(5)卧床期间做好皮肤护理,避免发生压疮。鼓励患者床上活动,拍背,及时清除痰液,防止肺部并发症,待病情许可后协助患者离床活动。

3)腹腔化疗患者的护理:恶性卵巢肿瘤的患者往往在手术以后留置腹腔化疗药管,用于手术后腹腔化疗。应注意留置药管不要脱落;因腹水往往从注药管的缝隙渗出,应及时更换敷料,保持腹部药管敷料的干燥;进行腹腔化疗应在抽腹水后,将化疗药物稀释以后注入腹腔,注入后应更换体位,使药物尽量接触腹腔的各个部位。其余按化疗患者护理。

3. 合理饮食及营养　恶性肿瘤的患者本身营养失调。再加上术后的化疗,使失调加重。应鼓励患者进含营养素全面、丰富的食物,如鱼、牛奶、瘦肉、蔬菜等,使每一次化疗能按时进行。如口服不能补充者应按患者的需求静脉补充,如清蛋白、成分输血等,保证治疗的顺利进行。

十一、防控

1. 大力开展宣传教育,提倡高蛋白、富含维生素 A 的饮食,避免高胆固醇食物。高危妇女宜服避孕药预防。

2. 开展普查普治　30 岁以上妇女应每年做妇科检查,高危人群每半年检查一次,配合 B 超检查、CA125 及 AFP 检测等,及早发现或排除卵巢肿瘤。

3. 早期诊断及处理　卵巢实质性肿瘤或囊肿直径 >5 cm 者,应及时手术切除。盆腔肿块诊断不清或治疗无效者,应及早行腹腔镜检查或剖腹探查。

4. 对乳腺癌、胃肠癌等患者,治疗后应严密随访,定期进行妇科检查,确定有无卵巢转移可能。

(刘淑伟)

第十二章　肿瘤患者的护理

第一节　恶性肿瘤患者的心理反应及护理

癌症的发病率与死亡率正逐步增加,在许多国家已取代心脏疾病成为最常见的死因。癌症的病因除生物学因素、理化因素外,心理社会因素在癌症的发生、发展中也起一定的作用。世界卫生组织已将癌症明确确定为一种生活方式疾病,认为不良的生活方式,如缺乏运动、应激、嗜好烟酒、不良饮食习惯等均可使人易患癌症。尽管目前尚无心理社会因素直接引起癌症的确切证据,但有足够的证据显示:①具有某些行为或情绪特征的人癌症的发病率较高;②癌症的发生与某些负性生活事件有关;③急性的情绪反应和不适当的应对方式可影响癌症患者的免疫机能与内分泌系统,从而影响所患癌症的发展和转归;④采用心理干预的方法有助于延长患者的平均存活期。

近几十年来,国外学者对临终患者的心理状态进行了研究。其中颇负盛名的美国学者 Dr. Kubler Ross,他对死亡和濒死的研究具有开拓性的意义,被称为这个研究领域中最有代表性的先驱者。他在《死亡和濒死》一书中,把身患癌症的患者,从获知病情到临终时的心理反应过程划分成五个阶段:否认、愤怒、协议要求、抑郁和接受死亡;而忧虑、痛苦、悲伤贯穿于濒死的全过程。由于我国的医疗保护性制度,在否认期前,还存在回避期,甚至有些患者死亡时仍不知患的是什么病。

一、回避期

回避期是指患者已患癌症,而医护人员和家人采取保护性措施,不把实情告诉患者的阶段。家属与患者之间从不谈论病情,更不谈论死亡,即使患者自知病情严重,将不久离开人世,想找家人及医护人员谈谈时,往往也被家属所阻止。有不少患者由于病情严重或反复,虽然无人向他们透露过疾病的诊断,但根据自己的体验或者阅读了有关医学书籍也大概估计到死亡将至,只是为了避免引起家人的悲伤而佯作不知,掩饰痛苦,来宽慰自己。患者与家人为了不伤害对方感情,彼此心照不宣。

二、否认期

出现在相对较早时。癌症患者从剧烈的情绪反应中开始变得冷静,借助否认机制来应对确诊所带来的痛苦与震荡。患者不愿接受即将死亡的事实,怀疑诊断的正确性,希望得到否认的结论,忌讳他人谈论任何有关自己患病的任何问题,更不愿谈论与后事有关的事情。

三、愤怒期

当病情加重、反复或病情危重时,否定的感情无法维持下去时,患者就会出现愤怒、怨恨与嫉妒心理反应,常想"为什么我患癌症,而不是那些有罪的人,人间太不公平"。因为强烈的求生愿望无法达到,一切美好愿望将成泡影,事业和理想都无法实现,美满幸福的家庭将毁于疾病,肉体上又忍受着痛苦,所以患者常烦恼、焦躁及愤怒,变得不通情达理,总觉得谁都对不起他,经常对家人及医护人员发怒。

四、协议要求期

患者由愤怒期转入协议要求期后不再怨天尤人,他向医生要求想尽一切办法来延长他的生命,并诉愿与医生积极配合治疗,或对所做过的错事表示悔恨,希望宽容,或者要求能够活到完成某些重要工作等。

五、抑郁期

随着病情的发展及病情进一步恶化,患者可以出现全身衰竭状态,语言越来越少,表情呆板,患者已充分了解到自己接近死亡,心情明显的忧郁,深沉的悲哀,内心痛苦,有时暗自流泪,有时沉默,尤其当看到同种疾病患者死去时,加剧了他们的思想压力,因为一个正在经受痛苦和悲伤的临近死亡的人应允许其哀伤、痛苦,让他们把这些恐惧和忧虑表达出来,减轻心理不适,以此达到精神上的解脱。同时护理人员的主动关怀对患者能产生积极作用,也是一种精神支持疗法,使患者感到安全感和信赖感,以达到心理上的稳定。

六、认可期

不论癌症患者是否愿意、接受及适应诊断,死亡是不可回避的事实,对死亡的恐惧心理逐渐消失,可达到相对平衡(但难以恢复到病前的心理状态)。患者可表现得超乎异常的平静,对一切事情均表现冷漠或毫无关心,寡言少语,不愿与社会接触,但对即将来临的死亡已有了一定的心理准备。

七、临终患者的心理护理

患者家属的言行直接影响到临终前患者的身心健康,一些临终患者深切关心其亲人利益,因自己的疾病而耽误了子女的工作、学习等感到不安。同时临终患者的家属了解患者病情后感到非常悲痛,护理人员不可忽视家人情绪对患者的影响,在做好临终患者护理的同时,做好家属的心理护理。向他们宣传人生与死的客观规律及人生临终阶段提高生存质量的重要性,应特别关心家属情绪对患者病情的影响,护士应用自己的行动取得家属的信任。家属感情得到了控制,有了心理准备,稳定了患者的情绪,配合患者共渡难关。

1. 建立家庭化病房 为使患者感觉到家庭般的温暖,身心安怡,可建立家庭式病房,室内布置以浅绿色为主要色调,因绿色可使人感觉到生活在大自然的气息,富有生机,使人心情舒畅,有亲切感。室内摆设可放花木、盆景、壁画等,室内应整齐、简洁、安静、光线充足、温度适宜。

2. 建立危重病房　为使濒临死亡患者安然度过最后人生,一方面可得到全家人的照顾,另一方面可给患者向家属交代后事提供方便,烦躁不安的患者进入危重病房,可避免影响其他患者的休息。

3. 认真做好基础护理与生活护理　基础护理与生活护理能增加舒适感,减少患者痛苦,是搞好心理护理的前提,基础护理中最重要的是减轻晚期患者的疼痛、褥疮的痊愈、饮食的改善,可增强患者抗病能力,增强患者战胜疾病的信心。

4. 建立良好的医患、护患关系　取得患者的信任,建立良好的医患及护患关系,是搞好心理护理的先决条件,应选派医德高尚、责任心强、技术熟练、态度和蔼、语言温柔的护士做临终病房工作,实行责任制护理。医护人员应经常深入病房,热切关怀及尊重患者,耐心倾听患者的陈述及需求,取得患者的信赖。

5. 争取家属的配合　患者家属是患者的亲人,在患者的治疗全过程中,患者心理状况能否达到最佳状态,家属在其中的作用是不可忽视的。当患者一住入病房后就应向其家属介绍病房情况及性质,请家属与我们一起做好患者的工作,这样有利于患者的治疗。难免有些患者会对家属发脾气,这时应劝说家属在患者面前不要与其争执,并耐心听取患者意见加以改正,医护人员对家属应表示理解及同情,并给以安慰,请其克制自己的情感,以免影响患者的情绪。

6. 建立适合临终患者的陪伴制度　临终患者最怕寂寞和无人照料,故探视时间应敞开,欢迎家属随时来院陪伴患者,以便让患者与家属倾诉衷肠,互相安慰和感到温暖。

7. 鼓励与支持患者树立战胜疾病的信心　根据不同患者的心理反应采取不同的心理护理措施,如给患者讲解关于癌病的知识及其治疗进展,介绍抗癌明星俱乐部的情况,讲明(以事实)癌不等于死亡,使其建立战胜癌症的信心。

(刘淑伟)

第二节　恶性肿瘤患者的心理护理

"癌症"一词对一般人来讲,可谓谈虎色变,患有癌症的人心理所承受的巨大压力,更是一般人难以想象的,这种不良的心理极大地威胁着患者的身心健康,妨碍着治疗效果。早在我国古代,医学家就注意到精神心理因素在肿瘤和其他疾病发生、发展过程中的作用。现代医学对心身医学的研究发展更加迅速,精神、心理、行为疗法在防病治病中的作用得到广泛的重视。近年来,精神心理因素对于肿瘤患者有着更为重要的地位。癌症的发生、发展、治疗、预后与精神心理因素密切相关。由于癌症的疗法至今尚无理想的方法,所以癌症患者容易陷入一种恶劣的精神心理状态。他们被愤怒、恐惧、悲观的心理缠绕,更加之治疗难度随病程而增加,社会、家庭不能一如既往地给以鼓励、温暖,使患者的心境更加恶化,致使体质迅速下降,抗病能力低下而加快死亡。据大量临床观察发现,凡精神乐观、战胜癌症信心强、家庭及社会给予温暖多的患者生存时间长而且生存质量高,而那些丧失求生意志的人,生存时间短并且质量差。因此,帮助癌症患者建立良好的心理环境,保持乐观的状态,提高战胜疾病的信心是极其重要的,也是医护人员及全社会应尽的人道主义责任。

一、恶性肿瘤患者的心理特点分析

恶性肿瘤初期,医护人员及家属往往采取保护性措施,不把实情告诉患者,家属与患者之间也尽可能避开,不谈论病情,更不谈论他人死亡。有的患者由于病情严重或反复,虽然无人向他们透露疾病的诊断,但根据自己的体验和症状或有关资料,也能大概估计疾病的严重性,只是为了避免引起亲人的悲伤而佯作不知,掩饰痛苦来宽慰自己。患者与家属之间为了不伤对方感情,彼此心照不宣。有的患者由于受习惯心理的影响,存在一定的侥幸心理,往往怀疑诊断是否正确,认为医生可能把自己的病情搞错了,希望多方会诊,希望自己的诊断不是癌症。对此类患者,对其隐瞒病情或对疾病轻描淡写,会使患者不重视自己的病情,但也不能为了说服患者而采取恫吓的态度;要客观地向患者说明确实患了恶性肿瘤,但目前对这类疾病并非束手无策。耐心地向患者做好解释和开导工作,建立良好的护患关系,取得患者的信任,尽最大努力满足患者的心理需要。但对多方转移肿瘤患者,不应将确切病情发展告诉患者,医护之间务求与患者解释内容要一致,以免引起患者疑虑。

对于性格外向、开朗,认识事物较客观,对疾病有一定认识,能积极配合治疗,厌恶医护人员及家属对自己隐瞒病情及过分地关心和安慰的患者,从心理学角度分析结果看,不能采取隐瞒的态度,不然会给患者造成严重的心理创伤。要和家属配合默契,坦诚地向患者交代病情,鼓励和支持患者树立起战胜疾病的信心,以求最大限度地调动患者的积极性来配合治疗。

对于得知自己患癌症,产生焦虑、恐怖、抑郁、空虚,甚至愤怒、怨恨、食欲减退或丧失、失眠多梦等心理反应的患者,医护人员应向患者指出,情绪的好坏直接影响到抵抗力的高低,又关系到治疗效果的好坏,因此让患者保持良好的心理状态,睡前给患者应用安眠药使睡眠正常,在白天适当应用镇静剂减轻焦虑,并帮助患者度过应激期。此外,应使患者了解有关癌症的知识,使患者懂得癌症本身及其并发症所引起的痛苦,并不像自己想象的那样可怕。再者,应使患者本人及家属与医护人员建立密切的联系。向患者解释癌症的实质,癌症发生发展规律及治疗的有效措施,在可能的情况下,最好能介绍几例治疗明显好转及痊愈的病例,让患者与好转的患者接触,交流体验,以增强战胜疾病的信心。

二、取得患者信任,积极配合治疗

在肿瘤的整个治疗过程中,医护人员只有得到患者的高度信任,才能取得患者密切配合。患者入院后,医护人员应以高度的责任心,严谨的工作态度,高超的医疗手段来诊治患者,才能取得患者和家属对治疗的配合和支持,医护人员针对具体患者的情况,适当地告诉患者治疗计划,如具体采取哪种治疗方法,疗程多长,需要患者怎样配合,可能出现的反应,损害及保护措施,药物化疗后可能出现恶心呕吐等胃肠道反应,使患者对疾病和治疗方案有充分了解,这样可增强患者对治疗的信心,会对整个治疗过程采取积极配合的态度。

三、鼓励、关心、体贴患者

在手术治疗、化学治疗及放射治疗的过程中可能产生严重的副作用,如术后疼痛,化疗、放疗后恶心、呕吐、食欲缺乏、虚弱、失眠等一系列反应,这时患者需要得到心理和对症治疗的双重支持。医护人员要在精神上经常地给予安慰、同情、体贴和鼓励,给患者耐心的解释,以解除患者的焦虑和不安,并给予适宜的对症治疗。这种心理支持会使患者情绪稳定和乐观,有助于减轻治疗反应,使患者顺利完成治疗。同时护理人员应耐心听取患者提出的各种问题,认真解释,即使有不合理的要求,也绝不能用恶劣的态度对待患者。要千方百计地为患者服务,同情他们的不幸遭遇,积极地在医疗上和生活上帮助他们解决困难,用真诚的态度赢得患者的信任,使他们从内心接受所采取的治疗方案,为取得良好的医疗效果创造条件。

四、热情为患者服务,帮助提高战胜疾病的信心

精神力量是战胜疾病的支柱。根据心理学的观点,任何良好的刺激都能通过神经—内分泌作为中介调节各个系统。因此,鼓励患者,增强其战胜疾病的信心,有利于患者的康复。护理人员在治疗和护理过程中,要用自己的言行表情去影响患者,帮助其建立最佳心理状态,并针对不同患者的心理和病情与家属配合默契,艺术地将心理学知识运用于实践,才能施行有效的心理护理。如为了减轻患者精神负担,应组织一定的娱乐活动。又如太极拳、八段锦等锻炼是带有中国特色的、简便易行的,且易于被人们接受的形式,它巧妙地将现代医学中的心理治疗,行为矫正等融合于锻炼之中,在患者的心理康复过程中有不可忽视的作用。此外,建立新型的医患关系是提高医疗效果的重要方法。在日常医疗活动中,如打针、发药、输液、给氧、换药等工作,护士要轻、快、稳、准,严格执行"三查七对",尽量减轻患者在检查治疗中的痛苦,取得患者的信任和支持,帮助患者提高战胜疾病的信心,争取更多的治疗机会。

总之,癌症是一种复杂的疾病,与诸多因素有关。但癌症患者,如果一直处于紧张、恐惧、愤恨、失望等情绪之中,就会进一步降低自身的抗癌能力和免疫力,使病情进一步发展和恶化。所以癌症的治疗不仅是运用临床医学的方法,同时还应该在社会心理上给予全面的治疗与护理,把患者的积极性引导到正确轨道上来。

(刘淑伟)

第三节 恶性肿瘤患者的营养支持与护理

恶性肿瘤是一种消耗性疾病。癌症患者由于机体储藏的脂肪迅速丢失,其代谢产物引起食欲减退,继而肌蛋白的过度分解,导致患者进一步厌食,精神淡漠、衰弱。此外,癌症患者常有味觉和嗅觉的改变,表现为对"苦"的阈值降低,对"甜"的阈值增高,而放疗和化疗又会使这些改变加重,近年来发现的"恶液质素",现称为"肿瘤坏死因子"是引起机体新陈代谢异常的主要原因。肿瘤外科手术范围大、时间长,更需要加强营养,以提高患者对手术的耐受性,促进手术伤口愈合和患者恢复。大量研究表明,患者的营养状况与癌

症治疗和预后有着密切关系,良好的营养可使患者保持体重,提高免疫功能,增强疗效,降低毒性反应,提高生活质量。进而说明,营养已成为恶性肿瘤综合治疗的重要组成部分。

一、应鼓励患者经口进食

正常人在饥饿状态下能量的消耗也随之减少,而恶性肿瘤患者虽饮食摄入量减少,但其新陈代谢率仍居高不下甚至持续上升,使患者处于不同程度的应激状态,能量的需求可提高100%~200%,在某种程度上与肿瘤同宿主竞争营养有关,造成肿瘤患者营养状况低下。癌症放疗、化疗又可引起明显的胃肠道反应,出现恶心、呕吐、食欲下降或厌食,肠功能障碍而吸收不良。还可引起口腔黏膜炎症、溃疡及口腔干燥等,出现胃肠黏膜炎症,甚至糜烂及溃疡或形成假膜性肠炎等。食管及胃等癌肿手术由于迷走神经切除或损伤及解剖位置的改变,引起消化机能的改变,如腹胀、食欲下降、腹泻等。所有以上这些均不同程度影响进食或消化吸收不良,致使营养状况低下。因此,鼓励患者进食、加强营养,力争经口进食,确保三大营养物质、微量元素及多种维生素的摄入非常必要。

对有消化道症状的人宜少食多餐,饮食宜清淡而富有营养,每餐量不宜过多,以增强患者吃完食物的信心,花样品种可多样化,以使患者有选择的余地。积极处理好导致食欲及食量下降的原因。如不在餐前做使患者症状加重的处置;对有疼痛的患者餐前适当镇痛;对恶心、呕吐者给予止吐剂,如地塞米松和甲氧氯普胺(灭吐灵)等;对口腔有炎症及溃疡的患者宜食乳类食物,可以减少对创面的刺激。胃癌及食管癌术后患者,在3个月内宜少食多餐,1日5餐,3个月后逐渐过渡到1日3餐,并餐前服用山楂丸或山楂片、逍遥丸、保和丸等,这样将有助于消化及纠正贫血。结肠癌术后患者,术后半个月后宜吃些粗纤维食物,以利扩张结肠吻合口,减少胆汁酸在肠道内停留的时间。对不能很好进食的患者,可以鼻饲,以改善患者的营养状况。为了更有效地配合放疗、化疗,由牛奶、豆浆、鸡蛋、蔗糖配方的营养液每1 000 ml(牛奶750 ml、豆浆250 ml、鸡蛋200 g、蔗糖90 g)可提供5 880 J热量,1日注入2 000~3 000 ml的营养饮食,可提供足够的营养纠正负氮平衡和维持胃肠道的正常结构和功能,防止胃肠道黏膜萎缩和维护胃肠道正常防御功能,每日可提供10 500~12 600 J热量。使用中要注意,以细塑料或硅胶管由鼻腔插入。初滴时速度要慢、浓度要低,慢慢增加滴入量及滴入速度。

二、胃肠道外营养的应用

自从美国 Dudrick 医师1968年开创全胃肠道外营养以来,其在国际上得到了广泛的应用,成为外科领域中的划时代的新进展。广义上讲,凡需要营养维持者,以及不能从胃肠道摄入饮食者,都是全胃肠道外营养的适应证。肿瘤患者因消耗、肠瘘或放疗、化疗造成的严重胃肠道反应,影响经口营养者,可给予全胃肠道外营养,纠正负氮平衡,提高生存质量及接受放疗、化疗的能力。全胃肠道外营养时,由周围静脉或中心静脉给予脂肪乳、葡萄糖、复方氨基酸、安达美及水,可以补充足够的热量及各种营养物质、微量元素及多种维生素。

(一)糖 一般用50%葡萄糖溶液200 ml加10%葡萄糖溶液50 0ml、胰岛素36 U、10%氯化钾15 ml,可提供3 360 J热量。开始1日1剂,渐渐增加到2~3剂/日。液体内加入胰岛素可促进葡萄糖的作用,加用 10% 氯化钾,可使 K^+ 带到细胞内纠正细胞缺钾。

（二）脂肪 使用脂肪乳剂 500~1 000 ml,可提供 2 310~4 200 J 热量,使用葡萄糖—脂肪双能源,前者供应能源的 50%~55%,后者占 45%~55%。

（三）蛋白质 用 14~21 种氨基酸可提供各种必需与非必需氨基酸。1 日使用复方氨基酸 500~1 000 ml,可供氮 25~50 g。为估计患者能否维持正常氮平衡,可测 24 小时尿素氮含量×24 小时尿量另加 3~4 g 皮肤、肺、汗、便排出氮量即可算出。一般 1 日需氮量为 0.2~0.24 g/kg,热氮之比为 630 J:1 g。

（四）其他 现市售的安达美及水系维他可以提供患者足够量的多种维生素及微量元素。如无市售安达美及水系维他时,可按钾与氮之比为 5 mmol:1 g,镁与氮之比为 1 mmol:1 g,热:磷 =4 200 J:5~8 mmol 来补充。

三、提高免疫功能可抗癌的食品

各种维生素:维生素 A、B、C、E 均有一定预防及抗癌作用。不少实验证实维生素 C 可抑制亚硝胺的形成,维生素 A 在上皮细胞分化中起主要作用,维生素 B 可调节新陈代谢关键性的酶起着合成和激活的作用。肝、花生、豆芽中含有维生素 E、C 及 B,杏仁中含有多量维生素 E。镁可增强淋巴细胞活性,香蕉、豆类可提供镁。硒有抗氧化作用,增强吞噬细胞的能力,影响癌细胞代谢,很多肿瘤发生与硒减少有关。动物肝脏、肾、瘦肉、海产品、虾含硒较多。大蒜的脂溶性挥发油等有效成分可激活巨噬细胞功能,并且含硒量也很多。芦笋含有多量的硒,并认为它含有组织蛋白,能有效抑制癌细胞生长,含有多量甘露糖、核酸等,对增强抵抗力有一定作用。菌类:猴头菌和蘑菇也含有多量硒,并含多肽、多糖和脂肪族酰胺类物质。这些物质有良好的抗癌作用,有人用猴头菌治疗消化道肿瘤多例,取得了良好的疗效。猕猴桃含有大量维生素 C,并且利用率达 94%,有人认为它有阻断体内外亚硝基化合物的合成,防止肿瘤发生的作用。萝卜含有多种酶,能消除亚硝胺的致细胞突变作用,萝卜含有的木质素能提高巨噬细胞活力。菱角对癌细胞变性及组织增生均有作用。海参中有多糖成分,有抑制肿瘤生长和转移的作用,也是一种良好的补品。香菇、人参、猴头、灵芝、冬虫夏草、茯苓、银耳、黄芪、枸杞子等多糖成分对抑制癌细胞增殖,增强人体特殊性及非特殊性免疫功能有很好的作用。葡萄中含有维生素 C 及抗癌成分,既可开胃,又有抗癌作用。总之癌症患者的营养状况与其疾病的转归有直接关系,应多加重视。

（刘淑伟）

第四节 恶性肿瘤化学治疗的护理

近年来,抗肿瘤药物的研究发展很快,到目前为止,常用于临床的药物已有 50 余种,化学治疗已取得显著成绩,但药物毒性也不能忽视。作为肿瘤科的护士,必须熟记常用化疗药物的使用方法及毒性反应,采取有效措施,预防以及减轻各种不良反应。

一、化疗患者的精神护理

因恶性肿瘤治疗效果不及其他疾病,一般人认为是不治之症,给患者心理造成巨大压力,所以护理应根据具体情况抓住三个主要环节:其一,消除患者"癌症是不治之症"的恐惧心理,可向患者介绍目前癌症治疗所处水平,如部分恶性肿瘤用化学药物治疗而愈的事实,可列举事例进行讲解,使患者消除恐惧心理,燃起希望的火花;其二,请与其疾病相似的治愈患者,现身说法,增强战胜疾病的信心,使治疗能顺利进行;其三,根据每个患者的具体病情指导其如何配合治疗。同时应向家属交代病情,取得家人的支持与配合,在患者身体条件许可的情况下参加户外或室内活动,如散步、做早操、与其他人说话等各种有益的活动。

二、使用化疗药物时的护理

化疗药物治疗主要是静脉给药,有些药物具有对血管有强烈的刺激性而引起静脉炎或局部组织坏死,加上化疗时间长、疗程多,提供安全可靠的治疗途径非常重要。在静脉给药时须注意以下几点:熟悉原药的形态特点及稀释后的光泽区别有无变质;遵守"三查七对",按要求配好药物后及时使用;计划使用血管,保护好每一条血管,注意药物浓度及输注速度,切忌外溢。

对刺激性较强的化学药物,如放线霉素 D(更生霉素)、阿霉素、氮芥等药物,静脉用药时应注意以下几点:先滴入5%葡萄糖溶液,以确保注射针头在静脉内;把药物稀释后进行滴入,并询问患者有无疼痛;药用完后,快速冲入葡萄糖溶液3分钟左右;如有药物溢出应即刻停止输注,并皮下注射生理盐水2~3 ml或用0.5%普鲁卡因局部封闭。如氮芥漏出可注入1/6mol/L硫代硫酸钠以稀释药液减少毒性。亦可采用联合药物局部注射:0.25%普鲁卡因20~100 ml、地塞米松3~5 mg、阿托品0.5 mg组成。在穿刺部位和肿胀范围做环形及点状封闭。外渗面积较大者,可酌情增加用量。一般用药后8个小时至8天可使肿胀消退、疼痛消失,皮肤呈青紫色者紫斑消退,皮肤颜色恢复正常。

对化疗时间长,疗程多,静脉粘连堵塞及皮肤破溃,如再行穿刺易造成药物外渗者,可采用锁骨下静脉穿刺,有人报道32例采用锁骨下静脉穿刺,输注68个疗程,置管最长者131天,最短6天,这样可以满足化疗的顺利进行,保证了抢救输血、补液等各种需要。无1例有异常反应,其他副作用与常规途径一样,无1例严重感染,无败血症发生。锁骨下静脉穿刺并发症多为感染,留置管时间过长感染机会更大,故难以使医患接受,所以不能列入常规途径给药。

三、化疗药物反应的临床护理

现临床所用抗肿瘤化疗药物,大多缺乏选择性抑制,在杀灭或抑制肿瘤细胞生长的同时,常对正常尤其是代谢旺盛的正常细胞有不同程度的损害。如果对其副反应处理不当、护理不当也会发展成严重的并发症,甚至个别可危及患者的生命。因此护理上应重点防止并发症的发生。

(一)对胃肠道反应的护理　多数的抗癌药物对增殖旺盛的胃肠道上皮细胞有抑制

作用,使用化疗药物治疗的患者常常有食欲减退、恶心、呕吐、腹痛腹泻等一般的胃肠道反应,严重时可出现肠黏膜坏死、脱落,以致肠穿孔,一般副反应出现的早晚与患者的体质有关。一般用药后 2~3 日开始出现反应,以后逐渐加重,较重者 6~7 日达高峰,停药后即逐渐消失。为了减轻胃肠道反应,合理安排给药时间是非常重要的,对反应严重的患者可在入睡前给药,并适当使用地西泮等镇静剂以使患者入睡。氮芥类药物可引起交感神经兴奋,服用颠茄酊等药物,可减少反应。

因药物引起食欲减退,进食安排应根据各药的特点给予巧妙安排,如氮芥类药物在给药后 8 小时内胃肠道反应严重,可鼓励患者在早上 8 时前进餐,晚 8 时进晚饭,这样可以避开反应期。白天使患者进一些营养丰富的流质、半流质食物及水果等。患者反应严重时,可以吐出胆汁、胃液,此时应纠正酸碱及电解质失衡。在化疗的过程中尤其是大剂量应用 5 - FU,有时可形成假膜性肠炎,这是最严重的肠道并发症,如处理不及时或不适当,死亡率很高。中药参苓白术散大剂量口服可以减轻症状或完全止泻,如和 654 - 2(山莨菪碱)同时服用疗效会更好。

(二)骨髓抑制的护理　大多数抗肿瘤药物有骨髓抑制,造成造血功能障碍,临床主要表现为外周血液中白细胞及血小板减少,对机体免疫功能抑制。白细胞最低时可下降至 $1 \times 10^9/L$ 以下,血小板为 $10 \times 10^9/L$ 以下,此时败血症及出血是患者的主要威胁,因此预防感染,防止败血症的发生,是现阶段护理的重点。应用化疗药物不同其白细胞降低出现的时间也不同,如 5 - FU 白细胞降至最低时间约在 2 周时,而顺铂则在 3 周时(第 21 天左右),临床上白细胞降至一定程度如 $2 \times 10^9/L$ 以下时常有乏力、头晕及食欲减退等症状,在有轻微症状或用药期间应每周做 1~2 次血常规检查,当白细胞降低至 $4 \times 10^9/L$ 以下时,及时给予沙格司亭(生白能)、免疫升白剂、血生欣等升白细胞的药物,以防白细胞进一步降低引起并发症或延误治疗。血象过低时可以适当输注鲜血,以提高抵抗能力。另外要保持室内清洁,定期空气消毒,冬季要通风,定期进行室内细菌培养,掌握细菌动态。还要限制家属及亲友的探视陪伴,如发现有感染患者应立即进行隔离,预防交叉感染。

血小板降低常引起出血,表现为阴道、牙龈及鼻出血等,对这些显性出血容易发现,常能得到及时处理,而对皮下及内脏出血则不易发现,故应多观察患者面色、皮肤及勤测血压等护理工作,以便及时发现及时处理。

(三)黏膜反应的护理　化疗药物中的抗代谢类药物常引起以口腔黏膜为主要反应的黏膜炎症,特别是在大剂量应用时其反应更加明显。除胃肠黏膜外,口腔黏膜充血、水肿、溃烂,严重时可蔓延至咽部及食管。肛门、尿道口及阴道口也较常累及。因黏膜溃疡极易引起败血症,因此为了减少患者的痛苦,减少感染,防止败血症的发生,应做好口腔护理工作:①保持口腔清洁,除常规口腔清洁外,每日给予杜贝氏液漱口。②已发生溃疡者,应及时将口腔内脱落的黏膜、黏液血块及细菌等腐败物质清除干净。实践证明采用高压冲洗法进行口腔护理,效果较好。冲洗后用 1.5% 过氧化氢蘸洗溃疡面,再用生理盐水冲洗干净,这样可使脓液、坏死组织脱落。③用 0.03% 丁卡因合剂,涂于溃疡表面,可起消炎止痛作用。④外敷溃疡散(珍珠粉 3 g,四环素 0.75 g,地塞米松 1.5 g),黏膜充血处可涂碘甘油。中药吴茱萸 3 g,研粉醋调外敷双足涌泉穴,每日更换 1 次。以上处理一般可在2～5日使溃疡愈合。

（四）肾脏毒性的护理　很多抗癌药物经尿以原形或其代谢产物排泄,不同程度的损伤肾小管和肾小球,严重者可致肾功能衰竭。此外,某些肿瘤负荷过大,增殖迅速但对化疗高度敏感,经化疗后肿瘤细胞溶解破坏后产物迅速释放入血,在泌尿系中形成结晶、沉淀而引起肾脏损害。因此,除注意患者的生命体征外,密切观察尿 pH 值、尿量、颜色、四肢水肿情况和肾脏功能的变化,详细记录出入量,每日保证足够的入量,尿量每日不能少于 2 000 ml,以利于结晶的排出。要连续性观察体重变化,增加过快应考虑是否有水肿。

（刘淑伟）

第五节　恶性肿瘤免疫治疗的护理

自从 1985 年 Hericourt 和 Richet 将免疫疗法用于癌症的治疗以来,现今世界各地许多医疗中心均进行这方面的研究及探索,并在恶性肿瘤的治疗中越来越受到人们的重视。在治疗期间应根据患者个体的复杂心理过程及治疗方面的护理要求,加强心理与基础护理,确保免疫治疗的顺利进行,以达到本疗法的治疗目的,明显提高患者存活率及无瘤生存率,显著延迟转移灶出现的时间,并使转移者生存时间延长。

一、免疫治疗的心理护理

（一）消除肿瘤患者的绝望心理　患恶性肿瘤的患者多数有"谈癌色变"的恐惧、绝望心理。应结合患者的心理个性,通过国内外有关癌症治愈病例实例,说明心理状况的好坏与免疫抗癌的关系,使患者认识到绝望心理给疾病带来的消极情绪的危害性,采取劝导、启发、鼓励、说服及培养兴趣等方式,以消除绝望心理,增强抵抗疾病的能力及信心。

（二）消除"两虚"心理　患恶性肿瘤的患者及其家属多数人认为癌症的治疗是人财两空。在治疗及费用上产生内心矛盾,即想治疗延长患者的生命,又怕无济于事,给家人造成经济负担的加重。在采用免疫治疗之前应积极主动向患者介绍免疫治疗常识及其重要性,使患者在心理上建立起癌症并非绝症的思想观念,只要有足够的信心,在正确的治疗与监护下是可以战胜癌症的。并应因势利导,消除患者内心痛苦和抑郁心理。同时医护人员应同情并耐心听取患者的要求和诉说,尽可能给予解决。

（三）消除患者的孤独心理　多数癌症患者都有程度不同的孤独感,在情绪、情感与个性上表现为多愁善感、冷漠寡言、忧心忡忡等,应鼓励患者建立治疗信心,鼓起勇气,合理安排生活,走出自我、走向欢乐,以唤起有利于康复的精神因素。

（四）消除堆积性治疗心理　这种心理状态的患者多见于公费医疗和富裕的个体户病员,他们错误地认为在治疗上求新、求贵、求多,进行堆积性治疗。医护人员应详细地给患者解释药物的作用与药物量效关系,对患者的堆积治疗心理应表示理解,解释免疫治疗肿瘤的针对性和有效性,使患者消除堆积治疗的心理。

（五）树立长疗程治疗的观念　恶性肿瘤手术、放疗、化疗等治疗方法虽然有较好的疗效,但治疗后的疗效巩固亦是预防复发及转移的重要环节,若不坚持长时间而合理的综合治疗,有可能终会发生危害健康的结局,所以坚持长疗程治疗是免疫治疗的一个战略方针,通过上述心理护理,使患者有足够的信心和勇气,做好长期治疗的心理准备。

二、基础护理

(一)注射红色诺卡氏细菌细胞壁骨架(N-CWS)　N-CWS是一种有效的抗癌免疫制剂,对多种癌症有抑制作用,它对肿瘤术后复发转移有一定的预防作用。用药方法:常规消毒后,用注射用水(或生理盐水)0.3~0.5 ml,稀释冻干N-CWS药液,于上臂外侧三角肌处多点注射。药物反应:全身反应见于部分患者,有发热,一般持续24小时左右,可自行消退。若体温达38.5℃及以上,伴有全身不适,可服清热镇痛药吲哚美辛(消炎痛)、复方氨基水杨酸等即可解除。多数患者有局部反应,随注射次数增加,逐渐出现注射局部的反应,一般在注射1周后可见局部红肿、疼痛、皮肤破溃。除调整注射部位、剂量与间隔时间外,积极予以局部处理。用药开始3日内禁用抗生素,以防拮抗免疫治疗的药性。

(二)自体瘤苗　自体瘤苗为患者自体切除的肿瘤标本,经处理获得的肿瘤粗提抗原。因肿瘤细胞抗原的抗原性较弱,故常与N-CWS同用,一般手术后使用2次,每日1次。

(三)注射猪脾转移因子(TF)的护理　TF是一种具有免疫活性的生物反应调节剂,它对细胞免疫和体液免疫都具有一定的调节作用。用于治疗白血病、恶性黑色素瘤、乳腺癌及其他肿瘤,均有一定疗效。

(四)卡介苗(BCG)　BCG临床用于治疗恶性黑色素瘤、白血病、淋巴肉瘤有一定疗效,对肺癌、乳腺癌、肠癌、膀胱癌等亦有一定疗效。皮肤划痕法:在四肢或其他部位的5 cm^2 的皮肤上用消毒6号针头或三棱针,纵横划痕各10条,以刺破皮肤微微渗血为度。向痕迹处施加卡介苗75~150 mg,每周1次或2次,1个月为一疗程。瘤内注射:将卡介苗注入瘤体内,剂量为75 mg一支的卡介苗0.05~0.15 ml。口服法:剂量为75~150 mg,每周1次,服时将卡介苗混在一杯橘子水中一次服下。注意事项:有活动性结核的患者忌用;结核菌素反应强阳性的患者慎用;瘤体注射或皮肤划痕接种卡介苗可发生全身反应,如发热,多不需特殊处理,可自行消退。

(五)短小棒状杆菌菌苗(CP)　CP作用为激活网状内皮系统,对细胞免疫作用为抑制T淋巴细胞免疫应答,增强NK细胞活力,激发产生大量干扰素,补体激活等作用而起抗肿瘤作用。临床上主要用于恶性黑色素瘤、恶性淋巴瘤、晚期肺癌等。用法:皮下注射3~4 mg,每周2次,1个月为一疗程。可有局部肿胀、低热等轻微反应。

(六)干扰素r(IFN-r)　IFN-r对肿瘤细胞的抗增殖作用;对NK细胞杀伤活性有增强作用;抑制癌细胞基因的表达作用;破坏肿瘤细胞的正性自分泌机制,抑制肿瘤生长。临床用于毛细胞性白血病、慢性髓细胞性白血病、恶性淋巴瘤、肾癌、多发性骨髓瘤、恶性黑色素瘤、肝癌等有一定疗效。用法:每次100万U,肌注,每日或隔日1次,10次为一疗程,间隔10天行下一疗程。

除以上药物外还有肿瘤坏死因子、白细胞介素-2等。这些药物的应用应做好以下护理工作。用药前准备:检查药物的有效期,药液有无浑浊,安瓿有无损坏,确认无误,方可使用。注射部位:选择距淋巴群较近部位,如上臂内侧或股内侧,严格消毒,皮下或肌内注射。注射后局部可能因药液温度偏低,引起一过性酸胀,可向患者讲明原因,消除顾虑。做好心理护理,是保证患者积极主动配合治疗及长期治疗的关键,可介绍肿瘤免疫治疗新进展,帮助其消除病理心理,建立战胜疾病的信心及勇气,也使其懂得有关肿瘤防治的知识。有计划性选择注射部位及熟练准确的各项操作,是确保免疫治疗疗效的重要环节,护士应熟练掌握治疗所用各种操作方法,用药途径及药物性质,做到用药准确,操作熟练,以避免技术误差导致不应有的副反应发生。

(刘淑伟)

第六节　肿瘤患者的外科护理

外科是治疗肿瘤的重要手段之一,分根治性和姑息性手术。根治性手术可达到治愈目的,而姑息手术主要为减轻患者症状,使晚期肿瘤患者改善生活质量和延长生命。

一、手术前的准备

肿瘤外科手术治疗的特点有:手术范围广、病期晚、年龄大及全身营养状况差,肿瘤专科护理应重视对患者的心理护理、营养及术前、术后护理。

(一)心理护理　肿瘤患者的外科治疗,尤其是扩大根治,常常导致患者某些器官正常功能的严重破坏和丧失,如喉癌、舌癌术后可能造成失语,上颌窦癌手术会有面容的改变,直肠癌术后重建假肛,妇科肿瘤会带来生理功能的改变,这些因素对患者的心理压力很大,部分患者难以接受,顾虑重重,部分患者甚至拒绝。护理人员应向患者做耐心解释。手术切除目的在于挽救生命,防止转移复发,手术切除将对工作、家庭、社会带来希望,及时给予术前术后指导,通过抗癌明星战胜癌症的实例消除顾虑,患者之间进行交流,树立信心,愉快接受手术治疗。

(二)营养饮食指导　肿瘤患者由于慢性消耗和失血而致营养不良和贫血,食管癌、胃癌患者的梗阻常常引起水、电解质平衡紊乱。为提高患者对手术的耐受性,促进术后伤口的愈合和康复,应进高蛋白、高热量及高维生素饮食,如鸡蛋、牛奶、瘦肉、鱼、新鲜蔬菜和水果等,以改善营养状况。消化道梗阻不能从口中进食者可给要素饮食和胃肠外营养,以短期内改善不良状况。贫血严重者可输成分血,争取早日手术治疗。

舌癌、喉癌术后的患者应给予胃管鼻饲,要注意温度,冬季用热水并保温,夏季严防混合奶变质,鼻饲时注意流速,防止胃管脱出或堵塞。患者取半卧位以免引起胃部不适,管喂要定时定量。胃癌术后患者注意"倾倒综合征",患者表现为食后上腹不适、饱满感、腹痛、头晕、面色苍白、出汗、视物模糊、眩晕、心悸、心动过速等症状,应给予少量多次进食,免进甜食以防产酸产气。结肠造瘘的患者术后一定调节好饮食,养成排便规律的习惯。

(三)协助完成有关检查　恶性肿瘤手术治疗一般难度大,切除范围广,手术时间长,出血较多,术前对各个重要器官进行全面检查比一般手术前检查更为重要。要及时、准确地采集标本,协助做好各项检查,包括血常规、血液生化的检查,凝血机制检查,胸部 X 线检查等,以了解患者各个器官的功能,有不正常者要及时处理。

(四)做好皮肤、胃肠道、插管等准备　肿瘤患者的手术部位术前必须彻底清洁,以减少表面细菌引起创口感染的可能,清洁的同时要备皮,备皮时动作宜轻柔,不必按常规用肥皂水擦洗,可于剃毛后用75%酒精做局部消毒,更为安全。对口腔和食管癌手术患者,术前应特别注重口腔清洁,有齿龈炎、扁桃体炎,须治愈后方能手术。吸烟者应戒烟。因口腔是细菌进入人体的主要途径之一,正常人的口腔内存在着大量的细菌,机体处于健康状态时不至于引起疾病,但当机体抗病能力减退时,加上口腔内适宜的温度和湿度及积存的食物残渣,局部炎症分泌物以及肿瘤表面的溃烂组织,即成为细菌繁殖的培养基,不但可发生局部感染,还可引起全身感染,伴有口臭。口腔颌面部手术范围大,不但口内有创口,而且颌面部均有较大的创口,所以患者入院后就应给予适当的消毒液漱口,如复方硼砂液或0.05%氯己定液等,每日多次漱口。对于食管梗阻的患者,自术前3日起每晚用温盐水或1%~2%碳酸氢钠冲洗食管,清除积存食物和黏液,减轻食管黏膜的感染及水肿;手术日晨再次冲洗,抽尽胃液并留置胃管。但对上段食管癌患者,则不宜冲洗,以防误吸,术前一晚餐后应禁食,根据医嘱,清洁灌肠和留置尿管等。对晚期卵巢癌及大肠癌要做好术前的肠道准备,一般Ⅲ、Ⅳ期卵巢癌可直接累及腹腔内脏器,如直肠、结肠和小肠等。切除受累的肠管已成为卵巢癌最大限度缩瘤术的一部分,且可以解除肠梗阻而改善机体的营养状况,增强体质,减少感染,使患者能更好地耐受化疗和放疗的不良反应。所以术前应按如下方法准备:①术前3日口服肠道消毒剂,可用甲硝唑,每日3次,每次0.4 g,或用新霉素,每日4次,每次1 g。②术前3日进食无渣半流质饮食,术前1日改为进食流质饮食。③术前3日服缓泻剂,可用液状石蜡,每日1次,每次30 ml,或番泻叶30 g泡茶饮用。④术前3日每晚用0.1%~0.2%肥皂水清洁灌肠。

(五)术前常规护理 洗头、沐浴、剪指(趾)甲,更换衣服。药物过敏试验,如青霉素、链霉素、普鲁卡因等,根据麻醉医师要求行术前用药,备血等。

二、术中配合

因手术时在肿瘤的输出静脉血流中更易找到癌细胞,故常规先处理静脉以阻断肿瘤播散的途径,应注意准备的手术刀、剪要锐利。手术时要像强调无菌技术操作那样强调无瘤技术,防止癌细胞播散和种植。用高频电刀切开皮肤和分离组织,可使细小血管立即凝固,避免癌细胞因出血而污染创面。近年来采用激光切割,可防止癌细胞因挤压所造成的扩散。为防止脱落的癌细胞形成种植灶或转移灶,配合手术时需随时供应纱垫以保护切口边缘和创面,手套和器械如被污染,应及时更换。肠襻切除前需准备5-FU液冲洗两端的肠腔,以减少局部复发。由于肿瘤外科手术范围广,手术结束时需认真清点纱布及器械。

三、术后患者的护理

按全麻术后常规护理,床边备置有关物品如吸引器、氧气、输液架、吸痰管、血压计等。麻醉未清醒患者采取平卧位,头偏向健侧,清醒后6小时如欲更换体位,头颈部手术者可予半卧位。严密观察血压、脉搏及呼吸变化。

1. 注意保持呼吸道通畅 因患者手术范围大,术后所需护理的导管也多,如全麻插管、输液管、负压引流管、导尿管等,故应防止患者在未清醒状态下因烦躁不安而自行将气管插管等拔除。其次要格外注意防止舌后坠,经常巡视患者,及时吸出口咽腔内分泌物,防止呕吐物或分泌物吸入气管而引起呼吸障碍或窒息。

2. 对口腔手术后不能张口,咀嚼困难,有时还伴有口内创面渗血,不便漱口者,除应用抗生素液滴入口腔外(配制 1∶1 000 青霉素液每日 3～4 次),护士必须做定时口腔冲洗,其质量的好坏往往关系到术后创口愈合及皮瓣的成败。冲洗口腔,术后 3 天内可配用 1%～1.5% 过氧化氢,用 20～50 ml 注射器冲洗。过氧化氢液主要用于抗厌氧杆菌,因此,用它来冲洗可使局部创面的血性分泌物以及形成的血痂,发泡而脱落,然后再用生理盐水将口腔内氧化的血性泡沫冲洗干净,这样反复多次冲洗,每日上下午各做 1 次,以后可根据病情酌情冲洗。3～5 日后可改用氯己定液或复方硼酸液漱口,每日数次。采用这一方法,口腔彻底干净,并减少了口臭,同时防止创口感染。有皮瓣移植者注意皮瓣的色泽,有无肿胀。正常皮瓣颜色为淡红色,无明显肿胀,若显示苍白则为动脉供血不足,发紫或暗红色示静脉回流受阻,可用复方丹参注射液或低分子右旋糖酐静脉滴注。其次应注意保持室内空气清新。对行颈、腋、腹股沟淋巴结清扫术的患者,常于术后留置引流管接负压吸引,应注意保持引流通畅,防止因皮下积液影响愈合。术后护士应密切注意伤口引流情况,有无反应及渗液,连接胸腔闭式引流管瓶内的长玻璃管必须保持在水面以下 2～3 cm,以免空气进入胸腔形成或加重气胸。气管切开者敷料要及时更换,切开垫每日更换 2～3 次。尿管要保持通畅,尿道口每日用 0.1% 新洁尔灭擦洗。结肠造瘘口周围皮肤涂上氧化锌软膏,再盖吸水性强的便纸和纱布罩,并注意及时更换假肛袋和被污染的被服等物品。手术后,患者由于疼痛及各种不适,以及正常生理功能的改变如出现幻觉等情况,更需护理人员的关心及体贴。如全喉切除术后患者会出现失语,护士应备好纸笔,耐心等待患者用书写形式提出主诉。对头颈部手术患者,为预防切口感染和发生吻合口瘘,术后多用鼻饲饮食,要特别防止鼻胃管堵塞或脱出,因再行插管有损伤吻合口的可能。多数食管癌患者术后,因迷走神经被切断,消化功能在较长时间内仍不正常,对脂肪吸收差,故应给予少量多餐,进少油易消化食品。胃切除术后患者在最初数年内由于吸收不良,易出现维生素 B_{12} 缺乏和贫血,应予以适当补充。对于肠造瘘患者瘘口开放后,即可进行半流质饮食,如情况良好,2 日后可改为少渣饮食,避免进过多的纤维素和易致泻食物。患者常因不良气味和腹胀而加重精神负担,要协助患者摸索饮食规律,少吃产气食物如牛奶、豆浆、大量白糖、果仁、圆白菜等,和易产味食物如葱、鱼等。另外,恶性肿瘤的手术多为破坏性手术,患者所受损伤较大,如颈淋巴结清扫术、乳腺癌根治术、结肠造瘘术、高位截肢术等,可造成患者不同程度的缺陷或残废。因此,术后对患者的身心护理显得更加重要。

四、功能锻炼

恶性肿瘤患者手术以后进行功能锻炼是提高手术效果,促进机体、器官功能恢复和预防畸形的重要措施。护理工作者应使患者理解功能锻炼的意义,提高自身锻炼的自觉性。如早期下床活动可促进生理机能及体力的恢复,促进胃肠功能的恢复,减少肠粘连和局部及全身的并发症等,鼓励患者早期进行锻炼。开胸手术后,由于切口长、肋骨被切除、患者常因怕痛而不敢活动术侧手臂,以至关节活动范围受限并造成肩下垂。因此,术后患者进行肩关节功能锻炼非常必要,方法为上举与外展,逐渐练习术侧手扶墙抬高和拉绳运动,使肩部活动尽快恢复到术前水平。乳腺癌根治术后应进行屈腕、握拳、屈肘、上举和肩关节活动范围的锻炼,要求患者在两周内达到术侧手臂能越过颈摸到对侧耳部,即可不影响生活。对于截肢患者术后要求术后尽早练功,要求不仅能在平地上行走,如需要可练习上楼梯。

恶性肿瘤患者术后自身康复功能锻炼非常必要,可以增强患者自信心,提高抗病能力。对全喉切除患者,由于依靠永久性气管造口呼吸,并失去发音功能,术后应训练食管发音,声音虽低,但足以解决患者生活和工作需求。方法是让患者先咽下一定量的空气存在食管内,而于食管上端形成假声门,使食管内气流缓缓逸出,即可发出微弱的声音,要督促患者坚持练习,才能掌握自如。对结肠造瘘术患者,待术后患者体质逐渐恢复后可行训练永久性人工肛门的处理方法。养成定时排便习惯,注意饮食定量、定时,并自术后第5日起,每日由瘘口注入少量生理盐水或喝一杯凉开水以引起排便。嘱患者注意保持瘘口周围皮肤卫生,每日用温水、肥皂水清洗,注意饮食卫生,预防腹泻。遇有排便困难,可戴手指套涂油膏扩张瘘口,防止狭窄,如出现肠黏膜脱出或回缩,需到医院急诊处理。

(刘淑伟)

第七节　恶性肿瘤放射治疗的护理

放射治疗是肿瘤治疗的有效手段,目前临床70%患者行放射治疗,40%患者首选放疗并达到根治。放疗可与手术及化疗进行综合治疗,并能对症治疗,如因肿瘤引起的急症出血、止痛、消化道梗阻、骨转移及上腔静脉压迫征等。

一、放射治疗前护理

1. 向患者讲明放射治疗的重要性及有效性,整个治疗过程需要多长时间及其有关注意事项等。癌症患者常有心理异常,认为癌为不治之症,有忧郁、恐惧、悲观、绝望等心理交织在一起,个别患者甚至有轻生的念头,护理人员应理解患者的心理,以高度的责任感、同情心和人道主义精神,处处体贴和关心患者,满足患者心理和生活上的需要,解除其恐惧心理,协助患者顺利度过放射治疗。患者入院时要热情接待,语言亲切,态度和蔼,主动和患者谈心,帮助患者熟悉医院环境,讲明在放射治疗期间会出现的反应以及如何配合治疗等,鼓励其树立战胜疾病的信心。

2. 外照射前,应嘱患者去掉假牙、金耳环、金项链等,照射区皮肤勿涂红汞、碘酒等刺激性药物,也禁贴氧化锌胶布及其他各类治疗性药膏。主要是为防止重金属物产生的第二次射线,从而加重皮肤的损害。

3. 劝告患者戒烟酒,忌食辛辣刺激性食物,以减少对口腔、食管及胃肠道的刺激,对鼻咽癌戒烟尤为重要,因其与治疗效果及复发密切相关。

4. 对术后患者的伤口,在接受放射治疗前应妥善处置,尤其是接近软骨及骨组织的伤口,须在愈合以后方可实行照射。一般伤口除急需照射外,也应在伤口愈合后接受照射治疗。

5. 对鼻咽癌、口腔癌等在放射治疗之前,患者应洁齿,拔除深度龋齿及残根,伤口愈

·265·

合 10 天后方可放疗,因照射可破坏龋齿周围的骨组织。鼻咽腔部有如咽炎、鼻炎、鼻窦炎或鼻咽部及口腔肿瘤感染,应先控制感染,消除炎症,这是因为感染灶可降低放射治疗的敏感性。有出血者应先止血。

6. 放射治疗之前应做肝肾功能及血象检查,白细胞在 $4.0 \times 10^9/L$ 以上,血小板在 $100 \times 10^9/L$ 以上,肝肾功能正常方可放射治疗。慢性消耗引起的恶病质应先纠正其恶病质再行放射治疗。

二、放射野皮肤黏膜的护理

放射野皮肤区应清洁、干燥、防止感染。照射野标记清楚,治疗期间切勿擦去,如发现有褪色,要告知医生重新描涂。照射区皮肤应避免机械或物理性刺激。如不穿硬领及紧身衣服,不做冷热敷,不暴晒等,勿用肥皂水擦洗、防止创伤或强风吹拂,不能用手搔抓。

放射区皮肤损伤一般可分为 3 度:1 度反应表现为红斑,有烧灼和瘙痒感,继续照射由鲜红变为暗红,以后有脱屑。此时可用冰片、滑石粉或 0.2% 薄荷淀粉止痒,以保持局部干燥;2 度反应表现为高度充血、水肿、水疱形成,有渗出液、糜烂等,可涂 2% 甲紫、冰片、蛋清、蛋黄油、京万红等,更重者可涂 5% 黄连素液、鲜芦荟汁外敷,或用冰片蛋白液治疗,止痛快,又能减少渗出液,或用湿润烧伤膏外涂,也可用中药生大黄、地榆炭、血余炭、紫草等研粉,香油调匀后涂患部,有消炎止痛、干燥创面的功能,还可因如意金黄散外敷患部(用香油调匀);3 度反应一般表现为溃疡、坏死,侵犯真皮造成放射性损伤,治疗比较困难,应禁止再行放射治疗,用湿润烧伤膏、京万红、蛋黄油等治疗有一定疗效,但其愈合比一般油、水烧伤缓慢得多,可能与局部血液循环差有关。

放射治疗的黏膜反应主要在口腔、食管及胃肠道。头颈部肿瘤进行照射治疗时,可引起口腔黏膜充血、水肿、白膜形成,甚至形成溃疡,引起剧烈疼痛,影响进食。唾液腺受到不同程度的损伤可引起口干舌燥。此时应控制感染的发生,应保持口腔清洁,饭后用含氟牙膏刷牙或用庆大霉素漱口,用吴茱萸研粉,每次 3 g 醋调外敷双足底涌泉穴有良好的治疗作用。口干舌燥者可用中药胖大海、麦冬、金银花等泡水代茶饮用。食管黏膜炎症反应可加重食管梗阻,重者可行胃造瘘和胃肠外营养,还应注意观察有无疾病、呛咳、穿孔或大出血的产生。食管炎症性反应可用生理盐水 500 ml,654 - 2 100 mg,庆大霉素 160 万 U,地塞米松 100 mg,混合后每次口服 15 ~ 20 ml,每日 3 ~ 4 次,对消除炎症,缓解症状有较好疗效。

全腹照射患者可引起胃口不佳,恶心、呕吐及腹痛腹泻,甚至出现肠腔狭窄、黏膜溃疡、出血及坏死。护理人员应注意观察,对有腹痛、腹泻、里急后重、大便带血并有黏液者,可用米汤或山药汁 30 ml 加阿片酊 5 滴,保留灌肠,或用参苓白术散 15 g,每日 3 次口服,也可用 654 - 2 口服,同时可配用中药白头翁煎服,以保护肠黏膜。

三、放射性肺炎的护理

当肺部接受大面积高剂量放射治疗时,部分患者可引起放射性肺炎及放射性肺纤维化。临床表现为发热、咳嗽、气短、胸闷及缺氧症状。因此,为防止放射性肺炎的发生,应严格掌握照射剂量、范围和速度,对患有慢性支气管炎、肺气肿及肺结核的患者,应在放射治疗前及放射治疗中给予适当治疗,若放疗中出现放射性肺炎时应暂停放射治疗,同时给予大剂量肾上腺糖皮质激素、广谱抗生素治疗,缺氧明显者给予输氧。咳嗽等可给予止咳化痰剂。消除放射性炎症及防止肺纤维化可用天冬、麦冬、生地、金银花、丹参等药煎服,也可用复方丹参注射液静滴,连用 20 天为 1 疗程,对肺纤维化有效。

四、放射性膀胱炎的护理

膀胱癌、前列腺癌、子宫癌、卵巢癌及宫颈癌等进行盆腔放射治疗时,可出现膀胱炎症反应,表现为尿频、尿急、尿痛、血尿等,可嘱患者多饮水,用乌洛托品等尿路消毒剂,中药可用白茅根、生地、甘草、滑石等水煎代茶饮用,对消除症状,预防感染有良好的疗效。血尿严重者应停止放射治疗。

五、放射性脊髓炎的护理

头颈部、胸部以及其他部位的恶性肿瘤在进行放射治疗时,因脊髓接受大剂量照射,少部分患者可发生放射性脊髓炎,这是肿瘤放射治疗的严重并发症,一般在放疗后 1~5 年发生。大多数患者的脊髓损伤与其照射的区域相吻合,临床上表现为进行性感觉迟钝,行走或持重无力,低头时有麻木、针刺样感觉或其他异常感觉,且自颈背部、腰部向臀部及下肢方向放射,动作终止时这种感觉即消失。随着病情发展,逐渐出现四肢运动障碍,一侧或双侧肢体无力,运动不灵活,腱反射亢进,肌肉痉挛,周身无以名状难受,截瘫或四肢瘫痪。患者出现瘫痪时常有便秘、排尿困难或大小便失禁。常因长期卧床并发肺部或泌尿系感染而死亡。护理时需给予大剂量维生素 B、C,神经营养药物,激素及扩血管药物,中药可试用补骨生髓益肾之品。对瘫痪患者要加强护理工作,特别是要加强营养,保持尿道清洁,预防感染等,可配合针灸、按摩等治疗,但一般疗效极差。

六、放射治疗时的饮食护理

肿瘤是一种慢性消耗性疾病,一般体质较差,为保证放射治疗的顺利进行,护理人员应对患者做好饮食指导工作,让患者多进高蛋白、高热量、多种维生素、新鲜蔬菜及水果等易消化食物,同时限制钠入量。放射时不能进食者,每日补液量不得少于 2 000 ml。放射治疗时可用葡萄、猕猴桃、乌梅、山楂等改善口味及食欲,用香菇、银耳、猴头等提高抗病能力,提高放射治疗效果。

七、放射治疗骨髓抑制的护理

恶性肿瘤患者放射治疗期间常引起骨髓抑制,临床表现为乏力、头晕、头昏、食欲下降等,白细胞数常在 4.0×10^9/L 以下,血小板常在 100×10^9/L 以下。护理人员应注意患者有无上述症状的出现,有无皮肤及黏膜出血等。患者出现白细胞下降时应注意预防感染,血小板降低时应注意出血。护理应注意室内消毒,每日定时通风,定期做空气培养,每日用 0.5% 洗消净等揩床、桌、椅等,做好地板消毒。床单、被套、衣裤每周更换 1 次,若出汗多时应随时更换。饮食进高蛋白、高热量食品,可配合用黄芪红枣汤代茶饮。

(颜瑞)

第八节　恶性肿瘤疼痛的护理

恶性肿瘤严重威胁着人类健康,目前有资料表明,世界每年因各种原因死亡的人中,约每 10 人就有 1 人死于癌症,而疼痛又是中、晚期癌症患者常有的症状之一,世界上每天有 350 万人忍受着癌症疼痛的折磨。如何帮助患者从癌症疼痛中解脱出来,使其能够耐受检查和治疗,是医疗卫生工作者义不容辞的职责和任务。

一、癌症疼痛的原因、程度的评估以及疼痛对机体的影响

要确定一种行之有效的减轻疼痛的护理方法,必须首先搞清疼痛的原因、程度以及疼痛对机体的影响。目前认为癌症疼痛的原因主要有 3 种:首先是癌症本身引起的疼痛,如癌症浸润或压迫机体组织所引起的疼痛。其次是癌症治疗所引起的疼痛,如手术,化疗药物的外渗,放射治疗所引起的溃疡等。再次是癌症的各种并发症所引起的疼痛,如褥疮、口角炎、便秘等。对于疼痛的程度,国际上常用的疼痛程度评分法有 3 类:视觉模拟评分法、口述评分法和马克盖尔问答法。癌症疼痛对机体的影响主要表现有:心电图示各种类型的 T 波改变,脉速,血压呈相应的波动。疼痛如涉及胸部或腹部,患者会出现腹式或胸式呼吸,严重疼痛者可出现呼吸浅速、体温上升、恶心、呕吐,甚至神态丧失、休克。以上的各种改变,均可导致疼痛的恶性循环,除此以外精神与心理的影响也是不容忽视的,由于疼痛,患者会出现严重的心理威胁与恐惧,甚至可产生绝望感而萌发自杀的意图和行为,从而加重病情恶化。

二、癌症患者对疼痛的心理反应

从临床资料看,在不同患者身上,疼痛反应的强弱表现及程度各不相同,这是因为痛觉的冲动发生于大脑皮质,大脑皮质对疼痛的反应除了与疼痛刺激的部位、强度、频率有关外,还受患者的复杂心理状态的影响。如忍耐力、文化修养、情绪、性格、专心和分心等心理因素都可以影响患者对疼痛的反应。一般认为:女性性格脆弱、感情细腻,对疼痛的反应较为明显。而男性性格豪放、粗犷,耐受力较强。有一定文化程度的人通常认为疼痛是疾病程度的征象,故对疼痛较敏感,精神压力增大。一般在夜间及清晨人的生理状态处于低潮,注意力较集中,对疼痛的反应较强。

三、癌症疼痛的护理

(一)药物治疗癌症疼痛的护理　目前认为,癌症疼痛用药过程中以恰到好处的间隔给患者以正确的剂量,根据药物的半衰期按时给药。给药的方式:口服法效果较好,可维持较长时间的药效,患者较少依赖他人。皮下注射仅稍优于肌内注射,对不能进食者可行皮下或静脉滴注。

临床用药普遍按照国际卫生组织所建议的三阶梯疗法:首先应用非麻醉性止痛药(如阿司匹林、对乙酰氨基酚)及一些支持疗法(如给予镇静药),若不能止痛或病情进展,第二阶段应用非麻醉性止痛药物加上作用较弱的麻醉性止痛药,第三阶段为非麻醉性止

痛药加上强效的麻醉性止痛药。在用药过程中,护理人员应注意观察病情,把握好用药的阶段,严格掌握用药的时间和剂量,同时也应对药物的副作用有所了解,如麻醉性镇痛药具有成瘾性和耐受性,故应用于重度疼痛的患者。对于轻度和中度的患者,以应用非麻醉性镇痛药为好,因其不具有成瘾性和耐受性,但长期应用对胃肠道有一定的副作用。对于这类药物护士应嘱咐患者在饭后服用,如出现恶心、呕吐应给予相应的护理,严重者应更换药物。对晚期癌症疼痛患者应用由吗啡、丁卡因、酚噻嗪、酒精、氯仿配制而成的合剂,止痛效果较明显。

(二)神经阻滞疗法的护理 神经阻滞疗法又称封闭疗法。是指将药物用于末梢神经通路或用物理方法将针触于神经并给予刺激,暂时或长期停止神经传导功能。如用局部麻醉药,其作用为暂时性的,如系神经破坏药时,其作用为长期性的。在做此项治疗时,护理人员应注意观察疼痛部位,以帮助医生定位,并做普鲁卡因皮试、备皮,准备好各种局麻药、肾上腺素针剂,治疗后注意观察患者有无不良反应及疗效。

(三)硬膜外腔与蛛网膜下隙注射镇痛剂疗法的护理 硬膜外腔或蛛网膜下隙注射吗啡所需的剂量远远低于口服给药法,而且不影响运动和感觉传导功能,长期使用也能保持止痛效果,现已越来越广泛用于癌症止痛。但此法有一些副作用,如恶心、呕吐、瘙痒、尿潴留,对于接受此种治疗的患者,护理人员要注意加强护理,并观察呼吸。

(四)癌症疼痛患者的心理护理 癌症疼痛患者的心理是极其复杂的。疼痛不仅有着性别差异,民族差异,而且受文化程度的影响,更重要的是受着心理因素的影响。要做好心理护理,不仅要求护士要有护理学专业知识,而且要有心理学、教育学、语言学等多方面的知识。护士需要应用有关技术和心理学知识以用技巧来帮助患者克服疼痛,如采取舒适的体位以减轻肌肉紧张,家人与朋友探望、轻松的音乐都能分散注意力并给予精神安慰,此外允许更长时间睡眠,有计划护理和改善环境,减少噪声均会降低对疼痛的敏感性,谈话中要避免一切不利的语言刺激。思想放松能促进药物止痛,有助于患者关闭疼痛冲动的"门",并增加循环内啡肽。护理中,首先要掌握其病情及其心理改变,搞好护患关系,鼓励患者树立战胜疾病的信心,有了希望和信心,才能有生活的勇气。有人提出处理疼痛的要素就是发展我们的感知和想象力,不断把自己置身于患者的位置上理解并鼓励患者对战胜疾病充满信心,有一位科学家曾指出,希望的突然破灭有致死的作用。所以说护理人员如何使患者充满希望是极为重要的。在临床上应积极采用行为疗法,包括松弛训练、催眠术等。有研究发现催眠和精神支持在减轻癌性疼痛程度方面较没有催眠训练时的精神支持疗法更为有效。

(颜瑞)

第九节　恶性肿瘤患者的静脉保护

恶性肿瘤是我国常见疾病之一,化学药物治疗是目前治疗恶性肿瘤的三大手段之一,目前所用化学药物不但对消化道、骨髓等有不同程度的毒性,而且对血管内膜刺激性较大,静脉注射时,常可引起静脉内膜炎,以致沿静脉走向产生疮痈,变硬呈条索状,血流不畅。若渗漏于皮下可引起皮下组织局部发炎、红肿、疼痛,甚至局部继续坏死,经久不愈或形成一棕色硬结,影响继续治疗。一般癌症患者大多为中老年患者,本身可由于血管硬化,弹性差等使治疗难度增强,所以对恶性肿瘤患者的静脉血管保护实属必要。

一、恶性肿瘤患者静脉选用的原则

1. 输注化疗药物血管采用应先从远端后近端,先浅后深,先细后粗,先手后足,先难后易的原则进行。尽量从末梢静脉开始有计划的交替使用,并应注意化疗药物的局部渗漏,以延长血管使用寿命,并使每支血管均能发挥最大效应。

2. 尽可能不使用与神经、动脉并行的静脉,以避免不慎引起的化疗药物外渗漏引起局部炎症、坏死等,从而损伤局部神经及动脉血管。皮静脉有较多的交通支与深部静脉相通,表浅静脉也有较多的网状交通支相互交通,故不用担心有循环障碍局部滞留问题。

3. 在易于固定的部位选用静脉,这样易于固定,较少发生由于固定不良而产生的渗漏现象。一般关节处的静脉输注不易固定,易外漏和不便调节输液速度,使用时必须十分注意固定好,以免发生意外。

4. 在有出血的情况下,禁用相当于出血部位的末梢静脉输注,这样可以加重出血或使化疗药物外渗或漏。

5. 肿瘤危重患者及小儿需长期连续输液治疗,有条件的可采用静脉留置针,有计划地使用和保护血管。亦减少频繁穿刺及痛苦,若需反复注射药物者可采用三通活栓连接,从侧方注入时间性药物。

二、临床上经常选用的静脉

选用粗直、浅而不易滑动的浅静脉,贵要静脉,头静脉,上肢内侧皮静脉,腕及手足背浅静脉,指间静脉。头皮静脉丰富,易于固定,常用于小儿。常用的有前额静脉、颞浅静脉、耳后静脉、桡静脉等。

从临床研究及报道资料看,下肢静脉穿刺时并发症发生率较高,并常有静脉血栓形成,故肿瘤患者化疗时应尽量避免使用下肢静脉输注化疗药物,若需要应用时可从上肢静脉输注化疗药物,下肢静脉用免疫制剂及补给营养之用,以减少并发症的发生。

三、使用静脉输注化疗药物的注意事项

1. 选择有利进针部位,严格无菌操作,以防医源性感染。

2. 从临床实践看,先消毒后扎止血带比先扎止血带后消毒者要优越。因穿刺熟练程度不一,血管选择难易不一,皮肤消毒后又需自然干燥,扎之时间过长往往使患者肢端疼痛、麻木甚至发生青紫,增加患者的痛苦。后扎止血带往往大多消毒液未干及行穿刺,未达消毒目的,而且消毒液会随穿刺针孔渗入而产生不良效果及疼痛。在先消毒后扎止血带时应注意从肢体两侧进行操作,以免跨越消毒部位。

一般止血带所扎部位在穿刺部位上方 6 cm 左右,不可太紧,以免压迫动脉,在患者无休克及脱水时扎止血带过紧易压迫动脉而使静脉充盈不良,扎带应以能触到末梢动脉搏动为宜,并嘱患者握拳,促进静脉充盈。

四、穿刺方法

应待消毒液干后再进行穿刺,穿刺时以拇、食指分别向外向下绷紧皮肤固定静脉,避免其滑动,看清静脉之走向,从静脉上方或侧方刺入,要点是轻、稳、准,切勿来回乱刺,以免形成血肿,影响以后穿刺,有发生血肿,应即刻拔针并压迫局部片刻,再行穿刺,否则会造成皮下出血或血肿致使下次穿刺困难,也会给患者造成痛苦。穿刺完成后应注意稳妥固定,以避免输注时外渗或漏。

五、对不同患者穿刺时应注意的事项

(一)空虚静脉的穿刺 在患者重度脱水、低血压及休克时,由于静脉压力低,血液浓缩或血流缓慢,以及血管腔瘦瘪内径变小,可行扎带后推压或局部拍打、热敷等使静脉显露扩张后再行穿刺,或采用挑起进针法,小心地将针刺入血管肌层,将针放平后使针头稍挑起,把血管前后壁或上下壁分离,使针尖的斜面滑入血管腔内,进入血管腔时有失阻感,以免刺穿血管下壁。当刺入静脉血管腔时,有时亦可不见回血,当挤压近心端血管时会有少量回血,或抽吸仍未见回血而细心体会以确感进入血管时,可缓慢注入生理盐水以观察局部有无肿胀及疼痛等,以确保穿刺成功。

(二)脆弱静脉血管的穿刺 恶性肿瘤晚期患者常见血管脆弱,选用穿刺针时应注意用斜面小的针头,从血管侧壁进针,刺入血管腔内时针头方向应与血管走行方向平行,进针不可过猛,这样易滑动及刺穿,原则上是宁慢勿快、拔针要稳。

(三)硬化静脉的穿刺 恶性肿瘤患者一般年龄较大,大多数患者血管有不同程度的硬化,穿刺比较困难,加之反复化疗对血管的损伤,穿刺更加困难。一般外观血管很清楚、触之很硬,多因局部静脉穿刺多或药液刺激使血管增厚变硬,管腔狭窄,难以刺入,应避免使用。应选择较固定部分穿刺,穿刺时应在静脉上方向下压迫直接刺入,不要侧面进针,否则静脉易随针尖来回拨动而移动,不易一次穿刺成功。若发现有沿静脉走向红线或紫色红肿热痛等,为静脉炎,该部位不能注射,并应抬高患肢改善血流,用如意金黄散外敷,也可用金银花、蒲公英、紫花地丁等中草药鲜草打烂外敷,或用干品研粉外敷使炎症尽快消散。

(四)活动度大的静脉穿刺 对恶性肿瘤晚期,消瘦或恶病质患者,皮下脂肪少,皮肤松弛,其血管容易滑动。此时穿刺不应采取先刺入皮下再刺入血管的方法,而应固定血管上、下端,在血管上方以30°角进针直接刺入皮下及血管见回血后,针头稍挑起顺血管进入少许即可。

(五)水肿患者的静脉穿刺 恶性肿瘤晚期,营养不良或局部血液循环障碍均会引起水肿,此时其静脉显露不良,可采用温水浸泡肢端使血管充盈,并按静脉走向的解剖部位用手指压迫局部,以暂时驱散皮下水分,显露穿刺静脉后再行穿刺,可不扎止血带,或在扎止血带片刻后松解后呈现环形凹陷处找血管消毒快速穿刺。

(六)表浅细小静脉的穿刺 一些女性或小儿患者静脉细小,穿刺较为困难,可选用斜面较小的针头,穿刺前可以用热敷法。

化疗药物一般对血管的刺激较大,尤其是在用细胞周期非特异性药物做滴管内冲入

时,其对血管的刺激更大。这时应缓缓匀速冲入,不可一次性将药注入滴管内让其以几乎呈纯药液性滴入。在应用其他药时,应分瓶加药,合理配伍,最好不超过三种,而且一瓶内量不宜过多,否则既可因刺激大患者受痛苦,又致药物迅速随尿排出达不到应有治疗作用。局部刺激可使静脉痉挛,滴入不畅,此时不得挤压,以免加重痉挛或造成药液外渗致使组织坏死,故应在稀释浓度及调节滴速上加以控制。

六、输液完毕拔针时注意事项

拔针时按压部位要正确,用干棉球于进针处稍上方按久些,尤其是有出血倾向、老年人、恶病质者,以防针刺内口渗出造成紫斑及血肿,影响静脉的使用,给患者带来精神及肉体上的痛苦。应用化疗药物输注对血管的刺激较大,在拔针前应常规应用生理盐水冲洗,或血液回流少许后迅速拔针,按压局部防止药液外渗漏皮下;有出血倾向者拔针后可做局部冷敷,使血管收缩起止血作用。

七、小儿头皮静脉穿刺

1. 患儿需静脉输注化疗药物时,应采取正确姿势,并有得力助手帮助固定,剃发面积应大些,充分暴露穿刺部位。

2. 在做静脉穿刺前要区分头皮动静脉,动脉外观呈红色、有搏动,静脉呈蓝色、无搏动。若穿刺误入头皮动脉,常因压力高,推药阻力较大,且局部迅速呈树枝分布状苍白,有反应的患儿可呈痛苦貌并可尖叫哭喊。

3. 应熟识头皮静脉分布,选择较直,分叉少,显露而表浅的静脉,穿刺部位的静脉应长于穿刺针头长度的直行部位,在距静脉穿刺点约 1 mm 处细致轻柔进针,同时用左手固定静脉上下端,针斜面向上几乎与皮肤呈平行,沿向心方向刺入皮下,防止针头摆动滑脱。进针后轻轻挑起皮肤再缓慢移向静脉之上,使针头和血管形成 10°以内的角度,用均匀力量推进,当针进入 1 cm 左右时,仍无回血时可将针稍向下压向前推进 0.5 ~1 cm 后固定。其操作原则是宁浅勿深,宁慢勿快,固定稳妥。

八、静脉切开的护理

对静脉切开保留进行化疗的患者,应注意保持切口敷料干燥,严格执行消毒及无菌操作,每日更换敷料 1 次,如有浸湿即随时更换。留置塑料胶管不得超过 5 日,静脉切开针头不得超过 3 日,硅胶管可留至 10 日左右,否则易发生静脉炎、血栓形成等。对发生静脉炎者应立即抬高患肢,热敷及给予足量抗生素治疗。

九、静脉炎的防治

对化疗引起的局部静脉血管硬化,呈条索状疼痛的患者,可用中药红花、川芎、地鳖虫、水蛭等研粉,用醋适量调敷局部,促进局部血液循环,加速肿块的消散吸收。若局部化疗药物外渗或外漏可引起局部炎症或组织坏死,首先应冷敷患处,并用地塞米松做局部及其周围封闭注射,减轻损伤程度,亦可用如意金黄散以凡士林调敷局部。

(颜瑞)